Rehabilitation und Prävention 39

Springer-Verlag Berlin Heidelberg GmbH

Adriano Ferrari   Giovanni Cioni   (Hrsg.)

Infantile Zerebralparese

Spontaner Verlauf und Orientierungshilfen
für die Rehabilitation

Mit einem Geleitwort von Monika Aly und Theo Michael
Mit 51 Abbildungen und 9 Tabellen

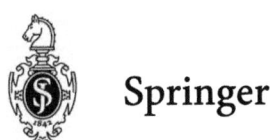

Springer

Herausgeber:
Dr. med. Adriano Ferrari
Universität Parma
Arcispedale S. Maria Nuova
Via Amendola 2
I-42100 Reggio Emilia

Giovanni Cioni
Universität Pisa
I-56018 Calambrone Pisa

Übersetzung:
Verena Reich
Physiotherapeutin
Via Marsale 79
I-37128 Verona

Dr. med. Herta Burger
Fachärztin für Physik. Medizin
und Rehabilitation
Prantlweg 19
I-37014 Burgstall

Dr. med. Georg Rohregger
Facharzt für Physik. Medizin
und Rehabilitation
Goethestraße 6
I-39012 Meran

Titel der italienischen Originalausgabe:
Paralisi cerebrali infantili, vol. I und II
Edizioni del Cerro SAS, Via delle Orchidee, 17, Tirrenia – Pisa, Italien

ISBN 978-3-540-62028-0

Die Deutsche Bibliothek CIP-Einheitsaufnahme
Infantile Zerebralparese: spontaner Verlauf und Orientierungshilfen für die Rehabilitation/Geleitw. von Monika Aly und Theo Michael. Hrsg.: Adriano Ferrari; Giovanni Cioni. Aus dem Ital. übers. von V. Reich... – Berlin; Heidelberg; New York; Barcelona; Budapest; Hongkong; London; Mailand; Paris; Santa Clara; Singapur; Tokio: Springer, 1998
  (Rehabilitation und Prävention; Bd. 39)
  Einheitssacht.: Paralisi cerebrali infantili
  ISBN 978-3-540-62028-0   ISBN 978-3-642-58817-4 (eBook)
  DOI 10.1007/978-3-642-58817-4

Dieses Werk ist urheberrechtlich geschützt. Die dadurch begründeten Rechte, insbesondere die der Übersetzung, des Nachdrucks, des Vortrags, der Entnahme von Abbildungen und Tabellen, der Funksendung, der Mikroverfilmung oder der Vervielfältigung auf anderen Wegen und der Speicherung in Datenverarbeitungsanlagen, bleiben, auch bei nur auszugsweiser Verwertung, vorbehalten. Eine Vervielfältigung dieses Werkes oder von Teilen dieses Werkes ist auch im Einzelfall nur in den Grenzen der gesetzlichen Bestimmungen des Urheberrechtsgesetzes der Bundesrepublik Deutschland vom 9. September 1965 in der jeweils geltenden Fassung zulässig. Sie ist grundsätzlich vergütungspflichtig. Zuwiderhandlungen unterliegen den Strafbestimmungen des Urheberrechtsgesetzes.

© Springer-Verlag Berlin Heidelberg 1998

Die Wiedergabe von Gebrauchsnamen, Handelsnamen, Warenbezeichnungen usw. in diesem Werk berechtigt auch ohne besondere Kennzeichnung nicht zu der Annahme, daß solche Namen im Sinne der Warenzeichen- und Markenschutzgesetzgebung als frei zu betrachten wären und daher von jedermann benutzt werden dürften.

Produkthaftung: Für Angaben über Dosierungsanweisungen und Applikationsformen kann vom Verlag keine Gewähr übernommen werden. Derartige Angaben müssen vom jeweiligen Anwender im Einzelfall anhand anderer Literaturstellen auf ihre Richtigkeit überprüft werden.

Umschlaggestaltung: Künkel + Lopka Werbeagentur GmbH, Heidelberg
Satz: K+V Fotosatz GmbH, Beerfelden
Gedruckt auf säurefreiem Papier   SPIN: 10753972   22/3133is – 5 4 3 2 1

Geleitwort

Der Weg zu dem vorliegenden Buch war nicht einfach, denn nach Ansicht der italienischen Verfasser sind ihre Texte über die Rehabilitation von Kindern mit Zerebralparese eher für den „momentanen Gebrauch" bestimmt. Das ist nicht allzu wörtlich zu nehmen: ständig entwickeln sie die theoretischen Grundlagen für ihre Forschung und Praxis weiter; anders als in Deutschland glauben Ärzte und Therapeuten in Italien weniger an vermeintlich sichere Grundlagen bestimmter Methoden. Stattdessen werfen sie fortlaufend neue Fragen auf und betrachten die jeweils gewonnenen Erkenntnisse nicht als abschließend, sondern als Zwischenergebnisse. Sie pflegen eine außerordentlich lebendige wissenschaftliche Forschung zur Rehabilitation von Kindern, die an Infantiler Zerebralparese (IZP) leiden. Auch die genaue Berufsbezeichnung von Adriano Ferrari und Giovanni Cioni zeigt, daß sich die Situation in Deutschland von der in Italien unterscheidet: sie lautet „Physiater", Facharzt für Physikalische Medizin und Rehabilitation.

Jedenfalls ist dieses Buch kein Kompendium einer neuen Therapietechnik. Richtig verstanden sollte es als Orientierungshilfe zum Überdenken der eigenen Arbeit genutzt werden. In diesem Sinne ist es von den beiden Herausgebern, Adriano Ferrari und Giovanni Cioni, als Zusammenschau möglichst vieler Gesichtspunkte angelegt, die für die Diagnose und Behandlung der Infantilen Zerebralparese (IZP) – einer komplexen systemischen Stärkung – von Bedeutung sind. Notwendigerweise müssen dabei unterschiedliche berufliche Kompetenzen einbezogen werden: (Neuro-)Pädiater, Orthopäden, Chirurgen, Augenärzte, Physiotherapeuten, Orthopädietechniker, Logopäden, Ergotherapeuten, Sozialarbeiter und Psychologen.

Im Mittelpunkt steht zunächst das genaue und frühzeitige Erkennen der unterschiedlichen Formen und Ausprägungen der IZP – in diesem Bereich sind die Verfasser international mit Abstand führend. Werden die Grundtatsachen der Störung möglichst genau erfaßt, so lassen sich auch präzise Prognosen über den weiteren Verlauf erstellen.

Diese Früherkennung zielt nicht auf eine rasche und oft genug unspezifische Frühtherapie. Sie ist vielmehr Grundlage und Konsequenz eines Konzepts, das im besten Sinne schulmedizinisch angelegt ist. In äußerst differenzierter Art stellen Ferrari und Cioni die Formen der IZP nach ihren prognostisch orientierten Kriterien dar, die sich von der Einteilung nach Hagberg prinzipiell unterscheiden: Sind diese Klassifizierungen an der Lokalisation der Ursache und der Schwere einer Störung orientiert, so ist Ferraris Formensystematik nicht auf differenzierte neurologische Zustandsbeschreibungen gerichtet, sondern auf Rehabilitationsdiagnosen. Das heißt, daß die Diagnose nicht allein den aktuellen Zustand beschreibt, sondern die prognostischen Perspektiven miteinbezieht.

So gesehen erscheinen unterschiedliche therapeutische und kompensatorische Möglichkeiten nicht länger als Gegensätze, sondern als notwendige Ergänzungen oder Abfolgen. Daher gelten beispielsweise die Orthese oder die operative Intervention als selbstverständliche und vorhersehbare Elemente des rehabilitativen Konzepts.

Anders in Deutschland, wo solche Eingriffe allzu oft als letzter Ausweg angesehen werden, dem vermeintlich ein therapeutisches Scheitern vorausgegangen ist; dabei hätte die Notwendigkeit des rechtzeitigen Einsatzes solcher – kompensatorischer – Hilfsmaßnahmen aufgrund der gut prognostizierbaren Verlaufsformen durchaus geplant und mit den Eltern erörtert werden können.

Vielleicht ist es kein Zufall, daß sich dieses Konzept ausgerechnet in Italien entwickeln konnte. Es setzt ja – anders als das in den 70er Jahren in Deutschland ausgebildete System – nicht auf Heilung mittels bestimmter neurophysiologischer Methoden. Vielmehr nimmt es bestimmte frühkindliche Schädigungen des Zentralen Nervensystems als gegeben an – als individuelle Befindlichkeit. Ferrari und Cioni stehen insofern in der sozialpädiatrischen Tradition der Florentiner Neuropädiater Adriano Milani-Comparetti (1920-1986) und Anna Gidoni. Zu dieser Tradition gehört die frühe Öffnung geschlossener Sondereinrichtungen und auch die Integration in Regelkindergärten und -schulen sowie die dann notwendige dezentralisierte ambulante Versorgung. Die behinderten Kinder werden hier nicht länger auf ihre Abnormität reduziert; stattdessen wird ihnen die Möglichkeit eingeräumt, die Schädigung, die sie erfahren haben, auf ihre ganz persönliche Weise und mit ihren individuellen „Methoden" so gut wie möglich zu kompensieren. Ferrari ist diesem sozialpolitischen Ansatz treu geblieben, er wurde aber zugleich in seiner Arbeit in einem traditionellen Sinn auch wieder „medizinischer".

Dem Erscheinen dieses Buches sind mehr als zwölf Jahre der Zusammenarbeit zwischen einer informellen deutschen Arbeitsgruppe (in Berlin und Regensburg) und dem Team von Adriano Ferrari (in Reggio/Emilia) vorangegangen. Die Beteiligten sind Ärzte, Therapeuten und Orthopädiemechaniker. Von den italienischen Kolleginnen seien besonders die Ärztinnen Simonetta Muzzini und Manuela Lodesani sowie die Physiotherapeutinnen Luisa Montanari und Antonella Ovi, die den therapeutischen Teil der Seminare leiteten, erwähnt. Verena Reich, Physiotherapeutin in Verona, sorgte regelmäßig für die Übersetzungen (teilweise auch beim vorliegenden Band) und klärte Probleme, die sich aus den unterschiedlichen Fachterminologien ergaben. Auf deutscher Seite bemühte sich besonders Bernhart Ostertag (Regensburger Kinderzentrum) um die Regelmäßigkeit der Kontakte. Er gehört zu den Mitinitiatoren dieser nun vorliegenden Übersetzung. Die Übertragung der italienischen Fachterminologie ins Deutsche überprüften Bernd Doll und insbesondere Herbert Grundhewer (beide Berlin).

Den Ansatzpunkt für die Zusammenarbeit bildete damals das in Reggio entwickelte Konzept für die Rehabilitation von Kindern mit Spina bifida und Muskelerkrankungen. Bedeutungsvoll war für uns die Logik, mit der Ferrari die Läsionen der Kinder analysierte, daraus den natürlichen, damit absehbaren Verlauf für unsere Patienten prognostizierte und das therapeutische Programm entwickelte. Daraus ergaben sich die nötigen Hilfsmittel (etwa Orthesen), Zeitpunkt und Umfang orthopädischer Operationen und krankengymnastische Ziele. Wir konnten nach kurzer Zeit erstaunliche Fortschritte bei den Kindern beobachten, die wir in Anlehnung an seine Konzepte behandelt hatten. Erstmals sahen wir schlüssige Gesamtkonzepte für die Rehabilitation von Kindern mit Spina bifida und Muskelerkrankungen.*

Wir stellten rasch die Frage, ob diese ganz den neurologischen Tatsachen verpflichtete Herangehensweise auch für Kinder mit Zerebralparese hilfreich sein würde. Deshalb folgten später gemeinsame Seminare zu dem etwas sperrig formulierten Thema „Die normale und pathologische prä- und postnatale Bewegungsentwicklung und Kinesiologie im Hinblick auf die Behandlung von Kindern mit IZP". Seinen Lehrern Milani-Comparetti, Gidoni und Heinz F.R. Prechtl wie auch den gemeinsamen Forschungen mit Giovanni Cioni (Pisa) verdankt Ferrari grundlegende Kenntnisse über die fötale Bewegungsentwick-

---

*Vgl. M. Aly: Die therapeutische Begleitung des kleinen MMC-Kindes. Krankengymnastik 44 (1992), S. 268–284; Th. Michael, A.v. Moers u.a.: Spina bifida. De Gruyter, Berlin New York (in Vorbereitung).

lung und die frühzeitige Kompetenz des Fötus, sich rasch an wechselnde Einflüsse anzupassen. Dies ermöglichte es, die Formen der Bewegungsstörungen neu zu beschreiben und zu klassifizieren. Ferrari zeigt in klarer Logik, daß die Bewegungsstörung die Antwort des neu organisierten Zentralnervensystems darstellt auf die Läsion des ZNS und auf die Anforderungen der Umwelt, insbesondere auf die Schwerkraft, die ja erst vom Moment der Geburt an eine wesentliche Rolle spielt. Demnach geht es bei Kindern, die eine Schädigung des ZNS erlitten haben, nicht um „Heilung" im klassischen Sinn, sondern um die besten Anpassungslösungen. Da die Läsion selbst irreversibel bleibt, kann das therapeutische Ziel nicht in einer schlechten Nachahmung der unerreichbaren Normalität bestehen, sondern nur in Hilfestellung zu einer besseren Anpassung. Dieser sehr nüchterne Ansatz hat für die Rehabilitation weitreichende Folgen: „Im Gegensatz zu jener Anschauung, die die Rehabilitation ablehnt, da sie unfähig sei, einem gestörten ZNS zur Normalität zu verhelfen", so schreibt Ferrari, „steht die Idee einer Rehabilitation, die dem Kind die Anpassungsfunktionen erleichtert – eine Rehabilitation, die dem Ziel einer kindlichen Aktion mehr Bedeutung zumißt als der Bewegungsweise. Bewegung ist das erste und wichtigste Mittel, um die Umwelt den eigenen Bedürfnissen und sich selbst der Umwelt anzupassen."

In Deutschland sind Therapeuten daran gewöhnt, von sogenannten normalen Bewegungen und Haltungen auszugehen und mit den Patienten wenigstens in Teilfunktionen auf dieses Ziel hinzuarbeiten. Nicht unüblich ist beispielsweise der Versuch, dem spastischen Kind die Rumpfrotation beizubringen, weil mit Hilfe dieses Bewegungsablaufs normale „Bewegungsmuster" eingeübt werden sollen. Bewegungen oder Haltungen des Kindes im gern so bezeichneten „pathologischen Muster" verstoßen gegen ein in Deutschland verbreitetes professionelles Empfinden von „Richtigkeit". Demgegenüber definiert Ferrari präzise die einzelnen Formen der Zerebralparese nicht allein von den motorischen Funktionen, sondern auch von der Perzeption und der Emotionalität des Kindes her. Dieser Ansatz eröffnet den Therapeuten eine neue Sicht, die zu einem in sich logischen Konzept für die Rehabilitation führt: den vielfältigen Zusammenhängen zwischen Interesse, motorischer Fähigkeit, dem momentanen Entwicklungsstand und dem vom Kind gewollten nächsten Entwicklungsschritt. Für Therapeuten kommt es darauf an, diese Zusammenhänge zwischen gegenwärtigem Vermögen, Wollen und Können genau im Auge zu behalten. Daraus ergibt sich die Aufgabe, in den geeigneten Momenten – Ferrari spricht von „Appuntamenti" – die eine oder andere Bedingung therapeutisch zu organisieren.

Die therapeutische Auseinandersetzung beginnt eben nicht bei der Ursache, der Läsion, sondern bei der Folge, dem Symptom Lähmung, die – wie Ferrari sagt – ihrerseits als kompensatorische Antwort auf den erlittenen Schaden des ZNS zu verstehen ist. Die Lähmung kann sowohl ein Zuviel an Bewegung sein (Dyskinesien) oder auch einen Mangel an Bewegungsvielfalt zur Folge haben (Spastik). Die Therapie zielt hier entweder auf eine Überwindung des Bewegungsmangels durch Bewegungsanregungen, wie Klettern, oder im Fall der früher so bezeichneten Atethosen auf eine Vereinfachung des Bewegungskonzepts, mit Hilfe von Orthesen und anderen Hilfsmitteln. Es geht hier weder darum, das Kind „so zu lassen wie es ist", noch um das Ziel, möglichst viel Normalität erreichen zu wollen. Es geht um eine optimale kompensatorische Hilfe, die es dem Kind ermöglicht, seine Ressourcen zu nutzen, um so im Rahmen seiner Möglichkeiten ein Optimum an Selbständigkeit zu erreichen.

Dieser komplexe Ansatz macht es für Therapeuten gelegentlich schwer, ihre Tätigkeit zu definieren und zu begrenzen, da die „Sicherheit" der bislang angewandten neurophysiologischen Behandlungsmethoden in Frage gestellt ist. Falsch wäre es jedoch, daraus zu schließen, man könne nun alles seinem „natürlichen Gang" überlassen. Genau das nicht, denn auf den zweiten Blick eröffnen sich sehr genaue, in zeitlich überschaubaren und begrenzten Stufen aufgebaute therapeutische Möglichkeiten. Zum Beginn und zur Planung dieser Schritte gehört auch die Festlegung des Endes der Therapie. Das ist nach Ferraris Auffassung dann erforderlich, wenn keine „Modifikation" mehr möglich ist. Diese Einsicht entsteht nicht aus Resignation, sondern aus der genauen Kenntnis der neurophysiologischen Tatsachen – aber auch aus Respekt vor dem behinderten Kind, dessen „Leben nicht zur Therapie gemacht werden darf".

In dem vorliegenden Band werden komplexe neurophysiologische Zusammenhänge dargestellt, deren Untersuchung in Deutschland – wohl infolge des frühtherapeutischen Erfolgsdenkens – weitgehend vernachlässigt wurde. Das italienische Konzept nimmt den natürlichen, kaum beeinflußbaren Verlauf der IZP als Ausgangspunkt. Das macht es einerseits bescheidener und andererseits realistischer – seine Stärke liegt im Bewußtsein der Grenzen.

Berlin, November 1997
Monika Aly
Theo Michael

Vorwort der Herausgeber

Im vorliegenden Band werden folgende Gesichtspunkte der Infantilen Zerebralparese (IZP) zusammenfassend behandelt: die Klassifikation, die Ätiopathologie, die anatomisch-funktionellen Zusammenhänge, die psychischen und perzeptiven Aspekte und die Richtlinien der Rehabilitation.

Sicherlich haben wir mit diesen Schwerpunkten noch längst nicht alle Probleme der IZP erschöpfend dargestellt, aber zunächst geht es uns um zwei übergeordnete Fragestellungen: die Prognose, also die Vorhersehbarkeit des „natürlichen Verlaufs", und die Behandlung als Versuch, diesen Verlauf positiv zu beeinflussen.

Alle Autoren des Bandes gehen von einem gemeinsamen Verständnis der IZP aus. Damit konnte der Gefahr mangelnder Systematik vorgebeugt werden, die sich häufig einstellt, wenn mehrere Autoren an einem Werk beteiligt sind. Unter dieser Voraussetzung entstand tatsächlich ein systematisch aufgebautes Buch, das als (notwendigerweise „unfertiges") Handbuch für die Praxis angelegt ist – daher die genaue Themenaufschlüsselung im Inhaltsverzeichnis. Es soll den Lesern den Ausgangspunkt und die Arbeitsgrundlage für ein neues fachliches Selbstverständnis bei der Behandlung des zerebralparetischen Kindes vermitteln und das dazu nötige Basiswissen bereitstellen.

Der erste Teil der italienischen Ausgabe erschien im Sommer 1993, der zweite im März 1997. Während die deutsche Ausgabe, die beide Teile umfaßt, erscheint, arbeiten die Autoren der italienischen Forschungsgruppe schon an weiteren Fragestellungen, darunter beispielsweise die Entwicklung von Skoliosen infolge der IZP, die pharmakologische Behandlung der Spastik und die Problematik der Ataxie und ihrer verschiedenen Formen.

Nach unserer Denk- und Arbeitsweise ist es nicht möglich, in der Forschung endgültige Resultate zu erreichen, und es ist falsch, an „Scheingewißheiten" festzuhalten. Vielmehr erscheint es uns nützlich, Kollegen, Studenten und Therapeuten Zwischenergebnisse anzubieten, die die Form von „Reiseaufzeichnungen", also bewußt Unfertigem haben; Aufzeichnungen, die einerseits auf der Summe des schon vorhandenen Wissens basieren und andererseits neue Forschungsergebnisse und Überlegungen präsentieren.

Reggio Emilia / Pisa, November 1997 Adriano Ferrari
Giovanni Cioni

Über die Herausgeber

Adriano Ferrari ist Facharzt für Neurologie, Neuropsychiatrie und Rehabilitation; z.Z. Primar des Regionalen Zentrums für Pädiatrische Rehabilitation (IZP, Spina bifida, Myodystrophie, Artrogripposis usw.) des Arcispedale S. Maria Nuova in Reggio Emilia. Als Dozent an den Universitäten von Parma und Pisa hält er Vorlesungen über Biomechanik, Kinesiologie, neurologische Semiotik und Methodologie der Rehabilitationstechniken. Mit seinem Team führt er in ganz Italien und einigen anderen europäischen Ländern Seminare zu Themen der pädiatrischen Rehabilitation durch. Er ist Mitglied der regionalen und der ministeriellen Kommission für Gesundheitswesen und arbeitet an Forschungsprojekten des Ministeriums mit.

Giovanni Cioni, Facharzt für Pädiatrische Neuropsychiatrie und Rehabilitation, Dozent und Wissenschaftler an der Universität Pisa, leitet das Laboratorium für Diagnose und Therapie neuropsychischer Störungen bei Neugeborenen und Kleinkindern, „Istituto Scientifico Stella Maris". Er hat als Forscher in den wichtigsten europäischen Instituten gearbeitet und zahlreiche wissenschaftliche Abhandlungen veröffentlicht, vor allem zum Thema der Frühdiagnose und der Rehabilitation motorischer und perzeptiv-visueller Störungen des Kindes. Auf diesem Gebiet ist er für verschiedene Forschungsprojekte des italienischen Gesundheitsministeriums verantwortlich.

Inhaltsverzeichnis

1. Teil: Klassifikation und klinische Erscheinungsbilder

1	**Infantile Zerebralparese (IZP): Historischer Abriß**	3
1.1	Einleitung: Von J. Little bis zur Gegenwart	3
1.2	Klassifikationsmodelle der IZP	7
	Klassifikation aufgrund entzündlicher oder hämorraghischer Genese	8
	Klassifikation aufgrund der traditionellen neurologischen Semiotik	8
1.3	Klassische klinische Syndrome	9
1.3.1	Spastische Tetraparese	9
1.3.2	Spastische Diplegie	10
1.3.3	Spastische Hemiplegie	10
1.3.4	Ataktische Form	11
1.3.5	Dystone Form	11
1.3.6	Athetotische Form	12
1.4	Schlußfolgerungen und Perspektiven	12
	Kritikpunkte der traditionellen Klassifikationen	12
	Alternative Klassifikationsmodelle	13
	Literaturverzeichnis	14
2	**Formen der infantilen Zerebralparese**	15
2.1	Definition der infantilen Zerebralparese	15
2.2	Lähmung: Von der neurologischen Diagnose zur Rehabilitationsdiagnose	16
	IZP als muskuläres Problem	17
	IZP als Bewegungsstörung	18
	IZP als Wahrnehmungsstörung	20
	IZP als psychische Störung	22
2.3	Der Begriff „zerebral"	23

2.4	Der Begriff „infantil"	24
	Therapeutische Zielsetzung	27
Literaturverzeichnis		32

3	**Bewertungskriterien der funktionellen Entwicklung**	33
3.1	Neurologische Bewertungskriterien	33
3.1.1	Reflexologie und Muskeltonus	33
3.1.2	Entwicklungsskalen	34
	Kritikpunkte der Entwicklungsskalen	35
3.1.3	Motoskopische Untersuchung	36
3.1.4	Qualitative Untersuchung	37
3.1.5	Untersuchung spezifischer Funktionen	37
3.1.6	Instrumentelle Untersuchung	38
3.2	Funktionelle Untersuchung	38
3.2.1	Anpassungsfähigkeit und Interaktion mit der Umwelt	39
3.2.2	Bewertung von Veränderung	40
3.2.3	Das Bewegungsrepertoire und seine Nutzung	41
3.2.4	Reichtum an motorischen Antworten	41
Literaturverzeichnis		43

4	**Infantile Zerebralparese: Einige Überlegungen zum Problem der Klassifikation**	45
	Kritik an den derzeit gebräuchlichen Klassifikationen	45
	Wahrnehmung und Absicht als weitere Bewertungskriterien	46
	Auswirkungen auf die Rehabilitationsbehandlung	48
4.1	Motorischer Gesichtspunkt	49
4.2	Innerer Zugang – äußerer Zugang	51
4.3	Dyspraxie	52
	Begriffsbestimmung	52
	Dyspraxie im Zusammenhang mit der IZP	53
	Dyspraxie und Lähmung	54
	Konsequenzen für die Behandlung	54
4.4	Motorisches Lernen	55
	Lernfähigkeit	55
	Aneignung	57
	Therapiefortschritte	57
	Behandlungsbeispiel Hemiplegie	59
4.5	Bedeutsame Wahrnehmungsaspekte: Intensität, Aufmerksamkeit und Wahrnehmungstoleranz	60

	Intensität	60
	Aufmerksamkeit	60
	Wahrnehmungstoleranz	61
	Kritische Fragen zum bisherigen Behandlungsverständnis	62
4.6	Wahrnehmungskalibration	65
4.7	Wahrnehmungsübereinstimmung	65
4.8	Wahrnehmungswettstreit	66
4.9	Wahrnehmungsrivalität	67
4.10	Wahrnehmungsunterdrückung	67
4.11	Wahrnehmungsselektion	67
4.12	Dysgnosie	68
4.13	Bedeutung der Absichtlichkeit	68
	Neugierde und konstruktive Grundhaltung	68
	Berücksichtigung von Wahrnehmung und Absicht in der Rehabilitation	69
Literaturverzeichnis		71
5	**Einteilung der häufigsten Formen der IZP**	**73**
5.1	Aposturale und hypoposturale Formen	73
5.1.1	Aposturale Form	73
5.1.2	Hypoposturale Formen	76
	Das „Cado-cado"-Kind („Ich-falle, ich-falle"-Problematik)	76
	Das „Tirati-su"-Kind („Zieh-dich-hoch!"-Problematik)	77
5.2	Formen der Tetraparese	78
5.2.1	Akinetische Tetraparese	78
5.2.2	Tetraparese mit horizontaler Antigravität	81
	Charakteristische Merkmale in Rückenlage	81
	Charakteristische Merkmale in Bauchlage	82
	Aktivitätsformen	82
5.2.3	Tetraparese mit subkortikalen Automatismen	83
	Charakteristische Merkmale der Haltung	84
	Charakteristische Merkmale beim Stehen und Gehen	84
5.2.4	Tetraparese mit vertikaler Antigravität	85
	Allgemeine charakteristische Merkmale	85
	Charakteristische Merkmale in Rückenlage	85
	Charakteristische Merkmale in Bauchlage	86
	Charakteristische Merkmale der Sitzstellung	86
	Charakteristische Merkmale beim Stehen und Gehen	87
5.2.5	Die „geschickte" Tetraparese	88
	Charakteristische Merkmale der Haltung	88

5.3	Formen der Diplegie	89
	Klinische Formen	89
5.3.1	Propulsive Form mit Beanspruchung orthopädischer Armstützen	90
	Charakteristische Merkmale im Gangbild	90
	Charakteristische Merkmale der Wahrnehmung	91
	Veränderungen durch chirurgische Eingriffe	92
5.3.2	Propulsive Form ohne Beanspruchung orthopädischer Armstützen	92
5.3.3	„Enger-Rock"-Gang mit Beanspruchung orthopädischer Armstützen	93
	Charakteristische Merkmale im Gangbild	93
	Charakteristische Deformitäten	95
5.3.4	„Enger-Rock"-Gang ohne Beanspruchung orthopädischer Armstützen	95
	Charakteristische Merkmale im Gangbild	95
5.3.5	„Seiltänzer" mit Beanspruchung orthopädischer Armstützen	96
	Charakteristische Merkmale im Gangbild	97
5.3.6	„Seiltänzer" ohne Beanspruchung orthopädischer Armstützen	98
	Charakteristische Merkmale im Gangbild	98
	Veränderungen durch chirurgische Eingriffe	99
	Charakteristische Wahrnehmungsstörungen	100
5.3.7	Proximale Form der „Verwegenen"	100
	Charakteristische Merkmale im Gangbild	101
5.3.8	Distale Form der „Verwegenen"	101
5.3.9	Doppelte Hemiplegie	102
5.4	Hemiplegie	103
5.4.1	Angeborene Form	103
5.4.2	Perinatale Form	105
5.4.3	Infantile postpartale oder erworbene Form	106
5.4.4	Hemiplegie mit Dystonie	107
5.5	Dyskinetische Formen	108
5.5.1	Beschreibung und Klassifikation der unwillkürlichen Bewegungen oder Hyperkinesien	108
	Ballistische Bewegungen (wörtlich: „geschleudert")	109
	Choreatische Bewegungen (wörtlich: „tanzend")	110
	Athetotische oder athetoide Bewegungen	111
	Pseudoathetotische Bewegungen	112
	Athetotische Spasmen	113
	Athetotischer Tanz	113

	Dystonische Bewegungen	113
5.5.2	Klassifikation der Bewegungen des Kindes mit Dyskinesie	114
	Willentliche Bewegungen	114
	Assoziierte Bewegungen	114
	Hyperkinesien	115
5.5.3	Unfähigkeit zur Bewegungsinhibition	117
5.5.4	Instabilität des Fehlverhaltens	118
5.5.5	Unfähigkeit zur Symmetrisierung	118
5.5.6	Aufrichtungsmechanismen	119
5.5.7	Schwankung der Fixationen	119
5.5.8	Charakteristische Konflikte der dyskinetischen Formen	120
	Reaching vs. avoiding	120
	Reaktion des Greifens vs. Reaktion des Loslassens	120
	Stützreaktion vs. Fluchtreaktion	121
	ATNR rechts vs. ATNR links	122
	Streckmuster vs. Beugemuster	122
5.5.9	Wahrnehmungsprobleme	122
	Literaturverzeichnis	122

2. Teil: Motorische Korrelate des Gehirnschadens

6	Zusammenhänge zwischen Spontanmotorik und Hirnschädigung in den ersten Lebenswochen	127
	Bildgebende Verfahren und traditionelle klinisch-neurologische Untersuchungsmethoden	127
	Beurteilung der Spontanmotorik	128
6.1	Qualitative Beobachtung der „general movements"	130
6.2	Ergebnisse der qualitativen Bewertung der GMs beim reifen Neugeborenen und beim Frühgeborenen	132
	GM-Untergruppen	135
6.3	GMs des Typs „poor repertoire"	137
6.4	GMs des Typs „cramped-synchronized"	137
6.5	Abnorme Motorik des Neugeborenen und Arten der IZP	139
	Empirische Befunde von Ferrari und Prechtl	139
	Empirische Befunde von Cioni	139
	Schlußfolgerungen	142
	Literaturverzeichnis	144

3. Teil: Störungen der visuellen Funktionen

7	**Verminderung der Sehschärfe**	149
7.1	Untersuchung zur Sehschärfe des Kindes	150
7.1.1	Elektrophysiologische Techniken	151
7.1.2	Verhaltenstechniken	151
	Optokinetischer Nystagmus	151
	PL- und FPL-Technik	152
	Acuity-Cards-Technik	153
7.2	Anwendung der Acuity Cards bei der IZP	154
	Schwierigkeiten bei der Interpretation der empirischen Befunde	156
7.3	Schlußbemerkungen	158
	Literaturverzeichnis	158
8	**Visuelle und okulomotorische Störungen**	161
8.1	Wesen der IZP und ähnlicher Krankheitsbilder	161
8.1.1	Die IZP als Summe von Mehrfachstörungen	163
	Störungen der Sehschärfe	164
	Brechungsfehler	165
	Angeborener Katarakt	165
	Retinopathie des Frühgeborenen (ROP)	165
	Kolobom	165
	Atrophie oder Subatrophie des Nervus opticus	166
	Strabismus	166
	Supranukleare Blickparesen	167
	Nystagmus	168
	Hemianopsie	169
8.1.2	IZP als „developmental disability"	169
	Neuropsychologische Konzepte	169
	Entwicklung der Anpassungsfunktionen	170
	Moduläre Strukturen	171
	Module und Funktionen	171
	Reorganisation angeborener Zielbewegungen	172
	Dynamische Organisation der Unterfunktionen	175
8.2	Einfluß der visuellen Störungen auf die Entwicklung der Anpassungsfunktionen bei der IZP	177
8.2.1	Angeborene Augendyspraxie	178
	Angeborene Augendyspraxie des Blicks, „Typ Cogan"	179
	IZP und Augendyspraxie	179

Einfluß der angeborenen Augendyspraxie auf die
Anpassungsfunktionen der Diplegie-Patienten 180
Augendyspraxie und Störungen des visuellen Erkennens
(angeborenes Syndrom, „Typ Balint") 181
Bedeutung der sakkadierten Bewegungen 182
Sakkadierte Bewegungen und Augendyspraxie 183
8.2.2 Angeborene Rindenblindheit 184
Rindenblindheit und angeborene visuelle Agnosie 185
Fehlen von Erkennen und Benennen 185
Literaturverzeichnis 186

9   Rehabilitation von Sehschwäche und Rindenblindheit ... 189
9.1 Rehabilitation des sehschwachen Kindes 189
     Einsatz von CCTV bei Kindern im Schulalter und
     Vorschulalter 190
9.2 Rehabilitation bei Kindern mit angeborener
     Rindenblindheit 191
     Eigene Studienergebnisse 192
     Neuroophthalmologische Rehabilitation 193
Literaturverzeichnis 194

4. Teil: Psychologische und neuropsychologische Aspekte

10   Kognitive Entwicklung in den ersten Lebensjahren 197
10.1   Ordinalskalen von Uzgiris-Hunt 199
10.2   Angepaßte Beobachtungstechniken 200
       Sensomotorische Intelligenzstadien nach Uzgiris 203
10.3   Diagnostik und Rehabilitation 209
Literaturverzeichnis 210

11   Neuropsychologische Störungen 213
11.1   Einführung 213
11.1.1 Neuropsychologischer Ansatz 213
11.1.2 Neurale und funktionelle Organisationsweise
       des kindlichen Gehirns 213
11.1.3 Ontogenese der Hemisphärenspezialisierung 214
       Angeborene vs. erworbene Hemisphärenspezialisierung . 216
11.1.4 Plastizität 218

11.2	Einflußfaktoren der kindlichen Hemiplegie	219
11.2.1	Alter der Läsion	219
11.2.2	Ätiologie der Läsion	220
11.2.3	Epilepsie	221
11.2.4	Seite und Sitz der Läsion	221
	Ergebnisse empirischer Studien	221
	Diskussion der Ergebnisse	224
11.2.5	Zeitraum zwischen Läsionsauftritt und Untersuchung	225
11.3	Schlußbemerkungen	227
Literaturverzeichnis		228

12	Aspekte der Beziehungen in der Familie und in der Behandlung	231
12.1	Beziehungsaspekte beim Kind	231
12.2	Beziehungsaspekte bei der Familie	233
12.3	Beziehungsaspekte beim Behandlungsteam	236
12.4	Schlußbemerkungen	237
Literaturverzeichnis		238

5. Teil: Physiotherapeutische Behandlung: Grundlagen und Voraussetzungen

13	Das Setting in der Rehabilitation	241
	Therapievoraussetzungen	242
13.1	Der Ort	243
13.2	Die Rolle	245
13.3	Wahl der Mittel (Materialien)	247
	Transitionsobjekte	247
	Hausbehandlung	248
	Explizite und implizite Forderungen	249
	Therapietransfer	250
13.4	Therapieangebot	250
13.5	Interaktion	253
13.6	Äußerer und innerer Zugang	255
Literaturverzeichnis		256

14	Die Therapeutische Übung	259
14.1	Probleme und Störungen des ZNS	260
	Behandlung der IZP als Lähmung der Entwicklung	260
	Behandlung der IZP als Entwicklung der Lähmung	261
	Besondere Aspekte des Bewegungslernens	263
	Besondere Aspekte der therapeutischen Regeln	268
	Konsequenzen für die gewählten Behandlungsmethoden	271
14.2	Störungen des Bewegungsapparates	272
14.3	Behandlung der Lähmung	273
14.4	Behandlung der Spastizität	274
14.5	Behandlung der Kokontraktion	275
14.6	Behandlung der Retraktion	275
	Stiffness	277
	Einflußfaktoren auf die Stiffness	279
	Ausgewählte Störungen	279
14.6.1	Ziele der Muskeldehnung	280
14.6.2	Dehnungsübungen	281
	Vorbereitung des Patienten	282
	Verlängerungsübungen	282
Literaturverzeichnis		283

15	Spiel, Spielzeug und Spielerfahrung in der Rehabilitation	285
	Spiel und Therapie	286
	Funktionen des Spiels	287
15.1	Arten des Spiels	289
15.2	Kategorien des Spiels	290
15.2.1	Autosphäre	291
	Körperbezogenes Spiel bei behinderten Kindern	291
	Körperbezogenes Spiel in der Behandlung	291
15.2.2	Mikrosphäre	292
15.2.3	Makrosphäre	293
	Kategorien des Spiels nach Piaget	293
	Spiel und Entwicklung	294
15.3	Spiel und Rehabilitation	295
15.4	Regeln für ein gutes Spiel	296
15.5	Regeln für die Anregung zum Spiel	297
15.6	Spielzeug	298
	Unterschiedliche Arten von Spielzeug	298
15.7	Therapie durch das Spiel	299
Literaturverzeichnis		301

16	Zur Vielschichtigkeit der therapeutischen Verantwortung	303
16.1	Beziehungsaspekte bei der Diagnosemitteilung	304
	Verständnis der Diagnose	306
	Reaktionen auf die Diagnosemitteilung	309
16.2	Beziehungsaspekte bei der Prognosemitteilung	315
	Unterschiede zwischen Therapie und Betreuung	316
Literaturverzeichnis		319

6. Teil: Orthopädie

17	Funktionelle orthopädische Chirurgie und ihre Indikationen bei den Hauptformen	323
17.1	Spastizitätsbedingte Veränderungen des Bewegungsapparates	325
17.1.1	Intramuskuläre Phänomene	325
17.1.2	Intermuskuläre Phänomene	328
17.1.3	Vom Muskel zum Gelenk und Knochen	329
17.2	Befunderhebung für den Einsatz der funktionellen orthopädischen Chirurgie	330
17.2.1	Analyse des Segments	330
17.2.2	Analyse des Bewegungsapparates	332
17.2.3	Analyse des Bewegungssystems	333
17.2.4	Funktionsanalyse	334
17.2.5	Beurteilung des Operationsergebnisses	337
17.3	Funktionelle orthopädische Chirurgie bei bestimmten IZP-Formen	338
17.3.1	Chirurgische Indikationen bei der Tetraplegie	339
	Deformitäten der Hüfte	339
	Deformitäten des Knies	343
	Deformitäten des Fußes	343
	Deformitäten der oberen Gliedmaßen	343
17.3.2	Chirurgische Indikationen bei den Diplegien	344
	Deformitäten der Hüfte	345
	Deformitäten des Knies	346
	Deformitäten des Fußes	348
17.3.3	Chirurgische Indikationen bei der Hemiplegie	351
	Deformitäten der Hüfte	351
	Deformitäten des Knies	351
	Deformitäten des Fußes	351

17.3.4 Chirurgische Indikationen bei den dyskinetischen Formen 353
Literaturverzeichnis 354
Anhang: Zur Semiotik der funktionellen orthopädischen
Chirurgie 357

18 Postoperative Behandlung 379
18.1 Präoperative Phase 379
18.1.1 Informationen an die Familie 379
18.1.2 Psychologische Vorbereitung des Kindes zur Vermeidung
 von Ablehnung und Regression 381
18.1.3 Planung des Eingriffs 381
18.2 Operative Phase 383
18.2.1 Betreuung unmittelbar nach dem chirurgischen Eingriff . 384
18.2.2 Physiotherapeutische Behandlung im Gips 386
18.2.3 Gipsentfernung 387
18.3 Postoperative Phase 387
 Übergabe des Patienten an den ambulanten regionalen
 Dienst 389
18.4 Komplikationen 390
Literaturverzeichnis 390

19 Orthesenversorgung 391
19.1 Allgemeine Aspekte der Orthesenanwendung 391
19.1.1 Bedeutung der Orthese für den Behinderten 393
 Orthese als Stigma 393
 Orthese als Externalisierung des Defekts 394
 Orthese als Einschränkung der gesunden Anteile 394
 Orthese als negative Prognose 395
 Orthese als Unterstützung der Funktionalität 395
 Orthese als Minderung der „Behinderung" 396
 Orthese als Vergrößerung der Wahlfreiheit 396
 Orthese als Motivator 397
19.1.2 Bedeutung der Orthese für den Therapeuten 397
19.1.3 Bedeutung der Orthese für den Orthopädietechniker 399
 Verbesserung der Bewegungsformen 400
 Einschränkung des Defizits 401
 Ausgleich eines Ungleichgewichts 401
 Kompensation eines Defizits 402
 Vorbeugen von sekundären Deformitäten 403
 Veränderte Organisation der Beweglichkeit 403

	Auswahl und Führung von Bewegungen	404
	Vereinfachung der Leistungen	404
	Ersatz für mangelnde Leistung	405
	Auffangen der servomotorischen Hyperkinesien	406
	Wahrnehmungsfazilitation	407
19.2	Kriterien für die Auswahl der Orthesen	408
19.2.1	Anforderungen des Segments	408
19.2.2	Anforderungen des Apparates	409
19.2.3	Anforderungen des Systems	410
19.2.4	Anforderungen der Funktion	411
Literaturverzeichnis		412

20	Orthesenindikationen der klinischen Hauptformen	415
20.1	Einführung	415
	Ziele der Orthesenanwendung	415
	Voraussetzungen bei der Orthesenwahl	416
	Ziele der Inhibitionsgipse	416
20.2	Orthesen bei Tetraplegie mit vertikaler Antigravität	417
20.2.1	Statische Schienen	417
20.2.2	Dynamische Schienen	418
20.3	Orthesen bei Diplegie	420
	Orthesenindikationen	421
20.3.1	Dynamische Schienen	421
20.3.2	Oberschenkel-Unterschenkel-Fußschienen	422
20.3.3	Unterschenkel-Fußschienen	423
20.3.4	Vorgefertigte Unterschenkel-Fußschienen	425
20.3.5	Steife Unterschenkel-Fußschienen nach Gipsabdruck	426
20.3.6	Bewegliche Unterschenkel-Fußschienen nach Gipsabdruck	427
20.3.7	Knöchelschienen in doppelter Spirale	428
20.3.8	Die großen Apparate	429
20.4	Orthesen bei Hemiplegie	430
Literaturverzeichnis		432

Sachverzeichnis 435

Autoren

Bonini, Patrizia
    Ospedale S. Carlo di Nancy
    Rom, Italien

Bossi, Giuliana
    Zentrum für Spina bifida
    Parma, Italien

Brizzolara, Daniela
    IRCCS Stella Maris und INPE, Universität Pisa
    Pisa, Italien

Brovedani, Paola
    IRCCS Stella Maris und INPE, Universität Pisa
    Pisa, Italien

Cioni, Giovanni
    IRCCS Stella Maris und INPE, Universität Pisa
    Pisa, Italien

Fazzi, Barbara
    IRCCS Stella Maris und INPE, Universität Pisa
    Pisa, Italien

Ferrari, Adriano
    Arcispedale S. Maria Nuova, Reggio Emilia
    Dozent an der Universität
    Parma, Italien

Ferrari, Fabrizio
  Istituto Clinica Pediatrica, Universität Modena
  Modena, Italien

Ferretti, Giovanni
  IRCCS Stella Maris und INPE, Universität Pisa
  Pisa, Italien

Ipata, Anna E.
  IRCCS Stella Maris und Universität Pisa
  Pisa, Italien

Lodesani, Manuela
  Arcispedale S. Maria Nuova, Reggio Emilia
  Parma, Italien

Maestro, Sandra
  IRCCS Stella Maris und INPE, Universität Pisa
  Pisa, Italien

Maoret, Annarosa
  Arcispedale S. Maria Nuova, Reggio Emilia
  Parma, Italien

Montanari, Luisa
  Arcispedale S. Maria Nuova, Reggio Emilia
  Parma, Italien

Muzzini, Simonetta
  Servizio Maternità, USL 12
  Scandiano (RE), Italien

Ovi, Antonella
  Arcispedale S. Maria Nuova, Reggio Emilia
  Parma, Italien

Paolicelli, Paola B.
  IRCCS Stella Maris und INPE, Universität Pisa
  Pisa, Italien

Pfanner, Pietro
  IRCCS Stella Maris und INPE, Universität Pisa
  Pisa, Italien

Prechtl, Heinz F. R.
  Department of Developmental Neurology, Universität Groningen
  Groningen, Niederlande

Romel, Maddalena
  Arcispedale S. Maria Nuova, Reggio Emilia
  Parma, Italien

Sabbadini, Giorgio
  Dipartimento di Psicologia, Universität Rom „La Sapienza"
  Rom, Italien

Glossar

Agonist	direkt aktiver Teil, z. B. bei der Muskulatur ein aktiver Muskel (Kraftaufwand in Verkürzung)
Antagonist	entgegengesetzt zum Agonisten wirkender Teil, z. B. bei der Muskulatur ein Muskel, der sich adäquat verlängern kann
Appuntamenti	Treffpunkte der Entwicklung, sensible Phasen
Asphyxie	schwerer Sauerstoffmangel beim Neugeborenen
Barästhesie	Wahrnehmung des Drucks
Batästhesie	Wahrnehmung der Stellung
„Cado-cado"-Form	„Ich-falle-ich-falle"-Form
central pattern generator	Auslöser zentraler Muster
choreiform (Bewegung)	abrupte, z.T. ausfahrende Spontanbewegungen
cramped-synchronized (Bewegung)	verkrampft, gleichförmig
Defizit, Defekt	Mangel, Störung
developmental disability	Entwicklungsstörung
distale Segmentbewegung	Bewegung von Händen oder Füßen
Dyskinesie	Bewegungsstörung, meist mit tonischen, drehenden unwillkürlichen Bewegungen

Dystonie	krankhafter Wechsel von erhöhter und verminderter Muskelanspannung
endogenously generated (Bewegung)	von innen heraus erzeugt
„Fai-tu"-Form	„Mach-du-es"-Form
fidgety (Bewegung)	abrupt, klein-amplitudig, wackelnd, unruhig
flapping (Bewegung)	aufgeregt, flatternd
floppy (Bewegung)	schlaff
general movements (GMs)	allgemeine, globale Bewegungen
Homöostase	Gleichgewicht, z. B. des Stoffwechsels
Hypokinesie	verminderte Aktivbewegung
Hysterese	unlogisches Verhalten
input	Eingang, Eingangsinformation
IZP	Infantile Zerebralparese
Kenästhesie	Wahrnehmung des Körpers in seiner Gesamtheit
Kinästhesie	Wahrnehmung der Bewegung
motricité liberée	freie Bewegungen, frei von Reflexbewegungen
pattern analysis	Musterauswertung
periventrikuläre Leukomalazie	Gewebserweichung der weißen, markscheidenhaltigen Hirnstrukturen neben den Seitenventrikeln
poor repertoire (Bewegung)	verminderte Variabilität der Bewegungsabläufe, Bewegungsarmut
Postur, postural	Haltung, die Haltung betreffend
posturale Variationsbreite	unterschiedliche Ausprägung der Rumpfmotorik

propulsiv (Bewegung)	nach vorne verlagert, schnelle Bewegung nach vorn
Rekrutierung	zahlenmäßige Beanspruchung von motorischen Einheiten
Retraktion	fibröse Kontraktur
Rigidität	erhöhte Muskelanspannung mit „Zahnradphänomen"
Servomotoren	Parasitbewegungen; eigentlich zwecklose Bewegungen, die aber eine andere zweckgerichtete Bewegung unterstützen bzw. ermöglichen
„Se-voglio-posso"-Form	„Wenn-ich-will-kann-ich-es"-Form
startle (Bewegung)	kurze ruckartige Körperbewegungen, Pseudo-Motoreaktion
stiffness	passive Eigenschaften des Muskels
stretches	streckende Körperbewegungen
Synergie	Gleichzeitigkeit
„Tirati-su"-Form	„Zieh-dich-hoch"-Form
Tissotropie	Fluidität einer Masse; je länger die Masse im Ruhezustand bleibt, desto dickflüssiger wird sie bzw. je mehr man sie bewegt, desto dünnflüssiger und geschmeidiger wird sie (z. B. Lackfarbe)
Tremor	Zittern
visual gestalt perception	„gestalthafte Sehwahrnehmung"
writhing (Bewegung)	schraubenartig windende, ungezielt ausfahrende Spontanbewegungen

1. Teil:
Klassifikation und klinische Erscheinungsbilder

1 Infantile Zerebralparese (IZP): Historischer Abriß

Pietro Pfanner, Paola B. Paolicelli

1.1
Einleitung: Von J. Little bis zur Gegenwart

Während die infantile Zerebralparese bereits zu Beginn der Medizingeschichte als eigenständiges Krankheitsbild anerkannt wurde, entstand die Einteilung der einzelnen klinischen Bilder erst in neuerer Zeit. Erst im Laufe des 19. Jahrhunderts wurden Krankheitsbilder wie infantile Zerebralparese (IZP), Poliomyelitis, Muskeldystrophie und spinale Amyotrophien voneinander unterschieden.

Poliomyelitis. Ungefähr Mitte des vergangenen Jahrhunderts entstand mit der Verbreitung der Poliomyelitis ein neues klinisches Erscheinungsbild, das sowohl in seiner Symptomatologie als auch in seiner Entstehungsgeschichte von den anderen abwich. Der Poliomyelitis als peripherer Lähmung wurde die infantile zerebrale Lähmung (IZP) als Begriff gegenübergestellt.

Die Bezeichnung „infantil" unterstrich mehr den epidemiologischen als den ätiopathogenetischen Aspekt und diente der Unterscheidung der frühzeitigen oder angeborenen motorischen Störung von der apoplektischen des Erwachsenen.

Little. Die IZP wurde zum ersten Mal von Sir J. Little (1861), einem englischen Orthopäden, beschrieben, der selbst an den Folgen einer Polio litt. Er interessierte sich sehr für das damals neue chirurgische Verfahren der Achillessehnenverlängerung, der er sich auch selbst unterzog.

Little wandte in seiner chirurgischen Praxis eine neue Methode an und wurde in kurzer Zeit einer der anerkannten Experten auf dem Gebiet der Korrektur von Fußfehlstellungen, vor allem bei Kindern. Er befaßte sich speziell mit Fehlstellungen, die sich als Folge einer generalisierten Spastik entwickelten. Im Jahr 1861 veröffentlichte er einen Bericht über seine 20jährige klinische Erfahrung mit diesem Krankheitsbild.

Little erstellte auch eine umfangreiche Dokumentation über mögliche Zusammenhänge von Schwangerschafts- oder Geburtsstörungen und physischen bzw. psychischen Störungen von Kindern, die Gelenkfehlstellungen entwickelten. Little vermutete, daß sowohl die Spastizität als auch die Fehlstellungen durch eine Asphyxie oder eine Hirnblutung infolge des Geburtstraumas verursacht wurden. Dieses neue Krankheitsbild wurde „Morbus Little" genannt.

Osler und Freud. Die Pionierarbeiten von Little gaben den Anstoß zu umfassenderen und spezifischeren Studien, durch die dann die Hypothesen des Autors von zahlreichen anderen Klinikern untermauert wurden. Einige Jahre später veröffentlichte Sir W. Osler (1889) eine vielbeachtete Arbeit, in der er die klinischen Merkmale bei 150 Kindern mit infantiler Zerebralparese beschrieb und sie nach ihrer vermuteten Entstehungsgeschichte kategorisierte. Er unternahm den Versuch einer Interpretation physiopathologischer Entstehungsursachen von Hirnregionen. Selbst Sigmund Freud (1897), der sich ja bekanntlich zu Beginn seiner Karriere mit Neurologie und Neuropathologie befaßte, schlug eine Klassifikation der IZP vor, indem er versuchte, die verschiedenen klinischen Bilder anatomischen Hirnstörungen zuzuordnen. Im Unterschied zu Little schrieb er der Frühgeburt und der abnormen intrauterinen Entwicklung mehr Bedeutung zu als dem Risiko einer Schädigung durch die Geburt.

Stoffel. Vom Beginn dieses Jahrhunderts bis zum 2. Weltkrieg war das Interesse für die Erforschung der spastischen Zerebralparese sehr gering, und die spärlichen Ansätze im Bereich der Rehabilitation fanden keinen großen Beifall.

Im Gegensatz dazu erlangte die orthopädische Chirurgie dank der Arbeit von Stoffel (1913), der die Neurotomie gezielt als Kontrakturbehandlung perfektionierte, mehr Bedeutung. Die Begeisterung für die Chirurgie war damit zu erklären, daß sie sofortige Resultate zeigte, auch wenn nach einer anfänglicher Besserung auf längere Sicht erhebliche Nachteile zu verzeichnen waren.

Colby. Der physiotherapeutischen Behandlung der IZP widmete sich in den USA J. Colby (1915), eine Turnlehrerin, deren besonderes Interesse der Massage galt. Colby entwickelte auf streng empirischer Basis Bewegungsübungen zur Behandlung der spastischen Zerebralparese.

Crother. Die Physiotherapie von Colby wurde dann in das Programm der von B. Crothers in Boston zu Beginn des 20. Jahrhunderts gegründeten Klinik für die Rehabilitation von Kindern mit IZP übernommen. Im Rahmen dieses völlig neuen Behandlungskonzepts richtete sich die Aufmerksamkeit neben den motorischen Übungen auch auf die psychologischen Aspekte und die geistige Entwicklung des behinderten Kindes.

Phelps. Unter einem breiteren Blickwinkel wurde die Problematik der IZP von W. Phelps (1950) gesehen, einem weiteren orthopädischen Chirurgen, der im Jahre 1930 in Maryland den ersten Verein zur Rehabilitation von Behinderten gründete und ein interdisziplinäres Modell mit enger Zusammenarbeit verschiedener Berufsgruppen vorschlug.

Medizinische Forschung nach dem 2. Weltkrieg. In den Jahren nach dem 2. Weltkrieg wurde wie in vielen Fachbereichen auch in der Rehabilitationsmedizin ein wachsendes Interesse an medizinischer Forschung verzeichnet. Dies führte zu einer neuen Sichtweise des behinderten Kindes und seines sozialen Kontexts. Die deutliche Verbesserung der Geburtshilfe und die neuen Verfahren der Intensivbehandlung von Neugeborenen reduzierten einerseits die Kindersterblichkeit und hatten andererseits einen Anstieg der Zahl von überlebenden Risikogeburten zur Folge. Daraus erwuchs für verschiedene Fachbereiche die Notwendigkeit, schnell neue und geeignetere Arbeitsmethoden zu finden.

Weitere Fortschritte in der Erforschung genetischer und metabolischer Krankheiten und deren Auswirkungen auf das ZNS führten zu einer Neudefinition der zahlreichen symptomatologischen Krankheitsbilder, die vorher allgemein als IZP klassifiziert wurden. Für einige klinische Bilder wurden spezifische Krankheitsursachen festgelegt wie z. B. der Zusammenhang von Hyperbilirubinämie mit Choreoathetose, Taubheit und Blicklähmung. Gleichzeitig wurden in der Gesellschaft eindringlichere Forderungen nach Maßnahmen für die Behinderten laut.

AACP. Unter diesem Druck wurde 1947 die „Amerikanische Akademie für Zerebralparesen" („American Academy for Cerebral Paralsy", AACP) gegründet. Geplant als multidisziplinäre Organisation mit dem Ziel, die Forschung auf dem Gebiet der IZP zu fördern, vereinigte die AACP die wichtigsten medizinischen Fachbereiche und die entsprechenden physiotherapeutischen, psychopädagogischen und psychologischen Fachdienste. Die Gründer des AACP waren Ärzte der verschiedenen Fachbereiche: Neurologen, Pädiater und Physiater; der erste Präsident war W. Phelps.

Das Diskussionsforum des AACP gab Mitte dieses Jahrhunderts den Anstoß für das Wiederaufleben des Interesses am behinderten Kind. In der Folge kam es zu einer schnellen Verbreitung der neuen Erkenntnisse, die aber auch Verwirrung hinsichtlich der Definitionen, der Interpretation und vor allem der Klassifikation der meist so unterschiedlichen symptomatologischen Erscheinungsbilder der IZP mit sich brachte.

Im Jahre 1957 wurde eine Konferenz der AACP einberufen, um mehr Klarheit in die Terminologien der einzelnen Länder zu bringen und eine gemeinsame Klassifikation zu vereinbaren. Die Konferenz erarbeitete eine *Definition*, die auch heute noch international anerkannt wird und folgendermaßen lautet:

▶ Die *infantile Zerebralparese* ist eine permanente, aber nicht unveränderbare Haltungs- und Bewegungsstörung. Die Störung ist bedingt durch einen zerebralen Defekt oder eine Schädigung, die nicht fortschreitet und vor Abschluß der wichtigsten morphofunktionellen Reifungsprozesse des Gehirns aufgetreten ist. Die motorische Störung ist die vorherrschende, aber nicht die ausschließliche Komponente; sie kann je nach Art und Schweregrad variieren.

Verbesserung der Behandlung. Neben der theoretischen Weiterentwicklung wurden gleichzeitig die Angebote neuer Behandlungsmethoden immer zahlreicher, die auf der Überzeugung basierten, daß motorisches und psychisches Verhalten bei der infantilen Zerebralparese eng miteinander verknüpft sind. Der Therapieansatz war nicht mehr allein auf eine bestmögliche Wiederherstellung der motorischen Fähigkeiten ausgerichtet, sondern auf ein volles Ausschöpfen des gesamten Entwicklungspotentials des Behinderten. Der Schwerpunkt der Behandlung wurde von segmentalen Muskelübungen hin zur einer globalen Haltungs- und Bewegungskontrolle verlagert.

Mit dem Ausbau der Behandlungsmethoden stieg die Anzahl von Behandlungs- und Betreuungszentren, die immer spezialisiertere Leistungen anboten. Die verschiedenen medizinischen, psychologischen und psychopädagogischen Fachrichtungen legten gemeinsam großen Wert darauf, spezielle Erziehungsprogramme zu erarbeiten und Sozialdienste zur Unterstützung der Familien einzurichten. Das gemeinsame Ziel war, bestmögliche Bedingungen für die verschiedenen Entwicklungsbereiche des Kindes zu schaffen, um damit für die Behinderten eine größtmögliche funktionelle Unabhängigkeit zu erreichen.

Perspektivwandel. Die veränderte Zugangsweise und der frühere Beginn der Behandlung brachten unweigerlich eine Veränderung der Problematik mit sich: In den letzen Jahrzehnten konnten wir deutlich seltener schwere klinische Bilder mit stabilisierter, kaum modifizierbarer Mehrfachbehinderung beobachten. Jedesmal, wenn vermehrtes Interesse an der Erforschung eines neuen Krankheitsbildes entsteht, ähnelt sich der Forschungsverlauf: Man beginnt mit den ausgeprägtesten, schwersten und am leichtesten zu erkennenden Krankheitsbildern. Nach und nach lernt man die Ursachen der Pathologie besser einzustufen und auch frühe klinischen Zeichen der Erkrankung schneller zu erkennen, und so kann früher mit der geeigneten Behandlung begonnen werden. Damit verschiebt sich das Interesse auf die leichteren Fälle, und die Symptomatologie des Krankheitsbildes verändert sich völlig.

Der gleiche Forschungsverlauf läßt sich bei der IZP beobachten, wo im Laufe eines Jahrhunderts eine wahre Revolution stattfand, nicht nur was die Interpretation des Krankheitsbildes betraf, sondern auch was das klinische Erscheinungsbild und den Verlauf anbelangte.

Was anfangs als orthopädisches Defizit neurologischen Ursprungs bezeichnet wurde, wurde innerhalb kurzer Zeit als Erkrankung gewertet, die mehrere Funktionssysteme miteinbezog und deshalb von verschiedenen Fachärzten und Fachdiensten behandelt werden mußte. In der Folge wurde die IZP als komplexe Störung der kindlichen Entwicklung bezeichnet, eine Beeinträchtigung, die im Laufe des Wachstums immer deutlicher zutage tritt und daher frühzeitig erkannt und behandelt werden muß. So wurde dieses von J. Little als orthopädisch eingestuftes Krankheitsbild der *Prototyp der kindlichen Entwicklungsstörung*.

1.2
Klassifikationsmodelle der IZP

Die verschiedenen Vorschläge einer Definition der IZP, die im Laufe der Jahre entwickelt wurden, spiegeln auch heute noch die Unsicherheit über die spezifische pathologische Ursache des Krankheitsbildes wieder. Dies ist einerseits auf die Vielfalt der Symptomatologie und andererseits auf die noch bestehenden Zweifel bezüglich der Pathogenese zurückzuführen.

Im Hinblick auf die Diagnose hat die Bezeichnung IZP den großen Nachteil, daß sie sich in keiner Weise auf die Ätiologie, Pathologie, strenge klinische Parameter oder die Prognose bezieht, weshalb die

Wissenschaftler schon mehrfach eine Änderung der Bezeichnung für nötig hielten.

▶ **Die Bezeichnung „IZP" ist nur dann gerechtfertigt, wenn sie zur allgemeinen Beschreibung verschiedener Störungen verwendet wird, deren gemeinsamer Nenner eine nicht fortschreitende Hirnschädigung ist, durch die das motorische Defizit verursacht wird.**

Weiterentwicklungen des theoretischen Konzepts der IZP und das Vorliegen extrem verschiedener klinischer Bilder haben zu zahlreichen Klassifikationsmodellen geführt. Trotzdem ist es bis heute noch nicht gelungen, in einem einzigen Modell die Vielseitigkeit des klinischen Erscheinungsbildes zu erfassen, d. h. es erscheint fast unmöglich, die verschiedenen Aspekte der fortschreitenden Pathologie in eine einzige Klassifikation einzuordnen.

Klassifikation aufgrund entzündlicher oder hämorraghischer Genese
Die ersten Versuche einer Klassifikation gehen auf die klinischen Pathologen zurück, die versuchten, die verschiedenen Formen der IZP einer entzündlichen und hämorraghischen Genese zuzuordnen, denn lange Zeit wurden die verschiedenen klinischen Syndrome eng mit einer spezifischen Hirnschädigung (vaskulär oder infektiös) in Verbindung gebracht. Die Grenzen dieser Zusammenhänge wurden jedoch schon von S. Freud in seinen Studien aufgezeigt. Er postulierte, daß die Vielzahl der veränderlichen Prozesse eines Hirnschadens im Laufe der Zeit die ursprünglichen Schädigungen schwer erkennen läßt. Es ist auf die begrenzten Möglichkeiten anatomischer Studien beim ZP-Patienten zurückzuführen, daß eine solche Klassifikationsart nur noch von theoretischem Interesse ist.

Klassifikation aufgrund der traditionellen neurologischen Semiotik
Später war man vorwiegend darauf bedacht, die verschiedenen Formen der IZP gemäß den klinischen Kriterien der klassischen neurologischen Semiotik einzuteilen, indem man die Abnormalität des Muskeltonus und die Reflexprüfungen als Bewertungskriterien heranzog.

Die traditionellen Klassifikationen (Bobath 1976, Hagberg et al. 1975) folgten dem Vorschlag des Little-Club aus dem Jahr 1959 und der International Cerebral Palsy von 1969. Sie benutzten als Bewertungskriterium die Tonusqualität (Hypertonie, Dystonie usw.), die Art des vorherrschenden neurologischen Symptoms (z. B. Ataxie, Choreoathetose) und die Lokalisation der Lähmung (Diplegie, Tetraplegie, Hemiplegie usw.).

1.3
Klassische klinische Syndrome

Nachfolgend werden die wichtigsten Arten der IZP gemäß den traditionellen Klassifikationen (Bobath 1976, Hagbog et al. 1975) dargestellt:
- spastische Tetraparese,
- spastische Diplegie,
- spastische Hemiplegie,
- ataktische Formen,
- dystone Formen,
- athetotische Formen.

1.3.1
Spastische Tetraparese

Bei den Formen der Tetraparese ist die Störung von Tonus und Bewegung meist sehr schwer und selten symmetrisch verteilt. Sie betrifft in gleichem Maß die oberen und unteren Extremitäten und ist in der Regel sofort nach der Geburt deutlich zu erkennen. Die postural-motorische Entwicklung zeigt einen deutlichen Rückstand; die Prognose für autonomes Gehen und Handgeschicklichkeit (Manipulation) ist ungünstig. Häufig sind Sehstörungen wie z. B. optische Agnosie, Blicklähmung, Strabismus oder eine Verminderung der Sehschärfe und nicht selten Hörschäden vorhanden.

Sehr oft finden wir auch eine Epilepsie, die sich in den meisten Fällen in sekundär generalisierter Form manifestiert (West-Syndrom, Lennox-Gastaut-Syndrom usw.). Häufig ist eine geistige Retardierung assoziiert, sowohl als Folge der kortikalen neuropathologischen Schädigung als auch infolge der frühzeitigen Bewegungsstörung, die das Erreichen der grundlegenden psychomotorischen Entwicklungsstufen erschwert. Infolge der Spastizität erscheinen diffuse Muskelkontrakturen, Gelenk- und Wirbelsäulendeformitäten.

Die häufigsten anatomischen Läsionen, die heute dank bildgebender Verfahren, besonders der Magnetresonanztomographie (MR), „in vivo" dargestellt werden können, zeigen sich in diffusen Bildern einer periventrikulären Leukomalazie oder einer multizystischen Veränderung mit erheblicher zerebraler Atrophie.

1.3.2
Spastische Diplegie

Bei der spastischen Diplegie sind zwar alle 4 Extremitäten von der Tonus- und Bewegungsstörung betroffen, jedoch in deutlich größerem Ausmaß die unteren Extremitäten. Es handelt sich hier um das typische Bild nach Frühgeburt, bei dem man am haüfigsten die periventrikuläre Leukomalazie vorfindet. Die Art der motorischen Ausfälle ist durch die unmittelbare Nähe der Leukomalazie und den Verlauf der kortikospinalen Bahnen bedingt, die die untere Körperhälfte versorgen.

Die Hypertonie, die vor allem den Trizeps surae und die Hüftadduktoren betrifft, zeigt sich selten vor dem 3. bis 4. Lebensmonat, meist sogar erst später. Normalerweise wird im klinischen Verlauf nach der akuten Phase der Zerebralschädigung und vor dem Erscheinen der Tonusstörung bzw. des motorischen Entwicklungsrückstands eine „stille Periode" beschrieben.

Die Beweglichkeit der oberen Extremitäten ist ausreichend erhalten; die Prognose für das Gehen, auch ohne Hilfsmittel, ist meist günstig.

In vielen Fällen sind die Hirnnerven mitbetroffen, wir finden häufig einen Strabismus. Die Entwicklung der Intelligenz und Sprache ist meist nicht beeinträchtigt. Eine Epilepsie kommt selten vor. Häufig können jedoch Muskelkontrakturen und Gelenkfehlstellungen auftreten.

1.3.3
Spastische Hemiplegie

Die Störung des Muskeltonus und der willkürlichen Bewegung betrifft nur eine Körperhälfte. Dabei kann die obere oder die untere Extremität stärker betroffen sein; die Störung ist häufiger im distalen, gelegentlich auch im proximalen Abschnitt zu finden.

Die Prognose für ein selbständiges Gangbild ist fast immer gut. Häufig treten Krampfanfälle als Ausdruck einer partiellen Epilepsie auf. Meist sind Störungen des Körperschemas sowie eine Dyspraxie und eine Agnosie vorhanden. Auch die geistige Entwicklung kann gestört sein. Wenn die dominante Hirnhemisphäre betroffen ist, kann es zusätzlich zu einem Sprachentwicklungsrückstand kommen. Die gelähmte Körperhälfte entwickelt frühzeitig Muskelkontrakturen und Gelenkfehlstellungen, die Trophik der Muskeln und Knochen ist herabgesetzt.

Anatomisch und neuroradiologisch sind in den meisten Fällen isolierte porenzephalische Zysten, Schädigungen der Capsula interna oder auch ausgedehntere Schädigungen der einen Hirnhälfte zu finden.

1.3.4
Ataktische Form

Sie ist die weitaus seltenste Form der IZP. Hier ist die Störung der Bewegungskoordination (Tremor, Dysmetrie, Adiadochkinese usw.) und des Gleichgewichts (Ataxie) vorherrschend.

Die ersten Lebensmonate sind durch eine ausgeprägte Hypotonie charakterisiert, die auch später bestehen bleibt. Die psychomotorische Entwicklung ist verzögert; häufig ist ein zerebellärer Nystagmus vorhanden.

Manchmal können auch pyramidale Zeichen als Begleitsymptome auftreten. Die Sprachentwicklung ist oft erheblich verzögert. Die Worte sind abgehackt, nicht selten besteht ein geistiges Defizit.

Anatomisch gesehen werden diese Formen durch eine Schädigung des Kleinhirns oder der Kleinhirnbahnen hervorgerufen, häufig bedingt durch Mißbildungen, fehlende strukturelle Reifung oder Infekte. Nur selten ist die Ursache eine perinatale Störung (Hypoxie, Ischämie, Blutung).

1.3.5
Dystone Form

Die motorische Störung wird durch eine Dysfunktion des extrapyramidalen Systems hervorgerufen, die eine Störung der Tonusregulation mit sich bringt.

Der Grundtonus ist im Ruhezustand reduziert, während er sich im Erregungszustand und bei körperlicher Aktivität merklich erhöht und damit Körperstellungen auslöst, die den spastischen Bewegungsmustern sehr ähnlich sind. Fast ständig sind vor allem im Gesichts- und Zungenbereich unwillkürliche, schnelle, unkoordinierte Hyperkinesien vohanden. Nicht selten treten auch pyramidale Zeichen als Begleitsymptome auf (Mischformen).

Die dauernde Tonusveränderung betrifft auch die Mund- und Schluckmuskulatur, was zu einer Alteration der Stimmgebung und zu einer hastigen, fast unverständlichen Sprache führt. Nur selten ist die geistige Entwicklung beeinträchtigt.

Man nimmt an, daß die Hirnschädigung die Stammganglien betrifft; in schweren Fällen spricht man vom sog. „status marmoratus". Früher wurde diese Form auf eine Hyperbilirubinämie bei Blutunverträglichkeit zurückgeführt, heute ordnet man sie der Folge einer schweren perinatalen Asphyxie des reifen Neugeborenen zu.

1.3.6
Athetotische Form

Die Symptome werden durch eine Dysfunktion des extrapyramidalen Systems hervorgerufen, vor allem des Nucleus caudatus und des Putamens.

Das klinische Bild ist gekennzeichnet von der Hypotonie und den langsamen, arythmischen, polypenartigen Bewegungen, die bereits in den ersten Lebensmonaten auftreten. Sie betreffen das Gesicht, die Zunge und die distalen Abschnitte der Extremitäten. Gleichzeitig können pyramidale Zeichen vorhanden sein.

Die geistige Entwicklung ist für gewöhnlich nicht beeinträchtigt; die Sprache ist dysarthrisch.

Wenn das Störungsbild durch eine Hyperbilirubinämie verursacht wird, finden wir häufig eine perzeptive Taubheit als zusätzliches Symptom.

1.4
Schlußfolgerungen und Perspektiven

Kritikpunkte der traditionellen Klassifikationen

Die hier vorgestellte *traditionelle Klassifikation* ist weitgehend anerkannt und wird international verwendet. Sie weist allerdings einige *Grenzen* auf. Es erscheint uns wichtig, diese genauer darzustellen, um einen korrekteren Gebrauch der Klassifikation im klinischen Alltag zu gewährleisten.

▶ Die beschriebene traditionelle Klassifikation erweist sich zwar nützlich in der Zuordnung der schon anerkannten klinischen Bilder, ist aber wenig hilfreich bei der *Frühdiagnose* und der frühzeitigen Zuordnung der Störungen. Es wird dabei ein äußerst wichtiger Faktor der IZP nicht berücksichtigt: die Veränderungen des klinischen Bildes im Laufe der Entwicklung.

Ein Neugeborenes, das eine von Hypotonie geprägte IZP aufweist, muß beim Auftreten der Spastizität notgedrungen einer anderen Kategorie zugeordnet werden.

▶ **Ein weiteres großes Problem bei der traditionellen Klassifikation ist die Schwierigkeit,** *prognostische Richtlinien* **zu finden.**

Ohne Zweifel behält die Klassifikation ihren Wert zur epidemiologischen Erfassung, die eine Beurteilung der Inzidenz der Störungsbilder und einen Vergleich zwischen verschiedenen Ländern erlaubt. Epidemiologische Studien sind von besonderer sozialer Bedeutung, da sie die Planung von Strukturen zur Frühdiagnose und Behandlung ermöglichen.

Alternative Klassifikationsmodelle
Um das Problem von Frühdiagnose und Prognose zu lösen, wurden andere Klassifikationsvorschläge erarbeitet, die auf neurophysiologischen Grundlagen der spastischen Muskulatur, wie z. B. der Antwort auf Dehnung (Tardieu 1981), und auf qualitativen Eigenschaften der Bewegungsmuster (Milani-Comparetti 1978, Bottos 1987) basierten.

Milani-Comparetti. Vor allem die *Klassifikation der motorischen Störung* von Milani-Comparetti (1978), die von der motoskopischen Semiotik abgeleitet wurde, bezieht sich auf pathologische Bewegungsmuster, die auf dominante und stereotype Weise sehr früh die Motorik des zerebralgeschädigten Kindes beeinflussen können. Die Erhebung und genaue Bewertung der Muster ermöglicht es laut Milani-Comparetti, Frühdiagnosen und Prognosen zu erstellen. Das Erkennen der verschiedenen pathologischen Kategorien (Regressionssyndrom: 1. Dyarchie, 2. Dyarchie usw.) gründete auf dem Vorhandensein bzw. der Dominanz spezifischer abnormer Bewegungsmuster (fötale Bewegungsmuster, Streckpattern, „Startle"-Reaktionen usw.). Obwohl die Klassifikation ein nützliches Instrument zur Frühdiagnose und Prognose darstellt, hat sie bestimmte Grenzen: So kann sie z. B. keine Hinweise zur Rehabilitation geben.

Ferrari. Das Rehabilitationsproblem versucht A. Ferrari (1993) mit seinem *Modell der funktionellen Klassifikation* anzugehen, das in dem vorliegenden Buch noch ausführlicher erläutert wird. Er versteht die IZP nicht als eine Störung des Muskeltonus oder als eine Reihe von pathologischen Bewegungsmustern, sondern als ein Problem der funktionellen Organisation des Kindes in seiner Interaktion mit der Umwelt. Die Art der Organisation ist nicht nur von der motorischen Störung, sondern auch von Problemen der Kognition, der Perzeption und der Motivation abhängig, die in unterschiedlichem Ausmaß miteinander verknüpft sind. Deshalb sollte eine Klassifikation diese nicht-motorischen Aspekte miteinbeziehen, wenn sie sich nicht als bruchstückhaft und begrenzt erweisen soll.

Literaturverzeichnis

Bobath B, Bobath K (1975) Motor development in the different types of cerebral palsy. Heinemann Medical, London

Bottos M (1987) Paralisi Cerebrale Infantile: diagnosi precoce e trattamento tempestivo. Ghedini, Mailand

Colby J (1915) Massage and remedial exercises in the treatment of children's paralysis: Their difficulties in use. Med Surg J 173: 696-712

Crothers B, Paine R (1959) The Natural History of Cerebral Palsy. Harvard University Press, Cambridge

Freud S (1897) Die infantile Cerebrallahmung. In Nothnagel J (ed) Specialle Pathologie und Therapie. Band IX, Th. III. Holder, Wien

Hagberg B, Hagberg G, Olow I (1975) The changing panorama of cerebral palsy in Sweden 1954-1970. I. Analysis of general changes. Acta Paediatr Scand 64: 187-199

Little J (1861) On the influence of abnormal parturition, difficult labours, premature birth, and asphyxia neonatorum on the mental and physical condition of the child, expecially in relation to deformities. Trans Obstet Soc London 3: 293-344

Litte Club Clinics (1959) Memorandum on terminology and classification of cerebral palsy. 1/5, 27 Cerebral Palsy Bull

Milani-Comparetti A, Gidoni EA (1976) Dalla parte del neonato: proposta per una competenza prognostica. Neuropsichiatria Infantile 175: 5-16

Milani-Comparetti A (1978) Classification des Infermités motrices cerebrales. Medicine et Higine 36: 2024-2029

Osler W (1889) The clinical palsys of children: A clinical study from the infirmary for nervous diseases. Blakston, Philadelphia

Phelps W (1950) Etiology and diagnostic classification of cerebral palsy. In: Proceedings of Cerebral Palsy Institute. Association for the Aid of Crippled Children, New York

Stoffel A (1889) The treatment of spastic contractures. Am J Orthop Surg 10: 611-618

Tardieu G, Tardieu C (1981) Retraction, hypertonie, hypotonie, hyperextensibilité, hypoextensibilité, evaluation et indication therapeutiques. Necessité d'une evaluation factorielle. Neuropsychiat de l'Enfance 29: 553-567

2 Formen der infantilen Zerebralparese

Adriano Ferrari, Manuela Lodesani, Simonetta Muzzini

2.1
Definition der infantilen Zerebralparese

▶ Die *infantile Zerebralparese (IZP)* ist eine bleibende, aber nicht unveränderbare Haltungs- und Bewegungsstörung infolge einer prä-, peri- oder postnatalen zerebralen Funktionsstörung, die eingetreten ist, bevor das Gehirn seine Reifung und Entwicklung abgeschlossen hat (Spastic Society, Berlin 1966).

Der Ausdruck „*Störung*" weist mehr auf einen bleibenden Zustand als auf eine Krankheit hin, die sich in positiver oder negativer Weise entwickeln kann. Eine Störung bleibt bestehen, eine Krankheit kann sich verändern. Andere Autoren verwenden deshalb den Ausdruck „bleibende Enzephalopathie".

Das Wort „*bleibend*" verstärkt den Begriff der Störung als einen irreparablen, definitiven, nicht fortschreitenden Zustand. Nur das Wort „*nicht unveränderbar*" wirkt abschwächend und weist auf mögliche Veränderungen im Sinne von Verbesserung oder Verschlechterung hin, die spontan erfolgen oder hervorgerufen werden. Die Hirnschädigung selbst verändert sich nicht, aber die Anforderungen der Umwelt an das Nervensystem werden immer komplexer, was zu einer Zunahme der Behinderung (disability) führt. Diese ist einerseits vom Primärschaden abhängig, andererseits aber auch von den im Laufe der Entwicklung angehäuften Folgeschäden, die sich aufgrund fehlender Erfahrungsmöglichkeiten und mangelnder Aneignung neuer Fähigkeiten ausbilden.

„*Zerebrale Funktionsstörung*" unterstreicht, daß die Zerebralparese eher durch eine Schädigung des Funktionssystems als durch ein Defizit einzelner Gehirnabschnitte (z. B. Großhirn, Kleinhirn, Hirnstamm) hervorgerufen wird. In diesem Sinne muß der Begriff „zerebral" als Synonym für das Nervensystem und nicht für das Gehirn verstanden werden.

Wie wir sehen werden, ist es nur zum Teil möglich, eine direkte Verbindung zwischen Sitz und Ausmaß der organischen Schädigung und Art bzw. Schweregrad der daraus folgenden Zerebralparese herzustellen.

Die Begriffe „*Reifung und Entwicklung*" des Zentralnervensystems beziehen sich eher auf das Adjektiv „zerebral" als auf das Substantiv „Funktion". Damit soll darauf hingewiesen werden, daß sich die IZP von einer zerebralen Schädigung des Erwachsenen insofern unterscheidet, als sie auf einen unzureichenden Funktionserwerb hinweist und nicht auf einen Verlust bereits angeeigneter Funktionen. Dennoch bleiben die Begriffe doppelsinnig, da sie nicht klarstellen, auf welche Funktionen sie sich beziehen, auch wenn sie normalerweise mit Haltung und Fortbewegung assoziiert werden. Die internationale Definition erklärt daher nicht zufriedenstellend die Begriffe „*Parese*", „*zerebral*" und „*infantil*". Eine genauere und vertiefte Analyse ist deshalb nötig und soll in den folgenden Abschnitten dargelegt werden.

2.2
Lähmung: Von der neurologischen Diagnose zur Rehabilitationsdiagnose

▶ Die *erste und schwierigste Aufgabe* des in der Rehabilitation Tätigen ist es, den Zusammenhang zwischen organischer Schädigung (bleibender Störung des ZNS) und Lähmung herzustellen.

Abhängig davon, was wir unter dem Begriff der „Lähmung" verstehen, werden therapeutische Behandlungsstrategien entwickelt und umgesetzt, um die Lähmung zu verändern. (Auch der Therapieplan hängt davon ab, was unter dem Begriff „Lähmung" verstanden wird.)

Die neurologische Diagnose beschreibt die Schädigung, lokalisiert das Defizit nach objektiven Zeichen und subjektiven Symptomen (spastisch, dyston, schlaff, hemiplegisch, diplegisch, tetraplegisch etc.) und beurteilt annähernd den Schweregrad nach beschreibenden, vorwiegend empirischen Kriterien (z. B. sehr schwer, schwer, mittel, leicht). Manchmal wird die Ätiologie als Bewertungskriterium herangezogen: Little-Syndrom bei Diplegie des Frühgeborenen; in anderen Fällen die Pathogenese: Phelps-Syndrom bei Tetraplegie infolge Kernikterus.

Die neurologische Diagnose beschreibt die Lähmung als eine Summe von Störungen des motorischen Repertoires (Hypertonie, Babinsky-Reflex, Zirkumduktion usw.), erklärt aber nur unzulänglich das Wesen der Lähmung. Es ist jedoch wichtig, außer der Störung auch

2.2 Lähmung: Von der neurologischen Diagnose zur Rehabilitationsdiagnose 17

die verbleibenden Möglichkeiten zu bewerten, sowohl jene, die dem Patienten selbst zur Verfügung stehen, als auch solche, die die Umwelt bietet.

▶ Das *therapeutische Vorgehen* muß auf vorhandene Ressourcen zurückgreifen und kann nicht den Abbau der Störungen zum Ziel haben.

Eine Behandlung kann die vorhandenen Symptome weder auslöschen noch verstecken oder verschleiern (z. B. pathologische Reflexe inhibieren, einen Hemiplegiker symmetrisch machen). Sie kann auch nicht den sog. Entwicklungsrückstand aufholen; vielmehr muß sie imstande sein, den Menschen mit seinen Mängeln und Fähigkeiten in seinem jeweiligen sozialen Umfeld zu integrieren.

IZP als muskuläres Problem
Die einfachste Interpretation von „Lähmung" besteht darin, sie als *muskuläres Problem* zu betrachten.

Störung der Kraft. Es könnte eine *Muskelschwäche* vorliegen, die es dem Kind nicht ermöglicht, z. B. den Kopf zu halten, den Rumpf aufzurichten oder die Knie zu strecken. Auch könnten die Muskeln zu stark sein, so stark, daß sie ihre Antagonisten übertreffen, was z. B. zu einer Beugung und Adduktion der Oberschenkel und zu einer Spitzfußstellung führt.
Wesentlich schwieriger wird es zu erklären, wie bei einem Kind derselbe Muskel gleichzeitig zu stark und zu schwach sein kann: z. B. der M. rectus gleichzeitig zu schwach als Kniestrecker und zu stark als Hüftbeuger, die ischiokruralen Muskeln gleichzeitig zu schwach als Hüftstrecker und zu stark als Kniebeuger.

Störung der Kontraktion. Es war ein Schritt nach vorne, die Lähmung nicht als Störung der Kraft, sondern als *Störung der Kontraktion* zu verstehen. Dies hatte jedoch zur Folge, daß mit der Zeit alle Patienten mit IZP unter dem Begriff „spastisch" (Qualität der Muskelkontraktion) eingeordnet wurden (z. B. heißt der in Italien gegründete Verband, der sich mit der IZP beschäftigt, „Spastikerverband").
In Wirklichkeit gibt es *viele Arten von Kontraktionsstörungen* und diese können z. B. hervorgerufen werden durch:
- eine übermäßige Beanspruchung (Rekrutierung) der Muskelfasern (quantitative Störung),
- eine zu lang anhaltende Kontraktion,

- eine Unfähigkeit zur Entspannung (Störung der Kontraktionsdauer),
- eine Störung im „timing",
- eine qualitative Störung der Kontraktion (tonisch oder phasisch mit vorzeitiger Ermüdung),
- einen Kokontraktionsfehler.

Störung des Muskeltonus. Versucht man die Lähmung als Störung der Muskelkontraktion zu verstehen, so ist der *Muskeltonus* ein weiterer Aspekt, der näher untersucht werden sollte. Bei dieser Betrachtungsweise ist es allerdings schwierig zu erklären, worin die IZP nun eigentlich besteht: Welcher Tonus ist überhaupt gemeint? Der des einzelnen Muskels, der auch dann kontrahiert ist, wenn er eigentlich entspannt sein sollte, da er in „Ruhestellung" ist? Oder ist der Tonus all jener Muskeln gemeint, die an einer bestimmten Körperhaltung beteiligt sind?

Bezieht man den Begriff „Tonus" auf einen einzelnen Muskel, so wird verständlich, warum ein Kind am Rumpf hypoton und an den Extremitäten hyperton sein kann, oder etwa ventral hypoton und dorsal hyperton. Bezieht man den Begriff „Tonus" auf ganze, funktionell zusammengeschaltete Muskelgruppen, so versteht man, warum ein Kind, das hypoton auf der Matte liegt, hyperton wird, sobald es auf seinen Beinen steht.

Um diese Unklarheiten zu „überspielen", wird allzu häufig die Bezeichnung „dyston" herangezogen. Sie wirkt aber gerade deshalb, weil sie jegliche Variationen des Muskeltonus zu beschreiben vermag, verallgemeinernd und wird damit zum Synonym des Begriffs „Lähmung".

Zusammenfassend zeigen die Kritikpunkte, daß der Versuch, das Wesen der IZP anhand von Muskeln, Kraft, Kontraktion und Tonus zu erklären, unzureichend ist.

IZP als Bewegungsstörung

Vielleicht kommt man dem Wesen der IZP näher, wenn man sie als eine Störung der *Bewegung* betrachtet. Versuchen wir also zu verstehen, auf welche Art und Weise eine Bewegung gestört sein kann:

Es könnte sich um ein „Zuviel" oder ein „Zuwenig" an Bewegung handeln; d. h. auf der einen Seite beim spastischen Kind, das sich zu wenig bewegt, auf der anderen beim dyskinetischen Kind, das sich zuviel bewegt.

Aber es ist schwierig zu erklären, wie das Kind mit einer Spastik, das sich eigentlich zu wenig bewegt, gleichzeitig unfähig ist, in der Bewegung innezuhalten und stillzustehen. Wie kommt es, daß in dem

2.2 Lähmung: Von der neurologischen Diagnose zur Rehabilitationsdiagnose 19

so reichen Bewegungsrepertoire des Kindes mit einer Dyskinesie ausgerechnet so wichtige Reaktionen wie Orientierungs-, Gleichgewichts- und Schutzreaktionen fehlen?

Störung der Art der Bewegung. Milani-Comparetti hat uns gelehrt, daß die *Art der Bewegung* gestört sein könnte. Die Art der Lähmung ist aus den Bewegungsmustern erkennbar, die sich in Konflikt befinden. Der Schweregrad der Lähmung ist hingegen dadurch bestimmbar, wie oft die Bewegungsmuster auftreten, die um die Vorherrschaft kämpfen.

Störung der Bewegungsziele. Die Bewegungsstörung könnte weiterhin als *inhaltliches Problem* verstanden werden, d. h. als Mißverhältnis zwischen dem angestrebten Ziel und der dafür eingesetzten Bewegung als Mittel zur Erreichung dieses Ziels. Verhält es sich so, kann die Lähmung nicht mehr nur als Störung des „Mittels" aufgefaßt werden, sondern die angestrebten Ziele als solche werden wesentliche Bestandteile der Lähmung (Lähmung als inhaltliche Armut und als Armut an Strategien).

Die „Armut" des Kindes ist dann nicht mehr nur als Armut an Bewegungsstrategien zu verstehen, sondern schließt auch die kognitiven Aspekte mit ein. Bewegungsunfähigkeit wird dann auch und vor allem Handlungsunfähigkeit.

Der Begriff „Lähmung" schließt demnach all diese Elemente gleichzeitig mit ein, das Zuviel oder Zuwenig an Bewegung, die Störung der Bewegungsform und nicht zuletzt den inhaltlichen Aspekt der Bewegung.

Störung der Bewegung in der zeitlichen Dimension. Bei der vorangegangenen Betrachtungsweise der Lähmung fehlt allerdings die *zeitliche Dimension*: Lähmung bedeutet nicht nur Handlungsunfähigkeit im Raum, Lähmung bedeutet auch zeitliche Unbeweglichkeit, einen nicht wieder aufzuholenden Entwicklungsrückstand, der über jede zeitliche Dimension hinausgeht. Was eingeholt werden soll, ist ja bereits vergangen. Zeit bedeutet Veränderung, Wachstum ist Veränderung.

▶ **Das *Fehlen von Veränderung* ist ein Maß für den Schweregrad der Lähmung.**

Was bedeutet nun Bewegung im weiteren Sinn? Bewegung ist das erste und gleichzeitig wichtigste Mittel, das es erlaubt, die Umwelt den eigenen Bedürfnissen und gleichzeitig sich selbst der Umwelt anzupassen (bzw. der Umwelt angepaßt zu werden). Lähmung bedeutet einerseits Unfähigkeit, auf die Umwelt Einfluß zu nehmen und damit Unfähigkeit, die Umwelt den eigenen Bedürfnissen anzupassen, andererseits Unfähigkeit, der eigenen Umwelt angepaßt zu sein.

▶ Die *Behandlung der Lähmung* sollte einen Versuch darstellen, im Kind einerseits die Fähigkeit zu fördern, sich selbst seiner Umwelt anzupassen und andererseits die Umwelt seinen eigenen Bedürfnissen anzupassen.

Die Behandlung der Lähmung wäre dann auch ein Versuch der Einflußnahme auf die *Umwelt*, damit diese *dem Kind*, das Schwierigkeiten hat, sich anzupassen, *angepaßter* wird.
Dennoch stellt sich die Frage, ob die Bewegungsstörung wirklich die einzige Ursache für die veränderte Wechselbeziehung zwischen Individuum und Umwelt ist.

IZP als Wahrnehmungsstörung
Voraussetzung für jede korrekt ausgeführte Bewegung ist eine *gut funktionierende (propriozeptive, exterozeptive, kinästhetische und visuelle) Wahrnehmung*.
Unachtsamkeit und Nachlässigkeit führen dazu, daß eine Bewegung nicht korrekt ausgeführt wird, obwohl das in Anspruch genommene Körperglied sich eigentlich gut bewegen könnte. Es fehlt an der *unterstützenden Funktion der Wahrnehmung*. Die Wahrnehmung als solche kann entweder schon in der *Peripherie* gestört sein, d. h. die Information wird nicht adäquat registriert und weitergeleitet, oder die ankommenden Informationen werden *zentral* nicht richtig verarbeitet.

▶ Die Prognose für die funktionelle Wiederherstellung eines plegischen Körperteils hängt vom Ausmaß der bestehenden Wahrnehmungsstörung, nicht vom Ausmaß der motorischen Störung ab.

Man kann also davon ausgehen, daß eine ungestörte Fähigkeit, Informationen aufzunehmen, zu übertragen und zu verarbeiten, Voraussetzung ist für das richtige Zusammensetzen der vielen Einzelschritte, in die sich eine korrekt ausgeführte Bewegung zerlegen läßt.

Wechselbeziehung von Wahrnehmung und Bewegung. Wenn es stimmt, daß korrekte Wahrnehmung Voraussetzung für eine korrekt ausgeführte Bewegung ist, so heißt das aber auch, daß eine korrekte Wahrnehmung nur dann möglich ist, wenn die für die Wahrnehmung vorgesehenen Systeme mittels einer korrekten Bewegung im Raum richtig orientiert werden (d. h. die Rezeptoren richtig orientiert werden können). Jede motorische Handlung muß daher bereits eine *selektionierte* Handlung sein, selektioniert insofern, daß sie den Charakter des Objekts, auf das die Bewegung ausgerichtet ist, und die gesuchte Information bereits vorwegnimmt: Ein Finger, der die Temperatur prüfen will, ist nicht derselbe Finger, der eine Konsistenz prüft oder an einer Kante entlang streicht.

▶ **Ein korrektes Sammeln von Informationen setzt eine korrekte Ausführung von Bewegung voraus.** *Wahrnehmung* **und** *Bewegung* **sind daher die beiden Kehrseiten ein und derselben Medaille.**

Wahrnehmung als Prozeß der Selektion, Verstärkung und Verarbeitung von Information setzt *Aufmerksamkeit* voraus.

Störung der Wahrnehmungstoleranz. Eine weitere wichtige Voraussetzung für die Wahrnehmung ist die *Wahrnehmungstoleranz*, d. h. die Fähigkeit, Wahrgenommenes zu ertragen. Für jede Art der Wahrnehmung kann ein individuell verschiedenes Maß an Toleranz oder Intoleranz, d. h. an Verträglichkeit oder Unverträglichkeit, festgelegt werden. Abhängig davon wird Wahrnehmung akzeptiert und gespeichert oder abgelehnt und verdrängt.

Wer an Schwindelanfällen leidet, weigert sich nicht wegen motorischer Schwierigkeiten eine Treppe hinaufzugehen, sondern weil er weiß, daß er die mit dem Treppensteigen verbundene Wahrnehmung nicht ertragen kann.

Ein veränderter Muskeltonus könnte die Folge einer veränderten Bewegungskontrolle sein; häufig ist er aber ein Ausdruck für die Unfähigkeit, Wahrnehmung zu ordnen: Furcht vor Raum und Tiefe, kinästhetisches Unbehagen bei aktiver oder passiver Bewegung, Schwindelgefühl, Standunsicherheit etc. Oder er ist Ausdruck eines emotionalen Zustands, d. h. Folge der Schwierigkeit sich von der Mutter zu trennen, Schwierigkeit, die Grenzen des eigenen Körpers zu definieren, Innen- und Außenwelt, räumliches Handeln und Wahrnehmung zu unterscheiden.

Wir müssen uns fragen, welche Fortschritte wir von einem Kind erwarten können, für das jede Bewegung Unwohlsein, Schwindel, Angst hinzufallen oder sich aufzulösen bedeutet und Angst, daß sich seine Körperteile verlieren könnten; oder für das jede Bewegung Beklemmung bedeutet, die schließlich in Depression und Resignation mündet.

Nur wenn wir die Zerebralparese in ihrer motorischen und perzeptiven Dimension sehen, verstehen wir, warum ein Kind mit einem inneren Bedürfnis nach „Ruhe" es vorzieht, sich *nicht* zu bewegen (wobei die Erlangung des Ruhezustands für das Kind mit IZP wichtiger ist als das gleichzeitig vorhandene Bedürfnis nach Bewegung). Welch tiefes Unbehagen kann das, was wir willkürlich als „Therapie" bezeichnen, bei dem Kind hervorrufen?

▶ Das Erreichen eines motorischen und perzeptiven *„Ruhezustands"* ist für ein Kind mit IZP ein Sieg.

IZP als psychische Störung

Die IZP ist „nicht nur" das Ergebnis einer motorischen und perzeptiven Störung, sondern IZP beinhaltet auch Probleme hinsichtlich des Wollens, der Intention, der Aufmerksamkeit, der Anteilnahme, der Neugierde und der Kreativität.

Häufig ertragen diese Kinder keinerlei Form der Trennung von der Mutter. Das Mutter-Kind-Verhältnis ist quasi ein Verschmelzen und Vermischen; es ist eher parasitär als symbiotisch.

Es ist gerade das Gefühl der Allmacht der Mutter, das ZP-Kinder zur Passivität verurteilt; durch den Körper und den Geist eines anderen Menschen leben sie eine Illusion der Realität, die sie daran hindert, die eigenen Grenzen zu erleben.

Eine *„Intentionsparese"* ist das Ergebnis eines Verlusts der Freude an Bewegung, des Verlusts des Wissens um die eigenen Ressourcen, des zunehmenden Verlusts an Vertrauen in die eigenen Möglichkeiten und der ständigen mühevollen Suche nach einem Kompromiß zwischen den Anforderungen der Umwelt, die Handlung verlangt, und dem eigenen Bedürfnis nach Ruhe.

„Intentionsparese" bedeutet Verzicht auf ein vorhandenes Potential. Der Verzicht formt im Laufe der Zeit ein Kind,
- das weniger will, als es kann;
- das die eigenen Bedürfnisse gar nicht erkennt und sie erst recht nicht befriedigt;
- das nicht lernt, weil es kein Ziel hat;
- das nichts erhält, weil es gar nichts verlangen kann;
- das keine Zuneigung und keine Wertschätzung erfährt, weil es seine Mitmenschen nicht umwerben und verführen kann.

2.3
Der Begriff „zerebral"

▶ Der Begriff „*zerebral*" ist aus 2 Gründen irreführend:
1. Die Schädigung betrifft nicht allein und nicht immer das Großhirn, sondern kann auch andere Strukturen miteinbeziehen (Kleinhirn, Hirnstamm usw.).
2. Der Begriff bezeichnet eigentlich eine anatomische Struktur, während im Hinblick auf die Störungsformen der IZP ein System gemeint ist.

Ein System ist bekanntlich etwas anderes und mehr als die Summe seiner einzelnen Bestandteile, Organe oder Strukturen, aus denen es zusammengefügt ist. Die Schädigung eines einzelnen Organs kann begrenzt und umschrieben sein, sie kann aber nicht beseitigt werden. Die Schädigung eines Systems hingegen kann zu einer veränderten Art der Funktion führen (Plastizität, s. auch Kap. 2.4), hat aber Auswirkungen auf alle Komponenten, aus denen es besteht. Wenn also auch funktionelle Kompensationsmechanismen möglich sind, die es dem Kind erlauben, „trotz" der Schädigung eine gewisse Funktion aufzubauen (Plastizität), so müssen wir uns doch eingestehen, daß keine einzige Teilfunktion des Systems von den Folgen der Schädigung unversehrt geblieben ist.

Schon deshalb kann die Rehabilitation der IZP nur „global" sein. Sie darf eine Schädigung niemals als bloßen Verlust eines größeren oder kleineren, wichtigeren oder unwichtigeren Organanteils betrachten, die wenigstens teilweise durch Aktivierung von Ersatzstrukturen kompensiert werden kann (Neuronenwachstum, Synaptogenese, Dentritogenese usw.).

▶ *Parese* bedeutet eine Neuanordnung der Funktionsabläufe des gesamten Systems (Verarbeitungsfehler). Die inneren Regeln der Neuordnung sind vorhersehbar und bilden die Grundlage des sog. „*natürlichen Entwicklungsverlaufs*".

Wir müssen das Kind als lebendes System betrachten: Jede Erfahrung, jedes Ereignis, jede Veränderung hinterläßt unauslöschliche Spuren in ihm. Die Therapie vermag das System lediglich auf eine andere und günstigere Arbeitsweise hinzusteuern (Veränderbarkeit), ohne jemals das zu erreichen, was wir als Normalität bezeichnen.

Der neurologischen Diagnose (Diagnose der Schädigung) muß eine Diagnose der Ressourcen des Kindes (Prognose der Funktionen) gegenübergestellt werden. Damit ist nicht „das, was übrigbleibt" (Restpotential) gemeint, im Gegensatz zu „dem, was unwiederbringlich verlorengegangen" ist. Gemeint ist der ständige Versuch des Patienten, sich seiner physischen und sozialen Umwelt anzupassen.

▶ Der IZP als *Lähmung der Entwicklung* (neurologische Diagnose) muß die IZP als *„Entwicklung der Lähmung"* gegenübergestellt werden, als Versuch des Patienten, mit seiner Umwelt dennoch in Beziehung zu treten (Diagnose der Ressourcen).

Die Ressourcen des Menschen sind nicht auf Bewegungsprogramme und Bewegungsformeln beschränkt (d. h. auf ein Repertoire, das die Therapie zu vergrößern versucht), sie umfassen auch das bewußte Verstehen von Bedürfnissen und Wünschen, Träumen, Rechten und Pflichten.

2.4
Der Begriff „infantil"

▶ Der Begriff *„infantil"* umschreibt nicht nur eine Altersstufe, sondern er charakterisiert die kindliche Lähmung als *fehlende Aneignung von Funktionen*, im Gegensatz zum Lähmungsbild des Erwachsenen, das als Verlust von bereits angeeigneten Funktionen zu verstehen ist.

In diesem Sinne kann eine IZP nur im Säuglings- und Kleinkindalter auftreten. Das Entwicklungsalter ist eine Zeit, in der kein Zustand unveränderlich ist, auch nicht die Lähmung.

Im Aufbau der Funktionen sind ganz bestimmte „Treffpunkte der Entwicklung" (italienisch: appuntamenti) zu erkennen: Phasen, innerhalb derer das Kind die eigenen Bedürfnisse befriedigen und die jeweiligen Entwicklungsaufgaben bewältigen muß.

Epigenese. Schon lange ist der starke Umwelteinfluß auf die Entwicklung des ZNS im extrauterinen Leben bekannt. Die Funktionsabläufe des Nervensystems, vor allem die Anpassung, sind genetisch vorprogrammiert, brauchen aber die Auseinandersetzung mit der Umwelt, um sich zu verwirklichen und zu festigen (Epigenese).

Plastizität. Im Falle einer zentralen Läsion kommt dem epigenetischen Prozeß eine noch größere Bedeutung zu. Nur in diesem Rahmen können potentiell unversehrte Funktionsabläufe verwirklicht und gestörte Funktionen wiedergewonnen werden (Plastizität).

Der Mensch ist so programmiert, daß seinen genetischen Anlagen nur bestimmte Zeiten zur Auseinandersetzung mit der Umwelt zur Verfügung stehen, um dann durch die Erfahrung ergänzt zu werden. Cowan (1983) konnte in diesem Zusammenhang zeigen, daß es eine Eigenheit des ZNS ist, potentiell Verfügbares durch Nichtgebrauch zu verlieren.

Bei der IZP besteht neben der räumlichen Dimension, die die Art und das Ausmaß der Schädigung festlegt (Störung der Haltung, der Willkürmotorik und der Wahrnehmungsverarbeitung, Störung der Denkinhalte), auch eine zeitliche Dimension, die erklärt, warum der Mensch mit zunehmendem Alter weniger veränderbar wird und seine Bereitschaft, sich der Behinderung anzupassen, zunimmt.

Von einem Primärschaden der Organe und Strukturen entwickelt sich, abhängig vom Sitz der Schädigung, ein Sekundärschaden, der durch die fehlende Aneignung motorischer, kognitiver, kommunikativer und Beziehungsfähigkeiten gekennzeichnet ist. In der Folge kommt es zu einem Tertiärschaden oder zu einer erworbenen Pathologie des Bewegungsapparates (Insuffizienz, Instabilität, Bewegungseinschränkung, Fehlstellungen usw.), die ihrerseits dazu beiträgt, daß die Entwicklungsmöglichkeiten, die bei einer IZP dem Nervensystem zur Verfügung stehen, reduziert werden (Entwicklungsbehinderung).

▶ **Wenn der *Raum* die Art der Lähmung (Willkürmotorik und Haltung) bestimmt, so mißt die *Zeit* ihren Schweregrad (Stillstand der Entwicklung).**

Wenn man die Zeit anhalten könnte, wäre kein Ziel unerreichbar.

Objektive und subjektive Kriterien. Die erste, wichtigste und oft schwierigste Aufgabe in der Therapie ist das Abschließen eines therapeutischen Vertrags mit der Familie eines ZP-Kindes, das in Behandlung genommen wird. Die Schwierigkeit besteht darin, die objektiven Kriterien der neurologischen Diagnose in ein subjektives Bild der Lähmung umzuwandeln, dessen Behandlung voller „wenn" und „aber", „vielleicht" und „aber doch" steckt.

Die neurologische Diagnostik benutzt strukturelle Veränderungen, um die Schädigung zu erkennen (diagnostische Zeichen: Babinsky-Reflex, Spastizität, Klonus usw.), die meist als unveränderbarer Zustand gewertet werden (bleibende Störung; s. Abb. 2.1).

Die Diagnostik in der Rehabilitation untersucht, inwiefern die Funktion von der Norm abweicht, sie sucht nach funktionellen Verän-

Abb. 2.1.

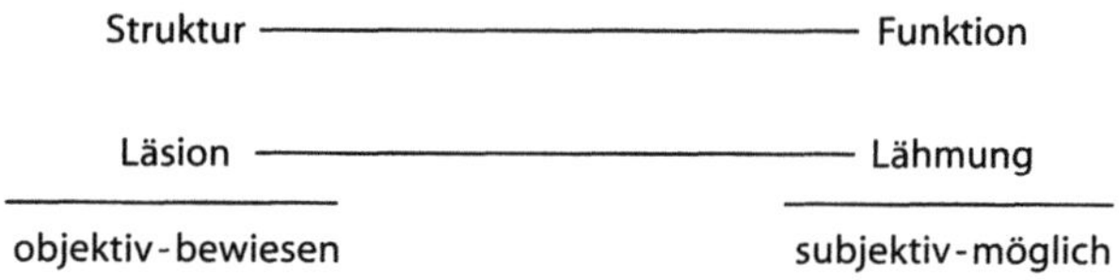

```
           Struktur ——————————————— Funktion

           Läsion ———————————————— Lähmung
         ─────────────              ─────────────
         objektiv-bewiesen          subjektiv-möglich
```

derungen des Bewegungsapparates, um auf zentrale, unveränderbare Störungen rückzuschließen.

Die Lähmung kann schließlich als stabile Funktionsform eines unwiderruflich geschädigten ZNS angesehen werden.

Der wichtigste Teil dieses Schemas wird vom Pfeil dargestellt, den es nicht gibt: Es besteht nämlich keine direkte Verbindung zwischen Läsion und Lähmung, da die Lähmung eine abgeänderte Funktionsform des gesamten Systems ist. Es kann keine direkte Beziehung zwischen Lähmung und Läsion bestehen, d. h. wir können nicht die Läsion modifizieren, indem wir die Lähmung behandeln. Wenn das so wäre, wäre als Resultat der Therapie eine Diagnoseänderung zu erwarten.

Rehabilitation und Läsion. Wenn die Rehabilitation ein geeignetes Mittel zur Veränderung der Läsion wäre, müßte das Therapieprogramm in Hinblick auf die Art der Lokalisation, des Zeitpunkts und des Ausmaßes der Schädigung (Atrophie, Agenesie usw.) sowie in Hinblick auf die Ätiopathogenese (Anoxie, Blutung, Kompression usw.) erstellt werden.

Es ist interessant zu beobachten, wie verschiedene Ursachen und anatomisch-pathologische Bilder bzw. unterschiedliche Zeitpunkte der Entstehung zu klinischen Lähmungsbildern führen, die sich grundsätzlich decken.

Schädigungs- und Lähmungszeichen werden durch die Selbstregulation des Systems zueinander in Beziehung gebracht. Es versucht nicht nur als wichtigste Aufgabe, neue Lösungen für innere Bedürfnisse zu finden und sich diesen anzupassen, sondern auch äußere Bedürfnisse (d. h die Umwelt) an das System anzupassen. Die komplexen Wechselwirkungen zwischen dem sich selbst regulierenden System und den Umweltbedingungen definieren den „natürlichen Verlauf" des jeweiligen klinischen Bildes.

Rehabilitation und Struktur. Die historische Entwicklung der Behandlung der IZP ist eng verbunden mit der sich verändernden Vorstellung von der *normalen motorischen Entwicklung.*

Fast alle Behandlungsmethoden der IZP können theoretisch unter 3 Gesichtspunkten betrachtet werden:
- Aspekt der Normalentwicklung,
- Aspekt der neurologischen Schädigung,
- Aspekt der Wiederherstellung (Physiotherapie).

▶ *Aufgabe der Rehabilitation* wäre es demnach, die geschädigten Strukturen zu „zwingen", pathologisches motorisches Verhalten durch Verhaltensweisen der normalen kindlichen Entwicklung zu ersetzen.

Dazu muß erst geklärt werden, was unter „normal" verstanden wird.

Normalität. „Normalität" kann eine Idealvorstellung sein, nach der wir uns richten; dann spricht man von „Idealentwicklung" als einem Konzept der absoluten Möglichkeiten einer Struktur, die wir als Individuen anstreben sollten.

„Normalität" kann ein statistischer Maßstab sein als Synonym für etwas, was häufiger vorkommt; in diesem Fall wird die Normalentwicklung als eine Zusammensetzung von Eigenschaften gesehen, in die jeder (wenigstens teilweise) eingeordnet werden kann, die aber nur zufällig verwirklicht werden kann.

„Normalität" kann die Erfahrung darstellen, die jeder in der Rehabilitation Tätige in seinem Leben gesammelt hat (eigene Kinder, Kindergarten usw.); sie bleibt aber unvermeidlich subjektiv und ist nicht mit der anderer vergleichbar.

▶ Wir möchten betonen, daß die sog. Behandlungsmethoden der IZP sich nicht so sehr im vorgeschlagenen Übungsprogramm unterscheiden, sondern in erster Linie in der jeweiligen Vorstellung von *Normalität*.

Therapeutische Zielsetzung
Wenn wir davon ausgehen, daß es eine gemeinsame Matrix der Entwicklung gibt, die wir als Normalität bezeichnen, bleibt immer noch die Frage offen, welches die *therapeutische Zielsetzung* bei der IZP ist:
- Ist es das Modifizieren der Bewegungsform (wiederherstellen)?
- Ist es die Korrektur der Bewegungsqualität (Bewegungsarmut bereichern, überschießende Bewegung verringern)?
- Oder ist es das Erreichen der Entwicklungsetappen (Rückstand aufholen)?

Wir sind der Meinung, daß Therapie dem geschädigten Kind bei seinen Problemen, die das Wachstum nach und nach mit sich bringt, eine Hilfestellung geben soll.

▶ **Therapie soll dem ZP-Kind helfen, *Anpassungsmöglichkeiten* zu finden, die den „Regeln der Selbstregulation" (natürlicher Verlauf) entsprechen.**

Dem Kind muß durch die Therapie geholfen werden, sich trotz seines Anders-Seins zu verwirklichen, ohne daß ihm die Nachahmung von unerreichbaren normalen Bewegungsmustern aufgezwungen wird.

Dazu muß der in der Rehabilitation Tätige neben den Kenntnissen der Normalität (theoretisch, statistisch, real) auch eine genaue Kenntnis der Pathologie und ihres Verlaufs in den verschiedenen Entwicklungsphasen besitzen (z. B. Lähmungsentwicklung).

Man muß überlegen, welchen Bewegungsanforderungen das Kind ausgesetzt ist und zu welchem Zeitpunkt diese Erfordernisse im Laufe der Entwicklung auftreten werden (sog. „appuntamenti").

Wenn es etwas Vergleichbares in der Entwicklung zweier Kinder gibt, so ist das sicher nicht das Repertoire der motorischen Antworten, d. h. der Lösungen, die für jede Funktion zur Verfügung stehen (z. B. Krabbeln oder Kriechen), sondern die Reihenfolge in der die Probleme auftreten, der Zeitpunkt, in der sich das Kind seiner Bedürfnisse bewußt wird (z. B. die Eroberung des Raums) und wann es imstande ist, eine Funktion aufzubauen, d. h. die Regeln der Vorgänge und Abläufe beherrscht.

Die Lähmung stellt im positiven Sinn den Versuch des Kindes mit IZP dar, den Ansprüchen des Entwicklungsverlaufs gerecht zu werden und damit nach und nach eine höhere Entwicklungsstufe zu erreichen (Lähmungsentwicklung).

Struktur vs. Funktion. Man kann hier 2 Sichtweisen der Behandlung von Kindern mit IZP unterscheiden: Eine Sichtweise, die Rehabilitation ablehnt, weil sie nicht imstande ist, eine gestörte Struktur zur Normalität zu führen, und eine andere Sichtweise der Rehabilitation, die das Ziel verfolgt, Anpassungsfunktionen zu erreichen, wobei die Handlung wichtiger ist als die Bewegung, der Zweck wichtiger als die Lösung, die Frage wichtiger als jede Antwort.

Rehabilitation und Funktion. Während die „Probleme" dieselben bleiben, sind die „Antworten" von Kind zu Kind unterschiedlich; besser gesagt, die Anpassungsfunktionen, die zur Lösung der Probleme ein-

2.4 Der Begriff „infantil" 29

gesetzt werden, ändern sich: Solche Lösungen, stehen in der normalen Entwicklung im Überfluß, in der pathologischen Entwicklung jedoch in sehr begrenztem Ausmaß zur Verfügung.

So kann die Rehabilitation Übereinstimmungen mit der Normalentwicklung herbeiführen, auch wenn wir vorher behauptet haben, daß Therapie nicht ein „Verabreichen" von Lösungen aus dem Bewegungsrepertoire des normalen Kindes sein kann (Ersatzteile).

▶ **Der Rehabilitationsprozeß sollte mit dem *Erkennen der vorrangigen Probleme* beginnen, auf die das Kind lernen muß zu antworten, indem es ausreichende Ersatzfunktionen erarbeitet.**

Das Entwicklungsgeschehen muß dabei als ein Vorgang gesehen werden, der sich mit Problemen auseinandersetzt, nicht so sehr als eine Anwendung von Lösungen.

Meilensteine. Beim Konzept der „Appuntamenti" geht es um die Fähigkeit des Kindes, eine oder mehrere Funktionen zu finden, um ein bestimmtes Problem (Bedürfnis, Erfordernis, Wunsch) zu lösen, und zwar zu dem Zeitpunkt, zu dem dies für das Wachstum des Kindes wichtig und bedeutsam ist. In diesem Sinn wird die Besonderheit der Entwicklung nicht mehr in der vom Kind ausgeführten Funktionsform gesehen, sondern in der Lösung eines Problems, das die Funktion in geeigneter Weise stimuliert.

Wenn die Zielsetzung der Therapie eine Normalisierung der Funktion ist, kann es leicht vorkommen, daß das Kind die „appuntamenti" versäumt, weil man das Auftreten der Pathologie nicht zulassen will. Nur die zur rechten Zeit erreichten „Appuntamenti" können zur gesunden Identitätsentwicklung beitragen. Es ist dabei jedoch nicht gesagt, daß die Entwicklung der Identität des Kindes mit IZP mit seiner motorischen Entwicklung übereinstimmen muß.

Rehabilitation und Lähmung. Unter „*natürlichem Verlauf*" der Lähmung versteht man die Entwicklungsstrategien, die das Kindes einsetzt, um seine potentiellen Fähigkeiten zu erwerben. Der „natürliche Verlauf" ist vorhersehbar.

▶ **Die *Lähmung als Entwicklungsprozeß* ist im Zusammenhang mit dem Verarbeitungsfehler des ZNS bei der Organisation der Funktionen zu sehen.**

Nur wenn wir die „Landkarte" des „natürlichen Verlaufs" kennen, verstehen wir, was veränderbar ist und was nicht, zu welchen Zeitpunkten wir Einfluß nehmen können, mit welchen Mitteln und in welchem Ausmaß.

Den „natürlichen Verlauf" zu kennen, bedeutet, Schwierigkeiten vorauszusehen, Auswege zu sehen, Bedingtes und Unbedingtes zu erkennen, den Zeitpunkt des therapeutischen Eingreifens nicht zu verpassen (Veränderbarkeit als Maß für die Möglichkeiten in der Therapie).

Die Möglichkeit einer Veränderung des „natürlichen Verlaufs" hängt von der *Aufnahmefähigkeit des Individuums* ab, wobei unter Aufnahmefähigkeit der schon genetisch vorprogrammierte Mechanismus gemeint ist, der es ermöglicht, das zu erwerben, was genetisch vorgesehen ist:
- Man kann eine Willkürbewegung erlernen.
- Man kann die Kontrolle einer Körperhaltung erlernen.
- Man kann die Fähigkeit erwerben, eine Wahrnehmungsanalyse durchzuführen.
- Man kann aber auch lernen, die eigenen Fähigkeiten nicht oder schlecht einzusetzen.
- Man kann lernen, sie unachtsam einzusetzen oder sie ganz zu vernachlässigen.
- Man kann Kompensationen und funktionelle Ersatzstrategien erlernen.

Auf ähnliche Weise kann man auf der Wahrnehmungsebene Freude an Wahrnehmung erlernen. Man kann aber auch lernen, Wahrnehmung zu unterdrücken.

Schließlich muß überprüft werden, wieviel von dem, was in der therapeutischen Sitzung erarbeitet wurde, auf eine andere Situation übertragen werden kann. Wieviel nimmt das Kind während der Therapiesitzung auf? Wann soll eine Therapie begonnen werden? Gilt die Regel des möglichst frühen Therapiebeginns noch? Wann soll die Therapie abgesetzt werden?

Wer fähig ist eine Handlung auszuführen, muß auch fähig sein, die Folgen der Handlung zu ertragen. Ist ein Kind mit IZP dazu immer fähig?

Bewegung und Wahrnehmung befinden sich eventuell in einem Gleichgewicht. Es ist aber denkbar, daß mit der Fähigkeit, gewisse Bewegungen auszuführen, nicht immer die Fähigkeit Hand in Hand geht, deren Folgen zu ertragen.

▶ Der *Verzicht auf Bewegung* als dritte Dimension der IZP entwickelt sich aus der Wechselbeziehung von Bewegung und Wahrnehmung.

Es ist leicht nachvollziehbar, daß eine Bewegung, die ohne Vergnügen ausgeführt wird, nicht gespeichert wird, und daß dadurch geringe Möglichkeiten eines Fortschritts bestehen.

Aneignung und Fortschritt als Therapieziele. Unter „*Aneignung*" versteht man die Fähigkeit des Kindes, „Erlerntes" zu integrieren und zu speichern. Ein Kind mit ZP kann viele Bewegungsmuster aufnehmen und sie potentiell auch ausführen, es wird sich aber nur wenige davon „aneignen", und die Wahrscheinlichkeit, daß diese Bewegungsmuster tatsächlich auch ausgeführt werden, ist gering. Aneignung bedeutet spontanen und funktionellen Einsatz der Bewegungsmuster (Freiheit der Wahl).

Sobald „Erlerntes" angeeignet worden ist, braucht eine Bewegung nicht mehr kortikal kontrolliert zu werden. Die Aufmerksamkeit kann voll und ganz der Handlung selbst und ihrem Inhalt gewidmet werden, sie wird nicht mehr vom *Mittel*, d. h. von der Bewegung in Anspruch genommen, sondern kann sich auf den *Zweck* (eben der Bewegung) richten.

Ein Kind, das zu diesem Schritt nicht fähig ist, das eine Bewegung als solche ständig kortikal kontrollieren muß, vergißt darüber den Zweck der Bewegung.

▶ Die *Therapie* sollte dann schrittweise *abgesetzt* werden, wenn es sich herausstellt, daß ein Kind, das vielleicht fähig ist „aufzunehmen", nicht imstande ist, sich „Erlerntes" „anzueignen".

Wenn man davon ausgeht, daß „Aneignen" gleichbedeutend ist mit der Fähigkeit, aus dem Repertoire des Erlernten spontan zu wählen, dann bedeutet „*Fortschritt*" die Fähigkeit, Angeeignetes
- zu zerlegen, um es wiederzuverwenden,
- auszuwählen, um es zu speichern,
- auseinanderzunehmen, um aus den Einzelteilen neue Sequenzen zusammenzustellen,
- kurzum die Fähigkeit, Angeeignetes zu verallgemeinern.

Durch seine Fortschritte beweist das Kind, daß es auf aktive Weise „Handelnder" in seiner Behandlung ist, und nicht passiv, „re-aktiv" Handlungen ausführt, die andere als therapeutisch erachten.

▶ **Eigentlicher Zweck aller Therapie ist der *Fortschritt*.**

Man darf dabei allerdings nicht vergessen, daß nicht alles, was ein Kind unter bestimmten Umständen, zu bestimmten Zeitpunkten und mit einer bestimmten Person (d. h. in der therapeutischen Situation) zeigt, „angeeignet" ist und daher spontan wiederverwendet werden kann.

Häufig erscheint ein Kind außerhalb seines therapeutischen Settings „verarmt" im Vergleich zum Reichtum in der therapeutischen Situation. Der äußere Zugriff (durch den Therapeuten) auf die Ressourcen des Kindes und auf seine potentiellen Fähigkeiten kann viel unmittelbarer und gewinnbringender sein als der innere Zugriff durch das Kind selbst (Freiheit der Wahl).

Nicht alles, was der Therapeut imstande ist, aus dem Kind „herauszuholen", wird vom Kind als Kompetenz verinnerlicht, d. h. sich zueigen gemacht (Aneignung) und ist verfügbar (Fortschritt).

▶ **Wenn Behandlung nicht zu bleibenden Veränderungen führt, kann man nicht von „Therapie" sprechen.**

Literaturverzeichnis

Cowan WH (1983) Lo sviluppo del cervello. Le science, Mailand, S 202–214
Ferrari A (1988) Paralisi cerebrale infantile: problemi manifesti e problemi nascosti. Gior Ital Med Riab 11: 166–170
Ferrari A (1989) Trattamento delle lesioni motorie dell'infanzia: le questioni aperte. In: Bottos M, Brazelton TB, Ferrari A, Dalla Barba B, Zaccello F (eds) Neurolesioni infantili: diagnosi e trattamento precoci. Liviana, Padua, S 143–154
Ferrari A (1990) Interpretative dimensions of infantile cerebral paralysis. In: Papini M, Pasquinelli A, Gidoni EA (eds) Development, handicap, rehabilitation, practice and theory. Excerpta Medica, Amsterdam, S 193–204
Ferrari A (1990) Presuppostti per il trattamento rieducativo nelle sindromi spastiche della paralisi cerebrale infantile. Eur Med Phys 26: 173–187

3 Bewertungskriterien der funktionellen Entwicklung

Paola B. Paolicelli, Simonetta Muzzini, Adriano Ferrari

▶ Unter „*Bewertung der funktionellen Entwicklung*" eines Kindes mit infantiler Zerebralparese verstehen wir die meßbare Veränderung im Verlauf der Zeit.

Die klinischen Erscheinungsbilder der IZP können äußerst vielgestaltig sein und sind immer mit kognitiven und perzeptiven Störungen sowie Motivationsproblemen verbunden. Die Wahl der Bewertungskriterien bezüglich Veränderungen im zeitlichen Verlauf hängt daher von den Aspekten ab, die man bewerten will und von der Interpretation dieser Aspekte. Infolge der Formenvielfalt der IZP kann ein Kriterium zwar für die Bewertung bestimmter Aspekte geeignet sein, aber ungeeignet, um andere zu erfassen, und im Extremfall gar zu völlig falschen Ergebnissen führen.

Entwicklung bedeutet aber auch mögliche Veränderbarkeit; die angewandten Kriterien müssen daher imstande sein, die verschiedenen Aspekte in ihrer zeitlichen Dynamik aufzuzeigen.

3.1 Neurologische Bewertungskriterien

3.1.1 Reflexologie und Muskeltonus

Die Semiotik der Reflexe und des Muskeltonus beruht auf der Annahme, daß gewisse Reize stets *vorhersehbare Antworten* hervorrufen: das Vorhandensein oder Nichtvorhandensein der Antworten gilt als *Kriterium für die Integrität* des ZNS.

BEISPIEL: Die seitliche Stützreaktion wird bei einem Kind von 6 Monaten als normal angesehen, zumal es sich um eine Verteidigungsreaktion im Rahmen der Haltungskontrolle handelt. Im Gegensatz dazu kann das Vorhandensein einer Propulsionsreaktion als ein sicheres pathologisches Zeichen gewertet werden.

Solche Kriterien helfen uns bei der Erstellung der *Diagnose*, sie sagen aber nichts über eine mögliche *Veränderung* aus und erlauben uns keine Bewertung der Weiterentwicklung (Prognose). Reflexe ändern sich im Laufe der Zeit nicht, sie sind direkter Ausdruck der organischen Störung, die ja unverändert bleibt. In der Definition der IZP spricht man von „*persistenter Störung (turba)*". Das heißt, daß die Lähmung als solche nicht veränderbar ist, und daß das einzige, was wir ändern können, der zukünftige Lebensweg des Kindes mit IZP ist.

▶ **Wie können *Kriterien*, die stets gleichbleibende Antworten liefern, geeignet sein, eine *Veränderung* zu beurteilen und zu messen?**

Dieser Frage müssen wir uns um so mehr stellen, da Veränderbarkeit Voraussetzung für ein therapeutisches Vorgehen ist. Wenn die Reflexantworten vor und nach der Behandlung dieselben bleiben, wie kann dann eine Therapie, die zu keiner Veränderung geführt hat, gerechtfertigt werden? Andererseits kann ein Kriterium, das zur Erstellung einer *Diagnose* dient, gar keine anderen Ergebnisse liefern, da ja auch die Diagnose sich im Lauf der Zeit nicht ändert.

Betrachtet man hingegen die *Reflexe als Interferenzphänomene* und als *Störfaktoren* der Bewegung und der Funktion, erhalten sie einen ganz anderen Stellenwert. Wir müssen uns z. B. fragen: welche Auswirkung hat der Fluchtreflex (Avoiding) auf die Greiffunktion und wieweit beeinträchtigt ein optischer Schutzreflex die Fähigkeit, ein Objekt in Annäherung zu verfolgen? Bei dieser Betrachtungsweise bewerten wir nicht mehr lediglich die passive Antwort auf einen Reiz, sondern versuchen, ihre Rolle innerhalb der Organisation der Funktion zu sehen. Im angeführten Beispiel wird das Kind den sich annähernden Gegenstand nicht auffangen (Geschwindigkeit, Richtung, Wurflinie errechnen); es wird ganz im Gegenteil versuchen, dem Gegenstand auszuweichen.

3.1.2
Entwicklungsskalen

Entwicklungsskalen (Gesell u. Amatruda 1947, Bayley 1969) stützen sich auf die *Theorie der Meilensteine* (milestones): Sie beschreiben die Normalentwicklung des Kindes als ein Aufeinanderfolgen von vorhersehbaren und hierarchisch angeordneten Etappen, sowohl was die zeitliche Reihenfolge (*Zeitpunkt der Aneignung*), als auch die Aneignungsart (*Strategie der Aneignung*) betrifft (s. Kap. 2). Zazzo sagt in einer seiner letzten Arbeiten, Entwicklungsskalen verglichen das Kind mit einem Zug, der immer dieselbe Strecke befahren und in denselben Bahnhöfen anhalten muß; das einzige, was sich ändern kann, ist die Geschwindigkeit, mit der er die einzelnen Bahnhöfe erreicht.

Kritikpunkte der Entwicklungsskalen

Vernachlässigung interpersoneller Unterschiede. Inzwischen ist es allgemein bekannt und in der Literatur belegt (Touwen 1976, Largo et al. 1984, Bottos et al. 1989), daß in der Entwicklung große individuelle Unterschiede möglich sind, sowohl in der Geschwindigkeit als auch in der Abfolge der Aneignung. Die Reihenfolge der Etappen muß nicht streng eingehalten werden, manchmal können einige Etappen auch übersprungen werden (ein Kind muß nicht unbedingt robben, bevor es krabbelt, es kann auch eine Fortbewegung im Sitzen wählen). Es ist nicht gesagt, daß eine bestimmte Etappe in der motorischen Entwicklung erst erreicht werden kann, wenn die vorangegangene vollständig erreicht wurde. Jedes Kind benutzt beim Erlernen der verschiedenen Fähigkeiten unterschiedliche Strategien, die dann die verschiedenen Bewegungsstile ausdrücken (Ferrari u. Muzzini 1987). Man darf nicht erwarten, daß das Krabbeln oder das freie Gehen unbedingt symmetrisch sein müssen (Cioni et al. 1994). Asymmetrie gilt als klassisches Zeichen der Pathologie, ist aber auch im Rahmen der Normalentwicklung vorgesehen und stellt hier sogar die Regel dar. Vollkommene Symmetrie sollte uns mißtrauisch machen.

▶ Die *Entwicklungsskalen* verleugnen die Tatsache, daß Kinder häufig zu unterschiedlichen Zeitpunkten mit bestimmten Aufgabenstellungen konfrontiert werden und daß unterschiedliche Strategien zur Lösung der Aufgabestellungen gewählt werden können.

Vernachlässigung der Qualität der Lösungsstrategie. Bei der Bewertung des Kindes mit IZP können uns die Entwicklungsskalen nur dazu dienen zu quantifizieren, was, bezogen auf die Altersstufe, fehlt und ob das Vorhandene in Form und Reihenfolge der Altersstufe entspricht. Sie geben keine Auskunft darüber, ob die Strategie, die zur Lösung einer bestimmten Aufgabe eingesetzt wurde, richtig war, wenn es sich nicht um die von der Entwicklungsskala vorgesehene handelte.

Die Entwicklungsskalen berücksichtigen nicht, daß das Kind zur Lösung eines bestimmten Problems die Strategie wählt, die ihm zur Verfügung steht. Sie bewerten die Strategie als solche, ohne sie in Verbindung zu bringen mit dem Problem, zu dessen Lösung sie eingesetzt wurde. Die zur Anwendung gebrachte Strategie muß imstande sein, die gestellte Aufgabe zu lösen, muß aber weder die absolut beste, noch die effizienteste Lösung sein (Konzept des „Gut genug").

BEISPIEL: Es ist nicht gesagt, daß das Gehen die absolut beste Fortbewegungsart ist. Es gibt Fortbewegungsarten, die abhängig von den spezifischen örtlichen Gegebenheiten weitaus günstiger sind. „L'enfant sauvage de l'Aveyron" litt sicher an keiner IZP, sonst hätte es nicht überlebt. Dennoch bewegte es sich im Vierfüßlergang, weil das die günstigste Anpassungsreaktion für seinen Lebensraum darstellte.

Das aufrechte Gehen ist für uns die natürlichste Fortbewegungsart, setzt aber in jedem Fall spezifische Umweltbedingungen, Modelle oder Vorbilder und den dafür vorgesehenen Zeitpunkt im Laufe der Entwicklung voraus. Ein gesundes Kind, das keine Vorbilder besitzt, lernt nicht gehen; die Umweltbedingungen diktieren die Wahl der Fortbewegungsart und bestimmen, welche am günstigsten und am brauchbarsten ist.

Vernachlässigung des Krankheitsbildes. Abgesehen davon, daß ihre Anwendung auch in der Normalentwicklung sehr begrenzt ist, sind Entwicklungsskalen ungeeignet, die funktionelle Entwicklung eines Krankheitsbildes zu bewerten. Sie berücksichtigen in keiner Weise die Wechselbeziehung Aufgabenstellung – Notwendigkeit auf der einen und die Art der motorischen Antwort auf der anderen Seite.

3.1.3
Motoskopische Untersuchung

Im Unterschied zur reflexologischen Semiotik stellt die Theorie der motoskopischen Semiotik einen bedeutsamen *Fortschritt* dar, was das *Verständnis* der kindlichen motorischen Verhaltensweisen betrifft. Gleichzeitig bietet sie eine wertvolle Hilfestellung bei der *Frühdiagnose* und bei der Erstellung einer *Prognose*. Die Theorie geht auf Milani-Comparetti zurück (Milani-Comparetti u. Gidoni 1967, 1971; Milani-Comparetti 1982).

Zusammenfassend betrachtet Milani-Comparetti, im Gegensatz zur klassischen Reflexologie, angeborene und instinktive Verhaltensweisen (die als Reflexe bezeichnet werden) als frühzeitigen Ausdruck der wechselseitigen Beziehungen zwischen äußeren Anforderungen und Funktion. Daraus ergibt sich für uns das Bild eines Kindes, das angepaßter und kompetenter ist.

Die motoskopische Untersuchung gründet auf dem Vorhandensein bzw. der Dominanz von spezifischen motorischen Mustern (z. B. Startle) und auf der Eigenschaft der Bewegung selbst (z. B. die Fähigkeit der segmentären Bewegung und Einzelbewegung). Sie liefert uns Hinweise für Diagnose und Prognose (Prognose als potentielle Entwicklung bestimmter Funktionen), stellt aber kein geeignetes Kriterium dar, das es uns erlaubt, die funktionelle Entwicklung zu objektivieren.

BEISPIEL: Für Milani-Comparetti ist bei einem Kind mit IZP die Fähigkeit, distale, feine und vereinzelte Bewegungen mit den Fingern auszuführen, sicher ein günstiges prognostisches Zeichen für die Entwicklung des Greifens; es sagt aber nichts darüber aus, *wie* die Funktion der Manipulation eingesetzt werden wird.

3.1.4
Qualitative Untersuchung

Wie die motoskopische beruht auch die qualitative Untersuchung auf der *Beobachtung der spontanen Bewegung*, sowohl beim Neugeborenen als auch beim Fötus (Prechtl 1990, Cioni et al. 1992). Ihr Wert liegt in der Möglichkeit der *Früherkennung* einer neurologischen Störung und ist damit der traditionellen und der motoskopischen Semiotik überlegen. Indem sie die qualitativen Aspekte der Bewegung (Variabilität, Flüssigkeit, Harmonie usw.) bewertet, richtet sie ihr Augenmerk auf jene spezifischen Eigenschaften, die für ein intaktes ZNS in jedem Lebensalter charakteristisch sind. Bisher wurden *Bewegungsparameter* für die IZP erarbeitet und standardisiert (äußerst wichtig, um nicht der Subjektivität zu verfallen), die darauf ausgerichtet waren, den Schaden so früh wie möglich festzustellen (s. Kap. 6). Wie die anderen Untersuchungstechniken bewertet auch die qualitative Untersuchung nicht die Interaktion zwischen Kind und Umwelt.

3.1.5
Untersuchung spezifischer Funktionen

Wir meinen damit jene Untersuchungstechniken, die zur *Bewertung bestimmter funktioneller Organisationssysteme* (wie Sehen, Sprache und Manipulation) Anwendung finden. Nennen wir als Beispiel das

38　3 Bewertungskriterien der funktionellen Entwicklung

Sehen: untersucht werden einige Phänomene (Nystagmus, Hyperfixation, Störungen der Blickbewegungen), die für die Diagnose einer Schädigung als signifikant erachtet werden, uns aber keinen Hinweis darauf geben, wie die Sehfunktion zur Erforschung der Umwelt, als Mittel zur Kommunikation oder zur Aufrechterhaltung einer Verbindung mit der Umwelt eingesetzt wird. Pathologische Erscheinungen werden nicht von den Kompensationsstrategien unterschieden.

BEISPIEL: Der Nystagmus und die Hyperfixation sind zwei pathologische Erscheinungen, aber die Hyperfixation könnte vom Kind als Anpassungreaktion eingesetzt werden, um auf diese Weise einen etwaigen Nystagmus zu überwinden und damit eine Verbesserung der Sehfunktion zu erreichen.

3.1.6
Instrumentelle Untersuchung

Es gibt heute zahlreiche Techniken (z. B. Ultraschall, CT, MR, EEG, evozierte Potentiale, EMG), die einen wichtigen Beitrag zu *Diagnose*, *Ätiologie* und *Pathogenese*, zur Feststellung der *anatomisch-klinischen Zusammenhänge* und zur Erstellung einer *Prognose* der Schädigung leisten. Da sie aber entwickelt wurden, um eine Schädigung und ihre Charakteristika zu dokumentieren, bleiben die durch sie gelieferten Informationen gezwungenerweise immer dieselben. Was uns die Kernspintomographie des Schädels zeigt oder die Ergebnisse einer elektromyographischen Untersuchung belegen, ändert sich nicht im Laufe der Entwicklung, da sich ja die IZP definitionsgemäß nicht verändert.

3.2
Funktionelle Untersuchung

Wie schon mehrmals betont wurde, handelt es sich bei den bisher angesprochenen Untersuchungsmethoden um solche, die in der Klinik traditionellerweise Anwendung finden und bei der Erkennung von Zeichen und Symptomen einer zentralnervösen Schädigung helfen (*Semiotik der Schädigung*). Sie sind aber ungeeignet, Veränderungen eines Kindes mit IZP im Lauf der Zeit zu verfolgen. Die Untersuchungsmethoden, die wir für eine Bewertung der *Entwicklung* brauchen, müssen auf die *Funktion* eingehen (Funktion verstanden als auf ein Ziel gerichtetes Verhaltensmuster), müssen also die *Wechselbeziehung* (Interaktion) zwischen Individuum und Umwelt berücksichtigen; d. h. sie müssen sowohl die Bezugsmodelle, die gebotenen Möglichkeiten und die Erziehungsstile miteinbeziehen.

Die funktionelle Untersuchungsmethode kann und darf das Kind nicht von seinem umweltbedingten Kontext trennen. Sie unterscheidet sich wesentlich von allen anderen Untersuchungsmethoden darin, daß sie von den Bedürfnissen des Kindes ausgeht, d. h. sie bewertet die *Funktionen im Zusammenhang mit den Bedürfnissen*, denen sie gerecht werden müssen. Untersuchungsmethoden, die vor allem statische, an organische Aspekte gebundene Erscheinungen bewerten (Reflexe usw.), können lediglich eine Orientierungshilfe bieten und Teilinformationen liefern über all das, was mit der Funktion zusammenhängt und was das Kind mit dieser Funktion leisten kann.

▶ Unter *Funktion* verstehen wir eine Ressource des Individuums, die, abhängig von einem zutiefst persönlichen „Selbst" des Individuums, modifiziert und geformt werden kann.

3.2.1
Anpassungsfähigkeit und Interaktion mit der Umwelt

Unsere Bedürfnisse sind es, die uns *Anpassungsfähigkeiten* abverlangen: die Fähigkeiten, uns der Umwelt anzupassen, aber auch die Fähigkeiten, die Umwelt den eigenen Bedürfnissen anzupassen. Erst wenn das Kind imstande ist, Schwierigkeiten zu erkennen, wird es motiviert sein, Lösungen zu finden, die selbst in ihrer Unvollkommenheit funktionell sind, d. h. funktionieren, wenn es darum geht, Einfluß auf die Umwelt auszuüben und so Unabhängigkeit und Autonomie zu erreichen.

Manchmal ist ein Kind deshalb unfähig, Lösungen zu finden, weil es die Schwierigkeiten gar nicht erkennt. Hier hängt das Ausbleiben der Antwort nicht von einer *strukturellen Störung* ab (es „kann nicht"), sondern von der Unfähigkeit, das Problem zu erfassen; es handelt sich um eine *kognitive Schwierigkeit*.

Sind wir hingegen sicher, daß das Kind die zu lösende Aufgabe erkannt hat, müssen wir uns fragen, ob die Unfähigkeit, Lösungen zu finden, struktureller Natur ist (Störung des Programms, der Ausführung, der Bewegungskontrolle), oder ob es an der nötigen *Motivation* fehlt: am Willen, eine Lösung zu finden. Dies geschieht häufig, wenn das Kind weiß, daß jemand anderer das Problem an seiner Stelle lösen wird (der Erwachsene als „Prothese").

Ist das Individuum unfähig, sich an die Umwelt anzupassen, bleibt immer noch die Möglichkeit, die Umwelt unter *Verwendung von Hilfs-*

mitteln dem Individuum anzupassen. Lösungen werden dadurch einfacher.

Ein weiterer Gesichtspunkt sind die *alternativen Funktionen*. Es besteht ein großer Unterschied zwischen „Nicht-Gehen" und „Sich-nicht-Fortbewegen". Der Rollstuhl mag eine Niederlage sein, bedeutet er doch einen endgültigen Verzicht auf das Gehenlernen. Er ist aber auch ein Sieg, denn er ermöglicht es dem Individuum, sich dennoch fortzubewegen und autonom zu sein. Es ist sicherlich besser, sich alternativer Hilfsmittel zu bedienen, als ganz auf Fortbewegung zu verzichten.

3.2.2
Bewertung von Veränderung

Man kann nicht über die IZP sprechen, ohne auch das Konzept der Veränderung mit zu berücksichtigen: Veränderung sowohl *räumlich* (was ändert sich?) als auch *zeitlich* (wieviel Zeit ist nötig, um das Fehlende zu erreichen?). Vor allem ist es der zeitliche Faktor, der die Zerebralparese am meisten charakterisiert.

Veränderung hier einzubeziehen bedeutet nicht nur, das *Individuum* als solches (mit seiner motorischen Störung, seinen perzeptiven Schwierigkeiten usw.) zu bewerten, sondern auch die *Rolle der Umwelt*, in der das Kind lebt, und der jeweiligen Erziehungsstile bzw. deren Einfluß auf das Kind mit in die Bewertung einfließen zu lassen. Die bloße Beobachtung reicht nicht aus, um eine Funktion zu bewerten und zu beurteilen:

▶ Eine *Funktion* muß stets im Zusammenhang mit Umwelt und sozialem Umfeld gesehen und daraufhin untersucht werden, ob sie an diese angepaßt ist oder nicht.

Es handelt sich also immer um eine Bewertung, in der sich mehrere Variablen überschneiden und voneinander abhängig sind.

Bei der Beurteilung eines Kindes, das nicht gehen kann, müssen wir z. B. auf die Dynamik der Mutter-Kind-Interaktion achten und uns die Frage stellen, ob die Beziehung dem Kind überhaupt die Möglichkeit gab, Erfahrungen zu sammeln. Wenn das Kind in einer Art von Isolation lebt oder gelebt hat, die es jeglicher Erfahrung beraubt (Deprivation), müssen wir mitunter eine Lebenswelt als unveränderbar akzeptieren.

Können wir Veränderung bewerten, so haben wir auch ein *Maß für Therapieerfolge*. Die Therapie ist ja eines der wichtigsten Instrumente für die Veränderung selbst. Ein Therapieerfolg ist der klare Beweis einer Veränderbarkeit und damit das ausschlaggebende Element für die Prognose. Bleibt die Veränderung aus, so ist eine leichte neuromotorische Störung besorgniserregend und hat eine schlechtere Prognose als etwa eine schwerere Störung, die sich ändert und eine Anpassung zuläßt. Eine Diplegie weist oft beträchtlichere Fortschritte auf als eine Hemiplegie. Die Veränderbarkeit einer Hemiplegie ist gering und zeitlich begrenzt, da sie schnell Kompensationsmöglichkeiten auf der gesunden Seite findet.

3.2.3
Das Bewegungsrepertoire und seine Nutzung

▶ Die IZP unterliegt häufig einer Art von Selbstbegrenzung: spontane Ressourcen können nicht vollständig ausgenutzt werden. Unser *Ziel* ist daher nicht die Bereicherung des Bewegungsrepertoires, sondern die *Erweiterung der Gebrauchsstrategien*.

Ein mangelnder Zugang zum Repertoire kann damit zusammenhängen, daß das Kind seine Mittel nicht kennt, oder daß es unfähig ist, eine Handlung zu planen bzw. sie nach Schwierigkeitsgrad und Komplexität stufenweise aufzubauen. Vergleichen wir das Kind mit einem Baukastensystem, so muß jede Handlung wie ein Haus aufgebaut werden: die Bewegungsmuster sind die Bausteine; was in der Schachtel fehlt, ist die Bauanweisung. Das Fehlen der „Bauanweisung" ist bei vielen Kindern mit IZP eines der Hauptprobleme; die Bewegungsmuster stehen zur Verfügung, und auch das gewünschte Endergebnis ist klar, die Bewegungsabläufe können aber nicht zweckmäßig angeordnet werden und führen nicht zum vorgestellten Erfolg. Das Kind erfährt dabei ein ständiges Gefühl der Frustration, und nicht selten verzichtet es auf Bewegung (*willentliche Lähmung*). Beobachtung und Interpretation sind hier die einzigen Mittel, die uns für eine Bewertung zur Verfügung stehen. Es kann in solchen Fällen positiv sein, nicht auf motorischen Leistungen zu beharren, die frustrierend sind.

3.2.4
Reichtum an motorischen Antworten

▶ Ein besonders charakteristisches Zeichen der IZP ist die *Armut an möglichen motorischen Antworten*, die zur Lösung desselben Problems zur Verfügung stehen.

Gesunde Kinder können infolge ihres motorischen Reichtums – um nicht zu sagen „Überschusses" – dieselbe Aufgabe in verschiedenen Weisen ausführen, während dem Kind mit IZP nur eine *stark reduzierte Anzahl von Lösungsmöglichkeiten* zur Verfügung steht, häufig nur eine einzige oder gar keine. Die Auswahl erfolgt dadurch zwangsläufig und stereotyp (Vorherrschen der Muster nach Milani-Comparetti).

Die Zunahme der zur Verfügung stehenden Muster und ihre freie Wahl ist ein geeigneter Parameter für die Bewertung der funktionellen Entwicklung und für einen Therapieerfolg.

▶ **Hauptziel jeder Therapie ist sicher der *funktionelle Fortschritt* und die *Verbesserung der Anpassungsfähigkeit* an die Umwelt.**

An dieser Stelle müssen wir uns allerdings fragen, wie wir eine Zunahme der Bewegungsformen, die das Kind zur Verfügung hat, und deren Änderung in der Zeit beweisen und objektivieren können.

Einsatz von Videoaufzeichnungen. Heute finden sowohl im klinischen Alltag als auch für Forschungszwecke *Videoaufzeichnungen* eine breite Anwendung. Videogeräte sind einfach zu handhaben, stören das Kind nicht, und die Aufzeichnungen sind beliebig wiederholbar. Wir können mit einer Reihe von Aufzeichnungen eine Veränderung des individuellen Entwicklungsverlaufs im Längsschnitt dokumentieren und bewerten. Dabei können wir das Kind selbst als Maßstab nehmen oder uns an einem idealen Vorbild orientieren. Ferner können wir anhand von Videofilmen Verhaltensformen erkennen, die uns Anhaltspunkte für unser prognostisches Urteil liefern. Sie spiegeln das Individuum gewissermaßen in seiner Dreidimensionalität wieder und geben uns Informationen über die Bewegung, die Inhalt und Zweckrichtung miteinbeziehen, und erlauben uns ein globales Urteil über seine funktionelle Entwicklung.

Trotz allem ist die Videoaufzeichnung *kein objektives Instrument*: Die Entscheidung, einen Aspekt eher als einen anderen zu dokumentieren, hängt immer von der subjektiven Beurteilung des Beobachters ab. Die Kriterien für die Wahl der einen oder anderen gezeigten Verhaltensweise und deren Bewertung sind vorgefaßt, also nicht mehr objektiv.

Abgesehen davon gehen die Informationen aus Videoaufzeichnungen über jene hinaus, die wir von dem Studium von Diagrammen und Vektoren, komplizierten quantitativen Analysesystemen dynamischer und kinetischer Art oder auch von der Beurteilung einer EMG erwarten können. Diesen Methoden wird ein hohes Maß an Objektivität zugeschrieben, aber auch hier hängt die Entscheidung, welche motorischen Sequenzen am aussagekräftigsten sind, von subjektiv vorgegebenen Kriterien ab.

Der kurze Überblick über die Untersuchungsmethoden zur Bewertung der funktionellen Entwicklung will keine absolut gültigen Aussagen treffen. Vielmehr soll er zum Nachdenken anregen. Er soll aufzeigen, wie gefährlich und irreführend eine falsche Anwendung der Instrumente sein kann. Jede Methode hat ihre Berechtigung unter der Voraussetzung, daß man sich klar vor Augen hält, *was* sie zu bewerten vermag. Eine Methode, die z. B. bei der Erstellung der Diagnose hilft, kann nicht gleichzeitig zur Bewertung des Therapieergebnisses verwendet werden.

▶ Für eine sinnvolle Bewertung des *Therapieergebnisses* muß die Untersuchungsmethode dem Gegenstand gerecht werden.

Literaturverzeichnis

Bayley N (1969) Manual for the Bayley Scales of infant development. The Psychological Corporation, New York

Bottos M, Dalla Barba B, Stefani D, Pettenà G, Tonin C, D'Este A (1989) Locomotor strategies preceding independant walking: prospective study of neurological and language development in 424 cases. Devel Med Child Neur 31: 25-34

Cioni G, Ferrari F, Prechtl HFR (1992) Early motor assessment in brain damaged preterm infants. In: Forssberg H, Hirschfield E (eds) Movement disorders in children. Med Sport Sci 36: 72-79

Cioni G, Duchini F, Paolicelli PB, Milianti B, Sicola E, Boldrine A, Ferrari A (1994) Differences and variations in the patterns of early independent walking. Early Human Dev

Ferrari A, Muzzini S (1987) La genesi del cammino. In: Atti seminario multidisciplinare il bambino nel primo anno e il suo mondo: le competenze per la prognosi evolutiva. Vinca, 6-7 novembvre 1987

Ferrari A (1990) Interpretative dimensions of infantile cerebral paralysis. In: Papine M, Pasquinelli A, Gidoni EA (eds) Development, handicap, rehabilitation, practice and theory. Excerpta Medica, Amsterdam

Gesell A, Amatrude CS (1947) Developmental diagnosis. Harper & Row, New York (Nachdruck 1969)

Largo RH, Molinari L, Weber M, Comenale Pinto L, Duc G (1985) Early development of locomotion: significance of prematurity, cerebral palsy and sex. Devel Med Child Neur 27: 183-191

Milani-Comparetti A, Gidoni EA (1967) Routine developmental examination in normal and retarded children. Devel Med Child Neur 9: 631-638

Milani-Comparetti A, Gidoni EA (1971) Significato della semeiotica reflessologica per la diagnosi neuroevolutiva. Neuropsichiatria Infantile 121: 252-271

Milani-Comparetti A (1982) Semeiotica neuroevolutiva. Prospettive in Pediatria 48: 301-305

Prechtl HFR (1990) Qualitative changes of spontaneous movements in fetus and preterm infants are a marker of neurological disfunction. Early Human Dev 23: 151–158

Robson P (1984) Prewalking locomotor movements and their use in predicting standing and walking. Child Care, Health and Development 10: 317–330

Touwen BCL (1976) Neurological development in infancy. Clin Dev Med no 58. Heinemann, London

Zazzo R (1962) Conduites et coscience. Psicologie de l'enfant e méthodes génétiques. De la chaux et niestlé, Neuchatel

4 Infantile Zerebralparese: Einige Überlegungen zum Problem der Klassifikation

Adriano Ferrari

Auch heute noch bezeichnet man die infantile Zerebralparese (IZP) als *„bleibende Haltungs- und Bewegungsstörung."* Nach dieser Bezeichnung wäre folgerichtig die einzig mögliche Klassifikation eine sowohl qualitative (Art) als auch quantitave (Ausmaß) Analyse der Haltungs- und Bewegungsstörungen (mehr im Sinne einer Kinesiologie der Willkürbewegung). Daraus würde man logischerweise folgern, daß die einzige Möglichkeit, einen Therapieerfolg zu messen, eng verknüpft ist mit dem Erreichen einer anhaltenden Veränderung und Verbesserung der Haltung und der motorischen Fähigkeiten im Vergleich zur theoretisch zu erwartenden Entwicklung im spontanen Verlauf der jeweiligen klinischen Form.

▶ Der *Grundgedanke der Klassifikation* ist, die verschiedenen Situationen, die man im klinischen Alltag antreffen kann, unter Verwendung bestimmter Bewertungskriterien auf eine Ebene zu bringen, so daß bestimmte einzelne klinische Bilder voneinander unterschieden werden können.

Bei der IZP sind die Bewertungskriterien immer aufgrund der verschiedenen Bewegungsstörungen erstellt worden (*posturales Verhalten und Willkürmotorik*).

Kritik an den derzeit gebräuchlichen Klassifikationen
Die Schwierigkeit, eine akzeptable und brauchbare Klassifikation für alle Formen der IZP zu entwickeln, liegt darin, einheitliche Bewertungskriterien zu finden. Es ist schwer vorstellbar, daß ein so komplexes Phänomen wie die IZP nur unter einem einzigen Gesichtspunkt, d. h. nur von einer einzigen Untersuchungsebene aus, ausreichend analysiert werden kann, mag sie auch noch so beeindruckend und wichtig sein. Die Beobachtung eines komplexen Phänomens kann natürlich umso besser erfolgen, je mehr unterschiedliche Perspektiven wir imstande sind anzuwenden und je weiter diese voneinander ent-

fernt sind. Nur wenn wir den Blickwinkel verändern, können wir einen vorurteilsbehafteten Vordergrund vom Hintergrund unterscheiden und eine verfälschte Perspektive der Wirklichkeit korrigieren.

▶ **Um eine Klassifikation der IZP vornehmen zu können, ist es notwendig, bewußt auf Einheitlichkeit der unterschiedlichen Formen, auf eindimensionale Bewertungskriterien und auf eine unveränderbare Betrachtungsweise zu *verzichten*.**

Daher muß eine Klassifikation, die sich auf die Analyse der motorischen Störung (Haltung und Willkürmotorik) und auf ihre körperliche Lokalisierung beschränkt, so wie es die derzeit gebräuchlichen Klassifikationen (Hagberg 1975; Bobath 1976; Milani-Comparetti 1982) tun, ganz bestimmte Grenzen aufweisen.

Die Perspektive der *Bewegung* erlaubt sicherlich den einfachsten, bequemsten, frühesten, eindrucksvollsten, genauesten und augenfälligsten Zugang zum Problem der Lähmung. Auch später bleibt sie der sicherste und am leichtesten anwendbare Gesichtspunkt, um die erzielten Fortschritte des Patienten zu beurteilen. Deshalb können wir aber nicht behaupten, daß diese Perspektive jederzeit die wichtigste und bedeutendste ist, und dies unter allen Umständen, für jedes Alter des Patienten und für alle klinischen Formen der IZP.

Wahrnehmung und Absicht als weitere Bewertungskriterien
Um die Schwierigkeiten der Klassifikation zu überwinden und den spontanen Verlauf der verschiedenen klinischen Formen der IZP nachzuvollziehen, müssen wir lernen, außer der Perspektive der *Bewegung* auch andere zu nutzen, wobei die erste und wichtigste die der *Wahrnehmung* und der *Absicht* (Motivation) ist. So kann man auch Zugang zu anderen ausschlaggebenden Informationen bekommen, den uns die Perspektive der Bewegung nicht bieten kann.

▶ *Motorik, Wahrnehmung* und *Absicht* sind Aspekte, die nicht auf derselben Ebene angesiedelt sind. Es sind Informationen, die nicht von einem einzigen Blickwinkel aus zugänglich sind.

Ein Beobachter, der sich darauf beschränkt, die IZP nur unter dem motorischen Aspekt zu untersuchen, kann das Vorhandensein von Wahrnehmungs- und Absichtsproblemen nur erahnen und sie sich vielleicht vorstellen oder sie intuitiv erfassen, da sie sich außerhalb des gewählten vorurteilsbehafteten Blickwinkels befinden.

Wenn der eigene Beobachtungspunkt verändert wird, kann der Untersucher neue und wichtige Informationen einholen. Dies ist aber nicht möglich, ohne jedesmal die Umrisse der beobachteten Realität neu zu zeichnen und sich von dem früher aufgebauten Interpretationsprofil zu entfernen.

▶ **Ein klinisches Bild kann uns verschieden erscheinen, je nach der gewählten** *Perspektive* **und den angewandten** *Bewertungskriterien.*

Selbst wenn wir irgendwie dazu imstande sind, den Bezug zwischen den verschiedenen Bewertungskriterien und der relativen Wichtigkeit jeder Einzelinformation zu erkennen und in Begriffen zusammenzufassen, werden wir bei dem Versuch der ganzheitlichen Erfassung des Patienten oder der Darlegung unserer Überlegungen an den verwendeten Kriterien haften bleiben, was in gewissem Sinne einem „Falschspiel" gleichkommt.

Zum Beispiel kann sich je nach Patient eines der folgenden Bewertungskriterien als besonders eindrucksvoll, geeignet oder adäquat erweisen:

- das posturale Verhalten,
- die Willkürmotorik im Zusammenhang mit dem Gangbild oder der Manipulation,
- der sensorische Aspekt im Zusammenhang mit kinästhetischer Aufmerksamkeit oder Wahrnehmungstoleranz der Leere,
- der Aspekt der Absicht in Verbindung mit Teilnahme (d. h. Delegierung oder Verzicht),
- die neuropsychologischen Aspekte oder das Gefühls- und Beziehungsverhalten usw.

BEISPIEL: Beim aposturalen Verhalten ist die Form der IZP besser unter dem Aspekt der Haltung erkennbar, beim Patienten mit der Diplegieform „Enger-Rock" besser am Gangbild, bei der „Seiltänzer"-Form besser an den Gleichgewichtsreaktionen der oberen Extremitäten, beim Kind mit der „Ich falle-ich falle"-Problematik an der räumlichen Wahrnehmungsstörung, beim Kind mit der „Zieh-dich-hoch"-Problematik an der barästhetischen und kinästhetischen Aufmerksamkeitsstörung, beim Kind mit der „Mach-du-es"-Problematik an seinem Absichtsverhalten.

Wenn wir für die Einordnung der als Beispiele angeführten klinischen Bilder ausschließlich die Perspektive der Bewegung anwenden müßten, würden wir alle ohne Unterschied in die Schublade der Tetraplegiker oder in die der Diplegiker einordnen, je nachdem, ob wir dem Bewegungsrepertoire oder den Verwendungsmöglichkeiten, die der Patient dafür entwickelt hat, die größere Bedeutung beimessen.

Auswirkungen auf die Rehabilitationsbehandlung
Natürlich würde es für die Rehabilitationsbehandlung außerordentlich schwierig, unter den vielen vorhandenen Problemen die wesentlichen und vorrangigen zu erkennen, auf die ein besonderes therapeutisches Augenmerk gerichtet werden muß. Es bleibt jedenfalls ein „Willkürakt" des Untersuchers, wenn er die wesentlichen Aspekte und Kriterien auswählt, um den Patienten einer bestimmten klinischen Form zuzuordnen. Es wäre besser, wenn wir imstande wären, die Bedeutung eines Symptoms anhand des *Verarbeitungsfehlers* zu beurteilen, den der Patient (der Lähmung entsprechend) beim Aufbau der Haltung und der Willkürmotorik oder bei anderen Funktionen zeigt; d. h. es wäre besser, das Problem von der Warte des Patienten aus zu betrachten als von unserer.

▶ **Für das Zentralnervensystem des Kindes ist die *Lähmung* keine organische, systemische oder strukturelle Störung, sondern eine andere Art des Funktionsablaufs (Verarbeitungsfehler), eine andersartige Aktions- und Organisationsweise (entsprechend der Lähmung) eines Systems, das ständig nach neuen Lösungen für innere Bedürfnisse sucht, um sie den äußeren Anforderungen und der Umwelt anzupassen.**

Benutzt man als Klassifikationsgrundlage der IZP die Verarbeitungsfehler, so kann es vorkommen, daß verschiedene Formen der IZP in gewissen Entwicklungsphasen voneinander nicht mehr unterscheidbar sind. Zum Beispiel ist es schwierig, wenn man sie nur unter dem posturalen Gesichtspunkt betrachtet, das Kind mit der „Ich-falle-ich-falle"-Problematik vom Kind mit der „Zieh-dich-hoch"-Problematik zu unterscheiden; oder das aposturale Kind vom akinetischen, das dystone Kind vom athetotischen, wenn man nur den Gesichtspunkt der Wahrnehmung betrachtet. Daraus folgt, daß je nach angewandten Klassifikationskriterien ein und dieselbe Form auf verschiedenen Ebenen beschrieben werden kann.

BEISPIEL: Das Kind mit der „Ich-falle-ich-falle"-Problematik (so bezeichnet nach dem Kriterium der Wahrnehmung) ist auch ein vertikales Kind nach dem Kriterium der Haltung, ein Kind mit Diplegie nach dem Kriterium der willkürlichen Bewegung, und zwangsläufig ein gehemmtes Kind bzw. ein „Zuschauer", wenn das Kriterium der Absichtlichkeit (Motivation) zur Anwendung kommt.

Ist es möglich, daß eine Form in eine andere übergeht? Oder sollte man der Einfachheit halber annehmen, daß uns für lange Zeiträume der Entwicklung keine Kriterien zur Verfügung stehen, die aussagekräftig genug sind, um die wesentlichen Unterschiede zwischen den einzelnen Formen zu erfassen?

Bei einer sich entwickelnden Behinderung wie der IZP muß zwangsläufig auch die Diagnose einer Entwicklung unterliegen. Wenn der spontane Verlauf Ausdruck der Anpassungsfähigkeit des Nervensystems ist, so können auch äußere Bedingungen und vor allem die Rehabilitationsbehandlung die mögliche Entwicklung beeinflussen.

4.1
Motorischer Gesichtspunkt

Analyse des Bewegungsrepertoires. Moderne Theorien gehen von einer modulären Organisation der Bewegung aus (Milani-Comparetti). Auch der Erwerb von Ablauffolgen (Formeln und Strategien), die die verschiedenen Systemvariablen kontrollieren, erfolgt in Modulen. (Die Fähigkeit zu handeln ist Ausdruck des kognitiven Gebrauchs des zur Verfügung stehenden motorischen Repertoires.)

Eine Möglichkeit, die Lähmung vom motorischen Standpunkt aus zu beurteilen (Haltung und Willkürmotorik), ergibt sich durch die Analyse des vorhandenen *Bewegungsrepertoires* (Bewegungsmuster und Bewegungskombinationen) und des vom Patienten daraus gezogenen Nutzens (Formeln und Strategien). Die Analyse des Bewegungsrepertoires ist die einfachste, frühzeitigste, bequemste und sicherste Art, die Diagnose der IZP zu stellen. Auch die in der Vergangenheit von Bobath und Milani-Comparetti erörterte „pattern analysis" (Analyse der Bewegungsmuster) läßt sich auf dieses Konzept zurückführen. Die Autoren beziehen sich auf einen quantitativen und einen qualitativen Aspekt: Der quantitative wird durch die Anzahl der vorhandenen Muster (Übermaß und Armut) bestimmt, die der Patient zum Handlungsaufbau zur Verfügung hat. Der qualitative Aspekt ist hingegen eng mit der Dominanz eines Musters über ein anderes verknüpft (kompetitive Interaktion) und für die Stereotypie der benutzen Formeln verantwortlich. Auch macht er eine Verwirklichung neuer und komplexerer Bewegungskombinationen unmöglich.

Wahlfreiheit. Neben der Beschreibung von großen pathologischen Bewegungsmustern, die eine klinische Form kennzeichnen, hat die Schule von Milani-Comparetti in Florenz zusätzlich einen eigenen Grundgedanken weiterentwickelt, indem sie die *erhaltene Wahlfreiheit* des Patienten innerhalb des vorhandenen Bewegungsrepertoires untersuchte. Diese „Wahlfreiheit" ist durch das Vorhandensein prognostisch günstiger Bewegungen gekennzeichnet Das sind segmentale Willkürbewegungen, die distal und isoliert auftreten. Sie sind variabel und umkehrbar; die Intensität und das Bewegungsausmaß sind veränderbar. Diese Bewegungen sind entscheidend für die Prognose, da sie mit den „tyrannischen" Bewegungsmustern konkurrieren können (die Kontrollfähigkeit des Zentralnervensystems kann durch die Bewegung eines einzelnen Fingers besser angezeigt werden als durch die Bewegung einer ganzen Extremität). Mit anderen Worten: Die Bewegungen könnten als Qualitätsindikator angesehen werden.

Benutzung des Bewegungsrepertoires. Das *Konzept der Benutzung* hingegen sagt aus, wieviel und welcher Teil des Bewegungsrepertoires für den Patienten leicht zugänglich ist und mühelos eingesetzt werden kann. Üblicherweise kann man beim Kind mit IZP beobachten, daß es nur einen Teil seines motorischen Repertoires nutzt. Mögliche Erklärung dafür sind:
- das Konzept des inneren Zugangs,
- das Dyspraxieproblem und
- das Problem der Wahrnehmungstoleranz.

Der Besitz einer bestimmten vielleicht sogar prognostisch günstigen Bewegung ist noch keine hinreichende Voraussetzung und keine Garantie für einen möglichen Gebrauch derselben.

▶ Bei der IZP können *Bewegungsrepertoire* und *Bewegungsgebrauch* **stark voneinander abweichen; diese Diskrepanz muß zwangsläufig die Vorstellung von der Lähmung als solcher und folglich auch die Behandlungsstrategien beeinflussen.**

Wenn die Physiotherapie etwas mit der Steigerung des Bewegungsrepertoires zu tun hat, müßte sie theoretisch für Patienten kontraindiziert sein, die vor allem ein Problem mit dem Gebrauch haben. Durch die größere Anzahl motorischer Module und Kombinationen werden nämlich dem Patienten immer größere Fähigkeiten der Selektion und Auswahl abverlangt, die er gar nicht verwirklichen kann. Physiotherapie soll jedoch den Gebrauch erweitern, und zwar idealerweise im Rahmen eines bestimmten Repertoires.

4.2
Innerer Zugang – äußerer Zugang

▶ *Ziel* einer *physiotherapeutischen Behandlung* ist es üblicherweise, mittels geeigneter Fazilitationen ein bestimmtes Bewegungsmuster (Repertoire) hervorzurufen.

Die Möglichkeit, von außen an das Bewegungsrepertoire des Patienten heranzukommen, wurde immer als bezeichnend für die therapeutische Fähigkeit und die Wirksamkeit der angewandten Methode angesehen. Nicht immer hat man sich gefragt, ob dieselbe Bewegung dem Patienten nicht auch „von innen" zugänglich gewesen wäre, er sich aber erst durch die therapeutische Übung dessen bewußt wurde. Es ist leicht nachweisbar, daß bei der IZP dem Patienten nicht sein ganzes Bewegungsrepertoire „von innen" zugänglich ist. In der Tat wird nicht alles, was dem Therapeuten mit dem Kind gelingt, eine übertragbare und verinnerlichte Erfahrung, die es sich aneignet und als solche nützen kann. Es versteht sich von selbst, daß Bewegungsübungen, die nur von „außen" mittels physiotherapeutischer Fazilitationen, aber nicht von „innen" zugänglich sind, zwar eine interessante Erfahrung für den Patienten darstellen, vielleicht auch eine wichtige Empfindung auslösen, aber für ihn nicht zu einer bleibenden Fähigkeit werden. Die vom Therapeuten eingeleitete motorische Organisation erlischt mit der Übung selbst, und am Ende der Behandlung ist das Kind ebenso arm wie vorher, während unweigerlich die Hoffnung der Eltern und die Erwartungshaltung gegenüber dem Therapeuten zugenommen hat. Aufzuzeigen, was ein Kind in bestimmten Situationen (Settings) zu tun „vermag", heißt nicht, darauf hinzuweisen, was es tun „muß".

▶ Die wichtigste *Einschränkung* der „großen Therapeuten" ist gerade die, daß sie mit ihrer Fähigkeit dem Kind in einem geeigneten Setting Möglichkeiten aufzeigen, die ihm nicht spontan zugänglich sind. Die Behandlung kann *nicht zu einer bleibenden Verbesserung der Fähigkeiten* des Patienten führen und stellt daher keine Therapie dar.

Die Übergabe der „Strategien" an Eltern und Erzieher (die Gemeinschaft, in der das Kind lebt) muß auf den *inneren* Zugang des Kindes und auf seine Möglichkeiten abgestimmt sein und nicht auf den äußeren des Therapeuten. Man muß verstehen, daß nicht alles, was mit einem Kind in einer bestimmten Situation, in einem bestimmten Moment oder mit einer bestimmten Person erreicht werden kann, von ihm als bleibende Fähigkeit beibehalten wird und als verfügbare Geschicklichkeit spontan wieder nutzbar ist.

4.3
Dyspraxie

Begriffsbestimmung
Die Bezeichnung „Dyspraxie", wie sie von den französischen Autoren (z. B. De Ajuriaguerr) verwendet wird, bezieht sich auf das von Piaget (1960) ausgearbeitete Konzept der Praxie: „Unter *Praxie* oder Handlung versteht man nicht einfach Bewegungen, sondern ein Zusammenspiel von koordinierten Bewegungen im Hinblick auf eine Absicht oder ein Ergebnis" (Piaget 1960).

▶ **In der Neurologie beschreibt die *Apraxie* oder die *Dyspraxie* die Unfähigkeit oder die Schwierigkeit, willkürliche Bewegungen auszuführen, die untereinander auf Grund eines bestimmten Zwecks in einer gewissen Abfolge koordiniert sind.**

Voraussetzung der Dyspraxie ist, daß diese *nicht* zurückzuführen ist auf:
- eine Lähmung,
- Tonusstörungen,
- sensorische Schädigungen,
- unwillkürliche oder parasitäre Bewegungen,
- psychische Störungen,
- geistige Behinderung oder
- Störungen des motorischen Lernens.

▶ **Die *Dyspraxie* beschreibt nicht ein eigentliches Bewegungsproblem, sondern erklärt eine *komplexe Organisationsstörung der Handlung*, erkennbar an der Unfähigkeit, willkürlich koordinierte Bewegungen, die auf ein Resultat hinzielen, in Kombinationen und Sequenzen zu wiederholen.**

Die Organisationsstörung ist dabei auf erfolgte Fehler in der Planungsphase und nicht auf Bewegungsfehler der Ausführungsphase zurückzuführen, und diese wiederum sind in hohem Maße abhängig von komplexeren motorischen Vorgängen der Regulationssysteme während der Vorbereitungsphase (sog. „feedback"). Sie gehen ferner auf die Unfähigkeit zurück, die besonders häufig wiederholten motorischen Erfahrungen als Routinebewegungen festzuhalten und zu automatisieren.

In anderen Fällen können sie hingegen durch eine falsche Wahrnehmungsanalyse hervorgerufen werden, mit einer daraus folgenden Störung der visuell-kinästhetischen und druck-kinästhetischen Engramme, auf denen der Handlungsplan aufgebaut ist. Oder sie können auch durch räumliche Wahrnehmungsstörungen hervorgerufen werden als Unfähigkeit, die Tiefe und Entfernung richtig zu analysieren, um sie dann auf eine motorische Koordinante zu übertragen.

Die Dyspraxie ist eine *motorische Aufnahmestörung*, und deswegen betrifft sie nicht die primären, genetisch programmierten motorischen Funktionen, sondern ihren Einsatz bei nach und nach erlernten neuen Fähigkeiten. In der Literatur werden für das Entwicklungsalter Begriffe wie „Plumpheit" und „Ungeschicklichkeit" als Synonym für Dyspraxie verwendet, um die Schwierigkeiten bestimmter Kinder zu beschreiben, die in anderen Bereichen normal sind, aber bei der Ausführung jeder manuellen Tätigkeit (hier vor allem in der Feinmotorik) und bei den einfachsten Aufgaben des Alltags, wie z. B. beim Anziehen, Benutzen des Bestecks, Handhaben von Gegenständen und Spielzeug, Fahrradfahren, Schreiben und Zeichnen, Probleme zeigen.

Dyspraxie im Zusammenhang mit der IZP
Im Gegensatz zur neurologisch orientierten Sichtweise hat Giorgio Sabbadini bereits in den 70iger Jahren auf das Vorhandensein und die Bedeutung der Dyspraxie als verstecktes Phänomen bei der infantilen Zerebralparese hingewiesen, das imstande ist, die Veränderbarkeit der IZP deutlich zu begrenzen und daher die therapeutische Rehabilitationsbehandlung zu beeinflussen. Die motorische Störung bei der Zerebralparese ist das Ergebnis des Zusammenwirkens (oder die Summe) mehrerer Faktoren, die wahrscheinlich alle beim Ausführen von Leistungen wirksam werden oder sich als kognitive Störung auf einer hohen Integrationsebene abspielen; sie gesellen sich nicht nur zur „spastischen Lähmung" hinzu (Spastizität, Rigidität, Dystonie, Ataxie) und beeinflussen die Bewegungsstörung, sondern bedingen sogar die motorische Störung selbst, und zwar auf eine sehr erhebliche Weise im Vergleich zur „zentralen Lähmung" (man könnte hier *zentral* durch *pyramidal* ersetzen).

Im Rahmen der Lähmung verstehen wir unter Dyspraxie also die Schwierigkeit zu entscheiden, wie eine bestimmte Handlung, deren Zielsetzung und erwartetes Ergebnis der Patient kennt, ausgeführt werden soll (Vorbereitungsphase). Angenommen, daß es möglich wäre, beim zerebralparetischen Kind auch nur zeitweise die pathologischen motorischen Muster und die Tonusstörung auszuschalten, so würde es (unter der Lähmung versteckt) zusätzlich eine scheinbar nur motorische Störung (genauer eine Ausführungsstörung) aufweisen, die als „Plumpheit" und „Ungeschicklichkeit" zu Tage tritt.

In Wirklichkeit ist diese „Ausführungsstörung" nichts anderes als das Ergebnis der Summe oder des Zusammenwirkens der verschiedenen Störungen, die wir insgesamt als *Apraxie* oder *Agnosie* bezeichnen. Wir verstehen unter den beiden Begriffen eine Reihe von „Ausführungs- und kognitiven Störungen", die sich auf einer hohen Integrationsebene abspielen (Sabbadini et al. 1978).

Dyspraxie und Lähmung
Wenn die *Lähmung* ein Verlust an Modulen und motorischen Verknüpfungen ist, so ist die *Dyspraxie* eine Störung hinsichtlich der „Gebrauchsanleitungen", die den Patienten befähigen, mit den verbleibenden Modulen eine motorische Handlung auszuführen, indem er unter den vorhandenen das für eine bestimmte Problemlösung am besten geeignete auswählt und aufbaut (Vorbereitungsphase der motorischen Handlung). In diesem Sinne ist der Verlust der Anleitung umso schwerwiegender, je größer das dem Patienten zur Verfügung stehende Repertoire ist. Wie bei einem Baukasten, bei dem, je nach der Anzahl der vorhandenen Teile, immer detailliertere Anleitungen, immer genauere und systematischere Vorgehensweisen und eine entsprechend größere Geschicklichkeit des Benutzers vorhanden sein müssen.

Wenn sich die Lähmung als Verlust einer gewissen Anzahl an Bausteinen definieren läßt, der ein Ausführen bestimmter Leistungen nicht mehr erlaubt, so ist die Dyspraxie der Verlust einer gewissen Anzahl von Gebrauchsanleitungen (Planung), der es unmöglich macht, die vorhandenen Bewegungen im Hinblick auf ein theoretisch erwartetes Ergebnis in einer bestimmten Weise zusammenzufügen (Sequenzen und Strategien).

Während die Lähmung umso schwerwiegender ist, je größer die Anzahl der fehlenden Stücke ist, ist es bei der Dyspraxie paradoxerweise genau umgekehrt, da die Planung umso ausführlicher sein muß, je größer das vorhandene Repertoire ist.

▶ Es gibt bei der *Dyspraxie* keine *kompensatorischen Lösungen*, außer derjenigen, das Repertoire freiwillig zu vermindern, indem auf die Benutzung eines Teils der Module, der Verknüpfungen und der möglichen Sequenzen verzichtet wird (Vereinfachung).

Konsequenzen für die Behandlung
Wir sind begriffsmäßig dabei angelangt, genau das *Gegenteil* von dem zu behaupten, was wir immer als primäres Anliegen der physiothera-

peutischen Behandlung angesehen haben: nämlich die Anzahl der Module, der Kombinationen und der durchführbaren motorischen Sequenzen zu vermehren. Es ist nicht schwierig zu beobachten, wie manche Patienten (z. B. mit Tetraparesen) im Laufe der Entwicklung genau diese Strategien anwenden, indem sie durch eine zunehmende Verarmung an Leistungen eine ursprünglich günstige Prognose widerlegen, da die Prognose einzig und allein auf einer Analyse des Repertoires aufgebaut war. Die *Vereinfachung* ist eine Möglichkeit, sich das Repertoire nutzbar zu machen; sie ist den Schwierigkeiten der Programmierung und der Handlungskontrolle angepaßt, die man bei der Planung der Rehabilitationsbehandlung berücksichtigen muß.

Bei manchen Patienten (z. B. mit Dyskinesie) ist es nicht möglich, irgendeine Vereinfachung des Repertoires durchzuführen, und das Gelingen bestimmter Handlungen muß auf der „Trial and error"-Methode basieren, die eine große Entschlossenheit auf kognitiver Ebene und genügend Kontrolle auf emotionaler Ebene verlangt, was in den ersten Lebensjahren äußerst schwierig zu erreichen ist. Durch die erworbene Erfahrung verbessert sich mit dem Wachstumsprozeß die Vorausplanung des Patienten mit Dyskinesie, ohne daß deshalb der Faktor der Zufälligkeit vollkommen überwunden werden kann.

4.4
Motorisches Lernen

Lernfähigkeit
Von einem theoretischen Standpunkt aus betrachtet stellt die Lähmung das genaue Gegenteil des motorischen Lernprozesses dar und ist in der Tat das Gegenteil der Fähigkeit des Patienten, neue und alternative motorische Muster zu erlernen und zu erhalten, um sie für funktionelle Zwecke zu nutzen.

Unabhängig vom Ausmaß der Lähmung stellt die Erhaltung, die Veränderung und der Verlust *der motorischen Lernfähigkeit* ein grundlegendes *prognostisches Element* dar. Die Zerebralparese würde man nicht als eine bleibende, unveränderbare Schädigung bezeichnen, wenn der motorische Lernprozeß nicht begrenzt wäre. Nicht zufällig hat die Hypothese „Rehabilitation = Lernfähigkeit" soviel Anklang gefunden. Kann die Lernfähigkeit eines Kindes mit IZP als normal bezeichnet werden, und ist es für das Kind möglich, Normalität zu erlernen? Oder kann die Lähmung ein Zustand begrenzter und abnormer Lernfähigkeit sein, die dem Kind nur in bestimmten Situationen zugänglich ist: einem Kind, das an und für sich kein großes Interesse an seiner eigenen Veränderung aufweist?

Milani-Comparetti (1982) pflegte provozierend zu behaupten, daß es zur Erstellung einer *Diagnose* der IZP nur der Großmutter bedürfe (einer Großmutter mit vielen Kindern und noch mehr Enkeln, die sie aufmerksam untereinander vergleichen kann). Für die *Prognose* hingegen bedarf es der Arbeit des Therapeuten als einzige Möglichkeit, die motorische Lernfähigkeit des Patienten zu beurteilen (prognostische Behandlung). Später änderte er seine Meinung in Bezug auf die Großmutter und lenkte ein, daß auch der Neurologe imstande sei, Diagnosen zu stellen. Aber er blieb bei seiner Einschätzung in Bezug auf die Therapeuten, denen die schwierigere Aufgabe zufiel und die seiner Behauptung blauäugig Beifall klatschten, da sie sie als Kompliment verstanden.

Die motorische Lernfähigkeit ist das Maß für die Veränderbarkeit der Lähmung und entscheidet über die Notwendigkeit einer physiotherapeutischen Behandlung – als Alternative zu einer geeigneten Betreuung – über ihre mögliche Dauer und über ihr Ausmaß. Ein altes Sprichwort lautet: „Auch die längste Reise beginnt mit dem ersten Schritt". Das ist irreführend, nicht der erste Schritt, sondern die Geschwindigkeit, mit der wir uns bewegen (Lernfähigkeit), entscheidet, ob es eine lange Reise wird oder nur ein endloser Zustand. Bei der IZP ist die Gleichstellung „Diagnose = Therapie" nicht akzeptabel, sondern es ist notwendig, die Lernfähigkeit des Patienten zu beurteilen, die zusammen mit anderen Bedingungen (Wahrnehmung, Zielsetzung, kognitive Entwicklung, Entwicklung des Gefühlslebens usw.) eine funktionelle Prognose erlaubt.

▶ **Während die Diagnose das Recht auf eine qualifizierte Betreuung festlegt, bei der auch die Fähigkeiten der Rehabilitationsärzte und Therapeuten nicht ausgeklammert werden sollen, erlaubt jedoch nur die Prognose eine Entscheidung über die Notwendigkeit, den Sinn und die Grenzen einer physiotherapeutischen Behandlung.**

Die Möglichkeit, den spontanen Entwicklungsverlauf einer Lähmung zu verändern, hängt von der Lernfähigkeit des Patienten ab.

▶ **Man versteht unter „*Lernfähigkeit*" den genetisch vorprogrammierten Vorgang für das Erwerben oder Verändern von Verhaltensmustern unter bekannten oder kontrollierten Bedingungen, sofern die Veränderungen relativ überdauernd ausfallen.**

Man kann Willkürmotorik und Haltung, Wahrnehmungsstrategien und Taktiken, Pläne und Abläufe erlernen, aber man kann auch den

Nichtgebrauch oder den schlechten Gebrauch, die Unaufmerksamkeit oder die Vernachlässigung, den funktionellen Ersatz oder die Kompensation, das Übertragen von Aufgaben und das Verzichten erlernen. Man kann lernen, etwas zu werden, aber man kann auch lernen, etwas nicht zu tun, etwas nicht zu geben, nicht zu sein. Kann man lernen, mutig zu sein und die eigene Angst zu überwinden?

Aneignung

▶ „*Aneignung*" **ist die Fähigkeit des Patienten, Erlerntes auszuwählen und beizubehalten, anstatt es zu unterdrücken oder auszuschalten (hypothalamische Bereiche der Belohnung und der Bestrafung).**

Es gibt viele Dinge, die das Kind mit IZP aufnehmen und ausführen kann, und viel weniger Dinge, die es *sich aneignen* und umsetzen kann (s. Kap. 14). Nur das angeeignete Lernen, d. h. das integrierte und gefestigte Lernen erlaubt eine Wahl. In diesem Sinne erweisen sich das Ausmaß an Wahrnehmung (Aufmerksamkeit und Toleranz) und an Absicht (Befriedigung und Antrieb) als entscheidend. Wenn die vom Kind erlebte Erfahrung befriedigend war, können die erfolgten Handlungen im Langzeitgedächtnis gespeichert werden; wenn sie hingegen zuviel Anstrengung, Mißempfindung, Angst und große Enttäuschung bedeutet haben, werden sie ausgelöscht werden. Das Kind muß die Rehabilitation nicht nur als nützliche, sondern vor allem als befriedigende Erfahrung erleben, da das Ausmaß an Befriedigung und an erreichtem Erfolg dafür verantwortlich sind, ob gemachte Erfahrungen beibehalten werden.

▶ **Es genügt nicht, das Kind zu lehren, wie man eine bestimmte Aufgabe ausführt (Rehabilitation als Ansammlung von verfügbaren Ersatzteilen), sondern man muß ihm beibringen, sie *gerne* zu tun, und das ist der schwierigste Teil der Physiotherapie.**

Therapiefortschritte
Beleg für eine erfolgte Aneignung ist der spontane funktionelle Gebrauch dessen, was der Patient aufgenommen hat (Freiheit der Wahl: von der Bewegungskontrolle zur Handlungskontrolle). Der Übergang vom Lernen zur Aneignung erlaubt eine Verminderung der bewußten Bewegungskontrolle und ermöglicht, das Augenmerk auf den Sinn der Handlung, d. h. vom Mittel auf den Zweck zu richten. Der Sättigungsgrad an Aneignung und nicht so sehr die absolute Lernunfähigkeit führt zu einer Beendigung der Therapie.

▶ Wenn das besondere Merkmal der *Aneignung* die Fähigkeit der spontanen und bewußten Auswahl des vorher Erlernten ist, so ist der *Fortschritt* schließlich gekennzeichnet durch die Fähigkeit:
- etwas zu zerlegen, um es wieder zu benutzen,
- etwas auszuwählen, um es zu übertragen,
- etwas durcheinander zu bringen, um es mit gleichen Regeln, aber neuen Formen wieder aufzubauen, in anderen Zusammenhängen und zu einem anderen Zweck als bei der ursprünglichen Aneignung.

Im wesentlichen ist es die Fähigkeit der Abwandlung, der Veränderung und der Verallgemeinerung des bereits Angeeigneten, indem man von den angewandten Formen zu den Regeln übergeht, die den Abläufen zugrundeliegen und den Vorgängen übergeordnet sind. Durch die Fortschritte beweist das Kind, daß es in der eigenen Rehabilitationsbehandlung ein aktiv Handelnder ist und nicht nur passiv bzw. „re-aktiv" Handlungen ausführt, die andere als therapeutisch erachten. An diesen vom Kind erzielten Fortschritten messen die anderen die Wirksamkeit des therapeutischen Eingriffs. Fortschritt als Fähigkeit, das im therapeutischen Setting Erlernte auf das eigene Leben zu übertragen, ist das Ziel der Therapie und damit Ausdruck des Unterschiedes zwischen Erschaffen und Wiederholen, zwischen Erfinden und Nachmachen. Wenn hingegen die Aneignung nur in einem spezifischen Zusammenhang möglich ist, d. h. nur mit einem bestimmten Therapeuten und nur in einem bestimmten Kontext, endet die Behandlung damit, daß sie zum Selbstzweck wird. Dies zeigt der Wunsch nach einer permanenten Behandlung, die unmißverständlich darauf hinweisen, daß der Patient unfähig ist, Fortschritte zu erzielen und daß das bisher erzielte Angeeignete unbeständig ist.

▶ Wenn der Patient nicht mehr imstande ist, Fortschritte zu erzielen, verliert die *Therapie* ihren eigentlichen Sinn, und die Maßnahmen werden unweigerlich zur *Betreuung*.

Auch im bestmöglichen Fall können die durch die Therapie erzielten Veränderungen nicht die Natur des motorischen Schadens bzw. die Diagnose umstoßen; sie können nur die Geschicklichkeit, die Erfahrung, die Autonomie, die Unabhängigkeit und das Wohlbefinden des Kindes beeinflussen. Die Behandlung der IZP ist daher keine Möglichkeit, neue, normale Bewegungsmuster einzuführen, sondern sie kann lediglich durch Anpassungsvorgänge die Geschicklichkeit des Patienten im Hinblick auf die angestrebten Ziele verändern. Eine große

Schwierigkeit bei der Rehabilitation der IZP besteht darin, daß das Kind oft Fehler begeht, aber nie dieselben (Stabilität des Fehlers). Das Vorhaben, bei der Behandlung pathologisches durch normales Bewegungsverhalten zu ersetzen, würde sich unter diesen Voraussetzungen als unmöglich erweisen.

Behandlungsbeispiel Hemiplegie
Denken wir z. B. an einen Patienten mit Hemiplegie: Das Hauptaugenmerk der Behandlung müßte sich auf die betroffene Körperhälfte richten, und das beste Ergebnis wäre, daß diese Seite so geschickt wie die nichtbetroffene würde. Wenn wir jedoch an den Hemiplegiker als Individuum mit 2 unterschiedlich funktionierenden Körperhälften denken, so wird er unterschiedlich geschickt sein, je nachdem, ob er eine Aufgabe mit einer Extremität ausführen kann oder ob er dazu beide Gliedmaßen benötigt. Die Tatsache, daß bei Aufgaben eines bestimmten Schwierigkeitsgrades die gesunde Gliedmaße tatsächlich in gleichem Maße verwendet wird wie die gelähmte, sollte ein ernster Grund zur Sorge sein. Bei diesem Patienten werden nämlich große Probleme der postläsionalen Autoorganisation des ZNS vorliegen. Wenn die Klassenlehrerin unseres Patienten mit Hemiplegie entdecken möchte, wer unter den Schülern am geschicktesten mit einer Hand allein hantieren kann, wäre sicherlich unser Patient der beste, aber gleichzeitig auch der schlechteste, je nachdem welche der Hände bewertet wird. Die Überspezialisierung der gesunden Hand sowie das Übergreifen in den Bereich der gelähmten Hand sind Ausdruck der postläsionalen Autoorganisation des Nervensystems, d. h. Ausdruck der Notwendigkeit, trotz der Hemplegie neue Anpassungsmöglichkeiten zu suchen und zu finden (und damit Ausdruck des Rehabilitationsprozesses).

Umgekehrt kann man ein hemiplegisches Kind beobachten, das nicht imstande ist, die gesunde Hand zu spezialisieren, sondern sie in gleicher Weise wie die gelähmte gebraucht. Dies ist Zeichen einer mangelnden Reorganisationsfähigkeit des ZNS und läßt auf eine negative Prognose schließen. Der Patient mit Hemiplegie besteht aus 2 Körperhälften und wir müssen uns um beide kümmern: um die nichtbetroffene, damit sie kompensatorische Anpassungsfähigkeiten entwickeln kann, und um die betroffene, damit sie die bessere Seite bei all ihren Tätigkeiten, die mit einer Hand allein nicht durchgeführt werden können, unterstützen kann und dabei auf die einfachen einhändigen Aufgaben nicht verzichtet.

4.5
Bedeutsame Wahrnehmungsaspekte: Intensität, Aufmerksamkeit und Wahrnehmungstoleranz

Intensität
Die perzeptiven Informationen lassen sich aufgrund ihrer Intensität quantitativ unterscheiden (vom Fehlen bis zur höchsten Intensität). Der Sensibilitätsverlust bei einer Person führt zu deutlichen Funktionseinschränkungen des ZNS, d. h. zu einer Verminderung der Kontrolle über die ausführenden Organe (für die Bewegung ist die taktile, kinästhetische, vestibuläre und optische Wahrnehmung grundlegend).

▶ Um eine korrekte Bewegung ausführen zu können, muß man über *richtige Wahrnehmungsinformationen* verfügen. Umgekehrt muß die *Bewegung richtig ausgeführt* werden, damit man eine korrekte Wahrnehmungsinformation erhält. Bei der infantilen Zerebralparese sind diese beiden *Voraussetzungen* nicht gegeben, und dies beeinflußt auf prognostischer Ebene die Möglichkeiten der Rehabilitation des Patienten.

Die Repräsentation eines Segments im ZNS ist sicherlich an seine motorischen Handlungsmöglichkeiten gebunden, aber ebenso an die Wahrnehmungsinformationen, die es durch die Motorik erlangt. Abgesehen vom erhaltenen Bewegungsrepertoire befindet sich ein Patient mit einer schweren motorischen Beeinträchtigung, aber einer guten Sensibilität sicherlich in einer besseren Situation als im umgekehrten Fall (leichte motorische Beeinträchtigung und schlechte Sensibilität), da er aufgrund des wichtigen Informationsflußes bei der Bewegungssteuerung das vorhandene Repertoire besser nutzen kann. Es ist verwunderlich, daß die Definition der Zerebralparese über dieses Problem nichts aussagt.

Aufmerksamkeit
Neben einer theoretischen *quantitativen* Achse, d. h. einer Achse der Wahrnehmungsintensität, kann man auch eine *qualitative* Achse „Aufmerksamkeit – Indifferenz" und eine Achse „Wahrnehmungsfreude – Wahrnehmungsintoleranz" unterscheiden. Die unterschiedliche Bedeutung der Verben (wie z. B. hören oder zuhören, sehen oder schauen, kosten oder schmecken, riechen oder beschnuppern) kann man nur verstehen, wenn man sich auf die theoretische Achse „Aufmerksamkeit – Neglect" bezieht. Wenn wir z. B. die kinästhetischen und die barästhetischen Informationen betrachten, die für die Hal-

tungskontrolle erforderlich sind, können wir Patienten erkennen, die zwar imstande sind, Informationen wahrzunehmen, die aber nicht die nötige perzeptive Aufmerksamkeit besitzen wie beispielsweise im Falle des Patienten mit der Diplegieform „Zieh dich hoch". Das Kind mit der „Zieh-dich-hoch"-Problematik ist nur dann imstande, die notwendige Haltungskontrolle aufzubringen, wenn es von außen auf seine Fehlhaltung aufmerksam gemacht wird. Es handelt sich dabei nicht um ein motorisches Problem oder um Schwierigkeiten bei der Informationsaufnahme, da die gewünschte Haltungsverbesserung in angepaßter Weise erfolgen kann (Gebrauch des Repertoires). Es handelt sich vielmehr um die Unfähigkeit, der Motorik und der Wahrnehmung die nötige Aufmerksamkeit zuzuwenden (Mangel an propriozeptiver, barästhetischer und kinästhetischer Aufmerksamkeit). Das Kind kann die erreichte Stellung nicht „automatisieren" und mittels geeigneter Anpassungen beibehalten, wenn diese Stellung aus irgendeinem Grund gefährdet ist. Der Diplegiepatient der Form „Zieh-dich-hoch" bedarf ständig einer zusätzlichen Information von außen („Zieh dich hoch" oder „Steh gerade"), da die Informationen von innen nicht im richtigen Maß in Betracht gezogen werden, es sei denn, ein anderer perzeptiver Kanal (z. B. das Sehen) liefert Informationen darüber, was gerade geschieht. Nur dann können diese Patienten ihre Aufmerksamkeit dem zuwenden, was auf posturaler Ebene geschieht und sich korrigieren.

Wahrnehmungstoleranz
Wenn wir entlang der Achse „Wahrnehmungsfreude – Wahrnehmungsintoleranz" die Qualität barästhetischer und kinästhetischer Informationen analysieren, können wir die Schwierigkeit des Kindes mit der „Ich-falle-ich-falle"-Problematik verstehen, das zwar Wahrnehmung und Aufmerksamkeit für den Bewegungsreiz besitzt, aber nicht genügend Wahrnehmungstoleranz aufweist, so daß es das Gefühl hat, hinzufallen, auch wenn es bereits in Rückenlage am Boden liegt.

Das Kind mit der „Ich-falle-ich-falle"-Problematik kann zwar Informationen aufnehmen, aber es ist nicht imstande, sie zu tolerieren. Es zieht es bewußt vor, sich nicht zu bewegen (*Intentionslähmung als Möglichkeit der Abwehr*), indem es sich mit einer Spastizität umgibt, die wir als *reaktiv* bezeichnen könnten.

Es lassen sich bestimmte Wahrnehmungssituationen finden, die über einen bestimmten Grad an Intensität hinaus so unangenehm sind, daß sie zu einer Einschränkung der Bewegungsfähigkeit des Kindes führen.

BEISPIEL: Wenn wir einen *Patienten mit Schwindelgefühl* auffordern, eine freihängende Treppe hochzugehen, so wird er dies sicher nicht wegen eines motorischen Problems ablehnen, sondern weil das Schwindelgefühl dem motorischen Aktionsprogramm nicht die nötige vorbereitende Wahrnehmungszustimmung gibt.

Das Programmieren und Planen einer Bewegung bringt notwendigerweise ein vorbereitendes Abwägen von Wahrnehmungsinformationen mit sich, die beim Ausführen gesammelt werden und zur Kontrolle dessen, was im Ablauf der Handlung geschieht, notwendig sind. Wenn dieses Abwägen auf eine Intoleranz des Ergebnisses hinweist, wird die Zustimmung zur Handlung nicht gegeben, unabhängig davon, ob das motorische Programm durchführbar ist oder nicht. Die Information „Achtung, du stehst frei!" wird nicht die Konzentration des Patienten gegenüber der auszuführenden motorischen Handlung verbessern bzw. die Qualität des Ergebnisses steigern, sondern sie wird die Zustimmung zur Handlung verhindern, da die Wahrnehmungsanalyse vertieft werden muß.

Ein Patient, der 10 cm von einer Mauer entfernt stehen kann, dies aber nicht schafft, wenn die Entfernung 50 cm beträgt, weist sicherlich kein motorisches Problem auf: Er ist vielmehr unfähig, die Entfernung, die Tiefe und die Leere des ihn umgebenden Raums zu ertragen.

▶ **Die Unfähigkeit, räumliche Informationen zu ertragen, verhindert es aufgrund der *fehlenden vorbereitenden Wahrnehmungszustimmung*, daß motorisch mögliche Handlungen ausgeführt werden können.**

Wenn man das Konzept der Wahrnehmungstoleranz mit letzter Konsequenz weiterverfolgt, müßte man vom Standpunkt der Rehabilitation aus (noch bevor wir uns fragen, ob ein Kind mit IZP imstande ist, eine bestimmte motorische Handlung auszuführen) zuerst fragen, ob das Kind hinsichtlich der Wahrnehmung imstande ist, die sich daraus ergebenden Informationen zu ertragen.

Kritische Fragen zum bisherigen Behandlungsverständnis

Könnten die vorangegangenen Ausführungen genügen, um das Konzept der Frühbehandlung in Frage zu stellen? Können wir annehmen, daß das motorische Repertoire gleichzeitig mit der vorbereitenden Wahrnehmungszustimmung zur Verfügung steht? Oder ist es möglich, daß die Verfügbarkeit des motorischen Repertoires der vorbereitenden Wahrnehmungszustimmung vorausgeht? Ist es richtig, mit der

4.5 Bedeutsame Wahrnehmungsaspekte: Intensität, Aufmerksamkeit

motorischen Rehabilitation fortzufahren, ohne eine vorhergehende Rehabilitation der Wahrnehmung anzustreben? Was passiert, wenn man einem Kind unerträgliche Wahrnehmungsreize vermittelt? Häufig kommt es dazu, daß die Kinder Bewegung ablehnen oder auf sie verzichten (Intentionslähmung).

Kann der inhaltliche Wert einer Bewegung nur vom psychologischen Standpunkt aus betrachtet werden? Oder gibt es auch eine genaue Bewertung der Wahrnehmung? Gibt es in der Physiotherapie außer einem „Was", „Wie" und „Wieviel" (räumliche Dimension) auch ein „Wann", da die Zeit, der Zeitraum bzw. das zeitliche Ausmaß (zeitliche Dimension) ausschlaggebend für einen bleibenden Erfolg des Rehabilitationsprozesses ist? Hat das Erlernte im Kind soviel Interesse (Aufmerksamkeit) und Freude (Gefallen) erweckt, daß es sich lohnt, es beizubehalten (Therapie als ein Lernen und Aneignen von günstigen, bleibenden Veränderungen) oder wiederaufzugreifen (Antrieb)?

Die Anzahl der von uns für notwendig gehaltenen Behandlungsbausteine stimmt oft nicht mit der Anzahl überein, die das Kind aufnehmen kann.

▶ Es ist nicht wahr, daß die *Physiotherapie* schlechtestenfalls nichts bewirkt und auf keinen Fall schadet.

Einem Kind, das häufig aufgibt, hat man zu früh zu viel abverlangt. In manchen Fällen ist ein späterer Therapiebeginn eine Garantie dafür, daß man weiterkommt, während Fähigkeit und Unfähigkeit vom spontanen Verlauf des betreffenden klinischen Bildes abhängig sind, etwa vom Bestand an verfügbaren Möglichkeiten.

Wie die Diplegieform „Zieh-dich-hoch" weist auch der Patient mit der „Ich-falle-ich-falle"-Problematik in seiner Symptomatik quasi das Gegenteil einer Lähmung auf (Lähmungsumkehr); ein „echter" Gelähmter wäre ein Patient, der nicht imstande ist, sich aufzurichten, und nicht einer, der sich aufrichtet und dann die Haltung verliert oder einer, der beschließt, sich nicht aufzurichten, um nicht das Unbehagen dieser motorischen Handlung zu erleben.

Auch besteht hier nicht das oft diskutierte Problem der Muskelkraft, da vom kinesiologischen Standpunkt aus leicht nachweisbar ist, daß die von den Patienten eingenommenen Haltungen äußerst ungünstig sind (dazu würde ein Vergleich mit den motorischen Strategien des Kindes mit einer neuromuskulären Erkrankung genügen).

BEISPIEL: Es gibt Patienten mit Diplegie, die imstande sind zu gehen, aber nicht stehenbleiben können, die sich immer nach vorne beugen, indem sie der Projektion ihres eigenen Schwerpunkts hinterherlaufen; denen es leichter fällt, schnell zu gehen als langsam, und die, wenn sie ankommen, immer zuviel Schwung haben und immer mit etwas oder mit jemanden zusammenstoßen (da sie sich sofort an dem festhalten, was ihnen gerade in den Weg kommt).

Wir können uns vorstellen, daß die im Beispiel genannten Kinder eine Wahrnehmungsintoleranz des rückwärtigen Raums aufweisen. Sie verwenden das Vorverlagern des Körpers als Lösungsmöglichkeit, da sie ein eventuelles Fallen nach rückwärts unmöglich kontrollieren und tolerieren könnten.

Wiederum andere Patienten mit Diplegie gehen nur, wenn sie den Finger des Therapeuten auf ihrer Schulter spüren (es genügt ein Finger – und er geht). Ist dieser Finger eine motorische Fazilitation? Wäre es nur eine motorische Fazilitation, könnte man sie früher oder später weglassen. Der Finger des Therapeuten ist mehr als eine motorische Fazilitation – er ist der Kompaß für die Orientierung, das Gegengewicht zum Gleichgewicht, das Schild zur Verteidigung; er ist das Gitter, das imstande ist, den rückwärtigen Raum abzuschließen und der Schlüssel, der den Zugang zur Wahrnehmungszustimmung öffnet, um das motorische Repertoire zu nutzen. Daher ist es viel schwieriger, dem Kind diesen Finger wegzunehmen, als ihm all das bis zu jenem Tage Erlernte beizubringen.

▶ **Um die klinischen Formen der IZP zu verstehen, ist sicherlich der Blickwinkel der *Wahrnehmung* aussagekräftiger als der der *Bewegung*.**

In der Tat kann die Analyse der motorischen Muster und Kombinationen ein insgesamt offenes und günstiges Bild der kindlichen Fähigkeiten ergeben, was oft im krassen Gegensatz zur tatsächlichen Entwicklung steht.

Im Gegensatz dazu begegnen wir entlang der Achse „Wahrnehmungsfreude – Wahrnehmungsintoleranz" auch Kindern, bei denen die Bewegung infolge einer Veränderung des oben genannten Verhältnisses nicht mehr zielgerichtet ist (im allgemeinen als zusätzliche Komponente der IZP). Die innere Freude, die durch die Bewegung hervorgerufen wird, ist hier subjektiv und ungezielt, und sie wird für den Patienten so wichtig und erstrebenswert, daß sie jede gezielte und objektive Handlung dominiert.

Eine harmonische Bewegung wird vom Kind mehrmals wiederholt, so daß es den Wahrnehmungsreiz, den sie in seinem Inneren auslöst, nochmals aufnehmen und nachempfinden kann. Der Patient benutzt die Bewegung nicht, um sich selbst den Anforderungen der Umwelt/ oder die Umwelt den eigenen Bedürfnissen anzupassen, sondern einzig und allein, um Freude zu empfinden. Und auch dies ist eine Intentionslähmung: die Bewegung wird vom Patienten auf sich selbst anstatt auf die Umwelt ausgerichtet; das Mittel wird zum Instrument und zum Selbstzweck, mit dem einzigen Ziel, Vergnügen zu erzeugen. Hier liegt sowohl quantitativ als auch qualitativ ein reiches Bewegungsrepertoire vor, eine gute motorische Lernfähigkeit ist ebenfalls erhalten.

4.6 Wahrnehmungskalibration

▶ *Wahrnehmungskalibration* (Eichung) bezeichnet die Fähigkeit des menschlichen ZNS, die Quantität der perzeptiven Informationen, die man aufnehmen kann, ohne die Toleranzschwelle zu überschreiten, auf zentraler Ebene vorzubestimmen.

Wir schließen üblicherweise die Augen vor zu gewalttätigen Bildern, halten bei unangenehmen Gerüchen die Nase zu oder bedecken bei zu lauten Geräuschen die Ohren. Die Wahrnehmung der *Leere* ist eine der perzeptiven Informationen, die ein Kind mit IZP mit einer für seine Toleranz zu hohen Intensität erfahren kann. Dieses Phänomen liegt z. B. der „Ich-falle-ich-falle"-Problematik zugrunde, wo die Erfahrung der Leere jede andere Art von Information, die dem Kind eigentlich Sicherheit geben könnte (z. B. daß die Unterlage stabil oder daß der Boden in Wirklichkeit in einem bestimmten Abstand entfernt ist), in ihrem Wert übertrifft.

4.7 Wahrnehmungsübereinstimmung

▶ *Wahrnehmungsübereinstimmung* ist die Fähigkeit, Wahrnehmungen verschiedener Wahrnehmungsorgane zu überlagern und zu vergleichen.

Bei der IZP kann es zu einem Mangel an Übereinstimmung kommen; z. B. können das Sehen, die Tiefenwahrnehmung und der Tastsinn Informationen liefern, die nicht mit denen des ZNS übereinstimmen: Um die Qualität einer komplexen Bewegung zu verbessern, lernt das

Kind, den Blick abzuwenden und die Augen zu schließen. Wenn es schaut, greift es nicht, und wenn es greift, schaut es nicht.

Es ist, als ob optische und taktile Informationen zusammen die Toleranzschwelle der Wahrnehmung überschreiten. Im gleichen Sinne ist der Gebrauch des peripheren Sehens zu bewerten, das manche Patienten mit Dyskinesie anwenden, wenn sie die Reizintensität des fovealen Sehens nicht ertragen.

Das Problem der Wahrnehmungsübereinstimmung liegt auch dem Phänomen des „Avoiding" zugrunde.

4.8
Wahrnehmungswettstreit

▶ Der Mensch lernt eine bestimmte Art von Wahrnehmungsreizen selbst zu erzeugen, um die Intensität der anderen Informationen, die er nicht empfangen möchte, herabzusetzen: Er nutzt den *Wahrnehmungswettstreit* der verschiedenen Informationen (z. B. den eben gequetschten Finger stark zu drücken, darauf zu blasen oder ihn unter kaltes Wasser zu halten).

Natürlich verschwindet durch den Wahrnehmungswettstreit die ursprüngliche Information nicht, aber die Intensität wird relativ herabgesetzt. Dieses Verhalten kann auch im voraus angewandt werden: z. B. indem man in Erwartung einer Spritze die Hand zur Faust schließt oder ins Kissen beißt. Für das Kind mit der „Ich-falle-ich-falle"-Problematik kann die Anpassung der Spastizität eine Maßnahme sein, um die Wahrnehmung der Leere besser zu ertragen. Sie kann deshalb als *anpassende Spastizität* bezeichnet werden und wird von der *antigravitären Spastizität* unterschieden, die an die Stützreaktion gebunden ist. Die im Hinblick auf einen Wahrnehmungswettstreit hervorgerufene Tonusveränderung vermindert sich unabhängig von der Stützreaktion, sobald der Patient sich auf emotionaler Ebene besser organisiert. Im Gegensatz dazu führt eine Tonusherabsetzung, die dem Kind auf pharmakologischem oder chirurgischem Weg aufgezwungen wird, bevor es sein Wahrnehmungsproblem lösen konnte, zu einer erheblichen Vergrößerung des Problems. Es kann dazu kommen, daß das Kind den aufrechten Stand oder die Fortbewegung, die man glaubte verbessern zu können, aufgibt und verweigert.

4.9
Wahrnehmungsrivalität

Der Patient mit einer Hemiplegie kann auf der gelähmten Seite einen taktilen oder Schmerzreiz erkennen und den Unterschied zwischen diesen oder zwei weiteren Punkten unterscheiden. Er kann das Vorhandensein oder das Fehlen eines Gegenstandes, der auf seine Körperoberfläche drückt, erkennen und lokalisieren.

Dennoch „unterdrückt" das Kind unverändert den Reiz auf der gelähmten Seite, wenn er gleichzeitig auf beiden Körperseiten und an symmetrischen Punkten erfolgt. Dasselbe geschieht bei der Perimetrie, wenn beide Reize gleichzeitig auf das rechte und linke Gesichtsfeld fallen: die Augen des Kindes drehen sich ständig zur gesunden Seite (Sabbadini et al. 1978).

4.10
Wahrnehmungsunterdrückung

Die Wahrnehmungsunterdrückung liegt den Methoden der Elektroanalgesie zur Schmerzunterdrückung zugrunde, und sie ermöglicht es uns das Verhalten des Kindes mit der „Zieh-dich-hoch"-Problematik zu verstehen.

▶ Um sich nicht mit der Leere des Raumes auseinandersetzen zu müssen, *löscht* das Kind die *propriozeptiven Informationen,* die über seine eingenommene Haltung und die Bewegungsausführung Rückmeldung geben sollen.

Die Maßnahme der Wahrnehmungsunterdrückung ist wahrscheinlich auf einen psychischen Vorgang zurückzuführen; etwas, was wir unter anderem auch bei Kindern finden, die sich unter großen psychischen Belastungen gegenüber dem Schmerz gleichgültig zeigen.

4.11
Wahrnehmungsselektion

Die Aufmerksamkeit des Kindes wird durch den stärksten, jedoch nicht notwendigerweise auch wichtigsten Reiz eingefangen, da das Kind nicht imstande ist, sich auf einen bestimmten Reiz zu konzentrieren.

In Wirklichkeit kann ein Kind, das seine Aufmerksamkeit auf alles richten muß, sich auf nichts konzentrieren.

4.12
Dysgnosie

▶ „*Dysgnosie*" ist die geistige Unfähigkeit, etwas zu entschlüsseln (entziffern), einen Inhalt oder bestimmte Sinnesreize zu erkennen, obwohl die Sinnesorgane und die Übertragungsbahnen des Gehirns intakt sind.

Im Wahrnehmungsbereich bedeutet Dysgnosie eine kognitive Störung der Verarbeitung und Interpretation der von den Sinnesorganen gesammelten Informationen. Man unterscheidet die taktile, optische, olfaktorische, topographische Dysgnosie usw.

4.13
Bedeutung der Absichtlichkeit (Interesse, Motivation, Teilnahme, Einbeziehung, Antrieb, Vorsatz)

Neugierde und konstruktive Grundhaltung
Die Neugierde als Bedürfnis, etwas kennenzulernen und die konstruktive Grundhaltung, Veränderungen im Weltbild zu erzeugen, mittels derer man zum Aufbau von Erfahrungen nötige Informationen sammeln und auswählen kann, stellen grundlegende Aspekte für die Prognose der IZP dar.

▶ „*Konstruktive Grundhaltung*" heißt, Veränderungen zu erzeugen, Botschaften auszusenden, neue Bedingungen zu setzen oder die Umwelt zu provozieren, um sie besser begreifen und beurteilen zu können bzw. die Möglichkeiten der Interaktion zu verändern (motorische Entwicklung).

Sie ist das Rüstzeug des Wissens, das die Beziehungen zwischen Mensch und Umwelt in immer neuen Variationen gestaltet, und ein Beleg für das Bewußtsein, daß das Individuum eigene Bedürfnisse wie auch einen eigenen Willen entwickelt hat und sich im Gebrauch des eigenen Repertoires abgrenzen kann, um die eigenen Ziele zu erreichen und die eigenen Bedürfnisse zu erfüllen. Die konstruktive Grundhaltung kann verstanden werden als ein Maß der Freude am Handeln.

Das neugierige Kind und das Kind mit einer konstruktiven Grundhaltung
- erreicht etwas, weil es fragen kann,
- erhält, weil es schenken kann,

- findet, weil es suchen kann,
- hat Erfolg, weil es probieren kann,
- weiß etwas, weil es Veränderungen erzeugen kann und daher sich verändert und wächst.

Das zu passive Kind, das sich zu leicht zufriedengibt, sich zu schnell trösten läßt, kein Interesse außerhalb von sich selbst findet, ein solches Kind hingegen verändert sich nicht. Für ein Kind, das nicht neugierig und voller Bereitschaft ist, muß man die Indikation für eine Physiotherapie sehr in Frage stellen. Hier sind erzieherische Maßnahmen vorzuziehen, die darauf abzielen, mehr Interesse zu wecken. Weniger geeignet wäre hier eine physiotherapeutische Behandlung, die versucht, das Rüstzeug zu verbessern.

▶ Bei der IZP ist die *Lähmung* vor allem ein *Problem des Handelns* (begriffliche Verwirrung) und erst in zweiter Linie eine *Störung der Bewegung*.

Wenn die Lähmung etwas mit Bewegung zu tun hat, so ist es vor allem der Verlust an Bewegungsfreude oder das Unbehagen und die Unzufriedenheit, die Bewegung bei der Ausführung auslöst.

Motivation. Der Begriff der „*Motivation*" (Absichtlichkeit) beinhaltet auch die Erregung und die Freude, die der Patient bei der Ausführung einer bestimmten Handlung empfindet oder im Gegensatz dazu das Mißbehagen, das er davonträgt bzw. andere Empfindungen, die er bei der Ausführung hat (Erfolg und Anerkennung, Scheitern und Frustration, Freude und Bitterkeit, Befriedigung und Bestrafung). Nur wer bei einer Handlung Freude empfindet, wird im Sinne der Anpassung seine Funktionen weiterhin verändern, um ein Ergebnis zu erzielen, das den entwicklungsbedingten Aufgaben immer angepaßter sein wird.

Lernen. „*Lernen*" heißt nicht nur auswählen und beibehalten, sondern auch unterdrücken und beseitigen. Wir behalten Erfolge und Erfahrungen, die uns Freude bereitet haben, und verdrängen Mißerfolge und Erfahrungen, die uns Unbehagen verursacht haben. Dafür sind zweifellos Wahrnehmung und Kognition mitverantwortlich, die eine Voraussetzung für die Entwicklung jeder Funktion darstellen.

Berücksichtigung von Wahrnehmung und Absicht in der Rehabilitation
Bei der Durchführung einer Rehabilitationsbehandlung müssen wir uns vor allem fragen, welche Motivation der Patient hat bzw. wie groß

seine Lernfähigkeit ist, und wir müssen uns jedesmal fragen, ob das Ausgeführte dem Kind genügend Freude und Genugtuung bereitet hat, so daß es der Mühe wert ist, dies beizubehalten (Festigung des Angeeigneten). Unerträgliche Erfahrungen sind der Grund für einen Verzicht (Verhältnis „Wahrnehmung und Absicht"). Man kann den Verzicht und die Opposition des Kindes gegenüber der Behandlung nicht als Ausdruck von Beziehung und Fortschritt betrachten oder es als Mittel zur Persönlichkeitsformung bzw. zur Steigerung des Selbstwertgefühls ansehen. Die von den Eltern häufig vorgebrachte Gleichstellung: „Wenn es will, gelingt es ihm" erlaubt keine Entwicklung und keine Lösung, wenn man die Lähmung nur als motorisches Problem und als objekiven Aspekt betrachtet. Das Kind mit der Haltung „Wenn-ich-will-kann-ich-es" weist trotz eines eigenen Bewegungsrepertoires und einer erhaltenen Benutzbarkeit eine geringe Bereitschaft zur Veränderung auf, um sich den Anforderungen der Umgebung besser anzupassen, und es zeigt eine geringe Motivation, die umgebende Umwelt entsprechend den eigenen Bedürfnissen und Wünschen zu verändern. Die Tatsache, daß ein Kind mit IZP eine bestimmte Aufgabe erfüllen kann, heißt noch nicht, daß es dies auch gerne tut – im Gegenteil, in vielen Fällen wollen die "Wenn-ich-will-dann-kann-ich-es"-Kinder dies überhaupt nicht (versteckte Lähmung). Um eine Aufgabe zu akzeptieren, handeln sie im vorhinein eine äußere Belohnung aus, die ihnen eine Befriedigung verheißt. Die Befriedigung können sie aufgrund von Wahrnehmungsunbehagen, Willensanstrengung, Verlust an Freude, Depression oder Angst innerlich nicht empfinden. Früher oder später kommt aber der Tag, an dem es keine Belohnung mehr gibt, die ihnen das verspürte Unbehagen entlohnt, und es kommt zu einem Stillstand.

Es ist sicherlich leichter vorauszusehen, daß ein Kind mit 8 Jahren in der Lage ist zu gehen, als sicher zu sein, daß es dies auch mit 18 Jahren noch kann. Wenn die motorische Entwicklung stehenbleibt, geschieht es aufgrund eines Rezidivs der Deformitäten? Oder liegt nicht vielmehr ein Problem des Interesses, des Antriebs oder des Selbstbilds vor (sich im Sitzen angepaßt empfinden, sich im Stand unbehaglich fühlen)? Mittels physiotherapeutischer Behandlung, Hilfsmitteln, Modellen, geeigneter Umgebung oder angepaßter Gemeinschaft können wir das „Ich kann es" verbessern, aber was können wir tun, damit auch das Kind dies will? Wir sollten die erfahrene Genugtuung und den erreichten Erfolg in unsere Überlegungen einbeziehen, das Selbstwertgefühl und den aufgebotenen Einsatz ermessen, um dem Kind das Erlebnis der Freude zu vermitteln: der Freude zu leben, etwas zu können und etwas zu werden. Im Inneren des „Wenn ich will" versteckt sich die wahre Natur der IZP, die nicht nur Bewegung und nicht nur Wahrnehmung ist, sondern die vor allem von der Motivation des Kindes im Verhältnis zu seiner Umwelt abhängig ist und von seiner Bereitschaft zur Veränderung.

Literaturverzeichnis

Bick E (1984) L'esperienza della pelle nelle prime relazioni oggettuali. Su „L'osservazione del bambino" a cura di Bocaminio V, Jaccarino B. Boringhieri, Turin

Bobath B, Bobath K (1976) Lo sviluppo motorio nei diversi tipi di paralisi cerebrale. Ghedini, Mailand

Bottos M (1987) Paralisi cerebrale infantile: diagnosi precoce e trattamento tempestivo. Ghedini, Mailand

Botteon G, Carpanelli ML, Dal Brun A, Fedrizzi E (1991) Contributo all'inquadramento nosografico della tetraplegia spastica. Implicazioni prognostiche e riabilitative. Europa Medicophisica 23(1): 27-34

Doman G (1975) Che cosa fare per il vostro bambino cerebrolesco. Armando, Rom

Edebol-Tysk K, Hagberg G (1988) Epidemiology of spastic tetraplegic cerebral palsy in Sweden. Neuropediatrics 20: 46-52

Ferrari A (1988) Paralisi cerebrale infantile: problemi manifesti e problemi nascosti. Giorn Ital Med Riab II: 166-170

Ferrari A (1989) Trattamento delle lesiono neuromotorie dell'infanzia: le questioni aperte. Su Neurolesioni infantili: diagnosi e trattamento precoci. A cura di Bottos M, Ferrari A, Dalla Barba B, Zachello F. Liviana, Padua, S. 143-155

Ferrari A (1990) Presupposti per il trattamento rieducativo nelle sindromi spastiche della paralisi cerebrale infantile. Europa Medicophysica 26(4): 173-187

Ferrari A (1990) Interpretative dimensions of infantile cerebral paralysis. Su Development, Handicap, Rehabilitation practive and theory. A cura di Papini M, Pasquinelli A, Gidoni EA. Excerpta medica, international congress series. Amsterdam 902: 193-204

Ferrari A, Lodesani M, Muzzini S (1993) La natura del difetto nella paralisi cerebrale infantile. Su „Paralisi cerebrali infantili storia naturale ed orientamenti riabilitativi" a cura di Ferrari A, Ciono G. Del Cerro, Pisa

Ferrari A, Lodesani M, Muzzini S (1993) Schede illustrative delle forme più frequenti di paralisi cerebrale infantile. Su „Paralisi cerebrali infantili storia naturale ed orientamenti riabilitativi" a cura di Ferrari A, Ciono G. Del Cerro, Pisa

Ferrari A (1993) The uses of epidemiology in disabilities: criteria for classification. Su „The restored infant" a cura di Bottos M, Scrutton D, Ferrari A, Neville BGR. Fisioray, Firenze

Ferrari A (1994) A proposito del setting in riabilitazione. Su „Quaderni di psicoterapia infantile". Borla, Rom, S 185-206

Ferrari A (1993) Rigore scientifico, mode e „miracoli" in fisiatria: il metodo Doman per cominciare... Su Neurofisiopatologia e Riabilitazione a cura di Freddi A, De Grandis D, vol 6. Marrapese, Rom, S 293-300

Hagberg B, Hagberg G, Olow L (1975) The changing panorama of cerebral palsy in Sweden, 1954-1970 I-II. Acta Paediatrica Scand 64: 187-199

Milani-Comparetti A (1978) Classification des infermités motrices cerebrales. Medicine et Higine 36: 2024–2029

Milani-Comparetti A (1965) La natura del difetto motorio nella paralisi cerebrale infantile. Infanzia anormale 64: 587–628

Milani-Comparetti A (1971) Significato della semeiotica reflessologica per la diagnosi neuroevolutiva. Neuropsichiatria infantile 121: 252–271

Milani-Comparetti A, Gidoni EA (1976) Dalla parte del neonato, proposte per una competenza prognostica. Neuropsichiatria infantile 75: 5–18

Milani-Comparetti A, Gidoni EA (1978) Semeiotica neurologica per la prognosi. VII congresso S.I.N.P.I. Firenze

Milani-Comparetti A (1982) Semeiotica neuroevolutiva. „Prospettive in pediatria". S. 305–314

Paolicelli PB, Muzzini S, Ferrari A (1993) Strumenti di valutazione dell'evoluzione funzionale. Su „Paralisi cerebrali infantili storia naturale ed orientamenti riabilitativi". A cura di Ferrari A, Ciono G. Del Cerro, Pisa

Pierro MM, Giannarelli P, Rampoldi P (1984) Osservazione clinica e riabilitazione precoce. Del Cerro, Pisa

Sabbadini G, Bonini P, Pezzarossa B, Pierro MM (1978) Paralisi cerebrale e condizioni affini. Il Pensiero Scientifico, Rom

Vojta V (1980) I disturbi motori di orgine cerebrale nella prima infanzia. Diagnosi e terapia precoci. Piccin, Padua

5 Einteilung der häufigsten Formen der IZP

Adriano Ferrari, Manuela Lodesani, Simonetta Muzzini

5.1
Aposturale und hypoposturale Formen

Die erste Form der posturalen Störungen bei der IZP ist die *Aposturalität*. Sie ist gekennzeichnet durch das vollständige oder teilweise Fehlen der posturalen und motorischen Muster und stellt eine Form des Stillstandes und der höchsten Regression der Entwicklung dar. Der Steuerungsfehler betrifft vor allem die Fähigkeit, in angemessener Weise auf die Schwerkraft zu reagieren und nicht so sehr den Muskeltonus selbst. Ebenso gibt es aposturale Formen, die zur Rigidität übergehen und zugleich apostural bleiben (rigide Monoposturalität ohne Entwicklung von Reaktionen gegen die Schwerkraft), aber in den meisten Fällen sind die aposturalen Formen schlaff (floppy baby) und hypokinetisch. Je länger der Zustand der Aposturalität anhält, desto schlechter ist die Prognose (Entwicklung zu den rigiden oder dyskinetischen Formen) und desto wahrscheinlicher sind bedeutende mentale und psychische Schäden vorhanden.

5.1.1
Aposturale Form

In der Frühphase beobachten wir häufig Hypotonie und Froschhaltung in Rückenlage (s. Abb. 5.1):
- der Kopf ist gestreckt und seitlich geneigt,
- der Mund halbgeöffnet,
- die oberen Extremitäten abduziert, im Ellbogen gebeugt, leicht innenrotiert mit geöffneten Händen,
- die Oberschenkel abduziert und außenrotiert,
- die Knie halbgestreckt,
- die Füße in varosupinierter Spitzfußstellung.

Erst wenn die Rigidität erscheint, schließen sich die Hände und nimmt die Beugung in Ellbogen und Knie zu. Die Antwort auf eine

Abb. 5.1. Aposturale Form, typische Haltung in Rückenlage

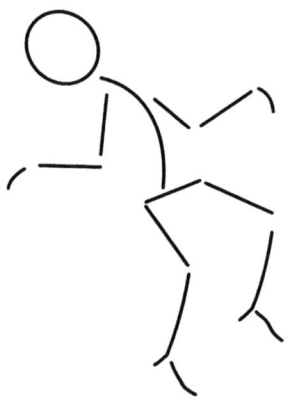

posturale Veränderung gleicht entweder der einer „Stoffpuppe" oder einem dystonischen Spasmus. Die Spasmen beginnen am Kopf und verlaufen mit Extension sowie Torsion mit Abduktion der oberen und unteren Extremitäten. Sie werden manchmal zu funktionellen Zwecken ausgelöst, um die Auflagefläche zu ändern oder als Ausdruck vom Unbehagen.

Eine häufige anamnestische Information ist die Frühgeburt in der 30. bis 32. Woche: In dieser Zeit entwickelt sich für gewöhnlich die sogenannte „amphibische Kompetenz" als Potential für die fötale Entwicklung (*Schwimmkompetenz*) und für die Geburtsfähigkeit (*Schwerkraftkompetenz*).

Das Kind mit einer aposturalen Form besitzt nur die Schwimmkompetenz. Das Fehlen der neonatalen Funktionen führt zur Unfähigkeit, sich gegen die Schwerkraft aufzurichten.

Das Kind mit einer aposturalen Form hat 2 Möglichkeiten:
- sich nicht zu bewegen (intentionelle Lähmung, *„time out"*), dabei empfindet es Wohlbefinden in der Unbeweglichkeit, die bewußt gewählt wird;
- sich maximal zu kontrahieren (Blockierung der Bewegung, *dystonischer Spasmus*); mit dieser Antwort entzieht und verschließt sich das Kind der Umwelt.

Das Kind kann Bewegung, ganz gleichgültig, in welcher Form sie erfolgt, weder aktiv noch passiv tolerieren. Sein Mangel an Bewegungsstrategien ist größer als der Mangel an motorischen Mustern, d. h. es kann das, was es besitzt, nicht ausnutzen. Es kontrolliert sich besser in der Bauch- als in der Rückenlage, besser angezogen als nackt, und besser im Arm als frei und dem Raum ausgesetzt, ein Zustand, der zu dem Abwehrmuster in Beugung führt, wie in Abb. 5.2 zu sehen ist.

Abb. 5.2. Aposturale Form, Abwehrmuster in Bewegung

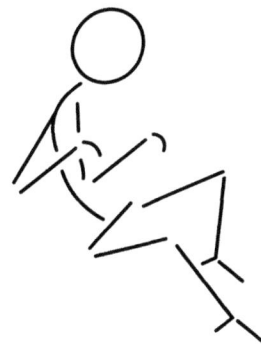

Darüber hinaus zeigen sich Probleme in den folgenden Bereichen:
- im Erreichen von *„innerer Ruhe"* zur Stabilisierung und zur Kontrolle der Innenwelt, wovon das extreme Unbehagen bei Lageveränderungen abhängt;
- bei der Organisation der *autonomen Rhythmen* (z. B. Schlaf-Wach-, Hunger-Sättigungsgefühl usw);
- bei der Definition der eigenen Grenzen, der Trennung zwischen „Ich" und „Außer-Ich" (*Individualisierung*), woraus die Inanspruchnahme des Erwachsenen als „Hilfs-Ich", als totale Prothese zu erklären ist;
- bei der *Atmung*: sie ist meist oberflächlich und kurz;
- in der *Ernährung*: Saugschwierigkeiten, manchmal Anzeichen von Rumination, häufiges Erbrechen, Verlangsamung des Körperwachstums;
- bei der *Wahrnehmung* hinsichtlich der perzeptiven Toleranz: das aposturale Kind kann die Fernsinne nicht richtig einsetzen, Afferenzen nicht unterscheiden und auswählen, Reize nicht einschätzen und die Informationen nicht integrieren;
- im *visuellen* Bereich: irrender Blick, Hyperfixation, Augendyspraxie, Schwierigkeiten in der Augen-Hand-Mund-Koordination, optische Abwehrreaktionen;
- beim *Hören*: Hypersensibilität gegenüber Lärm, gleichzeitig aber auch Unbehagen bei vollkommener Stille (Suche nach dem uterinen Echo);
- im *Geschmackssinn*: heiß und kalt und bestimmte Geschmacksrichtungen werden nicht toleriert; die orale Erforschung ist gering oder fehlt.

5.1.2
Hypoposturale Formen

Hier sind 2 Arten zu unterscheiden:
- das „Cado-cado"-Kind („ich-falle, ich-falle") – „falling child";
- das „Tirati-su"-Kind („Zieh-dich-hoch!" oder „Sitz gerade!") – „stand up".

Das „Cado-cado"-Kind („Ich-falle, ich-falle"-Problematik)

Bei diesen Kindern ist die fötale Entwicklung unvollständig. Zur Zeit der Geburt ist die motorische Reife noch nicht erreicht. Die Motorik bleibt in der Schwimmphase stecken, wo im intrauterinen Raum die Segmente schwerelos sind und sich gegen Widerstand bewegen. Der Körper ist gleichzeitig leicht und gehemmt, die Bewegung ist kontrolliert und harmonisch, kann sich aber nicht im Raum orientieren und entwickelt keine Reaktionen des Gleichgewichts und der Abwehr.

Im extrauterinen Raum kann das Kind nicht angemessen auf die Schwerkraft reagieren. Es hat das Gefühl, vom Eigengewicht erdrückt zu werden, es glaubt abzustürzen und drückt dieses Unbehagen und diese Angst durch vermehrte Startle-Reaktionen aus (s. Abb. 5.3). Das Gefühl des Fallens ist auch in Rückenlage vorhanden, und es ist Ausdruck einer echten Panikreaktion.

Das „Cado-cado"-Kind ist nicht fähig, den inner- vom außerpersönlichen Raum und den wahrgenommenen vom Wirkungsraum zu trennen. Der Außenraum wird in verzerrter Weise erlebt und verinnerlicht, das Kind kann den eigenen Körper nicht innerhalb der eigenen Haut eingegrenzt wahrnehmen. Die Körperoberfläche bietet ihm keine ausreichende Hülle, und es muß sich daher andere Hüllen suchen, was auf unterschiedliche Weise geschehen kann:
- innerhalb der eigenen Person durch Erhöhung des Muskeltonus,
- außerhalb der eigenen Person durch die Kleidung,
- außerhalb der eigenen Person durch einen anderen Körper.

Abb. 5.3. Hypoposturale Form, „Cado-cado"

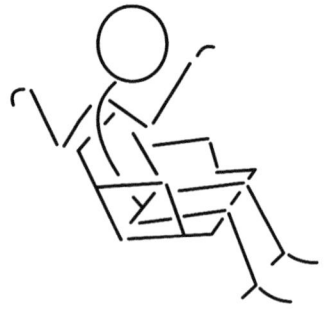

Innerhalb der eigenen Person durch Erhöhung des Muskeltonus, d. h. durch Spastizität. Dies führt zwar zu erhöhter Stabilität, ist aber erschöpfbar, das Kind ermüdet sehr schnell. Die Spastizität ist ein Versuch des Kindes, sich gegen die Schwerkraft aufzurichten. Die vorliegende Spastizitätsart reagiert nicht oder paradox auf Medikamente und kann auch durch chirurgische Maßnahmen nicht geschwächt oder kontrolliert werden.

Außerhalb der eigenen Person durch die Kleidung. Diese Kinder sollten nie völlig nackt sein, denn der nackte Körper führt bei ihnen zu Angst und Verzweiflung. Einfache motorische Anforderungen (wie sich drehen) sind unter einem dünnen Leintuch möglich, können aber nicht mehr ausgeführt werden, wenn sich das Kind dem Raum und der Leere ausgesetzt fühlt.

Außerhalb der eigenen Person auch durch den Körper des Erwachsenen. Vor allem der Körper der Mutter wird zur Hülle des Kindes und hält die Bruchstücke des „Ich" des Kindes zusammen. Am Körper der Mutter wird das Kind aktiver und interessierter an der Interaktion mit der Umwelt.

Die unzureichende Abgrenzung manifestiert sich auch in psychologischer Hinsicht als Einschlafproblem (wobei es um eine Zustandsveränderung, d. h. den Übergang von einem kontrollierten Zustand in einen unkontrollierten geht) und in dem Problem der Trennung von der Mutter (Ortswechsel).

Der räumliche Konflikt verringert sich im Wasser. Da das Wasser die Rolle der Eingrenzung übernimmt, finden sich solche Kinder hier in ihrer eigenen Bewegung wieder (das Wasser ist der ursprüngliche „Verbündete"). Das „Cado-cado"-Kind kann posturale Veränderungen nur schwer ertragen und „nimmt sie vorweg", indem es sagt, es habe den Eindruck, abzustürzen (d. h. es ist sich seiner Wahrnehmungsstörung bereits im voraus bewußt). Seine Angst entspringt diesem Bewußtsein. Häufig erreicht das Kind eine reife Sprache und erzählt von Erlebnissen, die es nie ausführen konnte, d. h. es zieht der Aktion die Vorstellung vor.

Das „Tirati-su"-Kind („Zieh-dich-hoch!"-Problematik)
„Tirati-su"-Kinder (s. Abb. 5.4) unterdrücken die kinästhetischen und propriozeptiven Wahrnehmungen (Sinn der Bewegung bzw. der Haltung), da sie aufgrund vorhergehender Erfahrungen für sie nicht tolerierbar sind. Es ist, als ob das Kind sagen würde: „Ich tue so, als ob ich nichts spüren würde; wenn ich falle, geschieht nichts, weil ich

Abb. 5.4. Hypoposturale Form, „Tirati-su"

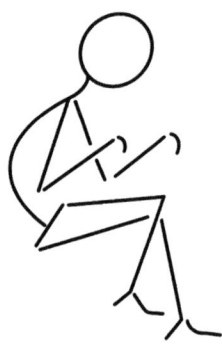

nicht spüre, daß ich falle." Das Kind weist zwar motorische Reaktionen gegen die Schwerkraft auf, kann sie aber nicht automatisieren und kontinuierlich einsetzen, weil es die perzeptive Information unterdrückt. Das Hauptproblem des Kindes liegt in der Verzerrung der Wahrnehmung, es braucht immer Signale und Bestätigungen, die von außen kommen müssen, da es sie nicht in sich findet. Es nimmt die Bewegungsabläufe (Posturen) erst wahr, wenn es über andere Organe (z. B. die Augen) Informationen erhält oder noch häufiger vom Erwachsenen, der ihm sagt „Komm hoch!" oder „Sitz gerade!" usw. Die motorischen Probleme werden noch gesteigert, wenn das Kind seine Aufmerksamkeit auf eine andere Aufgabe richten soll, z. B. wenn es angesprochen wird, selber spricht oder wenn es anderen kognitiven Anforderungen ausgesetzt ist.

5.2
Formen der Tetraparese

Es können folgende Formen der Tetraparese unterschieden werden:
- akinetische Tetraparese,
- Tetraparese mit horizontaler Antigravität,
- Tetraparese mit subkortikalen Automatismen,
- Tetraparese mit vertikaler Antigravität,
- die „geschickte" Tetraparese

5.2.1 Akinetische Tetraparese

Hier handelt es sich um Kinder, die nach einer langen Phase der Aposturalität (24–30 Monate oder mehr), in der sie keinerlei Fähigkeiten zeigen, die Schwerkraft zu analysieren, darauf zu reagieren oder damit zu interagieren, als einzige mögliche Organisation die *rigide Monoposturalität* wählen. Die Kinder behalten also ihr Muster ohne jede

Abb. 5.5. Akinetische Tetraparese, im Sitzen

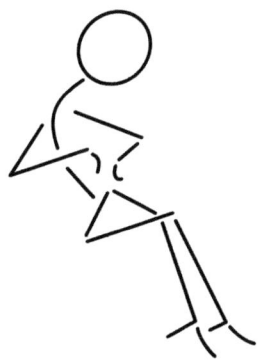

Veränderung bei; gewöhnlich überwiegen die Beugemuster unabhängig von räumlichen Veränderungen (Bauchlage, Rückenlage, Sitz usw). Das Vorherrschen der Beugemuster ist zurückzuführen auf die erste antigravitäre Organisationsform seines extrauterinen Lebens. In dieser Phase muß das Kind sich „sammeln", um zu den eigenen autonomen Rhythmen zu finden und um sich vor den äußeren Reizen, die gegenüber seiner Innenwelt zu stark und zu bedrohlich sind, zu schützen. Die in den ersten Lebenswochen charakteristische funktionelle Form der Stabilität und der „endogenen Konzentration" erweist sich hier als bleibendes Element.

Der Schweregrad des Zustandsbildes wird bestimmt von der posturalen Organisationsfähigkeit und von der Unfähigkeit, aus der vorherrschenden Körperhaltung auszubrechen. In besonders schweren Fällen von Tetraparesen wird die Mittellinie nicht erreicht, und das Kind kommt nie zur Belastung (s. Abb. 5.5). Wir finden diese Form der Tetraparese meist bei schweren Frühgeburten oder bei termingeborenen Kindern nach schweren perinatalen Asphyxien.

Im allgemeinen besteht eine Schädigung sowohl der primären biologischen Funktionen als auch der höheren psychischen Funktionen. Nur mit großen Schwierigkeiten können sich die Kinder an neue Situationen anpassen. Sie lassen sich durch Wiegen vom Erwachsenen, auf dessen Arm sie den Großteil des Wachzustands verbringen trösten.

Charakteristische Symptome. Die akinetische Tetraparese weist folgende charakteristische Merkmale auf (s. Abb. 5.6):
- Kopf gestreckt oder in Reklination mit geöffnetem Mund,
- vorgeschobene Schultern – gebeugter Ellbogen – offene Hand,
- Kyphoskoliose,
- Windstoßstellung der unteren Extremitäten (bei Vorherrschen von dystonischen Elementen),

Abb. 5.6. Akinetische Tetraparese, in Rückenlage

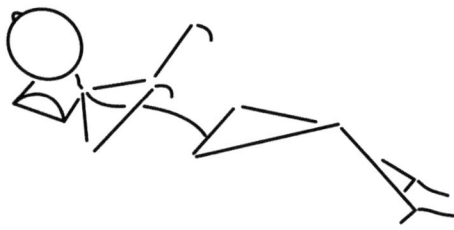

- Valgopronation der Füße (seltener auch Varosupination),
- keine positive Stützreaktion,
- keine Lokomotion,
- kein Kauen und Schlucken (Schnuller mit großem Loch),
- kein Greifen und keine Manipulation,
- häufige Durchblutungsstörungen,
- keine Kontrolle der Außenwelt.

Deformitäten. Mögliche Deformitäten sind:
- Windstoßstellung der unteren Extremitäten,
- Hüftluxation ein- oder beidseitig,
- schwere Varosupination oder Valgopronation der Füße,
- Kyphoskoliose und Reklination des Kopfes,
- Luxation des Handgelenks, schmale Hände, die meist mit dem Handrücken aufgelegt werden,
- Osteoporose aufgrund von Mangel- und Fehlbelastung,
- Rücken- und Gelenksschmerzen durch den Mangel an Bewegung.

Störung der Nahrungsaufnahme. Bei der Nahrungsaufnahme sind folgende Störungen zu beobachten:
- kein Kauen, fehlerhaftes Schlucken, offener Biss, Karies, spastisches Beißen bei Kontakt mit dem Löffel;
- Erbrechen des geschluckten Bronchialsekretes vor der Essensaufnahme;
- überschießende Speichelproduktion und -fluß,
- gastroösophagealer Reflux,
- Obstipation.

Störung der Atmung. Die Atmung ist wie folgt beeinträchtigt:
- kurz und oberflächlich,
- Unterfunktion der Zilien (antiepileptische Medikamente), ineffizienter Husten und Sekretionsstau, häufige Infekte der Atemwege.

Störung der Augenmotorik. Die Augenmotorik ist gekennzeichnet durch:
- Nystagmus,
- Blicklähmung,
- irrender Blick.

Epilepsie. Die Kontrolle der Anfallskrisen bei Epilepsie ist häufig schwer einstellbar. Höhere psychische Funktionen sind beeinträchtigt durch:
- schwere Intelligenzminderungen,
- keine verbale Kommunikation.

5.2.2
Tetraparese mit horizontaler Antigravität

Die horizontale Antigravität (s. Abb. 5.7) ist typisch für die Vierfüßler, die sich gegen die Schwerkraft aufrichten und die typische amphibische Achsenmobilität verloren haben. Daraus läßt sich erklären, daß alle 4 Extremitäten vom *Streckmuster* dominiert sind, da ja von den oberen Extremitäten keine Manipulationsaufgaben verlangt werden, sondern eine Stützfunktion. Die antigravitäre Antwort verläuft von der Beugung zur Streckung.

Charakteristische Merkmale in Rückenlage
In Abb. 5.8 sind die charakteristischen Merkmale des Krankheitsbildes, wie sie sich in der Rückenlage zeigen, dargestellt, nämlich die „Startle"- oder *Pseudo-Moro-Reaktion*, d. h.
- gestreckter Kopf (mit offenem Mund),
- Angstausdruck im Gesicht,
- Arme in „Korbhenkelstellung",
- Hände offen, aber kontrakt,
- Thorax in hochgezogener Inspirationsstellung,
- Beine in Semiadduktion,

Abb. 5.7. Tetraparese mit horizontaler Antigravität

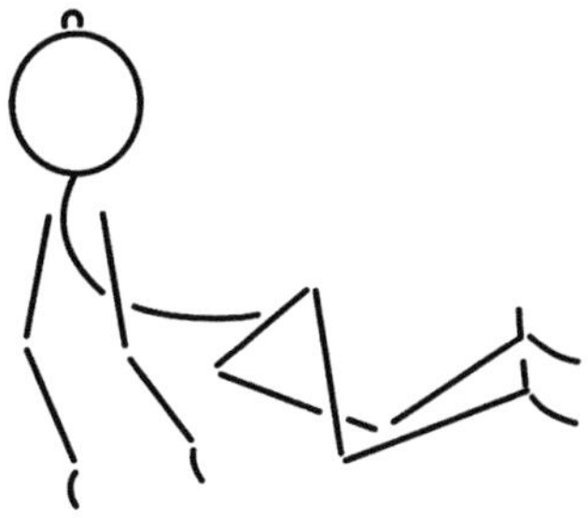

Abb. 5.8. Tetraparese mit horizontaler Antigravität, in Rückenlage

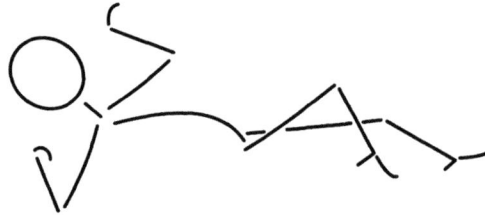

Abb. 5.9. Tetraparese mit horizontaler Antigravität, in Bauchlage

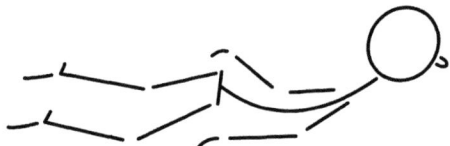

- Knie in Streckung,
- Füße in Varosupination oder Valgopronation.

Charakteristische Merkmale in Bauchlage
In der Bauchlage sind folgende Merkmale zu beobachten (s. Abb. 5.9): Propulsionsreaktion, d. h.
- Kopf in Reklination (mit geöffnetem Mund),
- vorgezogene Schultern,
- nach unten gestreckte Arme,
- Ellbogen in Semiextension,
- Unterarme in Pronation, Hände offen,
- Rumpf in Streckung und Torsion,
- geringe Adduktion und leichte Streckung von Hüfte, Knie und Füßen.

Eine warnendes Vorzeichen der Form ist die Retropulsion des Kopfes und die Überstreckung der oberen Wirbelsäule.

Aktivitätsformen

Rückenlage. In der Rückenlage werden folgende Aktivitäten beobachtet:
- schwache Schreitbewegungen der Beine;
- die Hände zeigen mehr Möglichkeit, die Bewegung zu fraktionieren, sind aber für eine Manipulation nicht kompetent;
- die oberen Extremitäten erreichen die Mittellinie nur schwer wegen des persistierenden ATNR.

Bauchlage. In der Bauchlage sehen wir Spasmen in Extension und Torsion des Rumpfes, die am Kopf beginnen mit simultaner Mundöffnung. Die oberen Extremitäten bleiben adduziert.

Abb. 5.10. Tetraparese mit horizontaler Antigravität, in vertikaler Haltung

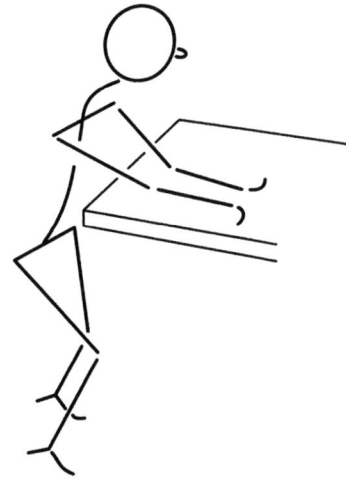

Sitzen. Im Sitzen muß der Kopf in der Blickrichtung gebeugt bleiben, da sonst die Startle-Reaktion ausgelöst wird. Unter dem Einfluß der tonischen Nackenreflexe müssen die gebeugten Ellenbogen unterhalb der Schulterlinie sein.

Vertikalisation. Bei der Vertikalisation kommt es zu folgenden Reaktionen (s. Abb. 5.10):
- Reklination des Kopfes,
- Retropulsion des Rumpfes,
- Gehautomatismus.

Zusatzbefunde und Komplikationen entsprechen denen der vorhergehenden Form.

5.2.3
Tetraparese mit subkortikalen Automatismen

Diese Kinder zeigen eine überschießende Stützreaktion und eine sehr lebhafte Schrittzählreaktion, können beide Mechanismen aber nicht integrieren. Beim Gehen bewegen sich die unteren Extremitäten nach vorne und entfernen sich zu sehr von der vertikalen Projektion des Rumpfes, der nach hinten gedrückt wird (Retropulsion). Die oberen Extremitäten können nicht belastet werden. Es fehlen die Abwehr- und Gleichgewichtsreaktionen. Die Kinder können die Richtung nicht einhalten und ermüden sehr schnell; sie müssen immer an den Schultern gehalten werden.

Abb. 5.11. a Tetraparese mit subkortikalen Automatismen, typisches Gehen mit Unterstützung von hinten unten den Achseln. **b** Tetraparese mit subkortikalen Mechanismen, im Stehen

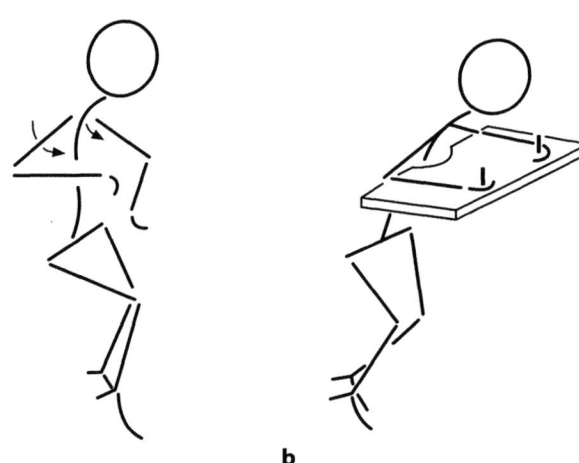

a   b

Charakteristische Merkmale der Haltung
Abbildung 5.11a zeigt das typische Haltungsmuster in der Vertikalen mit Unterstützung von hinten:
- Kopf gestreckt und leicht nach hinten gedrückt,
- obere Extremitäten halbgebeugt mit meist offenen Händen,
- Rumpf nach hinten gedrückt,
- Oberschenkel gebeugt, adduziert und innenrotiert,
- Knie halbgestreckt,
- Spitzfuß mit starker Rekrutierung.

Charakteristische Merkmale beim Stehen und Gehen
Abbildung 5.11b zeigt das Stehen und Gehen im Rollator:
- Kopf gebeugt,
- Rumpf nach vorne verlagert,
- Stützen des gesamten Armes mit schwachem Greifen,
- Oberschenkel gebeugt, adduziert und innenrotiert,
- Knie halbgebeugt,
- Spitzfuß in Valgopronation.

Die Kinder verlangen danach zu gehen, vor allem, wenn der Erwachsene sie von hinten hält.

Am Boden bewegen sie sich meist mit „Häschenhüpfen" weiter, wobei die unteren Extremitäten sich asymmetrisch verhalten. Im Sitzen können sie den Kopf frei orientieren, den Blick befreien und mit Schwierigkeiten die Hände gebrauchen.

Für lange Zeit zeigen sie Elemente von Hypoposturalität (Kyphose).

Die intellektuellen Leistungen sind meist eingeschränkt und die Sprachentwicklung sehr gering.

5.2.4
Tetraparese mit vertikaler Antigravität

Die vertikale Antigravität ist den Lebewesen eigen, die vom Vierfüßlerstand zum Zweifüßlerstand übergegangen sind. Die Primaten gehen in ihrer Entwicklung von einer Extensionshaltung der oberen Extremitäten in eine Flexionsstellung über (Anklammerung). Die antigravitäre Antwort geht von der Extension in die Flexion über, geleitet von der Organisation der Anklammerung („grasping").

Allgemeine charakteristische Merkmale
Folgende Probleme sind bei dem Krankheitsbild stets vorhanden:
- Die Kinder bewegen sich ruckartig, bleiben aber insgesamt langsam, da sie nicht imstande sind, das Bewegungsprogramm zu erneuern und deswegen nach jeder Bewegung anhalten müssen.
- Sie können keine komplexen Bewegungsabfolgen organisieren. Zur Vereinfachung vermindern sie ihr Repertoire, um den Gebrauch zu verbessern.
- Sie haben Schwierigkeiten bei der Kombination von Stütz- und Schrittzählreaktion.
- Die Gewichtsverteilung zwischen oberen und unteren Extremitäten ist schwierig: sind die Stützen zu hoch, beugen sie die Ellbogen, sind sie zu niedrig, beugen sie die Knie.
- Dem Erreichen der Funktion geht meist die funktionelle orthopädische Chirurgie voraus.

Charakteristische Merkmale in Rückenlage
In der Rückenlage sind die in Abb. 5.12 dargestellten Merkmale erkennbar:
- Kopf in Beugestellung,
- Schultern protrahiert,
- Arme leicht adduziert und innenrotiert,
- Ellbogen gebeugt, Unterarm in Pronation,
- Handgelenk gebeugt mit ulnarer Abweichung,

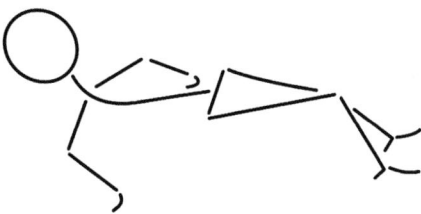

Abb. 5.12. Tetraparese mit vertikaler Antigravität, in Rückenlage

Abb. 5.13. Tetraparese mit vertikaler Antigravität, in Bauchlage

Abb. 5.14. Tetraparese mit vertikaler Antigravität, im Sitzen

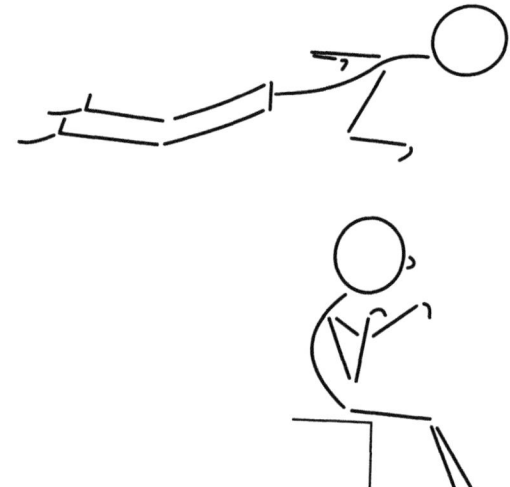

- Faustschluß, Daumen liegt adduziert in der Faust,
- Rumpf in Streckung,
- Hüfte gebeugt,
- Oberschenkel in Adduktion und Innenrotation,
- Knie in leichter Beugung,
- valgopronierter Spitzfuß mit „grasping" der Zehen.

Die Fixation geschieht distal (Hände und Füße) und hat eine große Instabilität der Körperachse zur Folge.

Charakteristische Merkmale in Bauchlage
In der Bauchlage stützt sich das Kind auf die Unterarme, die Hand ist zur Faust geschlossen und manchmal auf den Handrücken gestützt, wie Abb. 5.13 zeigt.

Charakteristische Merkmale der Sitzstellung
Bei der Sitzstellung (s. Abb. 5.14) sind die wesentlichen Charakteristika:
- funktioneller Kompromiß in Halbbeugung und
- Sitz auf dem Steißbein mit ausgeprägter Lumbarkyphose.

Im Sitzen wird die Aufrichtung gegen die Schwerkraft von der Streckung des Kopfes erleichtert.

Eine Aktivität des Greifens und Manipulierens ist möglich, im Moment des Greifens öffnet sich die Hand vollständig. Die Bewegungen von der Peripherie zur Achse sind leichter als umgekehrt aufgrund der unzureichenden proximalen Fixation (Beugung-Adduktion der

Oberschenkel, Vorverlagerung der Schultern mit Beugung der Ellbogen) und der Schwierigkeit, die Arme zu abduzieren und die Ellbogen zu strecken.

Charakteristische Merkmale beim Stehen und Gehen
Beim Stehen und Gehen (s. Abb. 5.15 u. Abb. 5.16) zeigen sich folgende typische Merkmale:
- Beim Gehen schleifen die Füße am Boden; dadurch wird bei vermehrter Beugung die Stützreaktion, bei vermehrter Streckung das Reflexschreiten verringert (gleichzeitig streckt auch das Spielbein).
- Da der Spitzfuß sowohl in der Stand- als auch in der Hebephase vorhanden ist, werden die Füße am Boden geschleift, meistens in Valgopronation.

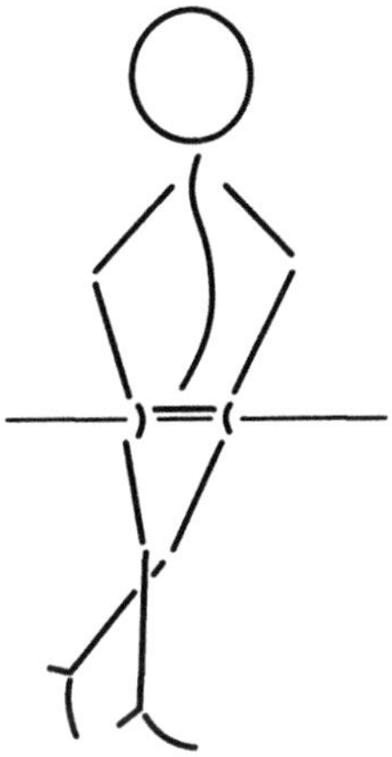

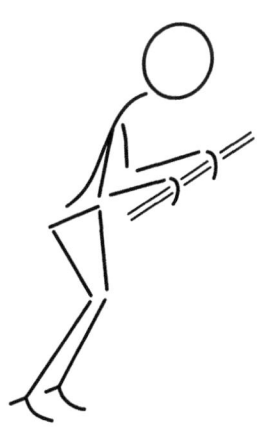

Abb. 5.15. Tetraparese mit vertikaler Antigravität, im Stehen

Abb. 5.16. Tetraparese mit vertikaler Antigravität, im Gehen

- Der Kopf dreht bei jedem Schritt von einer Seite zur anderen, um das Bein für die Hebephase zu befreien. Trotz des Faustschlußes gelingt das Anhalten unbefriedigend.
- Die Schritte sind kurz, abgehackt und nicht fließend; beim Versuch einer Beschleunigung steigert sich die Gesamtrekrutierung sehr.

**5.2.5
Die „geschickte" Tetraparese**

Die Form ist gekennzeichnet von der Fähigkeit, während der Manipulation isolierte distale Bewegungen auszuführen (diese Kinder können z. B. sticken!). Die Kinder haben:
- eine gute Kopfkontrolle,
- keine Blicklähmung,
- gute intellektuelle Fähigkeiten, gute Sprache und Mimik,
- keine Probleme beim Kauen und Schlucken.

Charakteristische Merkmale der Haltung
Die typische Haltung läßt sich wie folgt beschreiben (s. Abb. 5.17):
- Schultern protrahiert,
- Arme leicht abduziert und innenrotiert,
- Ellbogen gebeugt mit Pronation des Unterarms,
- Handgelenke in ulnarer Abweichung,
- Faustschluß mit freiem ersten Finger,
- steife Lordose,
- Oberschenkel adduziert und innenrotiert,
- Knie gebeugt,
- Spitzfuß in Valgopronation.

Die Deformitäten der unteren Extremitäten entwickeln sich frühzeitig, was wiederholte Eingriffe der funktionellen orthopädischen Chirurgie mit sich bringt.

Abb. 5.17. „Geschickte" Tetraparese, typische Haltung

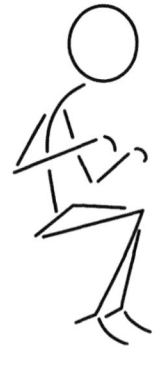

5.3
Formen der Diplegie

Es gibt mehrere Formen der Diplegie. Sie alle zeigen Probleme mit:
- der Kontrolle der Aktionsgeneratoren („central patterns generators"),
- der Unterbrechung des Bewegungsflußes, um die Bewegung zu segmentieren, zu isolieren, zu vereinzeln, umzukehren, zu unterdrücken,
- der Stabilisation der Stützreaktion (Haltungstonus): Ausrichtung – Auspendeln – Abschätzung,
- der korrekten Wahrnehmung der Belastung, der Bewegung und des leeren Raumes um sich,
- der Verringerung der Geschwindigkeit (laufen – gehen – stehenbleiben),
- Richtungsänderungen,
- der Koordination der oberen Extremitäten mit den unteren,
- der Koordination zwischen Blickrichtung und Bewegungsrichtung,
- der Organisation korrekter Praxien und Gnosien auf neuropsychologischem Niveau.

Bei der Diplegie erfolgt die funktionelle orthopädische Chirurgie im allgemeinen nach Erreichen einer motorischen Funktion.

Klinische Formen
Hier lassen sich vier Formen unterscheiden:
- *1. Form* (propulsiv):
  - ☐ mit Beanspruchung orthopädischer Armstützen (Vierpunktstützen zur Abwehr);
  - ☐ ohne Beanspruchung orthopädischer Armstützen (obere Extremitäten zur Abwehr).
- *2. Form* („Enger-Rock"-Gang):
  - ☐ mit Beanspruchung orthopädischer Armstützen;
  - ☐ ohne Beanspruchung orthopädischer Armstützen.
- *3. Form* („Seiltänzer"):
  - ☐ mit Beanspruchung orthopädischer Armstützen (Vierpunktstützen als Balancestange);
  - ☐ ohne Beanspruchung orthopädischer Armstützen (die Balance wird mit den Armen gehalten, es sieht aus, als ob sie jeden Moment fallen würden).
- *4. Form* („Verwegene"):
  - ☐ proximal;
  - ☐ distal.

5.3.1
Propulsive Form mit Beanspruchung orthopädischer Armstützen (in Abwehrhaltung)

Charakteristische Merkmale im Gangbild

Die oberen Extremitäten werden nach vorne gehalten, mehr zur Abwehr als um eine Stützfunktion auszuführen. Das Stützen auf die Gehhilfen ist konstant, die oberen Extremitäten werden dabei nur begrenzt belastet.

Das Streckschema der unteren Extremitäten wird in Abb. 5.18 mit Interferenz der Adduktoren gezeigt (auch wenn kein Gelenkniveau wirklich gestreckt ist).

Die Belastung erfolgt auf valgoproniertem Spitzfuß, der Vorfuß ist in Dorsalflexion. Nach der chirurgischen Korrektur des Spitzfußes ändert sich die Fußstellung in einen Plattfuß mit Valgopronation und starker Abduktion des Vorfußes.

Der Rumpf ist nach vorne verlagert mit verstärkter Lumbarlordose. Die Rotation zwischen Schulter- und Beckengürtel ist eingeschränkt.

Der Kopf ist hochgehoben und leicht gebeugt, als ob das Kind über einen Brillenrand hinaussehen müßte, und häufig im Verhältnis zum Rumpf nach vorne verlagert (s. Abb. 5.19).

Kinder mit einer Diplegie dieses Typs können während des Gehens die Hüfte des Standbeins nicht strecken; sie verstärken deshalb die Innenrotation des Standbeins mit Valgisierung des Knies, während das Schrittbein nach vorne geschoben wird. Die Rotation wirkt sich auf die Art aus, in der sich der Fuß vom Boden abhebt: Obwohl sich die

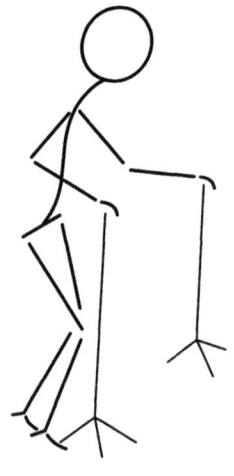

Abb. 5.18. Diplegie, propulsive Form mit Armstützen (seitlich)

Abb. 5.19. Diplegie, propulsive Form mit Armstützen (frontal)

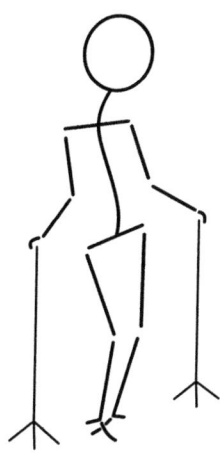

Innenrotation während der Schrittphase reduziert, setzt der Fuß mit schon innenrotiertem Bein auf den Boden auf.

Gleichgewichtsreaktion. Die Gleichgewichtsreaktionen der unteren Extremitäten sind bei den Patienten mangelhaft; sie werden seitlich durch breit aufgesetzte Gehhilfen und nach hinten durch Startlereaktion mit Hochheben der Gehhilfen kompensiert.

An den oberen Extremitäten sind Gleichgewichtsreaktionen nach vorne und zur Seite möglich, aber nicht nach hinten, da keine Rotation zwischen Schulter- und Beckengürtel ausgeführt werden kann.

Spitzfußstellung. Die Spitzfußstellung bei Belastung wird funktionell für das Vorschieben des gegenüberliegenden Beines benutzt, aber das Ergebnis wird zum Teil vom Spitzfuß in der Hebephase aufgehoben, der meist weniger ausgeprägt ist als der Spitzfuß der Belastungsphase. Vor der chirurgischen Korrektur ist die Spitzfußstellung während der Belastung in der ersten (Kontaktaufnahme) und in der letzten Phase (Abstoß) stärker und verringert sich in der vollen Belastungsphase, wenn sich die Deformität in Valgopronation verstärkt.

Oft verbirgt die Valgopronation den Spitzfuß: die Luxation des Kalkaneus ermöglicht eine größere Kontaktfläche.

Charakteristische Merkmale der Wahrnehmung

Die Schwierigkeit bei der Wahrnehmung, den Raum hinter sich zu kontrollieren, bleibt auch beim Sitzen bestehen. Dies erklärt die halbgeschlossene Stellung der Hände. Häufig behalten die Kinder den optischen Abwehrreflex bei und nutzen den Blick, um den Raum zu erfassen und die eigene Position im Raum zu bestimmen.

Veränderungen durch chirurgische Eingriffe
Die funktionelle orthopädische Chirurgie muß zum einen auf die Retraktion der Adduktoren und der medialen Kniebeugemuskulatur und zum anderen auf die Retraktion der Achillessehne und der Peroneen einwirken und das Ergebnis mit Orthesen erhalten.
 Mit den chirurgischen Eingriffen verändert sich die Situation in folgender Weise:
- Der Spitzfuß bessert sich, aber nicht die Valgopronation der Füße, die sehr ausgeprägt bleibt.
- Durch die Verlängerung der Kniebeuger kann sich die Vorverlagerung des Rumpfes verstärken, wenn die Ischiokruralen zu sehr verlängert wurden; ist die Dosierung der Sehnenverlängerung genau angepaßt, sehen wir den Gewinn sowohl am Knie als auch an der Hüfte.
- Die Adduktion wird zwar geschwächt, aber die Innenrotation der Oberschenkel bleibt.

Durch die Chirurgie erreichen wir auch eine deutliche Verbesserung der Sitzhaltung: Kopf und Rumpf können aufgerichtet werden, die Belastung wird vom Steißbein auf das Sitzbein übertragen, die Knie bleiben in Beugung.

5.3.2
Propulsive Form ohne Beanspruchung orthopädischer Armstützen

Im Vergleich zur vorhergehenden Form können wir hier eine noch stärkere Vorverlagerung des Rumpfes beobachten (s. Abb. 5.20):
- Die Hände befinden sich in Greifstellung, als ob sich das Kind im vorderen Raum festhalten wolle, um nicht in den Raum hinter sich zu fallen.
- Die Schritte sind kurz und von häufigen Pausen unterbrochen.
- Beim Stehen im Raum stabilisieren sich die Kinder, indem sie ein Knie auf das andere abstützen (s. Abb. 5.21).

Abb. 5.20. Diplegie, propulsive Form ohne Armstützen (seitlich)

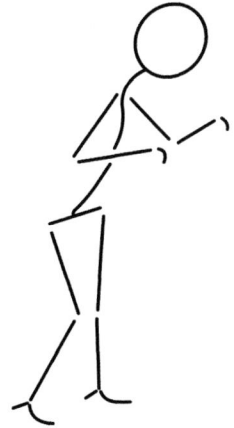

Abb. 5.21. Diplegie, propulsive Form ohne Armstützen (frontal)

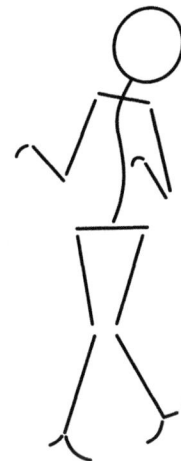

5.3.3 „Enger-Rock"-Gang mit Beanspruchung orthopädischer Armstützen

Charakteristische Merkmale im Gangbild

Gehhilfen. Die Gehhilfen dienen zur Vorgabe der Richtung (s. Abb. 5.22). Die Arme halten die Gehhilfen weit nach vorne, als ob sie den vorderen Raum „durchbohren" wollten, um dem hinteren Raum zu entfliehen (Reste von Wahrnehmungsstörungen). Die Gehhilfen werden beim Stützen kaum belastet, das Aufstützen bleibt konstant, wobei die Gehhilfen am Boden gedreht werden können. Die Patienten ziehen sehr lange Gehhilfen (Vierpunktstützen oder auch ein-

Abb. 5.22. Diplegie, „Enger-Rock"-Gang mit Armstützen (frontal)

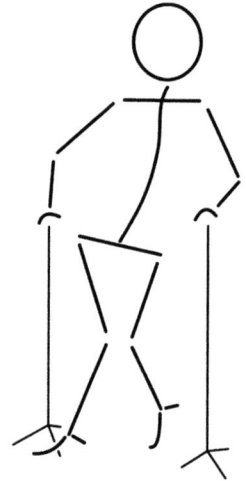

Abb. 5.23. Diplegie, „Enger-Rock"-Gang mit Armstützen (seitlich)

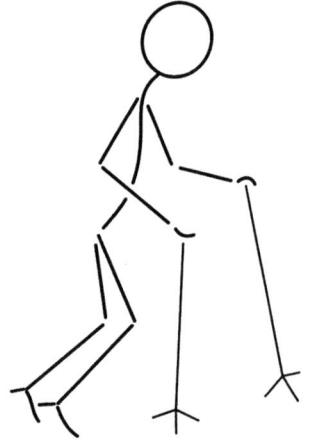

fache Unterarmstützen) vor, da sie die Ellbogen gebeugt halten (s. Abb. 5.23).

Schrittphasen. Durch die verstärkte Beugung des Knies des Standbeins wird das Vorbringen des Schrittbeins nach dem Überschreiten der Vertikalen erleichtert. Die Beugung der Hüfte kann in keiner der Schrittphasen gelöst werden, aber das Becken wird nach vorne oder nach hinten gekippt und verstärkt oder vermindert die Lumbarlordose. Manchmal wird das Becken auch seitlich zur Standseite verschoben, meist auf asymmetrische Weise. Die Schritte sind kurz, und als besonders schwierig erweist sich das flüssige Gehen.

Rumpf. Der Rumpf ist aufrechter als in der ersten Form, und der Kopf ist leicht vorgeschoben.

Charakteristische Deformitäten

Im oberen Sprunggelenk muß eine Dorsalflexion möglich sein, was entweder auf eine unzureichende Stützreaktion (inaktiver M. triceps) oder eine zu starke chirurgische Verlängerung des M. triceps zurückzuführen sein kann. Bei Patienten mit Achillessehnenverkürzung kann ein Schaukelfuß auftreten. Wenn die Kinder Unterschenkelschienen benutzen, erfolgt die Belastung zwischen Metatarsus und Phalangen, und die Füße weichen in Valgopronation aus. Die ischiokrurale Muskulatur zeigt eine abnorme Reaktion auf Dehnung, der Trizeps hingegen reagiert wenig. Die typischste Deformität ist der Hochstand der Patella durch das fortschreitende Nachgeben des Ligamentum patellae, worauf man häufig Oberschenkelorthesen mit Blockierung am Knie anwenden muß.

Die Kinder finden motorische Lösungen für ihre Perzeptionsprobleme, die jedoch aus folgenden Gründen nicht sehr effektiv sind:
- Hüftbeugung,
- Kniebeugung.

Sie bewirken eine Verminderung der Stützreaktion.

Diese Verminderung hängt zum einen von der vorausgegangenen Entwicklung mit hypoposturalen Elementen ab und zum anderen von der Rekrutierung der Muskelkontraktion (Spastizität), die zur Überwindung des perzeptiven Problems eingesetzt wird. Wenn die Kinder gehen lernen, ist die perzeptive Toleranz im Sitzen meist vollständig erreicht.

Obwohl Muskeln und Sehnen sehr dünn sind, bilden sich schon früh Retraktionen: In erster Linie sind davon die Adduktoren und Ischiokruralen betroffen, die als erste chirurgisch verlängert werden. In zweiter Linie sind die Achillessehne und die Peroneusgruppe betroffen; nach diesem Eingriff kommt es zu einer sekundären Insuffizienz und zur absoluten Indikation von Orthesen.

5.3.4
„Enger-Rock"-Gang ohne Beanspruchung orthopädischer Armstützen

Charakteristische Merkmale im Gangbild (s. Abb. 5.24)

Obere Extremitäten. Die oberen Extremitäten werden sehr weit nach vorne gehalten, die Schultern sind vorgeschoben, und bei jedem

Abb. 5.24. Diplegie, „Enger-Rock"-Gang ohne Armstützen

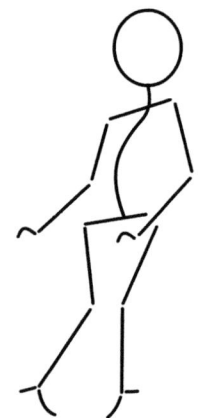

Schritt wird der Rumpf seitlich zur Standseite geneigt, um die Hebephase der gegenüberliegenden Seite zu erleichtern. Während des Gehens werden die Arme mehr abduziert für ein besseres Gleichgewicht.

Untere Extremitäten. Die Innenrotation der unteren Extremitäten verstärkt sich und bessert die Stabilität des Knies im Einbeinstand. Die Drehung am Boden erfolgt am Vorfuß, wo auch der Großteil der Belastung stattfindet; dies führt unweigerlich zur Verstärkung der Deformität in Valgopronation. Nicht selten erscheint auch ein Hallux valgus.

Schrittphasen. Die Schritte sind kurz und schnell. Der Spitzfuß besteht sowohl bei Belastung als auch in der Hebephase. Beim Barfußgehen behalten die Kinder für lange Zeit den Zehengreifreflex bei. Bei Beschleunigung des Gangs müssen die Arme noch mehr gehoben und abduziert werden. Bei der Aufforderung stehenzubleiben, zeigen sie eine inkomplette Startle-Reaktion und brauchen noch einige Schritte, bis sie dem Befehl folgen können. Im Stehen stützen sie zur Stabilisation ein Knie in Halbbeugung gegen das andere.

Auch wenn die chirurgische Korrektur gut dosiert ist, sieht man häufig eine fortschreitende Hyposthenie des Trizeps, die zur Verstärkung der Kniebeugung und einem Patellahochstand nach oben führt.

5.3.5
„Seiltänzer" mit Beanspruchung orthopädischer Armstützen

Zu dieser Gruppe gehören Patienten mit Diplegie, die mit Gehhilfen besonders schnell laufen können (Abb. 5.25); sie stützen sich während des

Abb. 5.25. Diplegie, „Seiltänzer" mit Armstützen

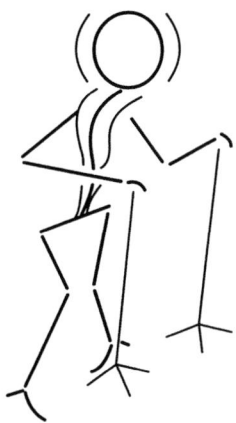

Gehens nur selten auf die Stöcke und benutzen sie nur, um zum Stand zu kommen oder beim Stehen. Vierpunktstützen werden beim Gehen wie der Balancestab des Seiltänzers benutzt, d. h. die abduzierten Arme halten die mit Vorliebe langen Stöcke nahe am Körper.

Charakteristische Merkmale im Gangbild
Es finden sich folgende typische Merkmale:
- der Körperschwerpunkt ist nach vorne verlagert;
- es ist nur eine Abwehrreaktion nach vorne möglich;
- ein Nach-hinten-Fallen ist unmöglich (Kontrolle des Raumes hinter sich).

Obere und untere Extremitäten. Die Koordination zwischen oberen und unteren Extremitäten ist durch folgende Probleme beträchtlich gestört:
- Schwierigkeiten bei den koordinierten Bewegungen;
- die Arme werden gleichzeitig nach vorne gebracht.

Die Schrittsequenz ist im allgemeinen kurz. Zwischen 2 aufeinanderfolgenden Sequenzen kommt es meist zu einer Standphase. Vor dem Beginn des Gehens stellen sich die Kinder auf die Fußspitzen (sog. Stoßspitzfuß).

Kopf und Rumpf. Der Kopf bewegt sich frei, der Rumpf ist aufgerichtet, die Schultern sind nach vorne geschoben, und die Lordose ist ausgeprägt. Die Rotation zwischen Schulter- und Beckengürtel ist ausreichend.

Die Hüften sind gestreckter als in den vorhergehenden Formen und die Adduktoreninterferenz ist schwächer; möglich ist eine Innerotation, die durch den Pivot am Vorfuß gemindert wird. Mit dem Rollator gehen die Kinder sehr schnell, indem sie über den Stoßspitzfuß von einem Fuß zum anderen hüpfen. Manchmal können sie ohne Armstützen gehen, vorausgesetzt, daß jemand sie von hinten mit der Hand berührt.

Die Sitzstellung wird gut kontrolliert.

5.3.6
„Seiltänzer" ohne Beanspruchung orthopädischer Armstützen

Charakteristische Merkmale im Gangbild
Rumpf. Die Kinder dieser Gruppe benutzen ihren Rumpf als Pendel in der Frontalebene und halten dabei die Arme zur stabilisierenden Balance in die Höhe; die Hände befinden sich dann oberhalb der Schulterlinie (s. Abb. 5.26). Becken und Schultern bewegen sich in Gegenrichtung, wobei die Bewegung der Schultern vor der funktionellen orthopädischen Chirurgie stärker sind, nachher überwiegt die Bewegung des Beckens.

Obere Extremitäten. Die Pendelbewegungen der Arme sind stärker. Der Kopf ist aufgerichtet und bewegt sich vor und zurück, um ein besseres Gleichgewicht auf der Sagittalebene zu finden und die Lordose auszugleichen. Im Moment des Starts und des Anhaltens können sich die oberen Extremitäten in einer Startle-Stellung versteifen; die Hände scheinen sich im Raum festzuhalten.

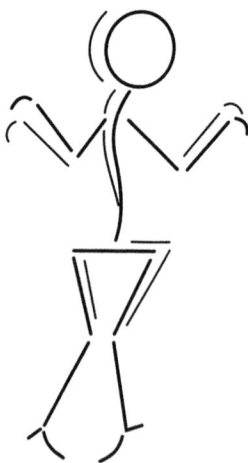

Abb. 5.26. Diplegie, „Seiltänzer" ohne Armstützen

Untere Extremitäten. Die Beine behalten ein Beugeschema der Hüfte in Innenrotation bei, mit Beugevalgismus im Knie, manchmal auch Genu recurvatum, und Valgopronation der Füße. Die Adduktion ist nicht sehr stark. Das häufige Abfallen des Fußes in der Hebephase kann von der Placingreaktion kompensiert werden. Die Schwerkraftlinie verläuft durch die Fußspitzen.

Schrittphasen. Die Vorwärtsbewegung erfolgt wegen der ständigen Gefahr des Nach-vorne-Fallens in stark beschleunigter Propulsion und Pendelbewegung, was Schwierigkeiten beim Stehenbleiben mit sich bringt (dazu brauchen sie mindestens drei bis vier Schritte). Häufig halten sie gegen einen Widerstand an.

Es fehlen die Gleichgewichtsreaktionen nach hinten, aber meistens können die Seitreaktionen durch die Rotation des Schultergürtels nach hinten verlagert werden.

Veränderungen durch chirurgische Eingriffe (s. Abb. 5.27a, b)
Das Gangschema ändert sich wesentlich, sobald Adduktoren und Ischiokruralen operativ korrigiert wurden; dann zeigt sich folgendes Bild:
- an der Hüfte Abduktion, Innenrotation;
- am Knie das Genu recurvatum;
- am Fuß Varosupination mit Pivot am Vorfuß.

Die Spitzfußstellung in der Stoßphase läßt nach und die Patienten neigen dazu, den Schwerpunkt des Beckens nach hinten zu verlagern, was eine Hüftbeugung und ein progressives Genu recurvatum zur Folge hat. Trotzdem wird meist eine größere Schrittlänge erreicht. Nachteilig ist ein zu frühzeitiger chirurgischer Eingriff und vor allem eine Überkorrektur der spastischen Muskeln.

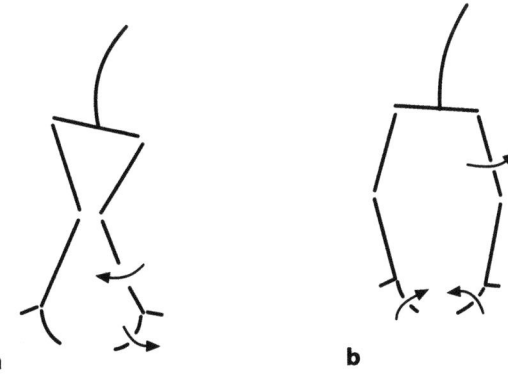

Abb. 5.27 a,b. Diplegie, „Seiltänzer"; Veränderung des Bewegungsmusters durch die funktionelle Chirurgie

Charakteristische Wahrnehmungsstörungen
Die Wahrnehmungsstörungen der Kinder betreffen vor allem die Kontrolle des hinter dem Körper liegenden Raums. Für lange Zeit haben sie das Bedürfnis, daß die Begleitperson hinter ihnen geht, und erst, wenn sie einigermaßen sicher sind, darf die Begleitperson vor ihnen gehen, allerdings unter der Bedingung, daß der Blickkontakt nie verloren geht.

In der Regel haben die Kinder sehr wenig Selbstvertrauen und brauchen lange Zeit die Hilfestellung des Therapeuten, d. h. dessen Hand auf der Schulter zur perzeptiven Fazilitation. Auch das schnelle Gehen und die Haltung der Arme lassen sich eher durch perzeptive als durch motorische Schwierigkeiten erklären. Wenn sie sich von der Hand des Therapeuten lösen, müssen sie die Arme in Startle-Stellung hochheben, und die Verbesserung der perzeptiven Kontrolle wird erkennbar am progressiven Senken der Arme und an der größeren Bewegungsfreiheit von Kopf, Hals und Schultergürtel. Das Endmuster zeigt obere Extremitäten, die gemeinsam in Richtung des Standbeins pendeln.

5.3.7
Proximale Form der „Verwegenen"

Charakteristisch für diese Form der Diplegie ist das Fehlen von Perzeptionstörungen (s. Abb. 5.28).

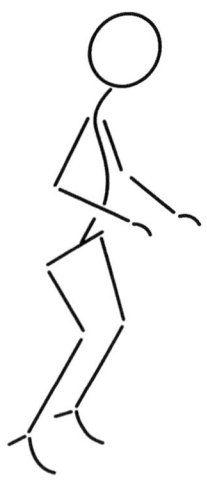

Abb. 5.28. Diplegie, proximale Form der „Verwegenen"

Charakteristische Merkmale im Gangbild
Die pathologischen Bewegungsmuster sind vorwiegend distal und die Adduktion ist, wenigstens am Anfang, nicht sehr stark ausgeprägt. Die Rotation zwischen Schulter- und Beckengürtel ist zufriedenstellend.

Diese Diplegiker „lassen" sehr früh „los", d. h. sie erreichen frühzeitig ein freies Gangbild. Sie haben aber Schwierigkeiten beim Stehenbleiben und lassen sich dabei gerne mit Innenrotation der Oberschenkel und adduzierten Knien auf die Knie fallen. Sie haben keine Angst zu fallen und sich wehzutun und sind im Fallen ebenso schnell wie im Aufstehen.

Vor Gehbeginn stellen sie sich auf die Fußspitzen. Der Spitzfuß der Hebephase bleibt, während sich der Spitzfuß der Belastungsphase verringert. Häufig kann man eine Versteifung der Knie beobachten. Beim Versuch, im Stehen die Ferse auf den Boden zu setzen, beugt sich die Hüfte, der Rumpf wird vorverlagert und die Knie drücken ins Genu recurvatum.

Die pathologischen Muster sind:
- an den unteren Extremitäten die gebeugte und innenrotierte Hüfte mit geringer Adduktion, Knie in Valgoflexion, Spitzfuß in der Stoßphase;
- an den oberen Extremitäten leicht abduzierte Arme zur Unterstützung der Balance, Hände in Greifstellung.

5.3.8
Distale Form der „Verwegenen"

Die Kinder zeigen Schwierigkeiten beim Stillstehen, vor allem im symmetrischen Stand, aber nicht in der Fixation auf der Mittelachse. Meist wird ein Bein mehr belastet als das andere, und die Belastung erfolgt alternierend. Das Knie des nicht belasteten Beins ist gebeugt und die Ferse hochgehoben. Es scheint, als hätten die Kinder Probleme, die Stützreaktion zu kontrollieren und auszugleichen und die Dehnung des Trizeps zu tolerieren (abnorme Reaktion auf Dehnung) (s. Abb. 5.29). Das Schema ist das klassische des Diplegikers, wenn auch anfangs die Adduktorenspannung, sowie die Hüft- und Kniebeugung und die Lordose schwächer sind. Die Drehung am Boden läuft auf der Fußspitze in Varosupination (Pivot) ab. Als Kompensation wird der Steppgang benutzt und die Schuhspitze wird am Boden geschleift. Manchmal wird das Knie während der Einbeinbelastung ruckartig ins Genu recurvatum gedrückt und ist dann am Beginn der Hebephase steif („stiff knee").

Abb. 5.29. Diplegie, distale Form der „Verwegenen"

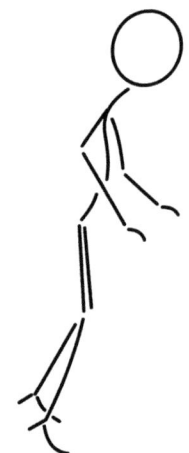

Untere Extremitäten. Typisch ist der Spitzfuß in der Hebephase, der sich nach der Achillessehnenverlängerung noch mehr verstärkt. Es sind Elemente von Asymmetrie vorhanden, aber die Beine können ihre Bewegungen nicht voneinander getrennt ausführen; beim Aufstehen werden beide Beine zugleich gestreckt.

Obere Extremitäten. Die Arme zeigen eine gute Haltung und können während des Gehens Pendelbewegungen ausführen. Die Rotation ist frei. Das Gleichgewicht ist insgesamt gut und der Gangrhythmus flüssig.

Anfangs sind manchmal hypoposturale Elemente (schwacher Tonus) mit großem Einsatz der Rekrutierung und der Beschleunigung am Beginn des Gehenlernens zu beobachten.

Die Kinder zeigen keine Wahrnehmungsstörungen.

Die Bezeichnung „distal" bedeutet, daß das Problem vorwiegend am Fuß und maximal bis zum Knie sowie an Unterarm und Hand lokalisiert ist.

5.3.9
Doppelte Hemiplegie

Funktionell ist die doppelte Hemiplegie (s. Abb. 5.30) der echten Diplegie ähnlich. Die Kinder sind aber geschickter in der Trennung von Schulter- und Beckengürtel und bei den Pendelbewegungen der Arme. Häufig ist eine Körperhälfte schwerer betroffen als die andere, der Fuß steht meist in Varosupination. Die Kinder können in asymmetrischer Haltung aufrecht stehen und kommen problemlos zum Stand. Während des Gehens symmetrisieren sie sich durch Verstärkung des

Abb. 5.30. Doppelte Hemiplegie

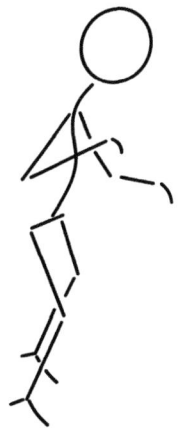

Spitzfußes auf der weniger betroffenen Seite. Sie neigen zur Vorverlagerung des Rumpfes und kompensieren mit einer steifen Lendenlordose. Sie können über den Einbeinkniestand aufstehen. Die Rotation zwischen Schulter- und Beckengürtel ist besser als bei Patienten mit Diplegie. Die Manipulation ist meist asymmetrisch. Es kann vorkommen, daß eine obere Extremität dystonische Elemente zeigt, die durch den Test von FOG aktiviert werden können. Beim Krabbeln ist eventuell ein asymmetrisches Verhalten der Beine zu beobachten und eine nicht synchrone Vorwärtsbewegung der Arme.

5.4 Hemiplegie

Man spricht meist allgemein von infantiler Hemiplegie, es handelt sich jedoch um eine Vielfalt von klinischen Bildern, die durch die Kombination individueller Faktoren, durch die Art der Schädigung und durch Umweltfaktoren bestimmt werden.

In bezug auf den *Zeitpunkt der Schädigung* lassen sich folgende *Hauptformen* unterscheiden:
- die angeborene Form (pränatal),
- die perinatale Form,
- die infantile postpartale oder erworbene Form.

5.4.1 Angeborene Form

Der Schaden tritt sehr früh ein, meist im 2. Trimester der Schwangerschaft; die Ursachen sind sehr häufig Durchblutungsprobleme

Abb. 5.31. Angeborene Hemiplegie

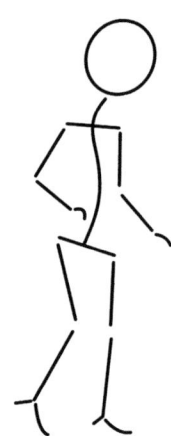

(s. Abb. 5.31). Die „Reparation" beginnt vor der Geburt durch Neurogenese (sie endet im 8. Monat), durch Dendritogenese und Synaptogenese.

Trophik und Funktion. Bei der Geburt ist eine ausgeprägte Asymmetrie in Länge und Trophik der unteren Extremitäten zu beobachten, die oberen Extremitäten sind weniger betroffen; trotzdem ist die Gesamtausrichtung des Körpers gut.

Es besteht keine direkte Beziehung zwischen Trophik (schlecht) und Funktion (gut). Es besteht keine bedeutende Verlangsamung der neuromotorischen Entwicklung.

Die Organisationsfähigkeit gleicht den motorischen Defekt aus, d. h. trotz ausgeprägter Hypotrophie der Extremitäten ist eine relativ gute Funktion vorhanden, weil das Fehlverhalten immer dasselbe bleibt; das Kind lernt sehr gut. Das Gesamtgleichgewicht ist ausgezeichnet im Unterschied zu den anderen Formen der Hemiplegie.

Gangbild. Das Gangmuster zeigt die Belastung des Fußes mit Innenrotation des Unterschenkels, während das Knie achsengerecht bleibt. Häufig kann man eine Varosupination des Fußes beim Abheben beobachten. Der Spitzfuß der Hebephase kann von einer funktionellen Spitzfußstellung des gesunden Beins kompensiert werden.

Die synkinetischen und assoziierten Reaktionen sind sehr viel auffälliger als die pathologischen Muster, vor allem beim schnellen Gehen, beim Laufen und bei Haltungsübergängen.

Geschicklichkeit. Der Arm ist meist weniger betroffen als das Bein, die Hand ist offen, das Handgelenk gebeugt, die Finger fächerartig oder gabelartig gestreckt. Die Kinder sind meist geschickt auch beim Manipulieren von kleinen Gegenständen (Knöpfen, Stöpsel usw.) oder Werkzeugen wie der Schere. Daumen und Zeigefinger können opponiert werden, aber die spontane Supination des Unterarms ist nicht möglich.

Die Praxie ist gut, und die Wahrnehmung ist nahezu unversehrt (eventuelle Störungen der Stereognosie).

Das MR zeigt oft große Läsionen, die mit dem guten klinischen Bild nicht vereinbar sind; es ist ratsam, die Eltern darauf vorzubereiten.

5.4.2
Perinatale Form (s. Abb. 5.32)

Der Schaden tritt während der Geburt ein, bedingt durch anoxisch-ischämische Schädigung, evtl. durch Blutung.

Die kortikale Schädigung ist schwerwiegender als bei der angeborenen Form, der Prozeß der „Reparation" verläuft über Dendritogenese und Synaptogenese.

Trophik und Funktion. Bei der Geburt sind keine bedeutenden Längenunterschiede der Extremitäten zu beobachten; sie erscheinen erst später aufgrund der asymmetrischen Motorik und des unterschiedlichen Gebrauchs der beiden Körperhälften; die Asymmetrie ist aber nie sehr ausgeprägt.

Assoziierte Probleme wie Dyspraxie, Unaufmerksamkeit, Epilepsie (20-40 %) sind häufig vorhanden.

Abb. 5.32. Perinatale Hemiplegie

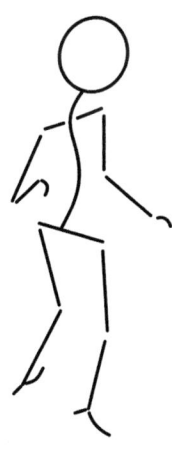

Die motorische Integration der gelähmten Körperhälfte und die Gesamtgeschicklichkeit sind sicherlich niedriger als bei der angeborenen Form.

Pathologische Bewegungsmuster. Das pathologische Muster ist sehr auffällig: das Bein ist im Knie gebeugt und innenrotiert, der Fuß befindet sich in valgopronierter Spitzfußstellung. Der Arm ist am Ellbogen gebeugt und adduziert, der Unterarm befindet sich in Pronation, das Handgelenk in ulnarer Abweichung, die Hand ist um den Daumen geschlossen. Wenn eine beidhändige Leistung verlangt wird, wird die plegische Hand unter strenger visueller Kontrolle wie ein Werkzeug (Zwischenfingerzange oder digitopalmarer Einsatz) benutzt.

Gangbild. Beim Stehen ist die Haltung entweder in Rekurvatum und Fußsohlenbelastung, wenn die Kontraktur des Trizeps schwach ist, ansonsten mit Fußspitzenbelastung und Kniebeugung. Die funktionelle orthopädische Chirurgie kann diese Fehler bedeutend verbessern.

5.4.3
Infantile postpartale oder erworbene Form (s. Abb. 5.33)

Der Schaden tritt erst später ein (im Säuglings- oder Kleinkindalter), und er wird meist durch Durchblutungsstörungen oder Traumata hervorgerufen.

Bereits erworbene Funktionen gehen verloren; die Form ähnelt mehr einer Erwachsenen- als einer angeborenen Hemiplegie.

Abb. 5.33. Erworbene Hemiplegie

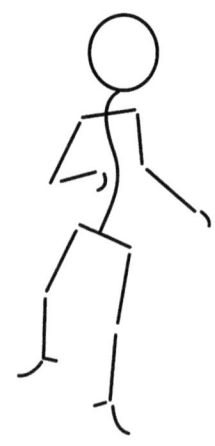

Pathologische Bewegungsmuster. Was die Motorik betrifft, sind hypertone Bewegungsmuster zu beobachten, wie z. B. „Sichelgang" (Abduktion und Außenrotation der Hüfte) oder „Stepping" mit Bekkenelevation und verstärkter Hüftbeugung. Die Belastung erfolgt immer auf der gesunden Seite.

Die Hand kann halboffen zum Stützen benutzt werden, bei praktischen Aufgaben unter visueller Kontrolle mit Unterstützung der gesunden Hand.

Die trophischen Störungen sind meist nicht stark ausgeprägt. Möglicherweise bestehen eine Epilepsie und oft auch Verhaltensstörungen.

Es kann eine zentrale Lähmung des N. facialis auf der Gegenseite vorhanden sein.

5.4.4
Hemiplegie mit Dystonie (s. Abb. 5.34)

Das typische Muster ist charakterisiert von der zurückgezogenen Schulter, dem gebeugten Arm in Adduktion mit supiniertem Unterarm und der halbgeöffneten Hand, die beim schnellen Gehen bis über die Schulterlinie gehoben wird. Die Beckenhälfte befindet sich in Elevation mit Abduktion und Außenrotation des Oberschenkels. Das Knie ist gestreckt oder überstreckt, die Tibia häufig innenrotiert und der Fuß in Varosupination. Typischerweise verstärkt das Abheben des Fußes die Varosupination. Dies ist auch beim Kontakt mit dem Boden zu beobachten, der manchmal sogar mit dem Zehenrücken geschieht, vor allem beim schnellen Barfußlaufen.

Im Stehen beobachtet man ein Genu recurvatum mit rückverlagertem Becken.

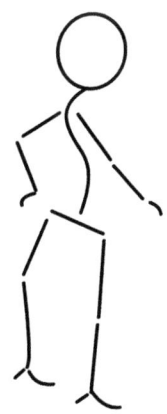

Abb. 5.34. Hemi-Dystonie

5.5
Dyskinetische Formen

Die Begriffe „dyskinetisch" (motorische Fehlfunktion) und „dystonisch" (Tonusregulationsstörung) werden häufig verwechselt oder als Synonym verwendet. Beide könnten als Oberbegriff für alle Formen der IZP und sonstiger Bewegungsstörungen dienen. In der klinischen Praxis bezeichnen wir als dyskinetische Zerebralparese die Formen mit Ballismus, Chorea und Athetose. Daneben bestehen anders klassifizierte Dystonien, die der IV. Form von Milani-Comparetti entsprechen.

Gemeinsame Elemente der dyskinetischen Formen sind:
- Erzeugung von unwillkürlichen Bewegungen oder Hyperkinesien,
- Unfähigkeit der Bewegungsinhibition,
- Unfähigkeit der Symmetrisierung,
- Veränderung der Aufrichtungsmechanismen,
- Veränderung der Fixationsmechanismen,
- Instabilität des Fehlverhaltens und daher auch der angewandten Kompensationen,
- Konflikte zwischen den elementaren Organisationsreaktionen,
- Wahrnehmungsstörungen.

5.5.1
Beschreibung und Klassifikation der unwillkürlichen Bewegungen oder Hyperkinesien

Hyperkinesien sind die Folge von Störungen des extrapyramidalen Systems und erscheinen in deutlicher Form erst im zweiten bis dritten Lebensjahr, was meist eine Verspätung der Diagnose zur Folge hat und die Prognose erschwert.

Sie werden beschrieben als „Parasitbewegungen", „grotesk", „nicht funktionell", „abnormal" oder „abnorm". Es handelt sich immer um unwillkürliche Bewegungen, die spontan sein können, einfach oder komplex, veränderlich oder stereotyp, meist unkoordiniert, plötzlich und unvorhersehbar, immer unregelmäßig, scheinbar ohne Zweck und jedenfalls nicht direkt funktionell; es sind Bewegungen, die eine willkürliche Bewegung erschweren, verhindern oder verwirren.

Hyperkinesien können mit Störungen der Haltung und des Tonus (Dystonie) verbunden sein. Die pathologischen Haltungen (unwillkürlich und typisch) sind entweder ständig vorhanden oder erscheinen nur mit der willkürlichen Bewegung. Im allgemeinen entstehen die Hyperkinesien in dem Moment, in dem das Kind eine Aktion plant bzw. beginnt, und steigern sich während der willentlichen Handlung. Ihr Charakter kann paroxysmal oder intermittierend sein und ist in manchen Fällen schwer von einer Epilepsie zu unterscheiden. Die Wichtigkeit der motorischen Aufgabe, die Prägnanz der gesammelten Wahrnehmungsinformationen und der emotionale Einsatz verstärken jeweils das Ausmaß der Hyperkinesien. Infolge eines starken und persistierenden Reizes aktiviert und lenkt das Kind in schneller Aufeinanderfolge Wellen von Hyperkinesien in eine bestimmte Richtung. Der Anziehungspunkt der Hyperkinesien kann entweder an eine intensivere oder aktivere Wahrnehmung oder an eine starke Reizquelle gebunden sein.

Die gebräuchliche Terminologie ist äußerst ungenau, meistens ohne präzise Definition und von Autor zu Autor unterschiedlich, vor allem was den Begriff der Dystonie betrifft, der manchmal zur Bezeichnung aller Formen dieser Zerebralparesen gebraucht wird und manchmal auf eine spezifische klinische Form beschränkt verwendet wird.

Die Beschreibung von Form und Eigenschaften der einzelnen Hyperkinesien steht meist nicht zur Einordnung des gesamten Syndroms im Widerspruch, da es möglich ist, daß bei einem Patienten, der z. B. eine Athetose hat, auch Hyperkinesien anderer Art (z. B. choreatische oder dystonische) zu erkennen sind.

Im folgenden werden die grundlegenden Merkmale der verschiedenen Formen der unwillkürlichen Bewegung beschrieben. Vorwegzunehmen ist, daß die Hyperkinesien im Übergang vom Ballismus über Chorea und Athetose zur Dystonie von proximal nach distal gehen und von schnellen und plötzlichen zu langsamen und kontinuierlichen, von phasischen zu tonischen Bewegungen werden. Es können folgende Arten der Hyperkinesien unterschieden werden:
- ballistische Bewegungen,
- choreatische Bewegungen,
- athetotische oder athetoide Bewegungen,
- pseudoathetotische Bewegungen,
- athetotische Spasmen,
- athetotischer Tanz,
- dystonische Bewegungen.

Ballistische Bewegungen (wörtlich: „geschleudert")
Der Ausdruck wird zum ersten Mal im Jahre 1885 von Kussmaul und Fischer gebraucht. Es handelt sich um spontane, rapide, heftige, wilde, plötzliche, weit ausschlagende, energische, schüttelnde und unaufhörliche Kontraktionen bis zur Erschöpfung, die auch Torsionskom-

ponenten der Längsachse des Segments beinhalten (Denny-Brown 1962). Mehr oder weniger umfangreich sind die proximalen Muskeln der Extremitäten und des Rumpfes beteiligt, was zu einer weitausschlagenden Bewegung der Extremitäten führt (Schleuderbewegung). Die ballistischen Bewegungen sind meist einseitig (Hemiballismus); sie ähneln den choreatischen Bewegungen, sind aber schwerer, komplexer und stereotyper als letztere. Das Gesicht ist meist nicht miteinbezogen. Es sind die seltensten dyskinetischen Bewegungen, die beim Kind fast immer mit der Chorea verbunden sind und sich auch während des Schlafs nicht abschwächen; manche Patienten werden von der Unruhe der eigenen Glieder geweckt.

Choreatische Bewegungen (wörtlich: „tanzend")
Die choreatischen Bewegungen sind überschießend, schnell, brüsk, ruckartig, räumlich und zeitlich variabel, häufig amorph, phasisch (d. h. ohne Tonusspeicherung und Kokontraktion) und daher erschöpfbar, stark zuckend, schüttelnd und weit ausschlagend (der Patient kann Schwierigkeiten haben, das Gleichgewicht zu halten). Sie beginnen meist am Ansatz der Extremität (d. h. proximal) seltener am Kopf, am Gesicht oder am Rumpf. Sie sind weder wiederholend noch rhythmisch, sondern salvenartig. Choreatische Bewegungen sind intermittierender als die ballistischen Bewegungen, unregelmäßig und unvorhersehbar auf die Muskeln verteilt, da sie von einer Seite zur anderen und von einer Extremität auf die andere übergehen. Sie erscheinen bei willkürlichen Bewegungen und überlagern sie, was die Ausführung von Aktionen stört und verzerrt, oder auch schon in der Erwartungs-, Vorbereitungs- oder Anfangsphase der Bewegung. Jede emotionale Regung verstärkt die choreatischen Bewegungen, und sie sind nicht unterdrückbar; in Entspannung und im Schlaf erscheinen sie nie.

Durch die Mischung von willkürlicher und unwillkürlicher Bewegung können die choreatischen Bewegungen leicht mit Unruhe oder psychomotorischer Erregung verwechselt werden, da Gestik und Ausdruck variieren, die Fingerbewegungen nervös und aufgeregt erscheinen, die aufrechte Haltung von destabilisierenden Bewegungen beeinträchtigt wird und das Gehen einem Tanz ähnlich sieht oder clownartig erscheint. In manchen Fällen beobachtet man auch eine muskuläre Hypotonie oder Hypoposturalität, während die Sehnenreflexe normal erscheinen (Fois 1992).

Die Chorea kann einseitig oder mit starken Seitenunterschieden auch beidseitig sein. Beim Kind wird sie besonders deutlich, wenn es beide Arme mit zueinander gerichteten Handflächen in Kopfhöhe hebt: man sieht sofort ruckartige Pronationsbewegungen. Wenn wir vom Kind verlangen, es soll behutsam unsere Finger ergreifen, spüren wir, daß der Griff sich abwechselnd verstärkt und schwächt in einer Art „Melkbewegung". Beim Vorstrecken der Zunge beobachtet man dauernde Vor- und Rückbewegungen (ähnlich der Zunge eines Chamäleons).

Auch das Sprechen weist brüske Unterbrechungen auf: Silben werden ausgelassen, Worte abgebrochen oder in Inspiration ausgesprochen, was die Sprache insgesamt schwer verständlich macht, auch wenn der Sprachinhalt reich und voll ausgeprägt ist.

Athetotische oder athetoide Bewegungen
Athetotische Bewegungen beschreiben wörtlich die „Unfähigkeit, eine bestimmte Position einzuhalten" (Hammond 1871).

Athetotische Bewegungen sind langsamer als die choreatischen; sie sind kontinuierlich, intensiv, tonisch (d. h. mit Speicherung von Muskelkontraktion), unkoordiniert, unregelmäßig, bizarr, aber meist rhythmisch, ohne Zweck und ohne Willens- und Wahrnehmungskontrolle (Wells 1971). Sie erscheinen gewunden, polypen- oder wurmartig. Meist sind verschiedene distale Muskeln (Hände, Füße, Mund) miteinbezogen, jedoch nur selten der Rumpf. Die unwillkürliche Bewegung erlischt nie, sondern man beobachtet einen langsamen Übergang von einer athetoiden Position zur anderen („beweglicher Spasmus" von Gowers 1876). In Wirklichkeit handelt es sich um ein dauerndes Aufeinanderfolgen von tonischen Hyperkinesien, die von kurzen Momenten einer Nicht-Kontraktion oder einer Entspannung unterbrochen werden (Sabbadini 1978). Der Mehrheit der Autoren nach zeigen die athetoiden Hyperkinesien das Phänomen der *Kokontraktion*: die Bewegung selbst ist das Ergebnis des Kraftunterschieds zwischen den entgegengesetzten Muskelgruppen, die auf dasselbe Gelenk wirken (skalare Kontraktion zwischen Agonisten und Antagonisten). Nach Bobath hingegen sind die unwillkürlichen Bewegungen der Ausdruck eines Mangels an Kokontraktion, dessen Folge eine Alteration des Haltungstonus wäre: ein Wechsel zwischen zu starkem, plötzlichem oder intermittierendem Widerstand des Muskels auf die Haltungsveränderungen und vollkommenem Fehlen des Widerstandes. Daraus entsteht die Schwierigkeit, eine bestimmte Haltung über eine Zeitspanne einzuhalten. Andere Autoren (in Fahn, 1988) sind der Meinung, daß es sich um eine intermittierende Hypertonie bei sonst stabiler Hypotonie (vor allem im Ruhezustand) handle.

Die athetoiden Bewegungen werden in Ruhe, wenn das Kind allein ist und im Schlaf schwächer oder verschwinden ganz; sie können abgeschwächt werden durch Ablenkung, Ermüdung, Bauchlage oder an-

dere Inhibitionshaltungen, die in der Therapie gelernt oder spontan vom Kind gefunden werden. Verstärkt werden sie von:
- starker emotionaler Erregung wie Aufregung oder Unsicherheit,
- den Versuchen, willkürliche Bewegungen auszuführen oder auch nur zu planen,
- sensoriellen Reizen,
- der aufrechten Haltung, der Rückenlage oder jeder für längere Zeit eingehaltenen Position.

Für die Kontrolle der Hyperkinesien sind manchmal psychologische Techniken der Gefühlskontrolle und der Entspannung sehr wirksam, vor allem bei größeren Kindern (z. B. autogenes Training).

In leichteren Fällen lernt der Patient, seine Athetose zu umgehen: von einem entspannten Zustand ausgehend führt er die gewünschte Bewegung so schnell wie möglich aus, oder er versteift einen Körperteil (meist durch Fixation an einem Gegenstand), um dem anderen Körperteil Bewegungsfreiheit zu schaffen (Sabbadini 1978).

Ist das Gesicht miteinbezogen, zeigt der Patient langsame und fluktuierende Grimassen; auf Grund der pharyngolaryngealen Spasmen sehen wir Saug- und Schluckschwierigkeiten und eine keuchende Atmung.

Die Sprache ist guttural, manche Silben fehlen zum Teil oder ganz, die Botschaft ist fast immer unverständlich, vor allem im Zustand starker Erregung. Der Sprachrhythmus
- schwankt zwischen langsam bzw. monoton und explosiv, unregelmäßig;
- ist von unwillkürlichen Bewegungen unterbrochen;
- wird von Grimassen begleitet;
- ist durch die Anstrengung zu sprechen und sich verständlich zu machen erschwert und
- wird vom Speichelfluß gestört.

Pseudoathetotische Bewegungen

Bei der Pseudoathetose handelt es sich um langsame Bewegungen der Finger und veränderliche Haltungen der Hände, häufig innerhalb der hemiplegischen Syndrome. Es sind Suchbewegungen, die von der spärlichen Entwicklung der taktilen, kinästetischen und propriozeptiven Wahrnehmung abhängig sein sollen. Im Unterschied zur echten Athetose sind sie nicht mit Tonusstörungen und Kokontraktionen verbunden und werden häufig durch das Schließen der Augen verstärkt.

Zu den pseudoathetotischen Bewegungen gehören auch die sogenannten spontanen Bewegungen, die von einem äußeren starken Reiz ausgelöst werden.

BEISPIEL: Wenn wir dem Patienten einen Gegenstand mit der Aufforderung „Nimm!" anbieten, orientiert er sich sofort im Greifen und entdeckt, daß er eine Bewegung ausführen konnte, die er sonst willkürlich nicht erzeugen konnte.

Athetotische Spasmen
Die athetotischen Spasmen sind unwillkürliche tonische Kontraktionen, die eine Extremität mehr oder weniger unbeweglich machen und sie in einer abnormalen Position fixieren. Sie sind plötzlich, intensiv, manchmal schmerzhaft, zeitlich inkonstant und variabel. Sie werden immer von einem starken Hypertonus begleitet, können aber entspannt werden. Da die Spasmen die Segmente in maximaler Kontraktion fixieren, verschwinden die athetotischen Bewegungen, was der Patient als Fixations- und Stabilisationsmechanismus nutzen kann.

Die athetotischen Spasmen entstehen entweder während der willkürlichen Bewegung oder auch spontan. Sie können so stark sein, daß sie eine Subluxation der Gelenke erzeugen (Hüfte, Schulter, Kiefergelenk, Handgelenk oder Finger).

Athetotischer Tanz
Manche Patienten mit Athetose sind in einer dauernden Bewegung. Man kann dies daran erkennen, daß der Patient abwechselnd von einem Fuß auf den anderen tritt. Der freie Fuß wird nach oben, nach außen, vor und zurück bewegt oder auf den Boden gestoßen. Es ist eine komplexe Bewegung, die auf eine Intoleranz der Belastung schließen läßt. Die Patienten sind nicht fähig, das Gewicht auf beide Füße zu verteilen, was zu großen Schwierigkeiten der Ausrichtung, der Balance und der Abwägung führt.

Dystonische Bewegungen
Der Begriff „Dystonie" wurde von Oppenheim 1911 eingeführt. Die dystonischen Bewegungen werden von einer simultanen und verlängerten Kontraktion der Agonisten und Antagonisten (Kokontraktion) erzeugt, die zu einer Dehnung und Versteifung des Körpersegments in charakteristische Haltungen führt; die Kontrolle des Muskeltonus, der an Intensität ab- oder zunehmen kann, ist gestört. Die Tonuserhöhung ist stärker als bei athetotischen Bewegungen, während die Bewegung verlangsamt erscheint. In der dystonischen Form ist während der willkürlichen Bewegung der Mechanismus der reziproken Inhibition zwischen Agonisten und Antagonisten vollkommen aufgehoben.

Die eigentlichen dystonischen Bewegungen sind langsam, repetitiv, lang andauernd, mit Eigenheiten der Rotation und Torsion, die vor allem den *Hals* und den *Rumpf* betreffen (Bewegungen in Beugung und Streckung, schraub- und spiralförmige Bewegungen), die *unteren Extremitäten* vor allem distal (große Zehen), die *mimische Muskulatur* vor allem im unteren Zweig des N. facialis (Grimassen). Auch die *oberen Extremitäten* sind distal betroffen: Die Hände werden für einige Sekunden oder länger in abnormalen Stellungen gehalten, die Gelenke der Hand und der Finger können bestimmte Stellungen überhaupt nicht fixieren.

Die dystonischen Hyperkinesien können sich sehr beschleunigen und ähneln dabei dystonischen Spasmen (repetitive, ruckartige Bewegungen in Torsion, ähnlich den Tics, ohne den fließenden Charakter der Chorea), die einer langsamen Torsion überlagert werden. In vielen Fällen stellen die Spasmen einen Versuch des Patienten dar, seine dystonischen Haltungen in Torsion zu bekämpfen, indem er sie intermittierend durch die Aktivation der Antagonisten unterbricht.

Die dystonischen Bewegungen werden mit der Reifung der motorischen Kompetenzen stärker (12-18 Monate für die Hände, 18-24 Monate für den Mund). Bei manchen Patienten erscheinen sie spontan, während sie bei anderen die willentliche Aktivität begleiten (Aktionsdystonie). Im Schlaf sind sie nicht vorhanden.

5.5.2
Klassifikation der Bewegungen des Kindes mit Dyskinesie

Bei den dyskinetischen Formen der IZP kann man die Bewegungen in 3 große Kategorien einteilen:
- willentliche Bewegungen,
- assoziierte Bewegungen und
- Hyperkinesien.

Willentliche Bewegungen
Die willentlichen Bewegungen können in normalen Mustern ablaufen (wie in der gesunden Körperhälfte einer Hemidistonie) oder nach pathologischen Mustern, die sowohl die Haltung als auch die einzelnen Bewegungen betreffen, aber sich von den spastischen Formen unterscheiden und daher pathognomisch sind.

Assoziierte Bewegungen
Die assoziierten Bewegungen können ebenfalls entweder normal in Form und Ausmaß sein oder eindeutig pathologisch. Ausschlagge-

bend dafür sind die unterschiedlichen assoziierten Bewegungen der beiden Körperhälften des Kindes mit Hemiplegie.

Hyperkinesien
Die unwillkürlichen Bewegungen oder Hyperkinesien können entweder aufgrund ihrer Form und Eigenschaften unterschieden werden (Ballismus, Chorea, Athetose, Dystonie usw.), aufgrund ihrer Ausdrucksweise oder aufgrund ihrer Gesamtorganisation (spontane Bewegungen, eingeschlossen in der willkürlichen Bewegung, Parasitbewegung, Servomotoren).

Spontane Bewegungen. Manche Hyperkinesien (wie z. B. die ballistischen Bewegungen) erscheinen auch außerhalb der willkürlichen Bewegung, etwa im Schlaf. Der Großteil der Hyperkinesien hingegen begleitet die willkürliche Bewegung und zwar mit 3 möglichen Ausdrucksmodalitäten: der Willkürmotorik überlagerte Bewegung, Parasitbewegung und Servomotoren.

Überlagerte Bewegungen. Die unwillkürliche Bewegung überlagert die Willkürmotorik und verändert deren Eigenschaften. Hyperkinesien und Willkürmotorik betreffen dieselben ausführenden Segmente und erscheinen gleichzeitig. Die Willkürmotorik kann so verformt werden, daß es für den Beobachter schwierig wird, den Zweck der Bewegung zu erkennen.

Parasitbewegungen. Sie werden von einer willkürlichen Bewegung aktiviert und betreffen Segmente, die nicht an der Ausführung der zielgerichteten Bewegung beteiligt sind. Sie erscheinen aber nur während der Willkürbewegung und können deshalb nicht als spontane Bewegungen bezeichnet werden. Sie fehlen, wenn der Patient keine Aktion ausführt und haben keinen Zweck, können aber die Aktion stören oder die Haltungskontrolle beeinträchtigen und das Erreichen des vorgesetzten Ziels erschweren.

Servomotoren. Diese unwillkürlichen Bewegungen haben den Zweck, zielgerichtete Bewegungen zu ermöglichen. Der Patient führt in einem Segment, das nicht direkt in der geplanten Aktion miteinbezogen ist, eine willkürliche Bewegung aus und lenkt damit die Hyperkinesien von der eigentlichen zielgerichteten Bewegung ab. Die Servomotoren könnten als funktionell organisierte Parasitbewegung in Bezug auf die beabsichtigte Aktion bezeichnet werden. Die Servomotoren gehen den zweckgerichteten Bewegungen unmittelbar voraus oder verlaufen zeit-

gleich. Nicht alle Patienten sind imstande, die Parasitbewegungen in servomotorischen Strategien zu organisieren.
- Servomotoren sind *keine assoziierten Bewegungen*, da sie den zielgerichteten Bewegungen vorausgehen.
- Servomotoren sind *keine Synkinesien* (unwillkürliche Bewegungen in Verbindung mit Willkürbewegung, wie z. B. die unwillkürliche Bewegung der oberen Extremitäten während des Gehens oder die Mitbewegungen der plegischen Seite bei energischen Bewegungen der gesunden Seite eines Patienten mit Hemiplegie), weil sie nicht immer in derselben Kombination erfolgen. Wenn der Patient mehrmals dieselbe Aktion ausführt, können die Servomotoren jedesmal wechseln.
- Servomotoren sind *keine Synergien* (willkürliche und unwillkürliche Bewegungen, die in normalem oder pathologischem Zustand gleichzeitig von mehreren Muskeln und Segmenten mit derselben Zwecksetzung ausgeführt werden), da der Zweck der Servomotoren nicht die Teilnahme an der Aktion ist, sondern die Ablenkung der unwillkürlichen Bewegung von der Aktion. Die Synergien unterstützen direkt das ausführende Segment, während die Servomotoren das Segment vor den Hyperkinesien schützen.
- Servomotoren sind *keine Manierismen* (komplexe stereotype Abnormalität des Verhaltens, die sich bei starken Emotionen oder intensiver Konzentration zeigt), da sie nicht willkürlich unterdrückt werden können und einen instabilen Charakter haben.
- Servomotoren sind *keine einfachen Parasitbewegungen*, da sie zur Verbesserung der begonnenen Aktivität beitragen. Es handelt sich um eine vom Patienten gefundene Strategie zur Befreiung der Segmente, die willkürlich bewegt werden sollen. Der Patient lernt, einen großen Anteil der Hyperkinesien in die Segmente abzuleiten, die weder motorisch noch wahrnehmungsmäßig wichtig für die geplante Aktion sind (meist eine Extremität, seltener der Rumpf), und läßt dann der Welle von Servomotoren schnell die zielgerichteten Bewegungen mit anderen Segmenten folgen. Er kann entscheiden, in welche Richtung er die Servomotoren lenken will, kann sie aber nicht unterdrücken. Sie erlöschen gegen einen äußeren Widerstand (z. B. den Rollstuhl oder ein Tischbein) oder gegen einen inneren Widerstand (z. B. Kokontraktion, Bänder und Gelenkkapseln mit möglichen sekundären Gelenkdeformitäten). Der Widerstand muß ausgewogen sein: Wenn er zu schwach ist, kann er die Servomotoren nicht aufnehmen, ist er zu stark, steigert er die Hyperkinesien.

Um die Bedeutung der Servomotoren zu verstehen, müssen wir die *funktionelle Organisation* der Bewegungen betrachten und nicht die Form bzw. das Ausmaß der Bewegung an sich.

5.5.3
Unfähigkeit zur Bewegungsinhibition

Der Patient kann die Bewegung nicht inhibieren, auswählen, lenken, segmentieren, in Einzelbewegungen aufschlüsseln, isolieren, umkehren, fixieren oder anhalten. Er ist nicht fähig, eine angepaßte zeitliche und räumliche Verteilung der Bewegung zu organisieren und den Reiz ausschließlich auf die zur Bewegungsausführung benötigten Muskelgruppen zu verteilen. Es kann ein Überschuß oder Mangel an Kontraktionsintensität vorhanden sein, was zum abrupten Erreichen von Extrempositionen der Gelenke und ruckartigen Bewegungen der Segmente führen kann. Der Patient kann keine stabile Haltung einhalten und scheint in dauernder Bewegung zu sein. Dieses Problem entsteht wahrscheinlich durch die übermäßige Autonomie der motorischen Servomechanismen und die fehlende Inhibition durch die Hirnrinde. Sie wird von den Wahrnehmungsstörungen noch erschwert. Im Unterschied zu den spastischen Formen scheint bei den dyskinetischen Formen ein unkohärentes Verhalten innerhalb desselben pathologischen Musters vorzuliegen: Während ein Segment in eine Richtung geht, bewegt sich das angrenzende Segment in die entgegengesetzte Richtung, obwohl es an derselben Aktivität teilnimmt (z. B. Beugung des Handgelenks und Streckung der Finger, Innenrotation des Oberarms und Außenrotation des Unterarmes). Diese Aspekte verstärken den grotesken und bizarren Charakter der Hyperkinesien.

▶ **Es ist sicher eine unmögliche Aufgabe der Physiotherapie, dem Kind mit einer Dyskinesie beizubringen, in einer bestimmten Position ruhig zu verharren. Das Bewegungsrepertoire ist insgesamt reich, auch wenn notwendige Bewegungen wie die der Orientierung, des Gleichgewichts und der Abwehr fehlen und nur zum Teil von anderen komplexen Strategien ersetzt werden können. Der funktionelle Gebrauch des Repertoires ist gering. Es besteht die Schwierigkeit, wirksame Handlungen aufzubauen und zu bewahren (je reicher das Repertoire, desto schwieriger die Organisation zielgerichteter Handlungen), da die simultane Kontrolle der räumlichen und zeitlichen Eigenschaften der Bewegung nicht möglich ist.**

5.5.4
Instabilität des Fehlverhaltens

Der Patient begeht immer Fehler in der Bewegungsausführung, aber jedesmal andere. Seine Strategien werden also nicht stabil, was zur Schwierigkeit führt, daß er nicht aus den eigenen Fehlern lernen kann. Es ist, als ob eine Aufgabe jedesmal neu wäre. Deshalb ist der Verzicht auf Bewegung als Folge dieser Frustration oft die vom Kind gewählte Lösung. Im allgemeinen steckt sich das hyperkinetische Kind Ziele, die weit höher liegen als es seine Möglichkeiten zulassen, und es zeigt wenig Interesse an Aufgaben, die seinen motorischen Fähigkeiten entsprechen. Sein Urteilsvermögen ist meist größer als sein Handlungsvermögen: wenn es sich selbst beurteilt oder von anderen für das bewertet wird, was es versteht, sind seine Leistungen immer zu schlecht; wenn es für seine Aktionen bewertet wird, wird es unvermeidlich in seinen kognitiven Fähigkeiten unterbewertet.

Im Unterschied zum spastischen Kind braucht das Kind mit einer Dyskinesie lange Zeit, um die eigenen Strategien sowohl in motorischer als auch in wahrnehmungsbezogener Hinsicht zu organisieren. Wenn für das spastische Kind im allgemeinen mit dem Alter von 10 bis 12 Jahren das Ende der Lernfähigkeit der wichtigsten Bewegungsfunktionen erreicht ist, beginnt für das Kind mit einer Dyskinesie in diesem Alter die fruchtbarste Zeit, die vielleicht auch die größere emotionale Stabilität bedingt. Zum besseren Verständnis können wir uns vorstellen, daß der Patient mit einer Spastik seine Kompetenz von der Vereinfachung ausgehend aufbaut und erst dann die Bewegungskombinationen und die Freiheitsgrade steigert, während der Patient mit einer Dyskinesie von einer Bewegungskomplexität ausgeht und sich innerhalb dieses Überschußes mühsam und langsam stabile Kompensationsstrategien erarbeiten muß.

▶ Der Mangel an Fehlerstabilität ist der Faktor, der mehr als alle anderen die Möglichkeiten der therapeutischen Behandlung beeinflußt. Als einziger positiver Aspekt kann hier das seltene Auftreten von Muskelretraktionen und Gelenkdeformitäten angeführt werden.

5.5.5
Unfähigkeit zur Symmetrisierung

Gewöhnlich ist bei den dyskinetischen Formen eine Körperhälfte schwerer betroffen als die andere (z. B. Tetraplegie, Diplegie, doppelte

Hemiplegie, auch Hemiplegiesyndrome). Als Erklärung der Unfähigkeit zur Symmetrisierung werden vor allem der ATNR, die Labyrinthreflexe und der Galantreflex herangezogen. Das Kind hat ausgesprochen große Schwierigkeiten bei Greif- und Spielaktivitäten auf der Mittellinie, d. h. bei der Hand-Mund-Augen-Koordination und bei der Munderforschung aufgrund der Wahrnehmungsstörungen. Das Kind hält den Kopf vorwiegend zu einer Seite gedreht, was jedoch nicht bedeutet, daß es keine Kopfkontrolle erreicht hat. Auch in der Behandlung ist es nicht sinnvoll, dem Kind das „ordentliche" und symmetrische Sitzen lehren zu wollen, man kann bestenfalls eine störende, überschießende und unnütze Asymmetrie verringern.

5.5.6
Aufrichtungsmechanismen

Beim dyskinetischen Kind überwiegt die Rotations- und Derotationsaufrichtung über die Achsenaufrichtung (beim Spastiker umgekehrt), die ihrerseits kaudokranial verläuft, d. h. der Kopf richtet sich als letzter auf. Im Unterschied zum Patienten mit einer Spastik nimmt der Schweregrad der Störung in kraniokaudaler Richtung ab, d. h. je weiter man sich vom Kopf entfernt, desto größer wird die Wahlfreiheit und die Fähigkeit einer funktionellen Bewegung. Häufig können die Patienten die Bewegungen der unteren Extremitäten besser kontrollieren als die Bewegungen von Arm, Kopf und Mund, was nicht selten zur Wahl der Füße als Manipulationsorgan führt. Für die horizontale Fortbewegung wird anstatt des Bauchliegebretts ein Sitzbrett bevorzugt, wo sich das Kind mit den Beinen abstoßen kann.

Der dyskinetischen Lähmung geht in den meisten Fällen eine Periode der Aposturalität voraus: je länger diese andauert, desto schwerer ist die anschließende Lähmung.

5.5.7
Schwankung der Fixationen

Während man bei den spastischen Formen beim Erreichen der aufrechten Haltung mit Stützhilfen (Gehstützen, Rollator) deutlich eine distale Fixation (Hände und Füße) erkennen kann, die dann fortschreitend zu einer proximalen Fixation übergeht (Gehen mit Vierpunkt- oder Unterarmstützen), ist die Fixation bei den dyskinetischen Formen schwankend. In einigen Momenten ist sie distal-proximal (mit den Händen festhalten, während die Körperachse instabil in Bewegung bleibt), dann wieder vollkommen distal oder proximal, was unweigerlich zu einer schweren *Haltungsinstabilität* führt. Diesem Problem müssen wir in der Wahl der Hilfsmittel und der Suche nach geeigneten Haltungssystemen gerecht werden.

Das Bewegungsrepertoire ist in bestimmten Positionen besser als in anderen beeinflußbar, als ob die Haltungen ein Fenster des inneren Zugangs zum Bewegungsrepertoire öffnen würden.

5.5.8
Charakteristische Konflikte der dyskinetischen Formen

Nach dem Modell von Milani-Comparetti könnte man der Wechselwirkung zwischen den elementaren Organisationsreaktionen eher einen oligarchischen als einen dyarchischen Charakter zuschreiben.

Reaching vs. avoiding
Reaching – avoiding, als Reaktion des „Sich-etwas-Entgegenstrekkens", des „Von-etwas-angezogen-seins" (reaching) im Gegensatz zur Reaktion der Entfernung „von etwas", der Vermeidung, der Abstoßung (avoiding).

Die beiden Reaktionen erzeugen Bewegungen in entgegengesetzter Richtung, aber auf demselben Vektor. Die „Reaching"-Reaktion beginnt mit dem freudigen Entdecken eines Gegenstands und dem Wunsch, ihn zu greifen und zu erforschen: Das Kind sieht den Gegenstand, beugt den Kopf, öffnet den Mund, stößt die Zunge vor mit überschießendem Speichelfluß, bringt die Arme nach vorne zum Greifen und zeigt Suchbewegungen der Hände. Die „Avoiding"-Reaktion" schießt in dem Moment ein, in dem der Gegenstand berührt wird und besteht in der Blickabwendung und der plötzlichen Entfernung der Hand vom Gegenstand. Manchmal beobachtet man diese Reaktion auch beim Gehen: Der Fuß wird in schneller Abfolge am Boden aufgesetzt und wieder abgehoben.

Reaktion des Greifens vs. Reaktion des Loslassens
Der Wettstreit zwischen den beiden Reaktionen beeinträchtigt die Fähigkeit, einen Gegenstand mit Sicherheit zu halten und zu erforschen. In der Bewertung des kindlichen Greifreflexes müssen wir 2 Kompetenzen unterscheiden:
- den Greifreflex, der die *antigravitäre* Reaktion in Beugung organisiert, und
- den Greifreflex, der die *Manipulationsfähigkeit* organisiert.

Wenn wir das Neugeborene an den Händen hochziehen, klammert es sich an unsere Finger und kommt zum Sitzen. Dieser Greifreflex organisiert die *antigravitäre Reaktion*: Das Kind kommt durch Beugung der Ellbogen und der Schultern hoch. Wenn wir dasselbe Kind am Kopf halten und damit die Wirkung der Schwerkraft auf die Körperachse annullieren, verschwindet der Greifreflex und das Kind kann seine Hände zum freien Greifen und Erforschen benutzen (befreite Motorik). Das Greifen ist dann frei von tonischen Haltungsaufgaben und ist zusammen mit der Fähigkeit des Loslassens der Grundstein jeder Manipulationsorganisation.

Der *manipulierende Greifreflex* ist die Reaktion, die eine Anpassung der Hand an den Gegenstand und eine anschließende Erforschung erlaubt: Die Hand nähert sich dem Gegenstand, orientiert sich, bereitet sich vor, paßt sich an und stabilisiert sich für die Gesamtdauer der Aufgabe. Erst dann, geleitet von der Reaktion des Loslassens, öffnet sie sich, löst sich ab und entfernt sich vom Gegenstand.

Beim gesunden Säugling entwickeln sich beide Grundprinzipien der Manipulation nicht gleichzeitig, da die Greiffähigkeit früher und stärker ausgebildet ist als die Fähigkeit des Loslassens.

Bei der IZP stehen die 2 Reaktionen miteinander in Konflikt: meist überwiegt in den *spastischen Formen* die Greifreaktion (als ob der Gegenstand zwischen den Fingern des Kindes eingeklemmt wäre, so daß sich das Kind nicht davon befreien kann), während in den *dyskinetischen Formen* die Reaktion des Loslassens stärker ist; das Kind kann den Gegenstand nur mit Mühe festhalten und dabei die geeignete Haltung bewahren. Eine der Kompensationsstrategien des Kindes mit Dyskinesie ist eine übertriebene Umklammerung des Gegenstands und eine ebenso überschießende Reaktion des Loslassens.

Die theoretische Annahme der Reflexe als Organisatoren einer willkürlichen Handlung in einer bestimmten Entwicklungsphase kann jedoch auch kritisiert werden. Die Manipulation eines Gegenstands ist nicht die Aufeinanderfolge oder Summierung von Reflexen, sondern weitaus mehr: Sie ändert sich durch die Befreiung von einer reflexhaften Reaktion mit ihrem „Alles-oder-nichts"-Prinzip, bis sie die vielfältigen, flexiblen Möglichkeiten der normalen Reaktion erreicht. Die pathologische Organisation der IZP bleibt jedoch unter dem starken Einfluß der Reflexe.

Stützreaktion vs. Fluchtreaktion

Einerseits besteht beim Patienten der Wunsch, den Fuß aufzusetzen und die Belastung darauf zu übertragen, anderseits das Bedürfnis, sich vom Gewicht zu befreien bzw. sich vom Boden zu entfernen, was zum typischen Gangbild des Patienten mit einer Dyskinesie führt.

ATNR rechts vs. ATNR links

Der Konflikt macht jede Aktivität auf der Mittellinie mühsam oder fast unmöglich, vor allem die beidhändigen Aktivitäten. Eine Lösung finden wir in der Seitlage durch Verstärkung des Greifreflexes und distalem Greifen, durch Drehung des Kopfes zur Gegenseite und schrägem Blickkontakt mit dem Gegenstand. Am geschicktesten sind die Kinder mit einer Dystonie, wenn sie die Asymmetrie nutzen und die Hand vom Körper entfernen (Greifen mit gestrecktem Ellbogen).

Es besteht außerdem noch der Konflikt der gesamten tonischen asymmetrischen Aktivität (Labyrinthreflexe, Galant, usw.) zwischen beiden Körperhälften und der Konflikt der Rotationsreaktionen nach rechts und links. Sie sind die Ursache der Drehungskomponente der sogenannten Torsionsdystonie.

Streckmuster vs. Beugemuster

Der Konflikt ist auch ein Konflikt zwischen Hypertonie und Hypotonie, zwischen Stützreaktion und Asthenie, zwischen Opistotonus und Aposturalität, meist von den Kopfbewegungen beeinflußt. Nach Bobath überwiegt beim Patienten mit Dystonie das Streckmuster. Wir müssen aber bedenken, daß beide Muster symmetrisierend sind. Ihr Einfluß auf die motorische Organisation des Kindes mit Dyskinesie ist daher nur sehr gering.

5.5.9 Wahrnehmungsprobleme

Die Wahrnehmungsstörungen des Kindes mit einer Dyskinesie sind sowohl quantitativer als auch qualitativer Art. Es ist nicht imstande, eine angemessene Verstärkung, Kalibration, Übereinstimmung, Konkurrenz, Rivalität, Unterdrückung und Auswahl der Wahrnehmung vorzunehmen (s. auch Kapitel 4).

Literaturverzeichnis

Bobath B, Bobath K (1975) Motor development in the different types of cerebral palsy. Heinemann, London
Bobath K (1980) A neurophysiological basis for the treatment of cerebral palsy. CDM 75. Heinemann, London
Bottos M (1987) Paralisi cerebrale infantile: diagnosi precoce e trattamento tempestivo. Ghedini, Mailand
Chun RW, Shapiro SM (1992) Movement disorders. In: David RB (Hrsg) Pediatric neurology for the clinician. Appleton & Lange, New York
Denny-Brown D (1962) The basal ganglia and their relation to disorders of movements. Oxfort University Press, London

Fahn S (1988) Concept and classification of Dystonia. In: Advances in neurology, vol 50: Dystonia. Raven, New York

Fenichel GM (1995) Clinical pediatric neurology. A signs and symptoms approach. Saunders, Philadelphia

Fernandez-Alvarez E (1990) Delayed-onset dyskinesia. In: Papini M, Pasquinelli A, Gidoni EA (Hrsg) Development, handicap, rehabilitation, practice and theory. Excerpta Medica, Amsterdam, S 97–104

Ferrari A, Cioni G (1993) (Hrsg) Paralisi Cerebrali Infantili storia naturale ed orientamenti riabilitative. Edizioni del Cerro, Pisa

Ferrari A (1990) Interpretative dimensions of infantile cerebral paralysis. In: Papini M, Pasquinelli A, Gidoni EA (Hrsg) Development, handicap, rehabilitation, practice and theory. Excerpta Medica, Amsterdam, S 193–204

Fois A (1992) Disordini del movimento. Prospettive in pediatria 22: 159–168

Hagberg B, Hagberg G, Olow I (1975) The changing panorama of cerebral palsy in Sweden 1954–1970. II. Analysis of the various syndromes. Acta Paediatrica Scand 64: 193–200

Lohr JB, Wisniewski AA (1988) Movement disorders: a neuropsychiatric approach. Wiley, London

Marsden CD, Fahn S (1994) Movement disorders 3. Butterworth-Heinemann., London

Milani-Comparetti A (1965) La natura del difetto motorio nella paralisi cerebrale infantile. Infanzia Anormale 64: 587–628

Milani-Comparetti A (1978) Classification des infermités motorices cérébrales. Médicine et Hygiene 36: 2024–2029

Papini M, Pasquinelli A (1993) Le paralisi cerebrali infantili. In: Mastrangelo G (Hrsg) Manuale di Neuropsichiatria Infantile. Il Pensiero Scientifico Editore, Rom, S 345–396

Pfanner P, Cioni G, Paolicelli PB, Posteraro F (1993) Disturbi del movimento. In: Bottone E (Hrsg) Diagnosi differenziale in pediatria. C.G. Edizioni Medico Scientifiche, Turin

Prechtl HFR, Hopkins B (1986) Development transformations of spontaneous movements in early infants. Early Hum Dev 14: 233–238

Ratchke FW, Knupfer H (1969) Le paralisi cerebrali infantili. Piccin, Padua

Sabbadini G, Bonini P, Pezzarossa B, Pierro MM (1978) Paralisi cerebrale e condizioni affini. Il Pensiero Scientifico Editore, Rom

Touwen BCL (1975) Neurological development in infancy. CDM 58. Heinemann, London

Touwen BCL (1979) Examination of the child with minor nervous dysfunction, 2nd edn. CDM 71. Heinemann, London

2. Teil:
Motorische Korrelate des Gehirnschadens

6 Zusammenhänge zwischen Spontanmotorik und Hirnschädigung in den ersten Lebenswochen

Giovanni Cioni, Fabrizio Ferrari, Heinz F.R. Prechtl

Bildgebende Verfahren und traditionelle klinisch-neurologische Untersuchungsmethoden

In der Literatur gibt es zahlreiche Arbeiten, die die *„Anatomie"* des *Hirnschadens* im Neugeborenenalter beschreiben: Studien, die heute in vivo mittels bildgebender Verfahren (Ultraschall, CT, MRT) durchführbar sind.

Weniger Beachtung fanden in den letzten Jahren hingegen wissenschaftliche Arbeiten über *neurologische Veränderungen* bei Neugeborenen, bei denen mittels bildgebender Verfahren eine Schädigung diagnostiziert wurde.

Es liegen wenige wissenschaftliche Arbeiten vor, in denen auch eine klinische Frühdiagnose mittels verschiedener traditioneller neurologischer Untersuchungsmethoden durchgeführt wurde, die alle auf die Bewertung des Tonus und der Reflexantworten zurückgreifen. Einige dieser Untersuchungen (Saint-Anne Dargassies 1977) sind noch beeinflußt von Modellvorstellungen des infantilen Nervensystems, die weitgehend von der Erwachsenenneurologie und von Tierexperimenten abgeleitet werden. Andere wiederum beschreiben das normale oder abnorme Verhalten des Neugeborenen in einer viel zu strengen und einschränkenden Art im Verhältnis zur Vielfalt des Repertoires, das dem Neugeborenen zur Verfügung steht (Dubowitz u. Dubowitz 1981). Die neurologische Untersuchung des reifen Neugeborenen nach Prechtl (1977) ist zwar standardisiert, kann aber bei zu schwachen Kindern nicht durchgeführt werden.

In diagnostischer Hinsicht hat sich die *traditionelle neurologische Untersuchung*, die auf eine der 3 oben genannten Methoden zurückgreift, manchmal als falsch negativ erwiesen, wie z. B. bei den Frühgeburten mit Leukomalazie (Dubowitz 1988). Auch falsch positive Beurteilungen, wie bei den Termingeborenen mit Asphyxie und geringem Ödem, konnten nachgewiesen werden. Die prognostische Bedeutung scheint noch beschränkter und hat nur für große Gruppen von

Neugeborenen eine statistische Aussagekraft, und auch hier wiederum mit vielen Ausnahmen.

Unter den *neuen Untersuchungsmethoden* des letzten Jahrzehnts ist nur die „Brazelton Neonatal Behavioural Assessment Scale" (Brazelton 1984) standardisiert. In einigen Arbeiten wurde die prognostische Bedeutung dieser neurologischen Untersuchung des Neugeborenen der Untersuchung Prechtls (Leijon u. Finnstrom 1981) gegenübergestellt und erwies sich dabei als weniger aussagekräftig. Dies hängt wahrscheinlich von der großen „intraindividuellen" Variationsbreite, mit täglich sich verändernden Testergebnissen ab (Sameroff 1978).

Bezüglich der Methode von Grenier (1981), der „motricité liberée", oder der „pattern analysis" von Milani-Comparetti (1982) gibt es keine durch Fallbeispiele untermauerten veröffentlichten objektiven Daten über den diagnostischen und prognostischen Wert der traditionellen Untersuchungstechniken.

Es ist deshalb nicht verwunderlich, daß das Interesse der Kliniker für die klinisch-neurologische Untersuchung des Neugeborenen immer mehr abnimmt und dafür die neuen instrumentellen Untersuchungen vorgezogen werden. Um diesen Zustand zu überwinden, ist die Ausarbeitung einer neuen neurologischen Untersuchungsmethode für das Neugeborene unbedingt erforderlich. Die Methode sollte, damit sie nutzbringend eingesetzt werden kann, eine Reihe von *Kriterien* erfüllen:

1. Eine neue Untersuchungsmethode muß die Bewertung der typischen Funktionen des gesamten Repertoires des ZNS in der Neugeborenenphase beinhalten, da sich dieses Repertoire in der prä- und postnatalen Phase rasch verändert.
2. Um einen klinischen Nutzen zu haben, darf die Untersuchung nicht invasiv sein, und sie muß schnell durchführbar sein. Beide Bedingungen sind die Voraussetzung für eine Längsschnittbeurteilung von sehr schwachen Neugeborenen sowie von Frühgeborenen unter Intensivtherapie.
3. Es muß überprüfbar sein, ob die Untersuchungsergebnisse bei wiederholter Beurteilung durch mehrere Untersucher übereinstimmen und wie zuverlässig die neue Methode für die Vorhersage der Diagnose und Prognose ist.

Beurteilung der Spontanmotorik
Prechtl hat 1990 eine neue Untersuchungsmethode zur klinischen Bewertung der Motorik des Neugeborenen und auch des Fötus vorgeschlagen, die auf der Beobachtung der Spontanmotorik (oder besser „endogenously generated") beruht.

Eine Reihe von Überlegungen begründen diese Wahl. Experimente auf embryonalen Zellkulturen (Stafstrom et al. 1980) haben bewiesen, daß eine Spontanaktivität (oder eine selbst erzeugte) immer der Aktivität vorausgeht, die als Antwort auf einen afferenten Reiz erfolgt. Dieser Befund scheint auch im menschlichen Fötus bestätigt (de Vries et al. 1982). Bereits ab den ersten Schwangerschaftswochen ist die Fötalmotorik vielfältig und drückt sich in zahlreichen motorischen Bewegungsmustern aus. Ferner ist die Spontanmotorik der sensibelste Anzeiger einer Schädigung des ZNS.

Eine vollständige Liste der spontanen motorischen Bewegungsmuster, sowohl der fötalen als auch der neonatalen Phase, wurde anhand direkter Beobachtungen und Analysen von Videoaufzeichnungen erstellt. Sie enthält:
- globale Bewegungen („general movements"),
- „Startles",
- „Stretches" und
- isolierte Bewegungen.

Die zeitliche Folge, in der diese Muster in den ersten Schwangerschaftswochen auftreten, und ihre Frequenz in den verschiedenen Gestationsstadien wurde ausführlich bei normalen Föten (de Vries et al. 1982, 1988), bei Frühgeburten mit niedrigem Risiko (Cioni u. Prechtl 1990) und bei normalen termingeborenen Kindern (Cioni et al. 1989) untersucht. Die Befunde ermöglichen es, einige Aspekte der normalen motorischen Entwicklung zu verstehen, und sie enthalten notwendige Anhaltspunkte für die Beobachtung pathologischer Bewegungen.

Es gibt zahlreiche *quantitative Daten* (Frequenz, Dauer, Intervall onset-onset etc.) für jedes motorische Muster des Fötus, des Frühgeborenen und des Termingeborenen. Die Daten weisen verschiedene Entwicklungstendenzen auf, vor allem findet sich aber bei allen untersuchten Gruppen eine starke intra- und interindividuelle Variabilität. Daraus kann abgeleitet werden, daß eine „quantitative" Bewertung der spontanen motorischen Muster nur ein unzuverlässiges Kriterium für eine neurologische Erkrankung sein kann.

Zu diesem Schluß kamen zuerst Prechtl und Nolte (1984). Eine Studie von Ferrari et al. (1990) hat die Aussage ebenfalls bestätigt: In der Studie wurden 29 Frühgeborene mit durch Ultraschall dokumentierten Hirnläsionen und 14 Frühgeborene mit geringem Risiko von der Geburt bis zur Entlassung aus der neonatalen Intensivstation und anschließend in größeren Abständen bis zum 5. Lebensmonat mit einer Videokamera 60 Minuten lang in Rückenlage gefilmt. Vorkommen und Dauer der verschiedenen spontanen motorischen Muster wurden hinterher anhand der Videoaufzeichnungen bewertet. Die Ergebnisse zeigten breite interindividuelle Unterschiede und geringe Unterschiede zwischen den beiden Gruppen, abgesehen von einem verminderten Vorkommen von isolierten Bewegungen der oberen Extremitäten und einem erhöhten Auftreten von Tremor bei den Kindern mit pathologischen Auffälligkeiten.

6.1
Qualitative Beobachtung der „general movements"

In der oben angeführten Studie von Ferrari et al. (1990) gilt ein anderer Aspekt der Spontanmotorik als zuverlässigstes Kriterium für den neurologischen Zustand des Kindes: die *Qualität* der Ausführung der „General movements" (GM).

▶ Die *„General movements"* *(GM)* **sind globale und komplexe Bewegungen, die den gesamten Körper miteinbeziehen und wenige Sekunden bis zu einer Minute andauern können.**

Bei den normalen Kindern ist die Sequenz, in der sich die verschiedenen Körperteile bewegen, unterschiedlich; auch die Kraft, die Intensität und die Geschwindigkeit der Bewegungen verändert sich ständig.

Normale GMs. Die GMs des reifen Neugeborenen und des Frühgeborenen besitzen trotz der großen Variationsbreite jene Eigenart, die Prechtl als *„writhing"* (sich schraubenartig winden) definiert. Sie sind abhängig von einer starken tonischen Grundaktivität mit plötzlich ausbrechenden breiten Aktivitäten, wie elektromyographisch (EMG) von Hadders-Algra et al. (1992) gezeigt wurde. Die GMs sind vor allem während der aktiven Schlafphase (REM-Phase), des aktiven Wachzustands und während des Weinens zu beobachten. In der REM-Phase sind die GMs normalerweise langsamer und abgehackter als im Wachzustand, beim Weinen eher brüsk und häufig mit einem Tremor verbunden. Die „Writhing"-GMs sind gewöhnlich bis zum 2./3. Lebensmonat vorhanden und werden dann von den *„Fidgety"*-(Unruhe)-GMs ersetzt (Prechtl u. Hopkins 1986). Sie bestehen aus ständigen kleinen und eleganten Bewegungen, die unregelmäßig und andauernd von einem Körperteil zum anderen übergehen. Man findet in der Übergangsphase vom „writhing" zum „fidgety" ganz klare Korrelatio-

Abb. 6.1. Bewertungsbogen zu den Formen der Generalisierten Bewegungen (generalised movements, GMs) beim Neugeborenen. (Nach Ferrari et al. 1990)

6.1 Qualitative Beobachtung der „general movements" 131

Bewertungsbogen zu den Formen der Generalisierten Bewegungen (Generalized Movements, GMs)

Name	Postmenstruales Alter

Aufnahmezeit (oder Stand des Zählwerks)   von   Videokasette-Nr.
Ausdruckszeitraum oder Ruheaktivität:

I. Amplitude
    1.1 Vorwiegend kleine Bewegungsausschläge
    1.2 Vorwiegend große Bewegungsausschläge
    1.3 Kleine und große Bewegungsausschläge, keine mittelgradigen Bewegungsausschläge
    2. Unterschiedlich im vollen Bewegungsausmaß

II. Geschwindigkeit
    1.1 Gleichförmig langsam
    1.2 Gleichförmig schnell
    1.3 Langsam und schnell, nicht mittelschnell
    1.4 Unveränderbar
    2. Veränderbar

III. Bewegungscharakter
    1.1 „Cramped"
    1.2 „Floppy"
    1.3 „Flapping"
    1.4 Zitternd
    1.5 Armes Bewegungsrepertoire („poor repertoire")
    2. Veränderbar und vielfältig

IV. Bewegungsabfolge
    1.1 Nur synchrone Bewegungen
    1.2 Unorganisierte Bewegungen
    1.3 Gleichförmige Bewegungsabfolge mit einzelnen GMs
    1.4 Einzelne Körperteile sind nicht in die Bewegung miteinbezogen
    1.5 Wiederholung derselben Bewegungsabfolge von einem GM zum anderen
    2. Veränderliche Bewegungsabfolge

V. Räumliches Bewegungsausmaß
    1. Unveränderlich
    2. Veränderlich

VI. Bewegungsfluß und Bewegungsanmut
    1.1 Nicht flüssig, ohne Rotation
    1.2 Nicht flüssig, wenig Rotation
    2. Flüssig und anmutig, viel Rotation

VII. Bewegungsbeginn und -ende der GMs
    1.1 Plötzlich
    1.2 Kaum Intensitätsabweichungen
    2. Langsames Crescendo und Decrescendo

VIII. Distale Feinmotorik
    1.1 Ständiger Faustschluß
    1.2 Keine oder seltene Fingerbewegungen
    1.3 Lediglich synchrones Öffnen und Schließen der Finger
    1.4 Wenige unterschiedliche Fingerbewegungen
    2. Breites Spektrum an Finger- und Handbewegungen (einschließlich Handrotation)

Endbewertung:
(Normal-Abnorm-Hypokinetisch)   Optimale Bewertung (max. 16):

Datum: Untersucher:

nen im EMG: In den „Fidgety"-GMs ist die plötzliche Aktivität kürzer und in geringerem Ausmaß vorhanden. Auch die tonische Grundaktivität scheint vermindert im Gegensatz zu der der „Writhing"-GMs. Diese Veränderung, die sowohl beim reifen Neugeborenen als auch bei frühgeborenen Kindern stattfindet, könnte durch die verminderte Reizschwelle der motorischen Einheiten hervorgerufen werden, die wiederum mit einer Reorganisation auf spinaler und supraspinaler Ebene in den ersten Lebensmonaten zusammenhängen kann (Hadders-Algra et al. 1992).

Pathologische GMs. Ferrari et al. (1990) und Prechtl et al. (1993) haben nachgewiesen, daß in der neonatalen Phase Früh- oder Termingeborene mit Hirnschädigungen qualitative Störungen in der Ausführung der GMs aufweisen. Die GMs waren entweder langsam und monoton oder brüsk und chaotisch, mit einer deutlichen Verringerung der leichten Schwankungen von Ausmaß, Kraft und Intensität, die beim normalen Kind vorhanden sind. Ein wirkungsvolles Instrument zur Erkennung der Abweichungen im gesamten Bewegungskomplex ist die *„visual gestalt perception"*.

Methode. Zur Bewertung der GMs aus den Videoaufzeichnungen wurde ein Bewertungsbogen erarbeitet (s. Abb. 6.1).
Die Bewegungen werden auf 2fache Weise analysiert:
- in einer Gesamtbewertung der Bewegung als normal oder abnorm, ohne besondere Aufmerksamkeit auf die einzelnen Details zu legen;
- mithilfe eines z. T. quantitativen Punktesystems für die Bewertung verschiedener motorischer Aspekte wie Ausmaß, Geschwindigkeit, Bewegungscharakter, Abfolge und Art, mit der die Bewegung beginnt und endet.

Wir möchten betonen, daß die zweite detaillierte Analyse der verschiedenen Aspekte und Komponenten der GMs in keiner Weise die Gesamtbewertung ersetzen darf. Sie muß immer getrennt von der Beobachtung der motorischen Muster in ihrer ganzheitlichen „gestalthaften Wahrnehmung" durchgeführt werden.

6.2
Ergebnisse der qualitativen Bewertung der GMs beim reifen Neugeborenen und beim Frühgeborenen

Bisher wurden 2 Gruppen von Kindern mit dieser Methode beobachtet: 26 Termingeborene mit neonataler Asphyxie (Prechtl et al. 1993) und 29 Frühgeborene mit durch Ultraschall nachgewiesenen Hirnschädigungen (Ferrari et al. 1990).

Hypokinesiephase. Der Großteil der *Termingeborenen mit Asphyxie* zeigte in den ersten Lebenstagen eine deutliche Hypokinesie, d. h. eine Verminderung der Frequenz, der Dauer, des Ausmaßes und der Geschwindigkeit der gesamten Spontanmotorik.

Bei den *Frühgeborenen* wurde die Hypokinesie seltener beobachtet; das kann allerdings damit zusammenhängen, daß bei diesen Kindern mit den Aufzeichnungen einige Tage später als bei den Termingeborenen begonnen wurde.

Es wurde auch festgestellt, daß die Hypokinesie, die nicht von Medikamenten, sondern vom Schweregrad der Asphyxie abhing, sich schnell in der 2. Lebenswoche zurückbildete.

3. Lebensmonat. Nach Beendigung der Hypokinesiephase hatte keines der 29 *Frühgeborenen mit Hirnschädigung* (vorwiegend mit periventrikuläre Leukomalazie oder fortdauernder Überschallung) qualitativ normale GMs im Zeitraum vor dem errechneten Geburtstermin.

In den folgenden Wochen haben sich die GMs bei 7 Kindern normalisiert (ihre neuropsychologische Entwicklung verlief normal, außer bei einem Kind, das mit 15 Wochen als normal eingestuft wurde, aber später eine leichte Monoplegie entwickelte).

Ein Kind wurde nach dem Termin nicht mehr beobachtet, bei den restlichen 21 Kindern blieben die GMs mindestens bis zum 3. Lebensmonat (korrigiertes Alter) qualitativ abnormal. Neunzehn der Kinder wiesen dann eine Zerebralparese, 2 einen deutlichen Entwicklungsrückstand und nur eines eine scheinbar normale Entwicklung auf.

Von den *Termingeborenen mit Asphyxie* hatten in den ersten 2 Lebenswochen 6 Kinder normale GMs (alle normales Follow-up), in 6 Fällen war durch das Andauern der Hypokinesie die Motorik vom quantitativen Standpunkt aus nicht bewertbar, und bei den restlichen 16 Kindern waren die GMs qualitativ abnormal (11 davon zeigten bei der Nachuntersuchung eine Zerebralparese und/oder einen schweren mentalen Entwicklungsrückstand).

5. Lebensmonat. In den folgenden Wochen blieb die Qualität der GMs bei den 6 Kindern normal, die schon in der neonatalen Phase normale Bewegungen hatten. 13 Kinder behielten einen abnormalen Charakter der GMs bis zum Alter von 22 Wochen (Ende der Videobeobachtung) bei: Beim Follow-up wiesen 9 davon eine IZP, 2 ein geistiges Defizit und nur 2 eine normale Entwicklung auf. Bei weiteren 7 Kindern haben sich hingegen die GMs in den ersten Lebensmonaten normalisiert: 5 von diesen Kindern wiesen eine normale Entwicklung auf, während weitere 2 ein leichtes neurologisches Defizit in Form einer leichten Monoplegie zeigten.

▶ **Die Ergebnisse beider Studien (Prechtl et al. 1993, Ferrari et al. 1990) lassen einen deutlichen *Zusammenhang* erkennen zwischen:**
- der motorischen Frühdiagnose durch Beobachtung der Spontanmotorik,
- dem Vorhandensein von Hirnschädigungen (sonografisch nachgewiesen) und
- der neuropsychologischen Verlaufsbeobachtung.

Von den ersten Lebensstunden an und bei Frühgeborenen schon im Brutkasten, zeigen *geschädigte Neugeborene* klare Abweichungen ihrer Bewegungsqualität. Die Befunde stehen zum Teil im Widerspruch zu Studienergebnissen, nach denen Neugeborene mit einer Hirnschädigung nach einer akuten Phase in eine stumme Phase treten können, in der sie neurologisch normal erscheinen (Dubowitz 1988). Die neurophysiologischen Vorgänge, denen die GMs unterliegen, sind wahrscheinlich komplexer als jene, die der klassischen neurologischen Untersuchung (z. B. Bewertung des Tonus, der Reflexe usw.) zugrundeliegen.

Da die Untersuchungsmethode der „visual gestalt perception" sehr sensibel für eine ZNS-Schädigung ist, zeigt sie auch Bewegungsabweichungen auf, die nicht unbedingt auf einen schweren, bleibenden motorischen Schaden hinweisen. In den oben erwähnten Studien haben sich ungefähr ein Drittel der Kinder, die in den ersten Wochen abnorme GMs zeigten, normalisiert und wiesen dann ein unauffälliges Follow-up auf.

Übergang „writhing-fidgety". Es ist verständlich, daß Längsschnittbeobachtungen mit mehrmaligen Videoaufzeichnungen, die einfach, schnell und ohne großen Kostenaufwand durchgeführt werden können, für die Prognose viel aussagekräftiger sind als eine einmalige Bewertung. Wenn wir die Beobachtung bis zum 2./3. Lebensmonat verlängern, können wir ausgesprochen zuverlässig beurteilen, ob der Übergang der GMs vom „writhing" zum „fidgety" stattfindet oder nicht.

Die Ergebnisse zeigen, daß in der Gruppe der *Frühgeborenen* bei 11 Kindern Bewegungen des Typs „fidgety" zu beobachten waren (7 mit normaler Entwicklung, 1 mit Hemiparese, 1 mit geistigem Entwicklungsrückstand, 2 mit Monoparese). In 15 weiteren Fällen (alles Tetraparesen oder Diplegien) fehlten sie hingegen. In den restlichen 3 Fällen waren zu wenig Videoaufzeichnungen vorhanden, um eine eindeutige Bewertung zu ermöglichen.

Aus der Gruppe der *Termingeborenen mit Asphyxie* zeigten 16 Fälle Bewegungen des Typs „fidgety" (13 mit Normalentwicklung, 2 mit geistigem Entwicklungsrückstand, 1 mit Monoparese); ein Fall, der sich später zu einer Hemiplegie entwickelte, zeigte eine abnormale „choreiforme" Art von „Fidgety"-GMs, während 9 Fälle (alles Tetraoder Diplegien) keine „Fidgety"-GMs entwickelt haben.

GM-Untergruppen
Unsere Bewertung der motorischen Entwicklung wird noch genauer, wenn wir die Kinder nach dem Typ der abnormen GMs einteilen. Wir unterscheiden dabei hauptsächlich *2 Typen von abnormen Bewegungsmustern*:

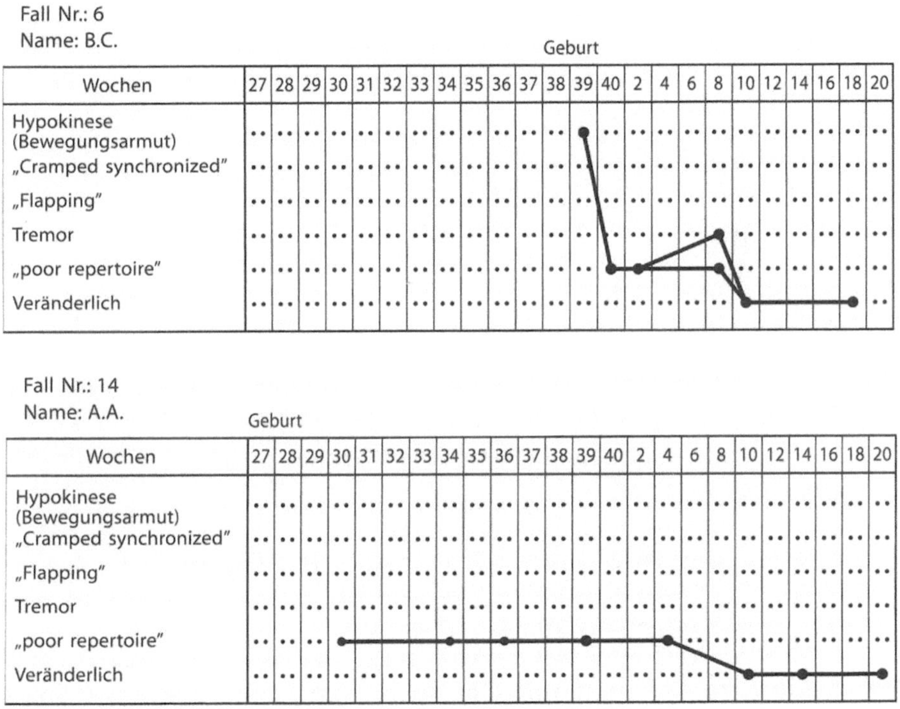

Fall Nr.: 6
Name: B.C.

Abb. 6.2. Beispiele für GMs vom Typ „poor repertoire". *Oben* (Fall 6): reifes Neugeborenes mit Asphyxie, im Follow-up gesund. *Unten* (Fall 14): Frühgeborenes, im Follow-up gesund. (Nach Cioni et al. 1993)

136   6 Zusammenhänge zwischen Spontanmotorik und Hirnschädigung

Fall Nr.: 1
Name: M.F.

Wochen	27	28	29	30	31	32	33	34	35	36	37	38	39	40	2	4	6	8	10	12	14	16	18	20
Hypokinese (Bewegungsarmut)																								
„Cramped synchronized"																								
„Flapping"																								
Tremor																								
„poor repertoire"																								
Veränderlich																								

Fall Nr.: 3
Name: M.A.

Wochen	27	28	29	30	31	32	33	34	35	36	37	38	39	40	2	4	6	8	10	12	14	16	18	20
Hypokinese (Bewegungsarmut)																								
„Cramped synchronized"																								
„Flapping"																								
Tremor																								
„poor repertoire"																								
Veränderlich																								

Abb. 6.3. Beispiele für GMs vom Typ „cramped-synchronized". *Oben* (Fall 1): reifes Neugeborenes mit Asphyxie, IZP und geistigem Entwicklungsrückstand im Follow-up. *Unten* (Fall 3): Frühgeborenes, IZP im Follow-up. (Nach Cioni et al. 1993)

- „poor repertoire" und
- „cramped-synchronized".

„Poor repertoire". Die Sequenz der Bewegungselemente ist monoton und die Bewegungen in den verschiedenen Körperteilen erfolgen nicht in der reichhaltigen und variablen Sequenz, die typisch für die normale Bewegung ist.

„Cramped-synchronized". Die GMs erscheinen steif, haben nicht den normalen harmonischen „Windungscharakter" (writhing) und die Extremitäten bewegen sich eher synchron.

Die Abb. 6.2 und Abb. 6.3 zeigen einige Beispiele der motorischen Entwicklung bei Kindern mit GMs vom Typ „poor repertoire" und „cramped-synchronized".

6.3
GMs des Typs „poor repertoire"

In allen Fällen, bei denen in der Sonographie eine persistente periventrikuläre Überschallung beobachtete wurde, zeigten die *Frühgeborenen* eine arme und monotone Bewegungssequenz in den Teilmustern der GMs.

Der Großteil der Kinder hatte dann eine günstige Entwicklung mit einer Normalisierung der Motorik meist zwischen der 5. und 12. Woche nach der Geburt. In einigen Fällen war das „Poor-repertoire"-GM mit einseitigen oder diffusen beidseitigen Hirnschädigungen verbunden (unilateral in 1 Fall, bilateral diffus in weiteren 3 Fällen). Von den Kindern entwickelte sich eines normal, eines hatte einen leichten Entwicklungsrückstand und das dritte, das „Cramped-synchronized"-Bewegungen nach der 6. Woche aufwies, hatte eine Diplegie.

Bei den *Termingeborenen mit Asphyxie* ist das „Poor-repertoire"-GM das häufigste Merkmal der Abnormalität und war bei 10 von 26 Kindern zu finden. In 3 dieser Fälle erwies sich das „Poor repertoire"-GM in den ersten Lebensmonaten als beständig. Die Entwicklung der Kinder war ungünstig (1 dyskinetische ZP, 2 mit geistigem Entwicklungsrückstand). Die anderen 7 Kinder haben sich in den ersten 2 bis 3 Monaten normalisiert, 5 von ihnen zeigten eine unauffällige Entwicklung, eines eine Monoparese, das andere eine Hemiplegie.

6.4
GMs des Typs „cramped-synchronized"

Alle *Frühgeborenen mit einseitiger Schädigung* (mit Ausnahme eines Kindes) und der Großteil der Kinder mit schwerer beidseitiger Schädigung (zystische Leukomalazie) zeigten bereits von den ersten Lebenstagen an eine Spontanmotorik mit deutlichen Zeichen von „Cramped-synchronized"-GMs. Bei stark untergewichtigen Kindern erschienen die Anzeichen erst nach einigen Wochen. Nur eines der 20 Kinder entwickelte keine ZP. Es handelte sich um ein blindes Kind mit einer Frühgeborenenrethinopathie 5. Grades.

Auch bei den *Termingeborenen mit Asphyxie* erwies sich der persistente „Cramped-synchronized"-Charakter immer als Vorbote einer ZP. Bei allen Kindern mit „Cramped-synchronized"-GMs war auch das Bewegungsrepertoire äußerst arm.

Die Ergebnisse in bezug auf die prognostische Aussagekraft der 2 Hauptgruppen von abnormer Bewegungsqualität sind als Grafik in Abb. 6.4 dargestellt und können wie folgt zusammengefaßt werden:

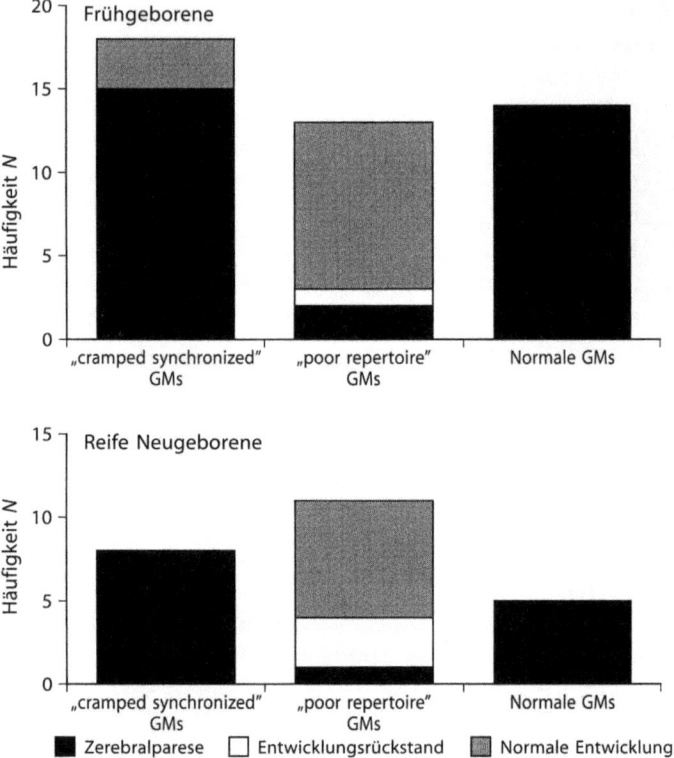

Abb. 6.4. Formen der GMs und neuropsychologisches Follow-up bei 43 Frühgeborenen (29 mit Zerebralschäden und 14 mit geringem Kontrollrisiko) und bei 26 reifen Neugeborenen mit perinataler Asphyxie

Das „Poor-repertoire"-GM ist das häufigste Merkmal einer motorischen Abnormalität sowohl beim Frühgeborenen als auch beim Termingeborenen mit Hirnschädigung. Meist ist zusätzlich ein Andauern der physiologischen „Drehbewegungen", sowohl der gebeugten als auch der gestreckten oberen Extremitäten, zu beobachten. Diese motorische Eigenart tritt meist nur vorübergehend auf und ist selten mit einer ungünstigen Prognose verbunden.

Die „Cramped-synchronized"-Bewegungen scheinen sehr viel schwerwiegender zu sein: Sie sind immer von einem „poor repertoire" und dem Fehlen der Drehbewegungen begleitet. Ein Andauern der „Cramped-synchronized"-GMs ist ein sicheres Zeichen von IZP.

6.5
Abnorme Motorik des Neugeborenen und Arten der IZP

Empirische Befunde von Ferrari et al. (1990) und Prechtl et al. (1993)

Die oben beschriebenen Merkmale der Spontanmotorik in den ersten Lebenswochen können mit der jeweiligen Art der sich später entwikkelnden IZP in Zusammenhang gebracht werden. Dieser Aspekt wurde von Ferrari et al. (1990) und Prechtl et al. (1993) für die traditionelle Klassifikation der IZP unter dem tonisch-segmentären Gesichtspunkt (Hagberg 1975) untersucht. Wenn man die Fallbeispiele beider Studien zusammennimmt, so wurden insgesamt 29 Fallbeispiele mit IZP in ihrem Verlauf verfolgt und als Längsschnittstudie gefilmt: 14 Tetraplegien, 7 Diplegien, 4 Hemiplegien, 3 Monoplegien und eine Dyskinesie. Alle Kinder mit Tetra- und Diplegie hatten von den ersten Aufzeichnungen an Bewegungen mit „Cramped-synchronized"-GMs, die bei untergewichtigen Kindern verspätet auftraten. Von den 17 Kindern mit einseitiger ZP, Hemiplegie oder Monoparese zeigte der Großteil (5 Fälle) „Cramped-synchronized"-Merkmale. In den beiden letzten Fällen (beide termingeboren) war die Bewegungsart durch ein „poor repertoire" gekennzeichnet. Diese letzte Abweichung war auch im einzigen Fall von IZP mit Dyskinesie vorhanden.

Interessanterweise fanden bei einseitigen Hirnschädigungen, aus denen sich eine Hemi- oder Monoplegie entwickelte, die GMs in der Frühphase keine entsprechende Zuordnung, sondern wiesen eine beidseitige Störung auf. Es gibt offensichtlich viele neurale Untersysteme, deren Aktivitäten auf den „central pattern generator" der GMs zusammenfließen. Wenn sich das Input einiger Untersysteme ändert, ändern sich die qualitativen Aspekte der Bewegung in ihrer Gesamtheit, auch wenn die Schädigung einseitig ist. Die empirischen Befunde zeigen, daß die Qualität der GMs mit beträchtlicher Genauigkeit vorhersagt, welche Neugeborenen eine IZP entwickeln werden. Es kann aber nicht vorausgesagt werden, um welche Art von IZP es sich handeln wird.

Empirische Befunde von Cioni et al. (1989)

In einer früheren Studie haben Cioni et al. (1989) die motorische Entwicklung von 24 Frühgeborenen bis zum 3. Lebensmonat beobachtet, 12 Kinder mit IZP (Diplegie und spastischer Tetraparese) und 12 normale Kinder als Kontrollgruppe. In Tabelle 6.1 sind einige der wichigsten Daten dargestellt, die bei der Auswertung des Videomaterials der

Tabelle 6.1. Verteilung der motorischen und posturalen Hauptkriterien bei 12 normalen Kindern und 12 Kindern mit IZP. Mit „+" wird eine größere Inzidenz bei Diplegikern als bei Teraplegikern aufgezeigt; mit „=" eine gleiche Inzidenz. Nach Cioni et al. (1989)

Kriterien	8.–9. Gestationsmonat		2.–3. Monat posttermini	
	normal	IZP	normal	IZP
Kontrolle des Allgemeinbefindens	7	3 (+)	12	7 (+)
Haltungsveränderung	10	4 (+)	12	7 (+)
Veränderung der Grobmotorik	12	0 (=)	12	0 (+)
Distale Feinmotorik vorhanden	9	3 (=)	10	0 (=)
Qualität der Feinmotorik	9	0 (=)	12	0 (+)
Kopfkontrolle (im Liegen)	–	–	10	6 ()
Kopfkontrolle (im Sitzen)	–	–	11	8 (+)
Stellreaktionen des Rumpfes	–	–	12	3 (+)
Langsames Nachschauen	–	–	10	4 (+)
Inhibition des ATNR	–	–	7	0 (=)
Fehlen von spontanen „Startle"-Reaktionen	6	5 (+)	10	9 (+)
Normaler Muskeltonus	8	2 (+)	11	0 (+)

beiden Testgruppen im Zeitraum vor dem errechneten Geburtstermin und dann im 2. und 3. (korrigierten) Lebensmonat erhoben wurden:

8.-9. Gestationsmonat. Im 8.-9. Monat des Gestationsalters waren bei *Kindern mit IZP* Haltungs- und Bewegungsstörungen viel häufiger anzutreffen als bei *Kindern der Kontrollgruppe*. Der Unterschied lag vor allem in der Qualität der GMs, was wiederum die vorhergehenden Daten bestätigt. Auch die posturale Variationsbreite zeigte sich als ein nützliches Unterscheidungsmerkmal: zu beobachten bei allen normalen Kindern, aber nur bei 4 Kindern mit IZP (alles Diplegien). Bei normalen Kindern waren häufiger distale Segmentbewegungen – vor allem der Hände – zu finden (Pronation und Supination, Palmar- und Dorsalflexion des Handgelenks, und zwar isoliert und nicht als Teil einer Bewegungssynergie). Jedoch konnten auch bei einigen normalen Kindern diese Bewegungen nicht beobachtet werden, während sie hingegen bei 3 ZP-Kindern (einer mit Tetraplegie und 2 mit Diplegie) vorhanden waren.

Auch hier scheint die Bewegungsqualität, vor allem die der Finger, der Bewegungsfluß, das Fehlen von persistenten dystonen Bewegungen und das Vorhandensein von isolierten Bewegungen eine besondere Bedeutung zu haben. Bei keinem der Kinder mit IZP waren solche Fingerbewegungen vorhanden. Das instabile Verhalten, die Störungen des Muskeltonus, die spontanen „Startle"-Reaktionen waren bei beiden Gruppen zu beobachten, wenn auch in größerem Ausmaß bei Kindern mit IZP.

Die anderen Aspekte der neuromotorischen Entwicklung des Kindes, speziell die provozierten Antworten, die in den verschiedenen neurologischen Untersuchungsprotokollen des Neugeborenen berücksichtigt sind, werden in der Arbeit von Cioni et al. (1989) nicht angeführt.

Die Bewegungsmerkmale der Kinder beider Gruppen veränderten sich im Laufe des ersten Lebensmonats nach der Geburt nicht wesentlich und wurden daher in der Tabelle nicht detailliert dargestellt.

2. Lebensmonat. Erst ab dem 2. Monat war eine wichtige Neuorganisation des Verhaltens zu beobachten. Die Diskontinuität der Entwicklung nach der 48. Gestationswoche bei Früh- ebenso wie bei Termingeborenen, wurde von verschiedenen Autoren beschrieben (Emde 1981, Prechtl 1984).

Alle *Kinder der Kontrollgruppe* hatten eine gute Kontrolle der Homöostase und waren imstande, problemlos einen ruhigen oder aktiven Wachzustand beizubehalten. Bei allen Kindern war eine gute Bewegungsqualität (Grob- und Feinmotorik) und eine Vielfalt von Haltungsmöglichkeiten zu beobachten. Nur in 2 Fällen waren die segmentären distalen Bewegungen noch spärlich, ein Kind hatte eine geringe Hypertonie und 2 Kinder zeigten spontane „Startle"-Reaktionen. Bei (fast) allen normalen Kindern waren neu erworbene Fähigkeiten zu beobachten:
- Haltungs- und Kopfkontrolle in Rückenlage und im Sitzen,
- Kontrolle der Augenbewegungen mit guten Augen-Kopf-Synergien bei der optischen Beobachtung,
- erste kompensatorische Rumpfbewegungen im Sitzen (vor- und rückwärts sowie seitlich).

Mehr als die Hälfte der Kinder war imstande, bei der spontanen Kopfdrehung den tonisch asymmetrischen Nackenreflex (ATNR) vollständig zu unterdrücken; auch in Fällen, wo das Muster noch vorhanden war, war es inkonstant und leicht auflösbar.

Bei den meisten *IZP-Kindern* (sowohl bei den Kindern mit Diplegie als auch mit Tetraplegie) blieben weiter bestehen:
- Schwierigkeiten im kontrollierten Verhalten,
- Reizbarkeit und

- Schwierigkeiten, einen ruhigen oder aktiven Wachzustand wiederzuerlangen.

Bei allen spastischen Kindern wies die Globalbewegung eine bestimmte Steifheit bzw. Rigidität auf. Die Bewegungsmuster waren arm und grob, wobei sich die *Tetraparesen* und *Diplegien* in einigen Bereichen unterschieden. Bei 3 Kindern mit Diplegien konnte man einen besseren Bewegungsfluß und eine Verminderung der Kokontraktion zwischen Agonisten und Antagonisten beobachten, d. h. das Merkmal „Cramped-synchronized"-GMs war weniger ausgeprägt. Bei 4 Kindern mit Diplegien lag eine größere Variationsbreite der Haltung in Rückenlage vor. Die distalen Segmentbewegungen waren bei allen Kindern mit IZP spärlich ausgebildet: Die Fingerbewegungen waren synergisch oder von starken Dystonien gekennzeichnet, auch wenn ein Großteil der Kinder mit Diplegien Einzelbewegungen der Finger ausführen konnte.

Die Merkmale der Augenmotorik, der Kopf- und der Rumpfkontrolle geben uns in diesem Alter die besten Hinweise für eine Differenzierung der motorischen Entwicklung von Diplegie und Tetraparese. Mit 3 Monaten hatte der Großteil der Kinder mit Diplegien eine gute Kopfkontrolle in Rückenlage und im Sitzen, ebenso eine gute Kontrolle der Augenbewegungen und der Augen-Kopf-Synergien, was eine effiziente optische Funktion ermöglichte. Die Hälfte der Kinder wies bereits beginnende Gleichgewichtsreaktionen des Rumpfes auf. Diese Fähigkeiten konnte dann im Laufe der folgenden 4 bis 5 Wochen bei allen Kindern mit Diplegie beobachtet werden, während sie bei Kindern mit Tetraparese erst später und mit geringer funktioneller Wirksamkeit auftraten. In beiden Gruppen blieb der ATNR deutlich bestehen. Auch Störungen des Muskeltonus an den Extremitäten waren bei allen Kindern vorhanden, ausgeprägter bei den Tetraparesen und dabei vor allem an den unteren Extremitäten.

Schlußfolgerungen

▶ Neben den bildgebenden Verfahren kommt der klinischen Untersuchung des Neugeborenen, vor allem der *qualitativen Bewertung der Spontanmotorik*, eine große Bedeutung zu. Damit läßt sich bereits ab den ersten Lebenswochen die Diagnose einer schweren motorischen Störung stellen und mit ziemlicher Genauigkeit die Entwicklung einer IZP voraussagen.

Das Bewertungsmodell der neuen funktionellen Untersuchungsmethode unterscheidet sich deutlich von der klassischen, reflexologischen

Methode: Das Neugeborene wird als komplexer Organismus betrachtet, der mit einem reichen Repertoire an Bewegungen ausgestattet ist; Bewegungen, die sowohl als spontane Antwort erfolgen als auch durch geeignete äußere Reize hervorgerufen werden können.
- Vom klinischen Gesichtspunkt aus betrachtet entspricht die Bewertung der Spontanmotorik und ihrer Bewegungsqualität den *Kriterien* von *Prechtl* (1990). Sie ist nicht invasiv, denn auch Frühgeborene können schon im Brutkasten wiederholt untersucht werden. Die erzielten Ergebnisse können mit der vorhandenen Hirnschädigung in Beziehung gebracht werden, die man mittels bildgebender Verfahren und mit den Ergebnissen der Nachuntersuchung (normale Entwicklung oder Vorhandensein von IZP) diagnostiziert. Hier erweisen sich Längsschnittstudien mit Berücksichtigung der verschiedenen Abweichungsarten der GMs als besonders wertvoll (Relevanz der „Cramped-synchronized"-Bewegungen!).
- Im Vergleich zur direkten Beobachtung des Kindes ist die Beurteilung mittels einer *Videoaufnahme* vorteilhafter. Letztere ist schneller durchführbar, erlaubt wiederholte Beurteilungen desselben Kindes und ermöglicht es, verschiedene Bewegungsaspekte zu sammeln. Jeder Untersucher kann außerdem die Zuverläßigkeit der eigenen Ergebnisse mit denen anderer Beurteiler vergleichen. Die bereits veröffentlichten Arbeiten bestätigen, daß die Zuverläßigkeit der Methode hoch ist, wenn sie von erfahrenen Untersuchern zur Beurteilung der normalen und abnormen Motorik in den ersten Lebensmonaten benutzt wird.
- Es erscheint bisher schwierig, auch mit äußerst sensiblen Parametern der Bewegungsqualität Merkmale zu finden, die bereits in der Frühphase eine *Differenzierung* der verschiedenen Arten von IZP nach der traditionellen Klassifikation erlauben.
- Eine *umfassende Analyse*, die nicht nur die Spontanmotorik, sondern auch die Reaktion des Kindes in bestimmten vorgeschlagenen Situationen berücksichtigt und zusätzlich auch andere, nichtmotorische Parameter beinhaltet (vereinfachter Zugang durch die oben beschriebenen Arbeiten von Cioni et al. 1989), erlaubt jedoch bereits in den ersten Lebensmonaten eine größere *Genauigkeit der Diagnose und der Prognose*.
- Die *serienmäßigen Videoaufnahmen* von Neugeborenen und Säuglingen mit neuroradiologisch abgeklärten Hirnschädigungen können wertvolle Hinweise liefern.

In den kommenden Jahren wird sich unsere Arbeit dahingehend orientieren, daß wir anhand von Videoaufnahmen den Entwicklungsverlauf von Kindern mit IZP, die nach den neuesten Richtlinien klassifiziert wurden, rückwärts, d. h. in umgekehrter Richtung verfolgen werden. Auf diese Weise können wir vielleicht die „wahre Geschichte" des spontanen Verlaufs der verschiedenen Formen der IZP schreiben.

Literaturverzeichnis

Brazelton TB (1984) Neonatal behavioral assessment scale, 2nd edn, Clinics in Developmental Medicine, vol 50. Blackwell, London
Cioni G, Boldrini A, Castellacci AM, Bartalena L, Paolicelli PB, Cipolloni C (1989) Le sindromi spastiche nel bambino nato pretermine: evoluzione neurofunzionale nei primi mesi di vita. Giorn Neuropsich Età Eviol Suppl 4: 112–117
Cioni G, Ferrari F, Prechtl HFR (1989) Posture and spontaneous motility in fullterm infants. Early Hum Devel 18: 247–262
Cioni G, Prechtl HFR (1990) Preterm and early postterm motor behaviour in low risk premature infants. Early Hum Devel 23: 159–191
Cioni G, Ferrari F, Prechtl HFR (1993) Motor assessment in the neonatal period. In: Fedrizzi E et al (eds) Motor development in children. J. Libbey, London
Dubowitz LMS, Dubowitz V (1981) The neurological assessment of the preterm and fullterm newborn infant. Clinics in Developmental Medicine, vol. 709. Heinemann, London
Dubowitz LMS (1988) Clincal assessment of infant nervous system. In: Levene MI, Bennett MJ, Punt J (eds) Fetal and neonatal neurology and neurosurgery. Churchill Livingstone, Edinburgh, S 33–40
Emde RN (1981) Changing models of infancy and the nature of early development: Remodeling the foundation. J Am Psychoanal Assoc 29: 179–219
Hadders-Algra M, Van Eykern LA, Klip-Van den Nieuwendijk AWJ, Prechtl HFR (1992) Development course of general movements in early infancy. II. EMG correlates. Early Hum Devel 28: 231–251
Ferrari F, Cioni G, Prechtl HFR (1990) Qualitative changes of general movements in preterm infants with brain lesions. Early Hum Devel 23: 193–231
Hagberg B, Hagberg G, Olow I (1975) The changing panorama of cerebral palsy in Sweden 1954–1970. II. Analysis of the various syndromes. Acta Paediatrica Scand 64: 193–200
Grenier A (1981) Motricité libérée par fixation manuelle de la nuque au cours des premières semaines de la vie. Arch Fr Pédiatr 38: 557–562
Leijon I, Finnstrom O (1981) Studies on the Brazelton neonatal assessment scale. Neuropediatrics 12: 242–253
Milani-Comparetti A (1982) Semeiotica neuroevolutiva. Prospettive in Pediatria 48: 305–314
Prechtl HFR (1977) The neurological examination of the fullterm newborn infant, 2nd edn, Clinics in Developmental Medicine, vol. 63. Heinemann, London
Prechtl HFR (1984) Continuity and change in early neutral development. In: Prechtl HFR (ed) Continuity of neural functions from prenatal to postnatal life. Clinics in Developmental Medicine, vol. 94. Blackwell, Oxford, S 1–15
Prechtl HFR (1990) Qualitative changes of spontaneous movements in preterm infants are a marker of neurological dysfunction. Early Hum Devel 23: 151–158
Prechtl HFR, Fargel JW, Weinmann HM, Bakker HH (1979) Postures, motility and respiration of low-risk preterm infants. Devel Med Child Neurol 21: 3–27

Prechtl HFR, Nolte R (1984) Motor behaviour in preterm infants. In: Prechtl HFR (ed) Continuity of neural functions from prenatal to postnatal life. Clinics in Developmental Medicine, vol. 94. Blackwell, Oxford, S 79–82

Prechtl HFR, Hopkins B (1986) Developmental transformation of spontaneous movements in early infancy. Early Hum Devel 14: 233–238

Prechtl HFR, Ferrari F, Cioni G (1993) Predictive value of general movements in asphyxiated fullterm infants. Early Hum Devel

Sameroff AJ (1978) Summary and conclusion: the future of newborn assessment. In: Sameroff (ed) Monographs of the society for research in child development: organization and stability of newborn behaviour assessment scale No 177, vol 43, 102–123

Stafstrom CE, Johnston D, Wehner JM, Sheppard JR (1980) Spontaneous neural activity in fetal brain reaggregate cultures. Neuroscience 5: 1681–1690

Vries JIP de, Visser GHA, Prechtl HFR (1982) The emergence of fetal behaviour. I. Qualitative aspects. Early Hum Devel 7: 301–322

Vries JIP, Visser GHA de, Prechtl HFR (1988) The emergence of fetal behaviour. III. Individual differences and consistences. Early Hum Devel 16: 85–103

3. Teil:
Störungen der visuellen Funktionen

7 Verminderung der Sehschärfe

Anna E. Ipata, Barbara Fazzi, Giovanni Cioni

Kinder mit infantiler Zerebralparese weisen häufig Störungen der Sehfunktion auf, z. B.:
- Brechungsfehler,
- Strabismus,
- Spontannystagmus,
- unkonjugierte Bewegungen der Augen,
- Störungen des Fixierens und des Verfolgens,
- Störungen der Sehschärfe und des Gesichtsfelds.

Einer Störung der Sehfunktion kann ein Schaden im Bereich des peripheren Sehorgans (d. h. des Auges selbst) oder im Bereich der Sehbahn bis hin zur Sehrinde zugrundeliegen.

Besteht eine Störung im Bereich der Sehbahn oder der Sehrinde, so spricht man von zentraler Sehstörung („cerebral visual impairment"). Genau genommen versteht man darunter eine Störung der Sehfunktion, die hinter dem Chiasma opticum lokalisiert ist.

Brechungsfehler kommen bei diesen Patienten sehr oft vor, reichen aber häufig nicht aus, um die Sehstörungen zu erklären, wenn nicht auch ein zerebraler Schaden angenommen wird. Tatsächlich können all jene Mechanismen, die für motorische Schäden verantwortlich sind (hypoxisch-ischämische und hämorrhagische Enzephalopathien), auch die Sehbahn und vor allem die Sehrinde mit der Radiatio optica schädigen.

Die Sehschärfe ist jener Teilbereich der Sehfunktion, der bei der IZP am stärksten beeinträchtigt ist.

▶ Unter *Sehschärfe* versteht man die Fähigkeit, Details voneinander zu unterscheiden. Sie hängt davon ab, wo das Bild eines Gegenstands auf die Netzhaut trifft. Die Sehschärfe ist am größten im Bereich der Fovea. Hier befinden sich ausschließlich Zapfen.

Die Sehschärfe kann man untersuchen, indem man die Fähigkeit mißt, einzelne Elemente in einem sich wiederholenden Muster zu un-

7 Verminderung der Sehschärfe

Abb. 7.1. Untersuchungsraster. Ein Raster besteht aus einer Reihe heller und dunkler Striche (Zyklen), die sich in regelmäßigen Abständen abwechseln. Unter „räumlicher Frequenz" des Rasters versteht man die Anzahl von Zyklen (ein heller und ein dunkler Strich) pro Zentimeter (cm). Ist in 1 cm z. B. nur 1 Zyklus enthalten, so beträgt die räumliche Frequenz des Rasters 1 Zyklus/cm. Die räumliche Frequenz kann in Zyklen pro Grad Sehwinkel ausgedrückt werden, wenn man davon ausgeht, daß sich ein Beobachter in einem gewissen Abstand befindet. Ist ein Raster von 1 Zyklus/cm in 57 cm Entfernung vom Beobachter, so hat man einen Sehwinkel von 1 Grad (°). In diesem Fall ist die räumliche Frequenz eines Rasters von 1 Zyklus/cm gleich 1 Zyklus/°. Die Sehschärfe kann durch die Anzahl der einzeln vom Beobachter wahrnehmbaren Zyklen pro Grad Sehwinkel ausgedrückt werden

terscheiden (resolution acuity), z. B. in einem Raster, wie in Abb. 7.1 dargestellt. Das Raster wurde gewählt, weil es eine Vereinfachung der visuellen Reize darstellt, die unser optisches System aus der Umwelt wahrnimmt. Die Sehschärfe kann durch die Anzahl der Zyklen (ein heller und ein dunkler Strich) ausgedrückt werden, die pro Grad Sehwinkel voneinander unterschieden werden können. Das höchste räumliche Auflösungsvermögen bei einem Erwachsenen entspricht einer Sehschärfe von 45–50 Zyklen/Grad.

7.1 Untersuchungen zur Sehschärfe des Kindes

Die Untersuchung der Sehschärfe eines kleinen Kindes oder eines Patienten mit schweren neuropsychologischen Störungen ist mit den üblichen Untersuchungsmethoden, die eine aktive Mitarbeit und Fähigkeit zu verbalen Antworten voraussetzen, ausgesprochen schwierig.

Während der letzten Jahre wurden elektrophysiologische Techniken und Verhaltenstechniken entwickelt, die es dennoch ermöglichen, die Entwicklung dieser Sehfunktion zu untersuchen.

7.1.1
Elektrophysiologische Techniken

▶ *Evozierte Potentiale* sind definiert als Potentialänderung, die sich in spezifischen Arealen des zentralen Nervensystems als Folge sensorischer Afferenzen einstellt.

Will man die Sehschärfe untersuchen, so stellen Raster mit starkem Kontrast in steigender Strichfrequenz den üblichen standardisierten Reiz dar. Die Sehschärfe entspricht dann jener Strichsequenz, die im Okzipitallappen kein Potential mehr auslöst.

Die Untersuchung der Sehschwelle mit dieser Technik bedarf eines großen Zeitaufwands und hat bislang bei Patienten mit IZP keine breite Anwendung gefunden. Da der auslösende Reiz bei den durch Raster evozierten Potentialen nicht statisch ist, sondern sich im zeitlichen Verlauf ändert (man spricht auch von „zeitlicher Frequenz"), kommt es zu weiteren Ungenauigkeiten. Ein Vergleich zwischen Untersuchungsergebnissen aus verschiedenen Studien wird dadurch sehr erschwert.

7.1.2
Verhaltenstechniken

Die Verhaltenstechniken basieren auf der Beobachtung des sichtbaren Verhaltens des Kindes als Antwort auf bestimmte Reize. Im Unterschied zum Erwachsenen kann das kleine Kind über den Untersuchungsablauf nicht mündlich informiert werden, noch ist es zu mündlichen Antworten fähig. Zudem kann es keinem langen Training unterzogen werden, da die Aufmerksamkeitsspanne kurz ist, die Mitarbeit nicht vorausgesetzt werden kann und die motorischen Leistungen gering sind. Deshalb müssen die Methoden, die sich auf das kindliche Verhalten stützen, auf das *spontane motorische Repertoire* zurückgreifen. Dazu gehören die Augenbewegungen, die Drehung des Kopfes zum Reiz hin bzw. das Fixieren.

Optokinetischer Nystagmus

Eine der ersten Verhaltenstechniken, die Anwendung fanden, war der *optokinetische Nystagmus* (OKN), der 1962 von Fantz zur Untersuchung der Entwicklung der Sehschärfe während der ersten sechs Lebensmonate verwendet wurde. Der optokinetische Nystagmus ist eine unwillkürliche Reflexantwort des Auges, die durch horizontales Bewegen eines sich wiederholenden Musters vor den Augen des Patienten hervorgerufen wird. Die dadurch ausgelösten Augenbewegungen bestehen aus sog. „langsamen Folgebewegungen" mit anschließenden „Refixationssakkaden". Frantz verwendete als Reiz eine Reihe von Rastern mit steigender Strichfrequenz, bis er jene Frequenz erreichte, die keinen OKN mehr auslöste.

Die Technik wurde später wieder verworfen, da die anatomischen Grundlagen des OKN sich als derart komplex erwiesen haben, daß die Zuverlässigkeit der Untersuchungsmethode in Frage gestellt werden mußte.

PL- und FPL-Technik
Zu den Verhaltenstechniken zählen außerdem die Technik der „vorzugsweisen Fixation" (preferential looking, PL) und deren Abwandlung „vorzugsweise Fixation bei vorgegebener Wahl" (forced-choice PL, FPL).

Die Tests gehen auf die von Frantz in den sechziger Jahren durchgeführten Beobachtungen zurück, daß Kinder und auch Neugeborene von 2 angebotenen Reizen, von denen einer „strukturiert" (d. h. nicht homogen, sondern kontrastreich wie bei einem Raster) und der andere gleichförmig ist, den ersteren von beiden Reizen deutlich bevorzugen. Dies äußert sich durch längeres Fixieren und durch Augenbewegungen zum bevorzugten Reiz.

PL-Technik. Beim PL bietet der Untersucher dem Kind eine vorgegebene Anzahl von Rastern mit steigender Strichfrequenz an. Die Richtung der ersten Fixation wird gewertet, außerdem die Anzahl und die absolute Dauer der Fixation. Wenn mehrere Fixationen auf ein Raster beobachtet werden und/oder langandauernde Fixationen, so kann man davon ausgehen, daß das Kind imstande ist, das Raster zu erkennen.

FPL-Technik. Eine Abwandlung des PL stellt das FPL dar: Es unterscheidet sich dadurch, daß der Beobachter (hinter einem Schirm versteckt) nicht weiß, ob sich der Reiz rechts oder links befindet und aufgrund der Blickbewegungen des Kindes beurteilen muß, auf welcher Seite sich der Raster befindet. Der Beobachter kann dabei, abgesehen von den optischen, auch alle anderen Verhaltensweisen des Kindes in der Urteilsfindung miteinbeziehen, sofern er sie als Hinweis für die optische Unterscheidungsfähigkeit des Kindes für wichtig erachtet. Jede Strichfrequenz wird dem Kind mehrmals dargeboten, dann wird der prozentuale Anteil der vom Beobachter richtig gegebenen Antworten errechnet. Die Strichfrequenz des Rasters, für die der Beobachter zu 70 bis 75% richtige Antworten gegeben hat, wird als Sehschwelle betrachtet.

Die Pl- und FPL-Techniken wurden in vielen Studien zur Entwicklung der Sehschärfe des Neugeborenen und des Säuglings eingesetzt, fanden aber keine breite klinische Anwendung, da sie einen hohen Zeitaufwand erfordern.

Acuity-Cards-Technik
Erst kürzlich wurde die Acuity-Cards-Technik (Mc Donald et al. 1985, Teller et al. 1986) verfeinert. Damit können die Werte für die Sehschärfe in kürzerer Zeit ermittelt werden.

Das Prinzip, auf das die Technik zurückgeht, unterscheidet sich nicht wesentlich von dem des PL und des FPL. Auch hier nutzt man die Tatsache, daß ein Kind einen nichthomogenen, kontrastreichen Reiz (Raster) einem homogenen und gleichförmigen vorzieht. Der Raster befindet sich auf der Seite einer rechteckigen Tafel, deren Untergrund gleichmäßig grau ist. Die Karten werden dem Kind durch eine rechteckige Öffnung in einem gleichmäßig grauen Schirm gezeigt, der eine Ablenkung des Kindes durch die Umgebung verhindern soll.

Methodisches Vorgehen. Der Test beginnt dann, wenn es dem Beobachter hinter dem Schirm gelingt, die Aufmerksamkeit des Kindes auf die Mitte der Öffnung im Schirm zu lenken. Zuerst wird eine Karte mit sehr niedriger Strichfrequenz gezeigt, der Beobachter kann sich so ein Bild von der Art der Reaktion des Kindes auf den Reiz machen (Seitabweichung der Augen, Art der Fixation, Gesichtsausdruck usw.). Dann werden in rascher Abfolge Karten gezeigt, auf denen Raster in steigender Strichfrequenz dargestellt sind. Wie beim FPL weiß der Beobachter nicht, auf welcher Seite sich das Raster befindet, während er das sichtbare Verhalten des Kindes durch ein Loch in der Mitte der Karte beobachtet. Wenn das Kind die ersten gezeigten Raster leicht unterscheiden kann (was sich aus seinem Verhalten schließen läßt), ist es nicht nötig, diese Karten mehrmals zu zeigen. Man kann dann auch die mittleren Strichfrequenzen überspringen und direkt auf die schwer unterscheidbaren Raster übergehen, bis man bei jener Karte angelangt ist, die von Seiten des Kindes keine Reaktion mehr auslöst.

▶ **Die *Sehschwelle* entspricht bei der Acuity-Cards-Technik der höchsten Strichfrequenz, die das Kind noch unterscheiden kann.**

Die Dauer der Untersuchung hängt von der Mitarbeit des Kindes ab; für ein Kind, das sich ruhig verhält und hinreichend wach ist, beträgt

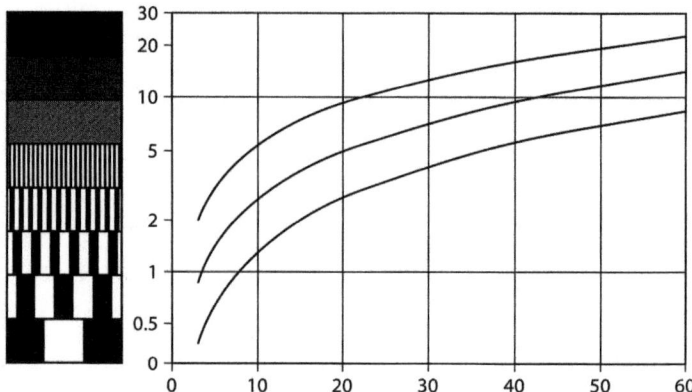

Abb. 7.2. Die Entwicklung der Sehschärfe im ersten Lebensjahr, mit den Acuity Cards untersucht. Auf der *Abzisse* steht das Alter (in Wochen), auf der *Ordinate* die räumlichen Frequenzen (in Zyklen/Grad) in logarithmischer Reihe

sie in der Regel etwa 5 Minuten. Ist das Kind hingegen nicht aufmerksam oder sehr unruhig, braucht man mehr Zeit, da jeweils zwischen zwei Bildern die Aufmerksamkeit des Kindes wieder auf die Mitte des Schirmes gelenkt werden muß.

Die Kurven der Entwicklung der Sehschärfe, die aufgrund der Acuity-Cards-Technik ermittelt wurden, entsprechen denen, die man mit dem FPL erhält (s. Abb. 7.2).

7.2
Anwendung der Acuity Cards bei der IZP

Erst seit einigen Jahren wird die Technik der Acuity Cards bei Kindern mit IZP oder anderen neurologischen Störungen verwendet. Alle Studien zeigen einen hohen prozentualen Anteil von Patienten mit abnormen Werten.

In der Untersuchung von Schenk-Rootlieb et al. (1992) wiesen 71% der Patienten mit IZP eine zentrale Verminderung der Sehschärfe auf. Hertz und Rosenberg (1988) fanden bei Kindern mit IZP eine lineare Verbindung zwischen der Verminderung der Sehschärfe einerseits, motorischen und kognitiven Störungen andererseits.

In unserer Studie (Ipata et al. 1993) wurden die Acuity Cards nach Teller (die uns von Vistech Consultants, Daytona, Ohio zur Verfügung gestellt wurden) bei 78 Patienten mit IZP im Alter zwischen 3 und 6 Jahren angewandt. Die Patienten wurden auf Grund der Art ihrer Zerebralparese in 4 Gruppen unterteilt:

- 11 Patienten mit Hemiplegie,
- 41 Patienten mit Tetraplegie,
- 20 Patienten mit Diplegie und
- 6 Patienten mit Dyskinesie.

In 60 Fällen gelang es, die Sehschärfe zu messen. Sie befand sich bei 17 Kindern (28,3 %) im altersentsprechenden Normbereich, bei 43 Kindern (71,6 %) hingegen unterhalb des Normbereichs. In den meisten dieser Fälle konnten durch Untersuchung der Augen keine organische Veränderungen festgestellt werden, die die Sehstörung erklären konnten. In 18 Fällen (23 %) war keine Antwort auf den angebotenen Reiz zu verzeichnen; in 10 von diesen Fällen, es handelte sich durchwegs um Kinder mit Tetraplegie, wurde eine kortikale Blindheit diagnostiziert, die durch genaue Beobachtung des Verhaltens der Kinder bestätigt werden konnte. Die übrigen 8 Kinder hingegen, die keine Antwort gezeigt hatten, reagierten mit den Augen auf andere Reize (Gegenstände, Gesichter usw.). Sie wurden deshalb als „nicht bewertbar" angesehen.

Aufgrund der Verteilung der Werte konnte ein Zusammenhang zwischen der Sehschärfe und der Art der IZP festgestellt werden (s. Tabelle 7.1): Bei Kindern mit Hemiplegie kamen häufiger Normwerte vor als bei Kindern mit Tetraplegie, hier waren Werte unterhalb des Normbereichs und zentrale Bindheit häufiger.

Tabelle 7.2 zeigt den Zusammenhang zwischen Sehfähigkeit einerseits, geistiger Behinderung und motorischen Fähigkeiten andererseits. Eine Kernspintomographie wurde bei 67 Patienten durchgeführt.

Tabelle 7.3 zeigt die Verteilung der Werte für die Sehschärfe im Zusammenhang mit dem Läsionsgrad im Bereich der Sehstrahlung und der Sehrinde.

Die Verminderung der Sehschärfe scheint also mit dem Ausmaß der motorischen und geistigen Behinderung sowie mit dem Ausmaß

Tabelle 7.1. Bewertung der Sehschärfe bei 78 Kindern mit IZP

Anzahl N	Sehschärfe	Art der IZP			
		Hemiplegie	Diplegie	Dyskinetische IZP	Tetraplegie
17	normal	5	6	2	4
43	eingeschränkt	5	13	4	21
10	blind	–	–	–	10
8	nicht bewertbar	1	1	0	6

Tabelle 7.2. Sehschärfe, kognitive und motorische Entwicklung bei 78 Kindern mit IZP

Anzahl N	Sehschärfe	Kognitive Entwicklung[a]			Motorische Entwicklung[b]		
		I	II	III	I	II	III
17	normal	11	3	3	6	8	3
43	eingeschränkt	19	10	14	14	19	10
10	blind	–	–	10	–	–	10
8	nicht bewertbar	1	2	5	2	3	3

[a] I: altersentsprechend; II: leichte Behinderung; III: starke Behinderung
[b] I: Sitzen ohne Stütze möglich, ebenso Annäherung an den Gegenstand und Ergreifen des Gegenstandes; II: gute Kopfkontrolle, freies Sitzen aber nicht möglich, Annäherung und Ergreifen des Gegenstandes nicht oder nur teilweise möglich; III: keine oder schlechte Kopfkontrolle, Annäherung und Ergreifen des Gegenstandes nicht möglich

Tabelle 7.3. Sehschärfe und Kernspintomographie bei 67 Kindern mit IZP

Anzahl N	Sehschärfe	Kernspintomograpahie					
		Sehstrahlung[a]			Sehrinde[a]		
		I	II	III	I	II	III
13	normal	6	7	–	10	3	–
38	eingeschränkt	12	22	14	29	8	1
10	blind	1	2	7	2	2	6
6	nicht bewertbar	–	4	2	4	1	1

[a] I: keine Läsion; II: leichte Läsion; III: schwere Läsion

der Läsion in Zusammenhang zu stehen. Ein Zusammenhang, der allerdings auf die Patientengruppe mit kortikaler Blindheit zurückzuführen ist. Diese Gruppe setzt sich nämlich aus den Patienten zusammen, die die stärkste motorische und geistige Behinderung aufweisen und im NMR die größten und ausgedehntesten Läsionen zeigen. Schließt man diese 10 Patienten aus der statistischen Bewertung aus, erscheint der Zusammenhang nicht mehr statistisch signifikant.

Schwierigkeiten bei der Interpretation der empirischen Befunde
Eine der größten Schwierigkeiten bei der Anwendung eines Verhaltenstests stellt die Interpretation der Ergebnisse dar. Das ist darauf zurückzuführen, daß das Verhalten der Augen bei den Kindern mit IZP häufig nicht sehr klar ist. Der Beobachter, der darüber urteilen

muß, ob das Kind den Raster gesehen hat oder nicht, muß sich mit mehreren *Schwierigkeiten* auseinandersetzen:
• zentralen Störungen der Fixation,
• schwerem Strabismus,
• Spontannystagmus,
• unkoordinierten Augenbewegungen,
• Schwierigkeiten, eine korrekte Sitzhaltung beizubehalten,
• Fehlen der Kopfkontrolle,
• häufig begleitend vorhandenen Verhaltensstörungen (Reizbarkeit oder übermäßige Schläfrigkeit).

Modifizierte Vorgehensweisen. Wir haben die Erfahrung gemacht, daß es häufig unumgänglich ist, die *Vorgehensweise* zu *ändern* und dem Verhalten der Kinder anzupassen: wir mußten die Anzahl der Versuche erhöhen, den Abstand verändern oder den Schirm entfernen, um so näher an das Kind heranzukommen. Unter den veränderten Umständen dauert die Untersuchung viel länger, und man muß dann auch entscheiden, wie zuverlässig die Untersuchung noch ist.

Zuverlässigkeit. In unserer Studie haben wir 2 *Zuverlässigkeitsniveaus* eingeführt: hohe und niedrige Zuverlässigkeit. Niedrige Zuverlässigkeit bedeutet, daß der Sehschärfenwert, den wir erhalten haben, den bestmöglichen Wert darstellt, den wir erhalten konnten, daß er aber nicht zwangsläufig dem wirklichen Schwellenwert des Kindes entspricht. Konnte die Untersuchung hingegen korrekt durchgeführt werden, ohne daß die Vorgangsweise verändert werden mußte, und waren die Reaktionen des Kindes klar und unmißverständlich, so wird die Zuverlässigkeit der Untersuchung als hoch eingestuft. Für den Beobachter gilt es dann als hinreichend sicher, daß der erhaltene Wert dem tatsächlichen Schwellenwert des Kindes entspricht.

In unserer Studie stellten wir eine niedrige Zuverlässigkeit bei 78% der Fälle mit niedrigem Sehschärfenwert fest.

Zusammenhang mit Augenbewegungsstörungen. Ferner stellten wir in unserer Studie einen statistischen Zusammenhang zwischen *niedriger Zuverlässigkeit der Untersuchung* und *schweren Störungen der Augenbewegung* fest (unkonjugierte Augenbewegungen, Schwierigkeiten beim Verfolgen und Fixieren, Spontannystagmus, starker Strabismus). Der Befund unterstützt die These, daß die Untersuchung bei Patienten mit neurologischen Störungen außer von der Schwelle der Sehschärfe auch von anderen Faktoren beeinflußt werden kann.

Das bedeutet einerseits eine Einschränkung des Anwendungsbereichs der Technik, andererseits aber eine Vergrößerung ihres Stellenwerts als Untersuchung der Sehfunktion des Kindes, die schon während der ersten Lebenswochen durchgeführt werden kann und die sowohl die Wahrnehmung als auch die Augenmotorik miteinschließt.

7.3 Schlußbemerkungen

Unter allen zur Verfügung stehenden Techniken, die die Sehschärfe des neurologisch geschädigten Kindes untersuchen, ist die der *Acuity Cards* diejenige, die am einfachsten anzuwenden ist. Mittels der Acuity-Cards-Technik war es möglich, die hohe Inzidenz einer zentralen Sehschädigung bei der IZP zu bestätigen; einer Sehschädigung, die nicht durch die einfache Augenuntersuchung erklärbar ist.

Es hat sich gezeigt, daß bei unserer Patientengruppe die Ergebnisse der Kernspintomographie wenig Aussagekraft über eine zentrale Sehschädigung hatten, wenn man die schweren Fälle mit kortikaler Blindheit ausschließt. Auch das Ausmaß der geistigen und motorischen Behinderung zeigt keinen statistisch signifikanten Zusammenhang mit der Sehschädigung, wenn man wiederum die kortikal blinden Patienten ausschließt, die die größte motorische und geistige Behinderung aufweisen.

Die Untersuchungstechnik der Acuity Cards ist schnell durchzuführen, kostet wenig und ist leicht wiederholbar. Ihre klinische Anwendung verlangt aber große Vorsicht, vor allem wenn die Reaktionen des Kindes nicht eindeutig sind. Trotz der Einschränkungen durch die z. T. erschwerte Anwendbarkeit leistet der Test einen bedeutenden Beitrag bei der frühzeitigen Diagnosestellung von Sehstörungen bei Kindern mit infantiler Zerebralparese.

Literaturverzeichnis

Fantz RL (1965) Visual perception from birth as shown by pattern selectivity. Annals N Y Academic Science 118: 793–814

Heersema DJ, Van Hof-Van Duin J (1990) Age norms for visual acuity in toddlers using the acuity cards procedure. Clinical Visual Science 5: 167–174

Hertz BG, Rosenberg J, Sjo O, Warburg M (1988) Acuity card testing of patients with cerebral visual impairment. Dev Med Child Neur 30: 632–637

Hertz BG, Rosenberg J (1992) Effect of mental retardation and motor disability on testing with visual acuity cards. Dev Med Child Neur 34: 115–112

Ipata AE, Cioni B, Bottai P, Fazzi B, Canapicchi R, Van Hof-Van Duin J (1993) Acuity card testing in children with cerebral palsy related to magnetic resonance images, mental levels and motor abilities.

McDonald MA, Dobson V, Sebris SL, Varner D, Teller DY (1985) The acuity cards procedure: a rapid test of infants acuity. Investigative Ophtalmology Visual Science 26: 1158–1162

Mohn G, Van Hof-Van Duin J, Fetter WPF, Groot L de, Hage M (1988) Acuity assessment of non verbal infants and children: clinical experience with the acuity cards procedure. Dev Med Child Neur 30: 232–244

Schenk-Rootlieb AJ, Van Nieuwenhuizen O, Van der Graaf Y, Wittebol-Post D, Willemse J (1992) The prevalence of cerebral visual disturbance in children with cerebral palsy. Dev Med Child Neur 34: 473–480

Teller DY, McDonald MA, Preston K, Sebris SL, Dobson V (1987) Assessment of visual acuity in infants and children: the acuity cards procedure. Dev Med Child Neur 28: 779–789

Van Hof-Van Duin J, Mohn G (1987) Early detection of visual impairments. In: Galjaard H, Prechtl HRF, Velickovic M (eds) Early detection and management of cerebral palsy. Nijhoff, Dordrecht

Van Nieuwenhuizen O (1987) Cerebral visual disturbance in infantile encephalopathy. Nijhoff, Dordrecht

Whiting S, Jan JE, Wong PKH, Flodmark K, McCormick AQ (1985) Permanent cortical visual impairment in children. Dev Med Child Neur 27: 730–739

8 Visuelle und okulomotorische Störungen

Giorgio Sabbadini, Patrizia Bonini

Betrachten wir die infantile Zerebralparese als eine „motorische Behinderung" – oder einfach als „multiple Behinderung", bei der neben der motorischen Behinderung Sehstörungen vorhanden sind – müssen wir auch annehmen, daß Sehstörungen die motorische Behinderung auf eine bestimmte Art und Weise beeinflussen werden.

Wird die infantile Zerebralparese hingegen als „Behinderung im Entwicklungsalter" gesehen, d. h. im Zusammenhang mit dem Aufbau und der Entwicklung von Anpassungsreaktionen, dann ist von besonderem Interesse, wie sich die einzelnen Fähigkeiten – und unter diesen die Sehfähigkeit – zueinander verhalten und wie sie sich in einem Menschen, der sich in Entwicklung befindet, verändern.

8.1
Wesen der IZP und ähnlicher Krankheitsbilder

Im herkömmlichen Sinn ist die IZP durch eine motorische Behinderung gekennzeichnet und definiert: Hauptsymptome für Diagnose und Prognose und ausschlaggebend für die Art der Therapie sind die sog. neuromotorischen Symptome, nämlich Spastizität, Chorea, Athetose, Dystonie, Ataxie, Rigidität, Hypotonie usw. (s. Kap. 4)

Kinder mit IZP weisen aber – abgesehen von zahlreichen Störungen der Sinnesorgane („periphere Hürden"), die sich „auf tückische Weise hinter den offensichtlicheren neuromotorischen Symptomen verstecken" (Denhoff u. Robinault 1960) – auch Wahrnehmungsstörungen, wahrnehmungsmotorische Störungen, Störungen der Praxie, gnostische Störungen und Störungen des Denkinhalts auf (s. Tabelle 8.1). Vor allem diese Störungen sind es, die in beträchtlichem Ausmaß die neuromotorische und kognitive Entwicklung der Mehrzahl der Kinder mit Zerebralparese beeinflussen, speziell die Untergruppen der Tetraparese und Athetose (Cruichshank 1955, 1976).

Der Einfluß der sog. begleitenden Störungen kann von 2 Blickwinkeln aus betrachtet werden:

Tabelle 8.1. Klinische Symptome der IZP

Störungsbereich	Symptome
I Neuromotorische Störungen	Spastizität
	Andere Hypertonieformen
	Dystonie
	Chorea, Athetose
	Ataxie
	Hypotonie
II Periphere Störungen der Sinnesorgane („periphere Hürden")	
Sehstörungen	Katarakt
	Retrolenktikuläre Fibroplasie
	Kolobom
	Optikusatrophie
	Kurzsichtigkeit, Weitsichtigkeit und Astigmatismus
	Nystagmus verschiedener Art
	Strabismus
Hörstörungen	Leitungstaubheit
	Neurosensorische Taubheit
III Zentrale Störungen	
Motorik	Zungen- und Gesichtsdyspraxie
	Dyspraxie der Augenmotorik
	Allgemeine Dyspraxie
Wahrnehmung	Visuelle Fehlwahrnehmung
	Akustische Fehlwahrnehmung
	Soziale Fehlwahrnehmung
	Konstruktive Dyspraxie
	Störungen des räumlichen Sehens
	Störungen der räumlichen Wahrnehmung
	Astereoagnosie, Finger-Agnosie
	Störungen der getrennten Wahrnehmung zweier Punkte
	Grapho-Anästhesie
	Störung der Fingerlokalisation
Agnosie	Visuelle Agnosie
	Akustische Agnosie
Augen	Blicklähmung
	Blickdyspraxie
	Strabismus
	Blicknystagmus

Tabelle 8.1 (Fortsetzung)

Störungsbereich	Symptome
Sprache	Dysarthrie
	Entwicklungsrückstand
	Artikulatorische Dyspraxie
	Dysphasie
Lernstörungen	Dysgraphie, Diskalkulie
	Lese-Rechtschreibschwäche

- Die Zerebralparese ist die Summe von Mehrfachstörungen.
- Vom Standpunkt der neurologischen Entwicklung aus betrachtet stellt die IZP eine Behinderung dar, die sich in einem sich verändernden Menschen ständig in Entwicklung befindet („developmental disability").

Der Aufbau und die Entwicklung der kognitiven Funktionen, seien sie einfach oder komplex, hängt direkt mit der Art der Verarbeitung und der Art der Verknüpfung zwischen den Reizen zusammen. Gemäß der Theorie der Module beispielsweise besteht jede Funktion, die das Kind als Anpassung aufbaut, aus Unterfunktionen, Untersystemen oder Modulen (Fodor 1983; Shallice 1981, 1988; Marr 1976, 1982). Die Funktionen haben nur dann die Wertigkeit einer Anpassung, wenn sie kognitive Bedeutung besitzen, d. h. wenn sie Anpassung in Hinblick auf ein Ziel oder ein Ergebnis darstellen: Sie erhalten z. B. die Bedeutung einer „Praxie" im Sinne von Piaget, einer „Gnosie" im Sinne der Wahrnehmung (Wahrnehmungskategorisierung und semantische Kategorisierung) im herkömmlichen Sinn oder nach Warrington und Taylor (1978), Bedeutung im Sinne von „Denkinhalten", „Abstraktionen" und „Planungsstrategien", um Aufgaben zu lösen.

8.1.1
Die IZP als Summe von Mehrfachstörungen

Versteht man die Zerebralparese als Summe von Mehrfachstörungen, so lassen sich einige „Begleiterscheinungen" der neuromotorischen Symptome betrachten, um sowohl deren Häufigkeit, als auch deren mögliche Einflußnahme auf das Gesamtbild untersuchen zu können. Wir wollen uns im folgenden auf einige periphere und zentrale Sehstörungen beschränken, die im Rahmen der Zerebralparese besonders häufig vorkommen.

Man geht davon aus, daß Sehstörungen (zentral und peripher) bei ca. 50% der Patienten mit IZP bestehen: in der Studie von Douglas galt dies für 58,4% der Fälle (1961); in der Studie von Cardwell (1956) wiesen 50% der Fälle Störungen der Augenmotorik und 25% eine Verminderung der Sehschärfe auf; in der Studie von Breakey (1955) zeigten 56% der Fälle Augenstörungen (vorwiegend Strabismus, Optikusatrophie, angeborene Katarakt, Kolobom der Iris und Blickparese); ferner fanden sich in der Studie von Schacht (1957) bei 58% aller Patienten Störungen der Augenmotorik und/oder Brechungsfehler.

Wir werden im folgenden auf die häufigsten Sehstörungen bei der IZP eingehen:
- Störungen der Sehschärfe,
- Brechungsfehler,
- angeborene Katarakt,
- Retinopathie des Frühgeborenen,
- Kolobom,
- Atrophie oder Subatrophie des Nervus opticus,
- Strabismus,
- Supranukleare Blickparesen,
- Nystagmus,
- Hemianopsie.

Störungen der Sehschärfe
Die Begriffe „Teilsicht" oder „Sehschwäche" sind formal nicht definiert: der Autor verwendet sein eigenes Bewertungssystem; wir verstehen darunter eine Sehschärfe unter 1/10. Zusammen mit Jaris und Hay (1984) stufen wir einen Patienten bei einem „Tunnelsehen" mit einem Durchmesser von unter 20° oder einer binokulären Sicht unter 1/20 als „blind" ein.

So gesehen machen die „blinden" und „sehschwachen" Patienten 14.5% (Douglas 1961) beziehungsweise 15% (Sabbadini u. Bonini 1975) der Fälle mit IZP aus, wenn durch Linsen korrigierbare Brechungsfehler ausgeschlossen werden. Als Ursache für Sehschwäche und Blindheit können angeführt werden:
- Rindenblindheit (oder „geistige" bzw. „zentrale" Blindheit),
- Optikusatrophie,
- Chorioretinitis,
- Kolobom,
- Retinopathie der Frühgeborenen.

Eine besondere Art von Sehstörung, die in Zusammenhang mit der angeborenen Augendyspraxie und mit den apraktischen Formen der

Zerebralparese auftritt, ist die Verminderung der Sehschärfe in der Ferne (bei normaler Sehleistung in der Nähe), obwohl keine Brechungsfehler vorhanden sind (Bonini u. Sabbadini 1988).

Brechungsfehler
Zu den Brechungsfehlern gehören Kurzsichtigkeit, Weitsichtigkeit, Astigmatismus, Anisometrie und kombinierte Sehstörungen (z. B. gleichzeitiges Auftreten von Astigmatismus und Kurzsichtigkeit).

Brechungsfehler kommen in ungefähr 16% der Fälle mit Zerebralparese vor (Douglas 1961; Vernon Smith 1969, 1979). Bei der Hälfte davon, nämlich bei 8%, handelt es sich um Kurzsichtigkeit, die bei 2% als schwer betrachtet werden kann (gegenüber 1‰ in der Normalbevölkerung) und bei 2,4% um degenerative Veränderungen (Douglas 1961). Es entspricht auch unserer eigenen Erfahrung, daß Patienten mit IZP nicht sehr viel häufiger an Brechungsfehlern leiden als die Normalbevölkerung. Andererseits kann aber nicht geleugnet werden, daß schwere Fälle (mit Korrektur von 15 Dioptrien Kurzsichtigkeit bis zu 30 Dioptrien) häufiger vorkommen.

In vielen Fällen ist die Kurzsichtigkeit Begleiterscheinung und/oder Folge der Retinopathie des Frühgeborenen, vor allem wenn das Geburtsgewicht weniger als 1500 g betrug.

Angeborene Katarakt
Die angeborene Katarakt kommt in 1,8% der Fälle mit IZP vor (Douglas 1961).

Retinopathie des Frühgeborenen (ROP)
Die Statistiken über die retrolentale Fibroplasie (5,9% und respektive 7% der Fälle mit IZP nach Douglas 1961; Vernon Smith 1969, 1979) können nicht verglichen werden mit dem Prozentsatz für ROP (der Begriff wurde erst in letzter Zeit geprägt): Über 25% der Frühgeborenen mit einem sehr niedrigen Geburtsgewicht (VLBW) unter 1500 g mit oder ohne Symptome der IZP (die ungefähr 8% der Pathologien bei einem niedrigen Geburtsgewicht unter 2500 g ausmacht) leiden daran. Die neueste Literatur bestätigt eine um 3,6% höhere Inzidenz (12 von 335 Kindern mit niedrigem Geburtsgewicht, d. h. unter 2500 g, in der Studie von Dunn 1986), wenn man die leichteren Formen der Krankheit berücksichtigt.

Kolobom
Nach empirischen Befunden aus der (veralteten) Literatur beträgt die Inzidenz etwa 2–5% der Fälle.

Atrophie oder Subatrophie des Nervus opticus
Allgemein wird sie als Ursache für Seheinschränkung, Sehschwäche und Blindheit betrachtet. Der Prozentsatz von 10%, der von Douglas (1961) angegeben wird, entspricht in etwa dem unseren von 12% der Fälle (Sabbadini, Bonini et al. 1975).

Bei unseren Fällen konnten wir aber selten eine Optikusatrophie für eine eventuell vorhandene Seheinschränkung ursächlich annehmen. Meist war die Sehstörung auf andere Begleitfaktoren zurückzuführen.

Interessanterweise wurde bei der kortikalen Blindheit („permanent cortical visual impairment in children" nach Whiting et al. 1985 und Jan et al. 1987) in 20 von 50 Fällen eine Optikusatrophie festgestellt. Die Autoren sahen in der Optikusatrophie jedoch nicht die Ursache für die Sehstörung (die von völliger Sehunfähigkeit über die bloße Lichtwahrnehmung bis zur Sehfähigkeit von einem Meter Abstand in etwa der Hälfte der 50 Fälle reichte), sie betrachteten vielmehr die zentrale Läsion (vorwiegend okzipital oder posterior) als Ursache.

Die Optikusatrophie ist im allgemeinen mit schweren klinischen Symptomen der IZP und schwerer geistiger Behinderung vergesellschaftet.

Strabismus
Begleitschielen liegt bei 2–3% der gesunden Kinder vor, bei Kindern mit IZP kommt es nach Douglas (1961) in 45–47% der Fälle (in 10% handelte es sich um latentes Schielen) vor.

Bei den diplegischen Formen der IZP mit niedrigem Geburtsgewicht AGA („adäquat für das Gestationsalter") konnten wir Strabismus in 72% der Fälle feststellen. Generell kommt bei den Kindern mit niedrigem Geburtsgewicht (AGA und SGA, „klein für das Gestationsalter") Strabismus in 14% der Fälle vor (Dunn 1986). Da der prozentuale Anteil an Zerebralparesen 8% der Kinder mit niedrigem Geburtsgewicht betrifft (und etwa die Hälfte davon, nämlich 4%, sind Diplegien), kann man ableiten, daß der Strabismus im Vergleich zu anderen Zerebropathien bei der IZP sehr viel häufiger vorkommt.

Das Verhältnis zwischen *Strabismus convergens* und *divergens* beträgt ungefähr 3:1 (4:1 in der Normalbevölkerung); 2,7:1 (Douglas 1961); 3:1 (Vernon Smith 1979); 5:1 (Breakey 1955); 2,5:1 (Bonini u. Sabbadini 1975, 1985).

Der *Strabismus paralyticus* betrifft 4% der Fälle mit IZP (gegenüber 2‰ in der Normalbevölkerung).

Im allgemeinen ist der prozentuale Anteil an Strabismus bei den ataktischen Formen sehr viel häufiger (67%), wobei ataktische For-

8.1 Wesen der IZP und ähnlicher Krankheitsbilder   167

men wiederum am seltensten vorkommen; 50% der Tetraplegien sind davon betroffen, 44% der Ataxien, 37% der Diplegien, 30% der Hemiplegien und 20% der Monoplegien.

Supranukleare Blickparesen
In der Literatur werden die supranuklearen Blicklähmungen der IZP, die nach verschiedenen Autoren ungefähr 3% ausmachen, selten angeführt und beschrieben.

Wir sind der Meinung, daß die Prozentzahlen sehr viel höher angesetzt werden müssen, wenn sämtliche möglichen Varianten zentraler Blicklähmungen miteingeschlossen werden sollen.

In Abb. 8.1 sind die verschiedenen möglichen peripheren und zentralen Lähmungen aufgelistet, die aus der neurologischen und neuro-

Periphere Lähmungen (Strabismus paralyticus)	des III. Hirnnerven	z. B. des Rectus medialis = Strabismus divergens	
		z. B. des Rectus superior = Strabismus verticalis	
	des IV. Hirnnerven	z. B. des Obliquus superior = Torticollis ocularis	
	des VI. Hirnnerven	z. B. des Rectus lateralis = Strabismus convergens	

Zentrale Blicklähmung	Pontine Lähmung	Laterale Lähmung nach links oder rechts	Konvergenz möglich
	Mittelhirn-Lähmung	Vertikale Lähmung	Bell positiv
	Internukleare Lähmung (des F.L.M.)	Lähmung der Adduktion oder der Abduktion eines Auges	Konvergenz möglich
			Random eye movements (REM) möglich
			Fixationsspasmen
	Blickapraxie kortikal „frontal"		Rasche Bewegungen des Kopfes
			Blinzeln
			Konvergenz möglich
			Bell positiv
			„Puppenaugen-phänomen" vorhanden

Abb. 8.1. Periphere und zentrale Blicklähmungen

ophthalmologischen Literatur ableitbar sind (Walsh 1957, Hoyt u. Darolf 1971, Miller 1985).

Lähmungen des III. und IV. Hirnnervenpaares kommen nach unserer Erfahrung bei der IZP sehr selten vor und werden in der Literatur nicht zitiert. Periphere Lähmungen des VI. Hirnnerven sind wahrscheinlich bei der Geburt sehr häufig (Prechtl 1977): Möglicherweise vergesellschaften sich diese Läsionen von Anfang an und werden dann Bestandteil des Strabismus concomitans.

Pseudoparalyse des Rectus lateralis, mono- oder bilateral, werden von Denhoff und Robinault (1960) zitiert; unserer Erfahrung nach sind sie sehr häufig, es fällt aber ausgesprochen schwer zu beweisen, daß diese pseudoperipheren Lähmungen in Wirklichkeit isolierte zentrale Lähmungen sind (internuklearer Art?).

Walsh (1957) ist der einzige Autor, der internukleare Paresen im Rahmen der IZP beschreibt (zwei Fälle). Auch wir haben einige Fälle dokumentiert (Sabbadini u. Bonini 1987, 1989) und konnten mittlerweile etwa 20 Fälle beobachten. Es handelt sich um isolierte Pseudoparalysen des Rectus medialis, mono- oder bilateral, bei erhaltener Konvergenz, mit Nystagmus des gegenseitigen adduzierten Auges, mit oder ohne richtiger peripherer Lähmung anderer Muskeln (Rectus superior, Obliquus inferior), mit oder ohne Blicklähmung: Letztere sind als „internukleare Paresen plus" beschrieben; 3 verschiedene Arten von Läsionen des Fasciculus longitudinalis medialis im Bereich des Hirnstamms können eine internukleare Parese verursachen.

Wir möchten besonders darauf hinweisen, daß internukleare Paresen in jenen Formen vorkommen, die Milani-Comparetti (1978) als „zweite Diarchie" beschrieben hat und bei denen Läsionen im Bereich des Hirnstamms angenommen werden können.

Nystagmus
Wenn man im Rahmen der infantilen Zerebralparese von Nystagmus spricht, handelt es sich in 90% der Fälle um einen „paretischen" Nystagmus, der einer zentralen Blicklähmung gleichkommt und häufig im Verlauf der Erholungsphase bei einer Blickdyspraxie vorkommt.

Man darf aber nicht vergessen, daß manchmal an Stelle eines paretischen Nystagmus ein „chaotischer Blick" auftritt, und daß diese Unordnung der Augenbewegungen im Rahmen der Blickdyspraxie häufig Ausdruck einer Unfähigkeit ist, willentlich den Blick auf ein bestimmtes Ziel zu richten (eine Art von frontaler Störung nach Luria; jedenfalls eines der Symptome der Blickapraxie: De Renzi u. Taglioni 1990, Nichelli 1990). Der „chaotische Blick" ist manchmal Vorläufer des „starren Blicks" und des paretischen Nystagmus bei den Augendyspraxien.

Selten, in weniger als 5% der Fälle, beobachtet man einen feinen Pendelnystagmus, der durch wenige kleine Oszillationen gekennzeichnet ist, ähnlich jenen des angeborenen Nystagmus.

Abgesehen vom Nystagmus, der für eine schwere Sehbeeinträchtigung charakteristisch ist, gibt es noch andere sehr seltene sog. Nystagmen, die schwer klassifizierbar sind.

Hemianopsie
Die Hemianopsie kommt in 10% der Fälle mit Hemiplegie im Alter von 6 Jahren und in 40% der Fälle von Hemiplegie im Alter von 9 Jahren vor. Sie ist vergesellschaftet mit Hemianästhesie (Tizard et al. 1954, Hohman et al. 1958, Denhoff u. Robinault 1960).

Die Hemianopsie war in 40% unserer Hemiplegiefälle (Sabbadini 1961, Sabbadini u. Pizzolato 1965) vorhanden, sofern die Untersuchung grob manuell erfolgte, d. h. indem die beiden seitlichen Gesichtsfeldhälften gleichzeitig stimuliert wurden, so daß eine Wahrnehmungsrivalität entstand.

Wenn man sich die Befunde vor Augen hält, dann ist es nicht überraschend, daß Douglas (1961) annahm, bei den doppelten Hemiplegien sei eine doppelte Hemianopsie vorhanden, d. h. eine geistige Blindheit, die eher als Störung der optischen Aufmerksamkeit als der Sicht an sich verstanden werden kann.

8.1.2
IZP als „developmental disability"

Der neuroevolutive Gesichtspunkt geht auf einige besondere Prinzipien bzw. grundsätzliche Betrachtungen zurück.

Neuropsychologische Konzepte
Im Verlauf der Geschichte der IZP hat es sich seit den 60er Jahren (Denhoff u. Robinault 1960; Cruichshank 1955, 1976) klar herausgestellt, daß zu den sog. Begleitsymptomen auch Wahrnehmungsstörungen, motorische Wahrnehmungsstörungen, Störungen der Praxie, der Gnosie und des Denkinhalts gehören, und daß diese Störungen identisch sind mit den analogen und gleichartigen Störungen, die im Rahmen anderer Arten von Zerebralläsionen (im besonderen bei den minimalen Zerebralläsionen und Zerebraldysfunktionen des Kindesalters) vorkommen. Folglich wurden dieselben Störungen mit denselben Methoden, denselben Mitteln und denselben theoretischen Konzepten untersucht wie in den 40er Jahren (Strauss u. Werner 1942, Strus u. Letinen 1955, Kephart 1975) die Hirnfunktionen im Kindesalter. Die

Psychologie der „Gestalt" beeinflußte die damalige Zeit und die Autoren, so daß die Störungen im Zusammenhang mit der Zerebralläsion (die Mangelerscheinungen und Verzerrungen) vor allem als Unfähigkeit oder Schwierigkeit beschrieben wurden, eine Struktur vom Hintergrund zu unterscheiden (zu „gestalten").

Später versuchte man (z. B. Bircle 1964, Brenal u. Silver 1948), die Schwierigkeiten der Kinder bei der Wahrnehmungsanalyse, der intersensorialen Analyse (Analyse zwischen den Sinnesmodalitäten) und der Wahrnehmungssynthese hervorzuheben. Zu dieser Zeit verlagerte sich unter dem Einfluß der ersten großen kognitiven Neuropsychologen (Luria 1966) die Aufmerksamkeit auf die *Hirnfunktionen*, d. h. auf die Untersuchung der Verarbeitungsmodalitäten durch das Nervensystem, auf die Beschreibung der pathologischen Symptome als Störung oder Alterierung der Abläufe im Gehirn. Die neuropsychologischen Studien der letzten Jahrzehnte haben gezeigt, daß Kinder mit Hirnläsionen (z. B. Zerebralparesen) außerdem noch Schwierigkeiten der Wahrnehmungskategorisierung, Ablenkbarkeit und/oder Perseveration, Dissoziation (d. h. Schwierigkeiten, die verschiedenen Teile einer einzigen Struktur untereinander in Beziehung zu bringen, was zum Beispiel der Simultanagnosie des Erwachsenen entspricht) aufweisen.

Entwicklung der Anpassungsfunktionen
Unter *Entwicklung der Anpassungsfunktionen* versteht man – beim gesunden Kind und beim Kind mit zerebraler Läsion – den Werdegang von Veränderung und „Umbau" (Luria 1966) der sog. „angeborenen Reflexe" (oder der angeborenen Module) und deren Anpassung an die spezifischen Gegebenheiten, die von der Umwelt jeweils geboten werden. Man meint damit auch die Entwicklung von Bedürfnissen, Interessen und Absichten, die das Kind auf Umweltreize hin zeigt; Umweltreize, von denen es angeregt wird oder die es selbst aktiv gesucht hat. Gemeint ist also die Art, wie kognitive Funktionen aufgebaut werden und wie sich Anpassungsfunktionen mit kognitiver Wertigkeit entwickeln. *Kognitive Bedeutung* erhält eine Funktion dann, wenn die Anpassung im Hinblick auf ein Ziel oder Ergebnis erfolgt (Piaget 1936, Brunner 1968): „Der Hund läuft nicht, um einfach zu laufen, sondern er läuft, um seinen Herrn zu finden" (Sherrington). Der *Zweck* ist es, der der Fortbewegung des Hundes kognitive Bedeutung verleiht.

Das neugeborene Kind baut seine angeborenen Reflexe (oder angeborenen Module) von Anfang an um: Die Entwicklung von Absicht gibt den Funktionen des Neugeborenen schon sehr bald kognitive Bedeutung.

Abb. 8.2. Schematisierung einer der zahlreichen Lesemodelle

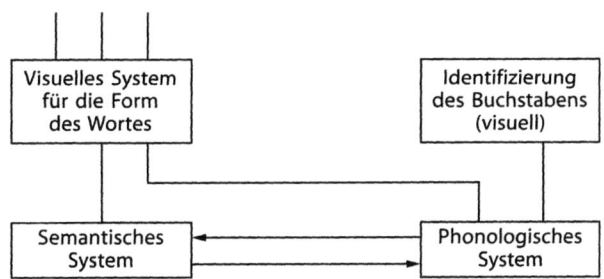

Moduläre Strukturen

Die Anpassungsreaktionen haben häufig *moduläre Struktur* (Fodor 1983; Marr 1976, 1982; Shallice 1981, 1988). Das bedeutet, daß sie sich aus Unterfunktionen (oder Modulen) zusammensetzen, d. h. aus einer „Ansammlung kleiner Unter-Teile" (Marr 1976); die Unterfunktionen werden mit Hilfe kognitiver Strategien gesammelt.

Einige kognitive Funktionen werden als „übergeordnet" oder „komplex" bezeichnet (z. B. die Sprache, das Lesen, das Problemlösen), im Gegensatz zu einigen anderen Anpassungsfunktionen, die als „einfach" definiert werden (z. B. die Greiffunktion, die Verwendung von Gegenständen, das Gehen). Vom modulären Standpunkt aus betrachtet, d. h. in Anbetracht des Reichtums an Unterfunktionen, ist diese Unterscheidung keineswegs gerechtfertigt. Die Abb. 8.2 und Abb. 8.7 zeigen die moduläre Komplexität einer einfachen Anpassungsfunktion (der Gang), die sicherlich nicht weniger reich an Unterfunktionen ist als eine sog. komplexe kognitive Funktion (z. B. das Lesen).

Das Problem der Komplexität bezieht sich also nicht auf die moduläre Struktur der Funktion, sondern auf die Verwendung und die Beschaffenheit von kognitiven Strategien (s. Abb. 8.3).

Module und Funktionen

Visuelle Module oder visuelle Unterfunktionen sind Bestandteil vieler Anpassungsfunktionen (Greifen, Gehen, Schreiben, Lesen usw.) und können stark variieren: Das visuelle Modul, das der Greiffunktion dient, hat weder mit den Modulen zu tun, die nötig sind, um den optischen Raum für das Gehen zu erfassen, noch mit jenen für das Schreiben oder Lesen.

Folglich ist die visuelle Schulung für den Aufbau der Greiffunktion von keinerlei Bedeutung für den Aufbau des Gehens, Lesens oder Schreibens; die visuelle Schulung für das Lesen hat dementsprechend wenig Bedeutung für den Aufbau des Schreibens.

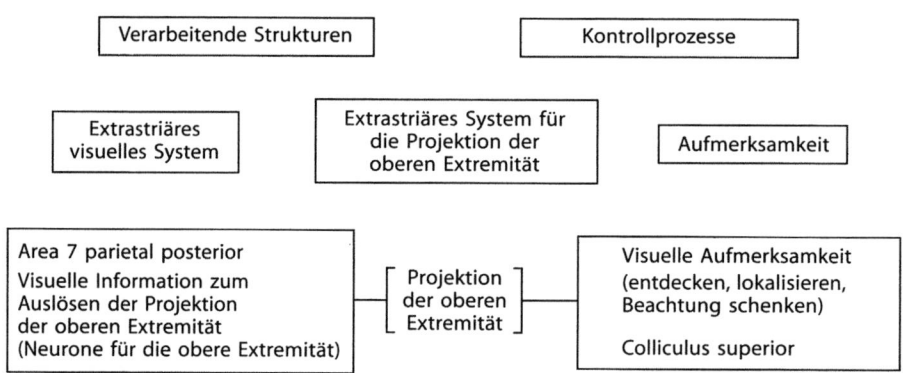

Abb. 8.3. Projektionen der oberen Extremität bei der Geburt

Als *Beispiele* werden wir einige Anpassungsfunktionen beschreiben, die im Rahmen der Zerebralparese oder im Rahmen anderer evolutiver Zerebropathien gestört, mangelhaft oder „verzerrt" sein können. Wir haben einige Anpassungsfunktionen gewählt, in denen die Unterfunktion „Sehen" allgemein als unverzichtbar für gesunde Kinder gilt: Visuelles Erforschen, visuelle Wahrnehmung und visuelles Erkennen, Voraussehen (aufbauend auf der sog. Augen-Hand-Koordination, der visuomotorischen oder visuokinetischen Koordination), Gehen (in einem visuellen oder visuell-räumlichen Kontext) sowie Lesen.

Reorganisation angeborener Zielbewegungen
Ausgehend von der Theorie der Module besteht das Greifen bei der Geburt aus einer motorischen Komponente – der Zielbewegung („reaching") – ausgelöst von einem optischen Reiz, der auf die Macula oder eine periphere Zone des Gesichtsfelds fällt. In beiden Fällen wird die Lokalisierung des Reizes, und damit auch das korrekte Erreichen des Ziels, von Rindenanteilen ermöglicht, die nicht im Okzipitallappen liegen (z. B. Area 7 parietal posterior) und von nicht kortikalen Kontrollprozessen, etwa der Colliculus superior.

Unmittelbar nach der Geburt (Brunner 1968), spätestens aber ab dem 3. Monat wird dann durch die zentrale (Macula) oder periphere visuelle Wahrnehmungskomponente die *angeborene Zielbewegung reorganisiert* (umgebaut). Dies geschieht, sobald die Bewegung mit Absicht erfolgt (s. Abb. 8.4). Der Umbau angeborener Aktivität durch das Hinzukommen von Absicht (oder zumindest deren zeitgleiches Auftreten) bedeutet, daß das neugeborene Kind von Anfang an mit dem Aufbau einer „inneren Repräsentation" des begehrten Objektes (innere Repräsentation der äußeren Realität nach Anochin 1968) be-

8.1 Wesen der IZP und ähnlicher Krankheitsbilder

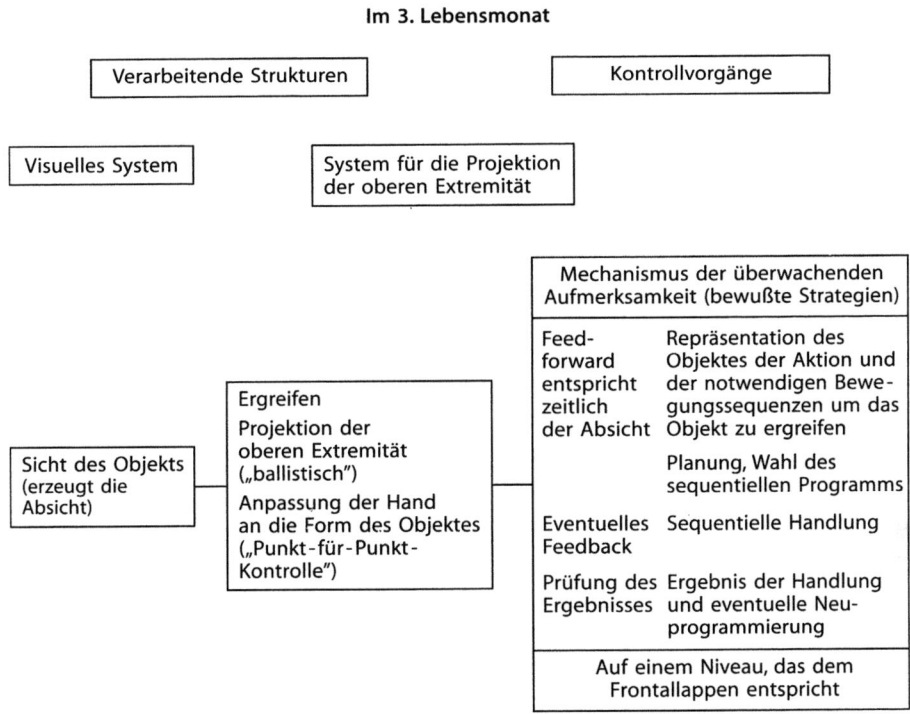

Abb. 8.4. Projektion der oberen Extremität beim Ergreifen eines Gegenstandes (kognitive Funktion: Anpassung)

ginnt bzw. mit dem Aufbau einer Repräsentation der Bewegungssequenz, die nötig ist, um das Objekt zu erreichen. Die Organisation der Bewegungsakte in Sequenzen bildet die Voraussetzung für Aktivität, Kompetenz oder Praxie und ergibt sich aus dem Aufkommen von Absicht. Sie wird ermöglicht durch das Prinzip des Feedforward (fällt zeitgleich mit der Absicht und der Organisation in Sequenzen) und der Verifizierung des erhaltenen Ergebnisses.

Sehfunktionen in den ersten 3 Monaten. Bei der Geburt sind die sakkadierten Bewegungen schon vorhanden und abrufbar, sie werden von einem optischen (oder akustischen) Reiz ausgelöst, der auf die Peripherie des Gesichtsfeldes fällt: „sakkadierte Anziehungsbewegung"; abhängig vom Vorhandensein eines Reizes. Bereits das *Neugeborene* ist in der Lage, den sog. „Netzhautfehler" zu messen, d. h. es kann die Stelle des Reizes auf der Netzhaut lokalisieren. Seine sakkadierten Bewegungen sind noch unreif bzw. zu kurz bemessen, aber sie sind imstande, den lokalisierten Reiz zu erreichen.

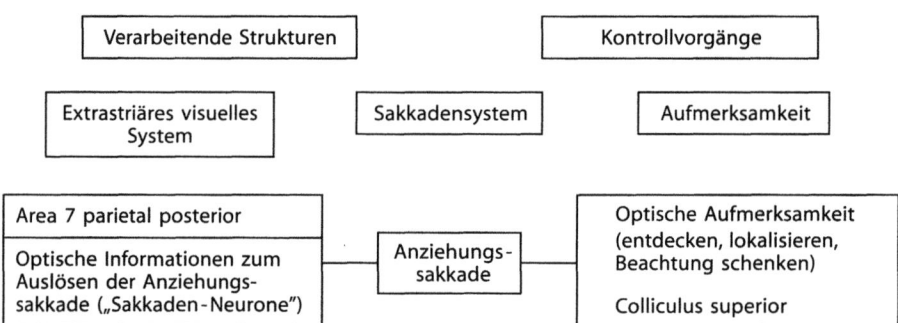

Abb. 8.5. Blick und Sehfunktion bei der Geburt

Die für die Lokalisierung verantwortlichen visuellen Strukturen liegen nicht im Okzipitallappen: Die im hinteren Parietallappen liegende Area 7 steht in Verbindung mit den sogenannten Sakkaden-Neuronen; die Bedeutung des Colliculus superior liegt in der Lokalisierung, außerdem stellt es die erste aufmerksame „Kontroll"-Struktur dar, die zu arbeiten beginnt (s. Abb. 8.5).

Im *ersten Lebensmonat* ist das Neugeborene in der Lage, das Gesicht der Mutter oder eine Gestalt zu erforschen: Noch untersucht es die äußeren Anteile (die Haare, die Ohren, das Kinn). Nach etwa einem Monat erforscht es die inneren Anteile (die Nase, den Mund, die Augen): Seine erforschenden sakkadierten Bewegungen sind noch an Reize gebunden (wahrscheinlich sind die Hell-Dunkel-Kontraste die geeigneten Reize, um die ersten sakkadierten, erforschenden Bewegungen auszulösen). Das Neugeborene ist zu dieser Zeit bereits in der Lage, die Fixation zu hemmen, den Netzhautfehler zu messen, die Aufmerksamkeit vom Zentrum auf die Peripherie des Gesichtsfeldes zu lenken, eine sakkadierte Bewegung und auch eine Reihe von sakkadierten Bewegungen auszulösen. Seine erforschenden Bewegungen – bereits in Serien organisiert – sind dennoch stereotyp und eng von Art und Lage der Reize abhängig.

Vom *3. Monat* an (s. Abb. 8.6; evtl. schon direkt nach der Geburt) bringt es der Umbau der angeborenen sakkadierten Bewegungen mit sich, daß das Kind aktiv erforscht, d. h. die Wahrnehmung ist nicht mehr an Reize gebunden und von diesen bedingt. Es nimmt optische Details, z. B. räumliche Besonderheiten (Marr 1976, 1982) wahr, und hat nun eine deutlichere Repräsentation des Objekts und der Objekte – der wirklichen, der angenommenen und der vorgestellten –, die es erforschen oder in der Umgebung suchen will.

Das Erkennen der Objekte hängt davon ab, inwieweit das Kind fähig ist, 2dimensionale Bilder, die auf die Netzhaut fallen, wahrzuneh-

8.1 Wesen der IZP und ähnlicher Krankheitsbilder

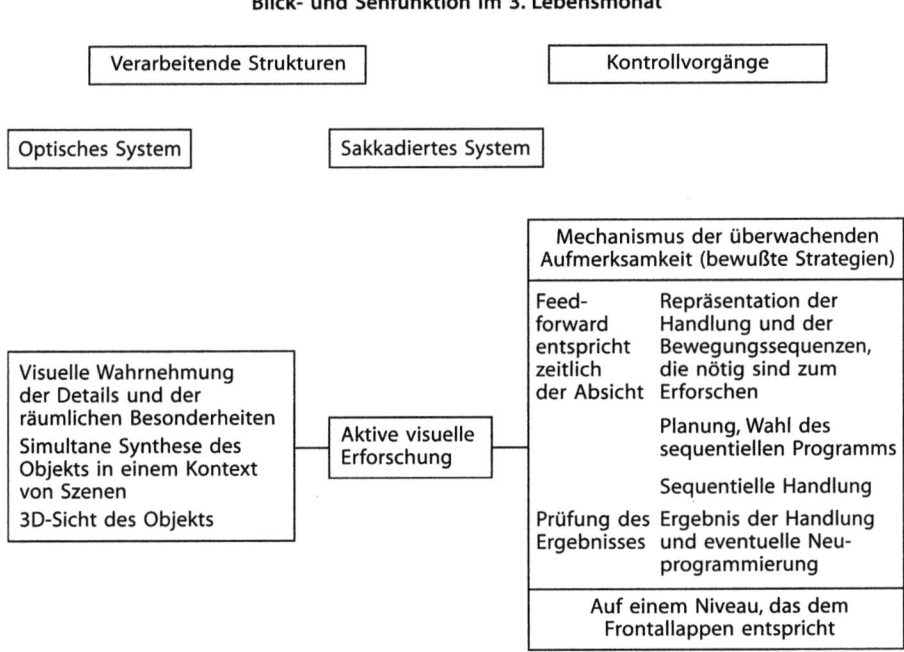

Abb. 8.6. Schauen, um zu sehen (kognitive Funktion: Anpassung)

men (und/oder sie sich darzustellen), d. h. inwieweit es fähig ist, die Beschreibung in einen primären (2dimensionalen), intermediären (2,5dimensionalen) und 3dimensionalen Entwurf zu verwandeln, die dann klassifiziert werden nach Art der Wahrnehmung und semantischer Repräsentation.

Dynamische Organisation der Unterfunktionen

Der Gang ist eine komplexe Anpassungsreaktion, die sich u. a. aus verschiedenen visuellen Untersystemen zusammensetzt. Seine Komplexität hängt jedoch nicht damit zusammen, daß es mehr als eine Unterfunktion gibt, sondern damit, daß jede visuelle Unterfunktion dynamisch organisiert ist und daß selbst die Verbindungen zwischen den Unterfunktionen als dynamisch angesehen werden müssen.

Vereinfacht ausgedrückt muß man beim Gehen abwechselnd die unteren Extremitäten bewegen, gleichzeitig das sog. Gleichgewicht halten und das propriozeptive Feedback der sich ergebenden Bewegungen verarbeiten. Das Alternieren der Schritte geht von einem Generator im Rückenmark aus; die serielle Organisation der Bewegungen erhält kognitive (und Anpassungs-) Wertigkeit, sofern sie im Hinblick auf einen Zweck und auf ein Ergebnis erfolgt. Die Absicht

("...der Hund läuft nicht einfach, sondern er läuft, um seinen Herrn zu suchen..." s. oben), die der Funktion kognitive Wertigkeit verleiht, wird durch die visuelle Komponente bedingt: Der Macula obliegt es, ein Objekt oder einen Menschen zu kennen und/oder zu erkennen und danach zu verlangen; die Sicht des Objekts ist im Inneren eines Kontextes eingefaßt („gestaltet"), als „Figur" vor einem „Hintergrund".

Während man sich dem gewünschten Objekt nähert, wird es auf der Macula immer größer: dadurch „weiß" man (Feedback während der Aktion), daß man auf das Objekt zugeht.

Gleichzeitig ist die Außenwelt (auf der Peripherie des Gesichtsfeldes), in der die Figur eingefügt ist (d. h. der „Hintergrund", der sog. „räumliche" Anteil, um den es im folgenden geht), gleichbedeutend mit der 3dimensionalen statischen Umgebung, in der sich der Körper bewegt: Während der Körper sich zum Objekt hin bewegt, wird dieser periphere Anteil perspektivisch wahrgenommen (cinesetesia vision, Bewegungsperspektive).

BEISPIEL: Wenn man sich zum Beispiel in einer Allee zu einem Haus an deren Ende bewegt, werden die Bäume an der Seite nacheinander optisch überholt.

Wiederum „weiß" man (weiteres visuelles Feedback während der Aktion), daß man sich zum Objekt hin bewegt.

Hier stellt sich nun die Frage nach dem Niveau der seriellen Organisation der genannten Aktivitäten. Die Aufmerksamkeit muß sich aufteilen zwischen Zentrum und Peripherie des Gesichtsfeldes. Der ständige Wechsel der Aufmerksamkeit vom Zentrum auf die verschiedenen Punkte der Peripherie des Gesichtsfeldes (und umgekehrt) wird als zentral-peripheres Aufmerksamkeitsspiel (Neisser 1967) beschrieben.

Auch müssen die visuellen Module (zentrale Sicht oder Sicht des Objekts, periphere Sicht oder räumliche Sicht) und ihr dynamisches Ablaufen (d. h. in der Bewegung, während des Gehens) so mit kognitiver Wertigkeit (Absicht, Feedback, Überprüfung) angelegt sein, daß die Darstellungsfähigkeit ständig verbessert und die einzelnen Handlungen und Sequenzen programmiert werden können: Aufgabe eines Kontrollvorgangs mindestens auf dem Niveau des „Mechanismus der überwachenden Aufmerksamkeit" (s. Abb. 8.7 und Abb. 8.8).

8.2 Einfluß der visuellen (zentralen und peripheren) Störungen   177

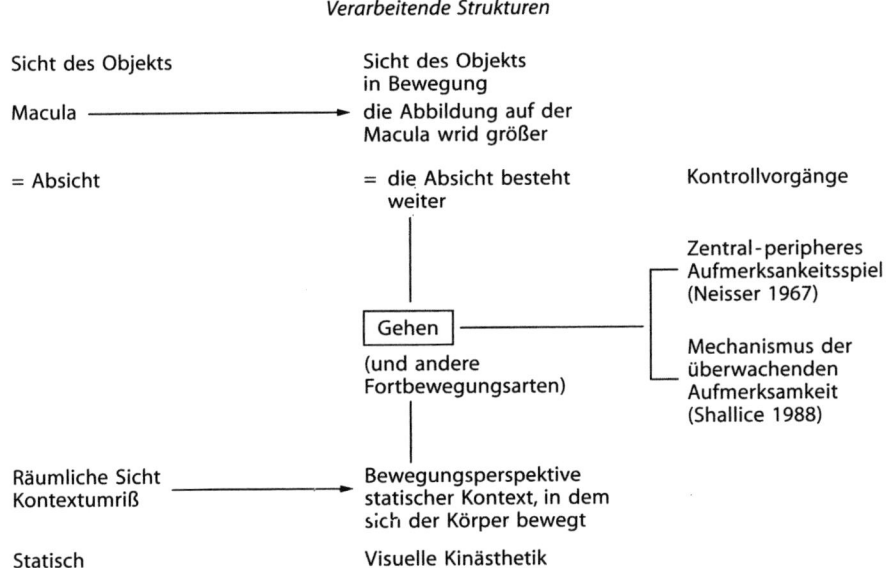

Abb. 8.7. Fortbewegung (Anpassungsreaktion: kognitive Funktion)

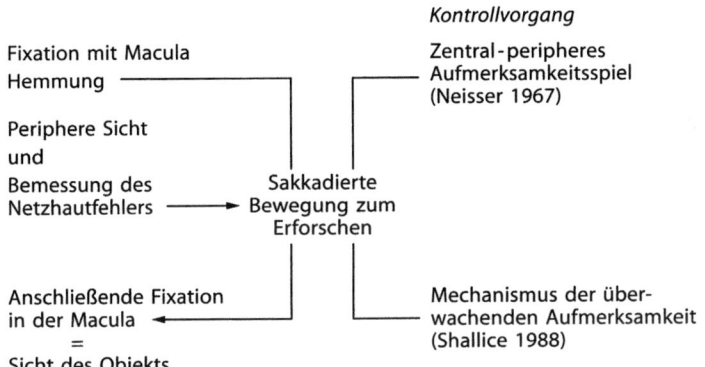

Abb. 8.8. Visuelles Erforschen

8.2 Einfluß der visuellen (zentralen und peripheren) Störungen auf die Entwicklung der Anpassungsfunktionen bei der IZP

Wir werden nun über die angeborenen zentralen Sehstörungen sprechen und dabei willkürlich die Störungen des visuellen Erforschens von den Störungen der visuellen Wahrnehmung unterscheiden. Diese

Unterscheidung ist in der Klinik gerechtfertigt, wo die angeborene Augendyspraxie das beste Beispiel für eine okulomotorische Störung ist, mit möglichen Folgen für die visuelle Wahrnehmung und für das visuelle Erkennen. Die angeborene Rindenblindheit hingegen ist ein Beispiel für eine Störung der visuellen Wahrnehmung mit sicheren Folgen für das visuelle Erkennen (angeborene visuelle Pseudoagnosie).

Die vorliegende Studie beschäftigt sich mit der IZP und den visuellen Begleitstörungen der Mehrfachbehinderung. Unsere besondere Aufmerksamkeit gilt vor allem der Art und Weise, wie eine periphere oder zentrale Störung das visuelle Erkennen, die visuelle Wahrnehmung, aber auch spezifische Anpassungsfunktionen, an denen visuellen Fähigkeiten beteiligt sind, beeinflussen.

8.2.1
Angeborene Augendyspraxie

In der Literatur gibt es wenige Studien zur angeborenen Augendyspraxie bei der IZP.

In der Originalarbeit von Cogan (1952) war zum Beispiel eine Art von okulomotorischer Apraxie beschrieben, „die schnelle ruckartige Bewegungen des Kopfes aufweist". Unter den wichtigen Charakteristika befinden sich keine Hinweise auf eventuelle neuromotorische Begleitsymptome, die mit einer Zerebralparese vereinbar wären. Ähnlich verhält es sich mit der Arbeit von Menkes (1960) und mit anderen Arbeiten jüngeren Datums.

Die bisherige Literatur über die Augenapraxie kann wie folgt zusammengefaßt werden:
- Die Augenapraxie zeigt sich auch im Kindesalter als angeborene Form und mit charakteristischen Besonderheiten.
- Es gibt eine isolierte Form von Apraxie, die nur die Augenbewegungen betrifft.
- Bei der angeborenen isolierten Form nach Cogan sind die horizontalen Blickbewegungen betroffen, die vertikalen sind ausgenommen.
- Die ruckartigen Bewegungen des Kopfes und das Blinzeln (wiederholtes Schließen der Augen und sofortiges Wiederaufmachen) sind Kompensationssymptome: Sie dienen dazu, den Blick zu befreien, sonst wäre er gelähmt.
- Die Lähmung des Blicks ist lediglich eine gewollte bzw. beabsichtigte; die spontanen, zufälligen Bewegungen bleiben erhalten („random eye movements"): Es besteht keine wirkliche Lähmung.
- Der Blick ist nur selten „irrend" (vor allem, wenn das Kind „beschließt" zu erforschen); häufiger ist er starr (Hyperfixation).

- Die Fixationsspasmen (Holmes 1930) sind ebenfalls Ausdruck der Hyperfixation, d. h. der Unfähigkeit, die Fixation zu hemmen.

Angeborene Augendyspraxie des Blicks, „Typ Cogan"
Die Fälle von angeborener Augendyspraxie nach Cogan sind in der Literatur sehr selten beschrieben, und ihre Ätiologie ist unklar. In unserer Kasuistik gibt es lediglich 4 „typische Fälle".
 Wahrscheinlich sind weitere „nicht typische" Fälle sehr häufig (Sabbadini et al. 1975, Bonini u. Sabbadini 1982, Sabbadini u. Bonini 1986, Foley 1988). Die Ähnlichkeiten und Unterschiede zwischen den von Cogan beschriebenen Fällen und denjenigen, die wir beobachtet haben, sind folgende:
- Die gewollte Blicklähmung betrifft die horizontalen Bewegungen und auch (und vor allem) die vertikalen.
- Die „random eye movements" bleiben erhalten, aber meist ist es sehr schwierig, sie klar sichtbar zu machen.
- Die Augen sind sehr häufig „starr", äußerst selten sind sie irrend.
- Die Hyperfixation zeigt sich in etwa 20% der Fälle als Fixationsspasmus (die Augen sind fast immer nach oben und seitlich fixiert).
- Die kompensatorischen Bewegungen des Kopfes sind ruckartig horizontal oder rotatorisch, kompensatorisches Blinzeln ist vorhanden; Bewegungen des Kopfes und Blinzeln sind zusammengenommen in fast 30% der Fälle zu finden.
- Es gibt stets weitere dyspraktische Symptome anderer Körperteile (verbale Dyspraxie, Dyspraxie der Willkürmotorik, konstruktive Dyspraxie, des Schreibens, des Ganges usw.).
- Häufig (in etwa 50%) gibt es weitere neurologische Symptome, d. h. Hauptsymptome (vor allem Diplegie) oder Nebensymptome (Störungen der Reflexe, des Gleichgewichtes, der Koordination, der Diadochokinese usw.).

IZP und Augendyspraxie
Der Zusammenhang kann von 2 Standpunkten aus betrachtet werden, die einander entgegengesetzt bzw. reziprok sind:
 Auf der einen Seite haben wir Fälle von angeborener Dyspraxie (Sabbadini et al. 1993) untersucht und festgestellt, daß etwa 50% aller Patienten neurologische Hauptsymptome (vor allem IZP und fast immer Diplegien), oder Nebensymptome (d. h. gleichzeitiges Auftreten von Störungen der Reflexe, der Diadochokinese, der Koordination usw.) aufweisen. Von den 105 Fällen mit Dyspraxie, die von uns untersucht wurden, waren 51 „rein" (ohne neurologische Störungen),

und 54 wiesen neurologische Symptome auf (von denen 29 Diplegien waren).

Außerdem zeigten von den 105 Fällen mit Dyspraxie des Kindesalters 45 eine Augendyspraxie (Typ Cogan), 48 eine Dyspraxie der Extremitäten, 43 eine konstruktive Apraxie, 61 eine Dyspraxie des Zeichnens, 62 eine Schreibdyspraxie und 37 eine Gangapraxie.

Die Augendyspraxie (45 Fälle) war in beträchtlichem Ausmaß von neurologischen Symptomen begleitet (in 37 Fällen, von denen 22 Diplegien waren).

Es scheint also, daß der Großteil der neurologischen „Hauptsymptome" (Diplegien), die im Rahmen der angeborenen Dyspraxie vorkommen, sich bei jenen Fällen zeigen, die auch eine Augendyspraxie aufweisen (22 Diplegien von insgesamt 29).

Andererseits kommt die angeborene Augendyspraxie Typ Cogan (45 Fälle, von denen 22 Diplegien sind) zusammen mit anderen Symptomen der Dyspraxie vor.

Eine Dyspraxie der Extremitäten war in 30 Fällen vorhanden, eine Dyspraxie hinsichtlich der Kleidung in 29 Fällen, eine konstruktive Dyspraxie in 19 Fällen, des Zeichnens in 35 Fällen, des Schreibens in 36, des Ganges in 22.

Von einem entgegengesetzen und reziproken Standpunkt aus betrachtet, können wir die im Rahmen der IZP auftretenden Diplegiefälle neu bewerten. Leider beziehen sich unsere Daten (Sabbadini 1989) auf eine besondere Gruppe, d. h. auf die diplegischen Patienten, die in ihrer Anamnese ein niedriges Geburtsgewicht (Gewicht von 2500 g, Gestationsalter unter 32 Wochen) aufweisen. Es ist anzunehmen, daß in diesen Fällen (s. Abb. 8.8) radiologisch die periventrikuläre Leukomalazie vorherrscht (die Anzahl der sich in unserem Besitz befindlichen CT- und NMR-Untersuchungen ist klein: sie geht nicht über 20% hinaus). Von 84 Fällen, die wir untersucht haben, war in 44% der Fälle eine Augendyspraxie vorhanden, in 43% der Fälle war kein selbständiges Gehen möglich, in 45% waren Lernstörungen festzustellen, von denen 66% Rechtschreibstörungen waren.

Einfluß der angeborenen Augendyspraxie auf die Anpassungsfunktionen der Diplegie-Patienten

Wie schon auf den vorhergehenden Seiten angedeutet, kann man davon ausgehen, daß die verschiedenen Dyspraxieformen sich gegenseitig beeinflussen und jede für sich wiederum auf die klassischen Symptome (z. B. Spastizität oder Dystonie) der infantilen Zerebralparese einwirken.

Eine Störung der Augenbewegung (Blickdyspraxie) hat z. B. Einfluß auf die Entwicklung einer visuell-kinästhetischen Funktion, wie es das Schreiben typischerweise ist: Eine apraktische Dysgraphie war in 36 (80%) von den 45 Fällen mit Augendyspraxie vorhanden.

Bei 66% der Lernstörungen, die 45% der diplegischen Kinder mit niedrigem Geburtsgewicht im Alter von 6 Jahren aufwiesen, war eine apraktische Dysgraphie festzustellen: d. h. bei etwa 25% der 84 Fälle. Eine Augendyspraxie war hingegen in 44% der 84 Fälle festzustellen.

Gangbildstörungen waren in 22 (etwa 50%) der 45 Fälle von Augendyspraxie vorhanden.

Die empirischen Befunde erweisen sich als statistisch signifikant, wie wir durch eine detaillierte Untersuchung von 29 Fällen mit Diplegie und Dyspraxie beweisen konnten (Sabbadini et al.; 1993). Das bedeutet, daß es eine gewisse Beziehung zwischen Diplegie und Dyspraxie gibt: Aber welcher Art ist diese Beziehung?

Was beispielsweise das Gehen betrifft, kann man 2 Hypothesen aufstellen:

1. Zu den (geringfügigen) Gehschwierigkeiten, die mit der Diplegie zusammenhängen, können sich weitere (wesentlich schwererwiegende) Probleme gesellen, die mit der Gangapraxie zusammenhängen. Die Gangapraxie wäre also letztendlich die Ursache für das Fehlen funktionellen Gehens bzw. für die Schwierigkeiten beim Gehen, wie sie im Rahmen dieser Fälle von Diplegie mit Dyspraxie häufig zu beobachten sind.
2. In den Fällen, in denen eine Augendyspraxie vorhanden ist, wäre ihr eine vorhandene Störung des visuellen Erforschens zuzuschreiben, die kein Erarbeiten des optischen Raums erlaubt, in den sich das Gehen integrieren ließe.

Abbildung 8.8 veranschaulicht eindrucksvoll beide Hypothesen, da sie auf der einen Seite die Bedeutung der statischen und dynamischen Module bzw. der visuellen Unterfunktionen unterstreicht, von denen das Gehen „abhängig" ist. Auf der anderen Seite weist es auf den „Mechanismus der überwachenden Aufmerksamkeit" hin, d. h. beispielsweise auf „die sequentielle Organisation" der Bewegungen, die den Abläufen entsprechen, die auf einem den Frontallappen gleichrangigen Niveau arbeiten.

Augendyspraxie und Störungen des visuellen Erkennens (angeborenes Syndrom, „Typ Balint")

Von den 45 Fällen mit Blickdyspraxie – mit oder ohne assoziierten neurologischen Hauptsymptomen – wiesen 7 Fälle (16%) Störungen des visuellen Erkennens auf.

Bei 5 dieser 7 Fälle war es möglich, eine konzentrische Einengung des visuellen Aufmerksamkeitsfeldes festzustellen: Unter spezifischen Bedingungen engt sich das Aufmerksamkeitsfeld bis auf 20° ein; dies geschieht klarerweise dann, wenn der Patient seine Aufmerksamkeit im Zentrum fixiert (wo die Macula arbeitet) und damit den peripheren Anteil des Gesichtsfeldes „ignoriert".

Bei 4 Fällen bestand die Störung des visuellen Erkennens in einer Art von „Simultanagnosie": der Patient erkennt die Details eines Gegenstands, einer Figur oder einer Szene und kann sie beschreiben; er ist aber nicht imstande, die verschiedenen Elemente zusammenzufassen, um so eine simultane Synthese zu erhalten, die es erlaubt, der gesamten Struktur Bedeutung zu verleihen.

Fälle dieser Art sind sehr häufig, wenn man die Charakteristika des Syndroms berücksichtigt, die denen des Balint-Syndroms des Erwachsenen entsprechen.

Die Störungen des visuellen Erkennens bestehen daher in einer „Simultanagnosie", aber auch (bzw. vor allem) in einer falschen Interpretation einer Struktur oder eines Gegenstandes, zumal es häufig vorkommt, daß das scharfgestellte Detail nicht „unterscheidend" ist, d. h. es reicht nicht aus, um jenen Gegenstand zu erkennen. Wenn der Patient in seinem Bestreben, eine Interpretation zu finden, in Schwierigkeiten gerät, „fabuliert" er fast immer; er erfindet eine Antwort, die nicht nur das schlecht interpretierte Detail betrifft, sondern jede mögliche ganzheitliche Schlußfolgerung, Hypothese, Erklärung (Bonini et al. 1993).

Bedeutung der sakkadierten Bewegungen
Das visuelle Erforschen erfolgt durch Bewegungen des Blickes (beide Augen konjugiert), d. h. mit sakkadierten Bewegungen.

▶ *Sakkadierte Bewegungen* sind ballistische, phasische Bewegungen ohne Feedback während der Aktion. Sie sind vorprogrammiert, haben äußerst kurze Latenzen (zwischen der Entscheidung, den Blick zu bewegen, und der Ausführung liegt ein minimaler Zeitraum) und zeigen eine bemerkenswerte Geschwindigkeit und Beschleunigung (die Geschwindigkeit nimmt während der Aktion zu).

Will man den Blick von einem Ziel auf ein anderes bewegen (s. Abb. 8.8), muß zuerst die Fixierung auf den ersten Gegenstand gehemmt und dann auf den zweiten verlagert werden. Um den notwendigen Umfang der sakkadierten Bewegung zu messen, muß der *Netzhautfehler* geschätzt werden, d. h. der Abstand zwischen der Sicht an der Macula und dem Punkt des zweiten Ziels im peripheren Gesichtsfeld. Dazu muß aber die gezielte Aufmerksamkeit vom Zentrum in die Peripherie des Gesichtsfeldes verlagert werden (zentral-peripheres Aufmerksamkeitsspiel nach Neisser 1967). Wenn „Erforschen" gleichbedeutend ist mit Auskundschaften, Ausloten oder systematischer Untersuchung (mehrerer Details oder Ziele) mit kognitiver Absicht, so muß die Sequenz der sakkadierten erforschenden Bewegungen programmiert und ständig neu-programmiert werden. Das Erforschen kann einem im peripheren Gesichtsfeld wirklich vorhandenen Ziel gelten oder auch einem Ziel, das von einem einzigen Detail ausgehend angenommen wird (z. B. die Farbe); sie kann sogar einem eingebildetem Ziel gelten. Die Aufgabe, die gesamte kognitive Tätigkeit des Erforschens in Sequenzen zu organisieren, um so einen Gegenstand zu erkennen oder wiederzufinden, muß einem Mechanismus der überwachenden Aufmerksamkeit (Shallice 1988) anvertraut sein.

Sakkadierte Bewegungen und Augendyspraxie
Ein Kind mit Augendyspraxie ist nicht imstande zu erforschen. Zum Beispiel kann es eine Reihe von Gegenständen, die sich vor ihm befinden, nicht zählen: Es zählt mit der Stimme (eins, zwei, drei...), aber es zählt nicht mit den Augen, die auf dem ersten Gegenstand fixiert (hyperfixiert) bleiben. Sobald es aber beispielsweise zu blinzeln lernt, wird es fähig, den Blick von einem Gegenstand zu einem anderen zu verlagern; das wiederholte Schließen der Augen erzeugt einen Augenblick der Finsternis und unterbricht (inhibiert auf passive Weise) die Fixation: Der Patient, der den Netzhautfehler bereits gemessen hatte, d. h. die Entfernung des zweiten Ziels, vollzieht eine gut bemessene sakkadierte Bewegung, während die Augen geschlossen sind.

In etwa 50% der Fälle gelingt der Nachweis einer Hyperfixation: wenn man einen weißen und glatten Schirm vor ihren Augen aufstellt, sind diese Kinder fähig, den Blick zu verlagern.

In den anderen 50% hingegen besteht die Störung nicht in einer Hyperfixation, sie betrifft vielmehr die Absichtlichkeit des Aktes und die sequentielle Organisation des Erforschens.

Außerdem kann sich das Kind daran gewöhnen, mit dem peripheren Gesichtsfeld zu erforschen, indem es die visuelle Aufmerksamkeit auf das periphere Gesichtsfeld verlagert. Viele dieser Kinder, die nicht imstande sind, den Blick auf einen Gegenstand an der Seite zu lenken, erfassen ihn, während ihr Blick starr nach vorne gerichtet ist: Der Vorgang ähnelt dem „avoiding" („Vermeidung").

Man könnte aber auch eine andere Erklärung für diese für die Augendyspraxie charakteristische Erscheinung vermuten: Das Kind setzt einmal die zentrale Fixierung ein, dann die periphere Sicht, einmal die zentrale Aufmerksamkeit, dann die periphere Aufmerksamkeit, wobei die Unterfunktionen dissoziierbar sind (ein Begriff, der in der Neuropsychologie bedeutet, daß die Unterfunktionen im Sinne von Fodor, 1983, voneinander isoliert sind) und isoliert oder zusammen eingesetzt werden können.

8.2.2
Angeborene Rindenblindheit

▶ *Rindenblindheit* bedeutet ein „Fehlen aller visuellen Empfindungen (einschließlich Hell-Dunkel-Empfindung), Verlust des optokinetischen Nystagmus, Bewahrung des Pupillenreflexes, bei gesunder Netzhaut in der Fundusuntersuchung" (Marquis 1934, Miller 1987).

Es ist eine Definition durch Ausschluß und bezieht sich auf den „Verlust des Sehvermögens". Nach Walsh (1978) können die Fälle von Rindenblindheit (mit okzipitalen Läsionen) sowohl Patienten betreffen, die nicht oder nur sehr wenig sehen und sich dementsprechend verhalten, als auch Patienten, die offensichtlich ein bißchen sehen, es aber leugnen („sehende Blinde" nach Weiskrantz 1980).

Arbeiten über die angeborene Rindenblindheit, die innerhalb des ersten Lebensjahres durch Okzipitalläsionen verursacht auftritt, sind sehr selten. Die 50 von Whiting et al. (1985) beschriebenen Fälle, dieselben die Jan et al. (1987) noch einmal untersucht hat, wurden als „permanente visuelle kortikale Störung bei Kindern" definiert. Obwohl es sich nicht mit Gewißheit um Fälle angeborener Rindenblindheit handelt, können sie dennoch zur Orientierung herangezogen werden.

Die Okzipitalläsionen scheinen zu einem hohen Prozentsatz durch das CT beweisbar. Das CT zeigte eine „Anormalität" in 36 der 41 untersuchten Fälle; der Sitz der Läsion wurde jedoch nicht beschrieben: In unseren 20 Fällen findet man hingegen nur in einem Drittel okzipitale Läsionen, zu einem Drittel befinden sich die Läsionen an anderer Stelle, zu einem Drittel ist das CT negativ (Bonini, Sabbadini u. Sabbadini 1989).

Nach den angeführten Autoren kann eine Diagnose mit Hilfe der Karten für die evozierten Potentiale gestellt werden, die allen 23 untersuchten Fällen auffällig waren.

Die Kinder sind in 7 von 50 Fällen nicht sehend; in 15 Fällen konnte Licht wahrgenommen werden; 13 Kinder „sahen" bis zu einem Meter Entfernung. Dennoch betraf die Störung nicht so sehr die Sicht im engeren Sinn, sondern eher die visuelle Aufmerksamkeit.

Bei 44 von 50 Fällen konnte eine Zerebralparese klassifiziert werden. Alle 50 Fälle wiesen eine abnorme geistige Entwicklung auf; der geistige Entwicklungsrückstand wurde in 22 von 50 Fällen als schwer eingestuft.

Bei 20 der 50 Fälle wurde eine Optikusatrophie festgestellt. Die Befunde lassen Zweifel aufkommen, ob es sich wirklich um eine „zentrale Blindheit" handelt oder ob die Störung nicht peripherer Natur ist.

Rindenblindheit und angeborene visuelle Agnosie
Bei Erwachsenen ist es möglich, die Rindenblindheit und die visuelle Agnosie (aperzeptiv und assoziativ) klassifikatorisch voneinander zu unterscheiden: der ersteren können Läsionen der Area calcarina zugeordnet werden, der zweiten Läsionen der Assoziationsfelder.

Im Hinblick auf die kindliche Entwicklung von Funktionen kann die Unterscheidung jedoch nicht auf diese Art und Weise getroffen werden.

Ein sehr kleines Kind, das nicht wahrnimmt (z. B. Farben, Formen, Bewegung), wird auch kaum imstande sein, einen Gegenstand zu erkennen. Sein Erkennen (Wahrnehmungskategorisierung) des Gegenstandes, seine Art, ihm einen Namen zu geben (semantische Kategorisierung) wird beim Kind, das im Bereich der hinteren Rinde geschädigt ist, zuweilen ein schlichter Rückschluß bzw. eine Folgerung, bedingt durch die Tatsache, daß nur eine einzige Eigenschaft wahrgenommen wurde (in der Regel die Farbe): eine Rekonstruktion, die oft willkürlich ist.

Die Unfähigkeit zum visuellen Erkennen kann nicht als Agnosie bezeichnet werden, sondern lediglich als „Pseudo-Agnosie" (Warrington 1985, Warrington u. Taylor 1978, McCarthy u. Warrington 1990).

Fehlen von Erkennen und Benennen
Wenn ein Kind mit kortikalen Wahrnehmungsstörungen einige Eigenschaften nicht erkennt oder nur so wenig davon wahrnimmt, daß es sie nicht vollständig erkennen kann, kann es dem wenigen Wahrgenommenen durch die *Zuordnung eines Namens* eine Bedeutung geben. Hier wird der Name zum willkürlichen Attribut, daß das Wahrgenommene nicht nur keinen „Sinn" verleiht, sondern sogar verzerrend und irreführend im Hinblick auf die semantische Kategorisierung wirkt. Ein Beziehung zwischen syntaktischen Regeln der Sprache und visuellen syntaktischen Regeln wurde von Pierro (1984) vermutet.

Literaturverzeichnis

Anochin PK (1968) Biologia e neurofisiologia del reflesso condizionato. (Italienische Ausgabe 1975) Bulzoni, Rom
Altrocchi PH, Menkes JH (1960) Congenital ocular motor apraxia. Brain 83: 579-583
Bender L (1983) A visual motor gestalt test and its clinical use. Am Orthopsychiatr Ass, New York
Bender L, Silver A (1948) Body image problems in brain damaged child. J Social Issues 4: 84-89
Birch HG (ed) (1964) Brain damage in children. Williams and Wilkins, Baltimore
Bonini P, Sabbadini G (1982) Movimenti oculari, percezione visiva, apprendimento. Bulzoni, Rom
Bonini P, Sabbadini G, Sabbadini M (1989) Paralisi sopranucleari ed internucleari di sguardo per lesioni mesencefaliche e pontine. In: Sabbadini G (ed) Riabilitazione in neurologia: problemi neuropsicologici, vol 3. EUS, Rom, S. 91-95
Bonini P, Sabbadini G, Sabbadini M (1989) La cecità corticale e l'agnosia visiva nei bambini. In: Sabbadini (ed) Riabilitazione in neurologia: problemi neuropsicologici. EUS, Rom
Bonini P, Guberti AM, Natali M Sabbadini G, Sabbadini M (1993) Su un caso di pseudo-agnosia visiva congenita (affine alla sindrome di Balint-Holmes). Sist Nerv Riabil 2: 14-29
Bonini P, Sabbadini G, Sabbadini M (1989) Un particolare disturbo visivo da lontano in bambini cerebrolesi con aprassia oculare tipo cogan. Vortrag, Kongreß „Apprendimento e patologia neuropsichia nei primi anni di vita". Pisa, 11.-14. 10. 1989
Breakey AS (1955) Ocular findings in cerebral palsy. AMA Arch Ophthalm 53: 852-856
Bruner JS (1968) Processes of cognitive growth: infancy. Clark University Press (ital. Übersetzung 1971: Prime fasi dello sviluppo cognitivo). Armando, Rom
Cogan DG (1952) A type of congential ocular motor apraxia presenting jerky head movements. Trans Acad Ophtalm Otolaryng 56: 843-862
Denhoff ED, Robinalut JP (1960) Cerebral palsy and related disorders. McGraw-Hill, London Toronto
De Renzi E, Faglioni P (1990) Aprassia. In: Denes G, Pizzamiglio L (eds) Manuale di neuropsicologia. Zanichelli, Bologna
Douglas AA (1961) Ophtalmological aspects. In: Henderson JL (ed) Cerebral palsy. Livingston, Edinburgh London
Dunn HG (ed) (1986) Sequelae of low birthweight: the Vancouver Study. Clinics in Developmental Medicine, vol. 95-96, Blackwell, Oxford
Fodor JA (1983) The modularity of mind. Cambridge (ital. Übersetzung 1988: La mente modulare). Il Mulino, Bologna
Guibor GP (1955) A practical routine for discerning oculomotor defects in cerebral palsy children. J Pediat 47: 333-339
Guibor GP (1953) Some eye defects seen in cerebral palsy. Am J Physic Med 32: 342-345
Hohman L, Baker L, Reed R (1958) Sensory disturbances in children with hemiplegia, triplegia, quadriplegia. Am J Physiot Med 37: 1-6
Holmes G (1930) Spasm of fixation. Trans Ophtalm Soc UK 50: 253-262

Hoyt WF, Darhoff RB (1971) Supranuclear disorders of ocular control system in man. In: Bach y Rita P, Collins CC (eds) Control eye movements. Academic Press, New York
Ingram TTS (1964) Paediatric aspects of cerebral palsy. Livingston, Edinburgh
Jan J, Groenveld M, Sykauda AM, Hoyt CS (1987) Behavioural characteristics of children with permanent cortical visual impairment. Develop Med Child Neurol 29: 571–576
Jarvis S, Hey E (1984) Measuring disabilities and handicap due to cerebral palsy. In: Stanley FE, Alberman E (eds) The epidemiology of cerebral palsies. Clinics in Developmental Medicine, vol. 87. Blackwell, Oxford
Luria AR (1966) Higher cortical functions in man. Tavistock, London (ital. Übersetzung 1967: Le funzioni corticali superiori nell'uomo). Giunti, Florenz
Marquis DG (1934) Zitiert bei Miller (1985)
Marr D (1976) Early processing of visual information. Phil Trans Royal Soc London B/275: 483–524
Marr D (1982) Vision. Freeman, San Francisco
McCarthy RA, Warrington EK (1990) Cognitive neuropsychology. Acadamic Press, Orlando
Miller NR (1985) Walsh and Hoyts clinical neuro-ophtalmology, vol 2. Williams and Wilkins, Baltimore
Neisser V (1967) Cognitive psychology. Prentice Hall, New Jersey
Nichelli P (1990) Disturbi spaziali. In: Denes G, Pizzamiglio L (eds) Manuale di neuropsicologia. Zanichelli, Bologna
Piaget J (1936) La naissance de l'intelligence chez l'enfant. Delachaux et Niestl, Neuchalet
Pierro MM (1984) Il problema delle agnosie visive nello sviluppo del bambino. Saggi 10: 13–18
Prechtl HFR (1977) The neurological examination of the full-term newborn infant. Clinics in Developmental Medicine, vol. 63. Heinemann, London
Sabbadini G (1961) L'emiplegia infantile. Infanzia anormale
Sabbadini G (1989) La funzione cognitiva visiva nel primo anno di vita. In: Bottos et al. (eds) Neurolesioni infantili. Liviana, Padua
Sabbadini G, Bonini P (1986) La riabilitazione dei disturbi visivi ed oculomotori in et evolutiva. Marrapese, Rom
Sabbadini G, Bonini P (1987) Le paralisi internucleari nella paralisi cerebrale infantile. Giornale d'ortottica e tecnica strumentale oftalmica, vol. 13–14
Sabbadini G, Migliorini A, Bonini P, Bolognesi M, Geradi M, Neri A, Pierro MM, Rodi E (1975) L'aprassia oculare congenita di Cogan e le paralisi sopranucleari di sguardo negli esiti di cerebrolesioni congenite. Neuropsich Infantile 163: 6–21
Sabbadini G, Pizzolato L (1965) I disturbi della sensibilità nella paralisi cerebrale infantile. Infanzia Anormale
Sabbadini G, Sabbadini L, Sabbadini M, Bonaccorso A (1993) La disprassia in età evolutiva. Neurol Riab
Schacht WS, Wallace HM, Palmer M, Slater B (1957) Ophtalmologic findings in children with cerebral palsy. Paediatrics 19: 623–628
Shallice T (1981) Neurological impairment of cognitive processes. Brit Med Bullettin 37: 187–192
Shallice T (1988) From neuropsychology to mental structure. University Press Cambrige (ital. Übersetzung 1990: Neuropsicologia e struttura della mente). Il Mulino, Bologna

Smith Vernon H (1969) Aspects of developmental and paediatric ophthalmology. Clinics in Developmental Medicine, vol. 32. Heinemann, London

Smith Vernon H (1979) Visual handicap. Clinics in Developmental Medicine, vol. 73. Blackwell, Oxford

Stanley F, Alberman E (1984) The epidemiology of cerebral palsy. Clinics in Developmental Medicine vol. 87. Blackwell, Oxford

Strauss AA, Werner H (1942) Disorders of conceptual thinking in the brain-injuried child. J Neur Ment Dis 96: 153

Strauss AA, Lehtinen LE (1955) Psychopathology and education of the brain-injuried child. Grune and Stratton, New York

Tizard JP, Paine RS, Crothers B (1954) Disturbances of sensation in children with hemiplegia. JAMA 155: 628–632

Walsh FB (1957) Clinical neuro-ophthalmology. Williams and Wilkins, Baltimore

Warrington EK (1985) Agnosia: the impairment of object recognition. In: Vinken PJ, Bruyn GW, Klawans HL (eds) Handbook of Clinical Neurology, Vol. 45. Elsevier, Amsterdam

Warrington EK, Taylor AM (1978) Two categorial stages of object recognition. Perception 7: 625–705

Weiskrantz I (1980) Varieties of residual experience. Quart J Exper Psychol 32: 265–373

Whiting S, Jan JE, Wong PKH, Flodmark O, Farrel K, McKormick AQ (1985) Permanent cortical visual impartment in children. Devel Med Child Neurol 27: 730–739

9 Rehabilitation von Sehschwäche und Rindenblindheit

Patrizia Bonini, Giorgio Sabbadini

Im folgenden geht es um zwei im Rahmen der IZP häufig vorkommende Störungen, nämlich um:
- Sehschwäche und
- angeborene Rindenblindheit.

Zuerst werden wir die beiden Erkrankungen definieren, dann einen möglichen Rehabilitationsplan erstellen und auf die Beziehung zwischen Sehschwäche und Lernstörungen eingehen bzw. auf die Beziehung zwischen räumlicher und objektbezogener Wahrnehmung.

9.1
Rehabilitation des sehschwachen Kindes

Die folgenden Ausführungen basieren auf einer Arbeit, die im Laufe des Jahres 1992 am Krankenhaus S. Carlo von Nancy in Rom durchgeführt wurde. Dort wird ein Therapie- und Rehabilitationszentrum für sehschwache erwachsene Patienten und Patienten im Kindesalter unterhalten.

Wir haben 25 Kinder (von 80, d. h. 31,2%) im Alter zwischen 4 und 14 Jahren untersucht, die eine Sehschärfe für die Ferne zwischen 1/20 und 2/10 aufweisen (gemessen mit den „E" von Snellen bzw. dem Optotypen LH Sirubel Tests und dem IV Zeichen für die Nähe).

Bei 16 von 25 Kindern (64%) war die Sehschwäche mit infantiler Zerebralparese verknüpft; 5 wiesen auch einen Nystagmus auf. Außerdem fand man bei 3 Kindern einen Zustand nach Frühgeborenen-Retinopathie (in einem Fall zusätzlich zu Glaukom). Schließlich waren 2 Fälle von Albinismus dabei, 1 Marfan-Syndrom, 1 Fall von Aniridie und 1 Fall von Makulopathie nach Stargardt.

In 21 Fällen wurde ein *Fernseher im geschlossenen Kreis* (CCTV) eingesetzt, ein Vergrößerungshilfsmittel für sehschwache Patienten. Der therapeutische Ansatz für die Kinder war dabei vollkommen verschieden von dem für die Erwachsenen:

Erwachsene haben etwas „verloren", das sie vorher besaßen, und vergleichen immer wieder ihren gegenwärtigen Zustand der Sehschwäche mit der früheren fast vollkommenen Sehfähigkeit. Oft sind sie unzufrieden, da ihnen der Fortschritt zu bescheiden erscheint; andere hingegen akzeptieren die Hilfestellung aus psychischen Gründen nicht oder empfinden sie als ihrem sozialen Umfeld nicht angemessen. Dennoch liegt der Rehabilitationerfolg durch Hilfsmittel bei mehr als 50% aller Fälle.

Was hingegen die *Kinder* betrifft, so dürfen wir nicht vergessen, daß sie sich in Entwicklung befinden und so gut wie möglich bzw. mit dem geringstmöglichen Energieaufwand ihre Restsehfähigkeit nutzen müssen. Da der visuelle Kanal bevorzugt wird, selbst wenn er mangelhaft ist, erhalten sehschwache Kinder oft „verzerrte" Informationen von der äußeren Wirklichkeit.

▶ **Kinder mit IZP weisen oft schwere zentrale visuelle Mangelerscheinungen auf und darüber hinaus besondere Formen der visuellen Pseudoagnosie.**

Einsatz von CCTV bei Kindern im Schulalter und Vorschulalter

Wenn von dem Einsatz des CCTV die Rede ist, muß zunächst zwischen Kindern im *Schulalter* und Kindern im *Vorschulalter* unterschieden werden. Für jene, die schon lesen gelernt haben, bedeutet der Einsatz des CCTV eine Erleichterung; die Kinder können das Schulprogramm ohne frustrierende Zuhilfenahme von vergrößerten Fotokopien oder unvollständigen und verstümmelnden Zusammenfassungen bewältigen.

Vorschulalter. Wir möchten aber einige Überlegungen über den Einsatz des CCTV bei Kindern anstellen, die noch nicht lesen können. Unter normalen Umständen erkennt („gestaltet") das Kind mit der sog. „*Ganzheitsmethode*" das gesamte Wort und überträgt die Gestalt ins semantische System, das der Gestalt die Bedeutung verleiht. In der „Dyslexie der Wort-Gestalt", d. h. der fehlenden Möglichkeit zur visuellen Analyse (Gestaltung) des Wortes als Gesamtheit muß das Kind jeden einzelnen Buchstaben analysieren und ihn aussprechen (z. B. laut lesen in einer Art von Selbstdiktat), um so jeden Laut ins phonologische System zu übertragen, das seinerseits die Informationen zum semantischen System überträgt: Die Bedeutung ergibt sich, wenn die einzelnen Laute zusammengefaßt werden („*Buchstaben-für-Buchstaben*"-Lesen).

In dem neurologischen Zustandsbild der *Simultanagnosie*, das im Rahmen des Balint-Syndroms vorkommt, wird der Patient infolge der

Einengung des visuellen Aufmerksamkeitsfeldes (röhrenförmiges Gesichtsfeld) gezwungen, Buchstabe für Buchstabe oder Silbe für Silbe zu lesen (Shallice 1988). Das Lesen wird so langsamer.

Auch für Kinder mit *Blickdyspraxie* oder röhrenförmigem Aufmerksamkeitsfeld wird das Lesen langsamer und schwieriger (Sabbadini u. Bonini 1986).

Der Einsatz von optischen Videovergrößerern zwingt die Kinder zu einem Lesen der einzelnen Buchstaben, weil ihnen eine bruchstückhafte Sicht des Wortes (ein Buchstabe, eine Silbe oder ein Teil eines Wortes) angeboten wird. Das Erlernen des Lesens selbst wird so langsamer und schwieriger. Daher halten wir für Kinder im Vorschulalter den Einsatz des CCTV nur für sinnvoll, um die Grundvoraussetzungen zu erlernen, z. B. das Zusammenlauten, die Suche nach bedeutsamen Besonderheiten.

Schulalter. Bei Kindern, die bereits die Lesetechnik erlernt haben, erscheint der Einsatz des CCTV besonders sinnvoll. Der bedeutende Vorteil besteht darin, daß das Lernpensum gemeinsam mit den Mitschülern bewältigt werden kann. Dadurch werden Frustrationen vermieden, die sich aus einem reduzierten oder unzureichenden Einzelunterricht ergeben könnten.

9.2
Rehabilitation bei Kindern mit angeborener Rindenblindheit

Es ist nicht sicher, daß primäre Störungen des visuellen Erkennens angeboren sind, d. h. daß eine frühzeitige Gehirnläsion (innerhalb des ersten Lebensjahres) „primäre" Störungen erzeugen kann. Hingegen ist es sicher, daß die Störungen des visuellen Erkennens immer Folge von Störungen des visuellen Erforschens und der visuellen Wahrnehmung sind.

Unter den angeborenen Störungen des visuellen Erforschens nimmt die angeborene *Blickapraxie* nach Cogan eine besondere Stellung ein (Cogan 1952, Altrocchi u. Menkes 1960). Wir konnten eine bedeutende Anzahl von Fällen mit *Blickdyspraxie,* „Typ Cogan" beobachten (Bonini u. Sabbadini 1982, Sabbadini, Bonini u. Sabbadini 1989). Die Ähnlichkeiten und Unterschiede beider Bilder haben wir bereits beschrieben (s. S. 184).

Störungen des visuellen Erkennens. Die Störungen des visuellen Erkennens sind Folge der Blickdyspraxie „Typ Cogan" und können durch den Begriff der „Simultanagnosie" im Sinne von Volpert (Hécan u. Ajuraguerra 1965, Luria 1962) beschrieben werden.

▶ Unter *Simultanagnosie* versteht man eine partielle Sicht, quasi „in Stücken und in Bissen". Es fehlt die Fähigkeit, die globale Bedeutung einer Szene zu erfassen.

Störungen der visuellen Wahrnehmung. Die Störungen der visuellen Wahrnehmung können unter dem Begriff der „angeborenen Rindenblindheit" (congenital cortical visual impairment) zusammengefaßt werden. Da aber alle diese Kinder eine Restsehfähigkeit besitzen, ziehen wir den Begriff „angeborene kortikale Sehschwäche" vor.

Eigene Studienergebnisse

Allgemeine Symptomatik. Es wurden 10 Kinder zwischen 1 und 14 Jahren untersucht, die unilaterale oder bilaterale radiologisch (CT und NMR) bestätigte Okzipitalläsionen aufwiesen. In allen Fällen zeigte der Augenfundus normgerechte Befunde, eventuelle Brechungsfehler wurden korrigiert. Alle besaßen eine Restsehfähigkeit mit einem Visus zwischen 1/30 und 1/10 auf dem besseren Auge. Manchmal haben wir den Verhaltensvisus nach Jan (1987) und Whiting (1985) in Betracht gezogen. Die zusätzlichen neurologischen Symptome zeigten eine Variationsbreite, die von geringen Nebensymptomen über leichtere Monoparese bis hin zur Tetraparese reichten. Die psychischen Störungen, die mit dem WISC (oder mit dem Leiter) geprüft wurden, bestanden in einem mittelgradigen geistigen Entwicklungsrückstand.

Visuelle Unaufmerksamkeit. In allen Fällen konnten die visuellen Störungen als visuelle Unaufmerksamkeit beschrieben werden: Manchmal erkannten die Kinder Gegenstände, sahen sie aber nach einigen Minuten nicht mehr. Alle Kinder erkannten beim Zuordnen die Farben. Ferner war die räumliche Orientierungsfähigkeit erhalten. Aufgrund des Befunds, daß die 10 untersuchten Kinder trotz einer meßbaren Restsehfähigkeit lediglich unter bestimmten Umständen imstande waren, bekannte Gegenstände zu erkennen, ist anzunehmen, daß sie sich beim Kontext und vor allem bei der Farbe Hilfe holten. Da sie nach ein paar Minuten nicht mehr sahen, konnten sie fälschlicherweise als Simulanten angesehen werden. Alle waren jedoch imstande, beim Gehen Hindernissen auszuweichen.

Neuroophthalmologische Rehabilitation
Bei der neuroophthalmologischen Rehabilitation konzentriert sich unsere Aufmerksamkeit auf die inzwischen klassisch gewordene Unterscheidung zwischen der *Wahrnehmung von Objekten* und der *räumlichen Wahrnehmung*. Die Wahrnehmung von Objekten obliegt ausschließlich der Macula-Region und Area corticalis striata (17 calcarina); wohingegen die sog. räumliche Sicht Aufgabe der peripheren Netzhaut und der Areae extrastriatae (18–19 parietal, 7 posterior usw.) ist.

Nach neueren Hypothesen (Ettinger 1990) ist die Unterscheidung zwischen räumlicher und objektbezogener Wahrnehmung jedoch willkürlich und theoretisch: Eine Sicht von Objekten unabhängig von der räumlichen Wahrnehmung ist unvorstellbar. Man muß nur daran denken, daß Gegenstände ein spezifisches Umfeld haben und ihr Umriß den räumlichen Aspekt des Objektsehens darstellt.

In den von uns untersuchten Fällen von angeborener kortikaler Sehschwäche war die Störung des visuellen Erkennens nie mit einer Störung der räumlichen Wahrnehmung vergesellschaftet. Ganz im Gegenteil war die räumliche Wahrnehmung auch in schweren Fällen mit motorischen Störungen und geistigem Entwicklungsrückstand ausgesprochen gut entwickelt.

▶ Unter *räumlicher Sicht* versteht man die räumliche Orientierung oder die Fähigkeit, räumliche Informationen zu verarbeiten, um den eigenen Körper in der äußeren Umgebung (zusammengesetzt aus Gegenständen und Menschen) zu orientieren.

Bei einigen unserer Kinder, die wir schon früh betreut haben, d. h. bereits im ersten Lebensjahr, haben wir folgendes *Rehabilitationsprogramm* angewandt, das sich auf die Schulung des räumlichen Sehens gründet:
1. Licht – kein Licht.
2. Lokalisierung beleuchteter Gegenstände im Dunkeln und Lokalisierung nicht beleuchteter Gegenstände in heller Umgebung.
3. Lokalisierung und Ergreifen von Umrissen der Gegenstände.
Nach Monaten der Therapie ergreifen einige Kinder Gegenstände, indem sie sich an ihrer Form und ihrem Umriß orientieren, sie bewegen sich fort und weichen Hindernissen aus oder fahren sogar mit dem Fahrrad. Dennoch stellt sich die Frage, ob sie die Gegenstände erkennen. Leistet die Schulung zur räumlichen Wahrnehmung im Falle einer angeborenen kortikalen Sehschwäche also auch einen Beitrag zum Erlernen des Sehens von Gegenständen?

Literaturverzeichnis

Altrocchi PH, Menkes JH (1960) Congenital ocular motor apraxia. Brain 83: 579-583

Bonini P, Sabbadini G (1982) Movimenti oculari, percezione visiva, apprendimento. Bulzoni, Rom

Bonini P, Sabbadini G, Sabbadini M (1989) La cecità corticale e l'agnosia visiva nei bambini. In: Sabbadini G (ed) Riabilitazione in neurologia, vol 3, Problemi Neuropsicologici. EUS, Rom

Cannao M (1989) Funzione visiva e sviluppi. Saggi 15: 9-23

Celesia GG, Bushnell D, Toleiki SC, Brigell MG (1991) Cortical blindness and residual vision. Neurology 41: 862-869

Cogan DG (1952) A type of congenital ocular motor apraxia presenting jerky head movements. Trans Acad Ophthalm Otolarnyng 56: 853-862

Goodale HA, Milner AA (1990) Separate visual pathways for perception and action. TINS 15: 20-25

Ettlinger G (1990) Objects vision and spatial vision: The neuropsychological evidence for the distinction. Cortex 26: 319-327

Hecaen T, Ajuriaguerra J (1965) Balint's syndrome and its minor form. Brain 77: 373-380

Hoyt WF, Walsh FB (1972) Clinical neurophthalmology. In: Walsh FB, Hoyt WF (eds) Clinical neurophthalmology. Williams and Wilkins, Baltimore

Jan J, Groenveld M, Sykanda AM, Hoyt CS (1987) Behavioural characteristics of children with permanent cortical visual impairment. Devel Med Child Neurology 29: 571-576

Luria AR, Pravdina-Vinarskaya EN, Yarbus AL (1963) Disorders of ocular movements in a case of simultanagnosia. Brain 86: 219-228

Marr D (1982) Vision. Freemann, San Francisco

Sabbadini G, Bonini P (1986) La riabilitazione dei disturbi visivi ed oculomotori in età evolutiva, Marrapese, Rom

Shallice T (1988) From neuropsychology to mental structure. Cambridge University Press. Ital. Übersetzung 1990: Neuropsicologia e struttura della mente. Il Mulino, Bologna

Warrinton EK, Taylor AM (1978) Two categorial stages of objects recognition. Perception 7: 695-705

Whiting S, Jan JE, Wong PKM, Flodmark O, Farrel K, McKormick AQ (1985) Permanent cortical visual impairment in children. Devel Med Child Neurology 27: 730-739

4. Teil:
Psychologische Aspekte

10 Kognitive Entwicklung in den ersten Lebensjahren

Giovanni Ferretti

Für das Kind mit IZP ist es schwierig bzw. häufig gar unmöglich, einfache motorische Handlungen auszuführen.
- Wie aber kann ein solches Kind eine Vorstellung von seiner Umwelt entwickeln oder Lösungen für schwierige Situationen finden, ohne sie direkt zu erleben?
- Was sind die Indikatoren für die grundlegenden Stufen der kognitiven Verarbeitung und wie können wir sie erheben?
- Können wir die Entwicklung der kognitiven Fähigkeiten von den davon beeinflußten und direkt beobachtbaren Verhaltensweisen unterscheiden?

Die Literatur über die neuropsychologische Entwicklung des Kinds mit IZP (vor allem des hemiplegischen) ist dank einer neueren Untersuchung von Aram und Whitaker (1988) ausgesprochen reichhaltig. Ihr steht eine Anzahl von Untersuchungen gegenüber, die sich auf die kognitive Entwicklung der ersten Lebensjahre beziehen. Allen empirischen Befunden gemeinsam ist die Annahme, daß beim Kind mit IZP ein *globales geistiges Defizit* vorliegt.

Die gebräuchlichen psychometrischen Tests (Brunet-Lezine 1951, Griffith 1954; vergleichbar mit den Entwicklungstabellen von Gesell 1947, von denen erstere z. T. abstammen) sind jedoch bei Kindern mit motorischer Störung von geringer Hilfe, was in erster Linie inhaltlich begründbar ist: Die Tests gehen von einer Modellannahme aus, die Entwicklung als Zunahme von Verhaltenssystemen versteht, eine Zunahme, die sich aus dem einfachen Aneinanderreihen von Aneignungen des Kindes aufgrund ihres gleichzeitigen Auftretens ergibt; der wechselseitigen Abhängigkeit zwischen den verschiedenen Bewußtseinsbereichen oder der wechselseitigen Abhängigkeit zwischen der Aneignung einer bestimmten Entwicklungsstufe und der Aneignung der darauffolgenden wird dabei keine Beachtung geschenkt (es kommt in der Tat vor, daß ein Kind Items lösen kann, die einer höheren Entwicklungsstufe zuzuordnen sind, während es bei anderen versagt, die einer tieferen Entwicklungsstufe entsprechen).

Die psychometrischen Skalen sind daher ein Mittel, eine Reihe von Verhaltensweisen zu spezifischen Zeitpunkten zu erfassen, ohne jedoch die jeweils gewählte Verhaltensweise oder kognitive Problemlösung zu berücksichtigen.

Ihr eigentlicher Wert besteht darin, daß sich feststellen läßt, inwieweit ein Kind von den erwarteten Entwicklungsschritten abweicht, ähnlich wie mit den auxologischen Tabellen: Tabellen, die uns auf einen Blick die Abweichungen von der Norm aufzeigen, aber nichts über die möglichen Ursachen der Entwicklungsanomalien aussagen.

Von praktischer Bedeutung ist ferner, daß die psychometrischen Tests alle auf Handlungen aufbauen, die zum Großteil eine völlige motorische Unversehrtheit voraussetzen. Sie beurteilen folglich, inwieweit das Kind tatsächlich imstande ist, die erwartete Handlung auszuführen. Gerade deshalb erweisen sie sich als ungeeignet zur Beurteilung von Kindern mit motorischen Störungen, da eine motorische Störung die Möglichkeit von gezielten Tätigkeiten oder auch nur ein einfaches Handhaben von Gegenständen ausschließt.

In der normalen Entwicklung wird der emotionale, sprachliche und kognitive Austausch durch Reaktionen bestimmt, die das Kind ständig in Form von Signalen den Erwachsenen sendet, von denen es versorgt wird. Liegt eine Störung vor, die die neuropsychologische Entwicklung beeinflußt, so sind diese Reaktionen zahlenmäßig stark eingeschränkt und zweideutig; das gilt speziell bei jenen Krankheitsbildern, bei denen vorwiegend die Wahrnehmung und die Motorik gestört sind. Hier ist es äußerst wichtig, die *Organisationsstufe der Denkprozesse* des jeweiligen Patienten zu kennen. Dieses Wissen stellt die unentbehrliche Basis für ein Rehabilitationsprogramm dar, das auf die vorhandenen Fähigkeiten abgestimmt ist mit dem Ziel, die potentiellen Fähigkeiten aufzubauen.

▶ **Eine effektive Planung des Rehabilitationsprogramms setzt eine Beurteilung der kognitiven Fähigkeiten des Kinds mit IZP voraus; eine Beurteilung, die nicht so sehr auf die Inhalte des Verhaltens, sondern vielmehr auf das Erkennen der jeweiligen Entwicklungsstufe der kognitiven Organisationsstrukturen ausgerichtet sein muß.**

In *praktischer Hinsicht* müssen die Tests folgende Voraussetzungen erfüllen:
- Beurteilt werden *einfache motorische Leistungen*, bei denen die exakte Ausführung nicht ausschlaggebend ist.
- Es sollte *Flexibilität* herrschen in der Auswahl des Materials, der dem Kind dargebotenen Situation sowie in der möglichen Reaktionsform, in der die Antwort erfolgen kann.

- Die *Geschwindigkeit* bei der Ausführung der Tests sollte als Beurteilungsfaktor *ausgeschlossen* werden.

10.1
Ordinalskalen von Uzgiris-Hunt

Die Ordinalskalen für die psychologische Entwicklung von Uzgiris-Hunt (1975) erfüllen die oben beschriebenen Anforderungen. Sie stellen eine angewandte Form des *Entwicklungskonzepts von Piaget* dar.

▶ Für *Piaget* entsteht *Entwicklung* aus der Umwandlung intellektueller Strukturen. Diese Umwandlung folgt einer Reihe ontogenetischer Stadien, bei denen die Veränderungen *qualitativer* Art sind. Charakterisch für die Stadien sind ihre unveränderbare Abfolge und der Befund, daß beim Auftreten höher entwickelter Stadien allmählich eine Eingliederung von typischen Strukturen vorhergehender Stadien erfolgt.

Das Modell von Piaget legt sein Hauptaugenmerk auf die *allgemeinen Gesetze* der Intelligenzentwicklung, d. h. es unterstreicht die Gemeinsamkeiten der geistigen Funktionen der Individuen und betont nicht so sehr ihre Unterschiede. Es erlaubt uns zu verstehen, welcher Art die gewählten Anpassungsstrategien des Kindes sind und auf welcher geistigen Organisationsstufe es sich befindet.

Auch wenn eine psychometrische Untersuchung für ein Kind mit IZP zuverlässig erscheinen könnte, würden wir damit nur feststellen, inwieweit seine Leistungen von denen eines hypothetischen, motorisch intakten Kindes abweichen. Der Befund würde uns jedoch keine große Hilfe bei der Erstellung eines Therapieprogramms leisten.

Die Ordinalskalen von Uzgiris-Hunt untersuchen folgende 7 Bereiche:
- Skala 1: Fähigkeit, mit dem Blick bewegte Gegenstände zu verfolgen und Fähigkeit zur *Objektpermanenz*. Die Untersuchung erfolgt auf 14 Ebenen und reicht vom Erscheinen der ersten Akkommodationsmuster, die ein visuelles Verfolgen von bewegten Gegenständen erlauben, bis hin zur Untersuchung der sich entwickelnden Erkenntnis, daß Objekte unabhängig von den Handlungen, die mit ihnen erfolgen, existieren.
- Skala 2: Entwicklung der Mittel, mit denen gewünschte Ereignisse in der Umwelt erzielt werden *(Mittel-Zweck-Verbindung)*. Die Untersuchung erfolgt auf 13 Ebenen; sie stellt eine kombinierte Analyse von Mittel-Ziel-Verhaltensmodellen dar.

- Skala 3 und 4: Skala 3 bezieht sich auf *Lautimitation* und Skala 4 auf *Gestenimitation*. Die Tests erfolgen auf 9 Ebenen und untersuchen die Fähigkeit des Kindes, sich äußeren Modellen anzupassen.
- Skala 5: *Wahrnehmung kausaler Zusammenhänge* (7 Stufen). Die Untersuchung analysiert die fortschreitende Objektivierung der Kausalitätsquellen, was in der Vorstellung Piagets einen Hauptpunkt beim Aufbau der Realität darstellt.
- Skala 6: Entwicklung der räumlichen Beziehungen zwischen den Gegenständen bzw. *Wahrnehmung räumlicher Zusammenhänge*. Die Skala besteht aus 11 Stufen und reicht von einem Anfangsstadium der Lokalisierung von Gegenständen und akustischen Reizen bis hin zur geistigen Vorstellung der umgebenden Räume.
- Skala 7: Entwicklung der Beziehungsmuster mit Gegenständen bzw. *Schemata im Umgang mit Objekten* (10 Stufen). Die Skala untersucht die Art, wie das Kind mit den Gegenständen in Beziehung tritt und erlaubt so eine allgemeinere Bewertung der Differenzierungs- und Koordinationsmuster.

Im Unterschied zu psychometrischen Tests auf Intervallskalenniveau verlangt die Verwendung von Ordinalskalen kein strenges Festhalten an standardisierten Normen, so daß es überflüssig ist, die Eigenschaften des verwendeten Materials, die Art der Verwendung und die Art der Reaktion genau zu kontrollieren. Bei der Untersuchung der Objektpermanenz z. B. hat es keinerlei Bedeutung, ob das Kind aktiv den Gegenstand sucht, den der Untersucher unter einem Sichtschutz versteckt hat: Wenn das Kind einfach den Blick dem Sichtschutz zuwendet und ihn solange darauf richtet, bis der Erwachsene ihn entfernt, so ist dies ein ausreichender Beleg für das Vorhandensein einer geistigen Vorstellung des Gegenstands. Die Vorstellung ist um so entwickelter, je komplexer der vorangegangene Vorgang des Versteckens gewesen war. Auch der bloße Versuch, Einfluß auf den Auslösungsmechanismus eines Objektes zu nehmen, beweist (selbst wenn er wegen der Ungenauigkeit der Bewegung fehlschlägt), daß das Kind eine Vorstellung von der Beziehung hat, die zwischen Ursache und Wirkung besteht.

10.2
Angepaßte Beobachtungstechniken

Motorische Fähigkeiten. Wie bereits erwähnt, sollte ein Test für Kinder an die motorischen Fähigkeiten jedes einzelnen Kindes anpaßbar sein, und das ist im Wesentlichen auf 2 Arten möglich:

- Das Material oder die Darreichungsform wird verändert, damit es dem Kind möglich wird, die Aufgabe zu lösen.
- Wir werden „zur Hand des Kindes", so daß wir Ausführende seiner Absichten sind.

Wie Robinson und Rosenberg (1987) meinen, sind beide Strategien während der verschiedenen Entwicklungsphasen nicht völlig untereinander austauschbar; eine Strategie kann sich sogar in Abhängigkeit von der Entwicklungsstufe des Kindes als geeigneter als die andere erweisen.

Absichtsvolles Handeln. Die empirischen Befunde aus der Fachliteratur zeigen, daß im Verlauf der Normalentwicklung die Zeit des Übergangs vom IV. zum V. Stadium nach Piaget (wenn das Kind von angeborenen Signalen, wie etwa Weinen, zum Einsatz absichtlich geäußerter Signale übergeht) eine wichtige Etappe darstellt. Nach Bates et al. (1975) wird das Aufkommen erster absichtlicher Kommunikationsformen durch eine *Neuordnung des Denkens* begünstigt, die sich in etwa bei Vollendung des 12. Lebensmonats ereignet und sowohl Ausdruck *aktiven Experimentierens* (des beginnenden Einsatzes von Mitteln), als auch Ausdruck der *Suche nach neuen Mitteln* ist, um bekannte Ziele zu erreichen. Untersuchungen von Sugarmann (1978), die das kindliche Verhalten in Skalen für *Mittel-Zweck-Verbindungen* und *Kausalität* in 4 Stufen weiter verschlüsselte, decken sich mit diesem Ansatz. Die einzelnen Stufen unterscheiden sich untereinander durch den Grad der Wechselwirkung:
1. einfache Handlungen, die sich an Personen richten, z. B. einem Erwachsenen zulächeln;
2. einfache Handlungen, die mit Gegenständen in Zusammenhang stehen;
3. Zusammengesetzte Handlungen, die sich an Personen richten (z. B. dem Erwachsenen zulächeln, ihn berühren, bis er das Kind auf den Arm nimmt);
4. Handlungen, die mit Personen und Gegenständen in Zusammenhang stehen und bei denen die Handlung mit den Gegenständen und Personen gleichzeitig ablaufen (z. B. das Kind wendet sich an den Erwachsenen, berührt ihn, bis es den Gegenstand erreicht, den dieser im Arm hält).

Eine solch komplex koordinierte Handlung ist allerdings erst im 9.-10. Lebensmonat möglich. Harding und Golinkoff (1979) gelang es, mit einfachen Mitteln die Annahme zu bestätigen, daß ein Kind dazu tendiert, sämtliche Ereignisse seiner Umwelt auf sich selbst zu beziehen, solange sich seine Denkweise noch im Bereich eines IV. Stadiums nach Piaget befindet, während es schon beginnend mit dem V. Stadium fähig ist, die Ursachen der Ereignisse außerhalb seiner selbst zu suchen.

Die angeführten Untersuchungsergebnisse zeigen uns, daß die Fähigkeit, *absichtlich* (d. h. im Bewußtsein, eine aktive Rolle innezuhaben) Handlungen eines Erwachsenen zu veranlassen, erst zum Zeitpunkt des Übergangs zum V. sensomotorischen Stadium möglich ist. Vor dieser Phase ist der Versuch, anstelle des Kindes zu handeln bzw. „sein Arm zu sein", nicht möglich, da das Kind noch nicht in der Lage ist, das eigene Verlangen nach einem Gegenstand in Verbindung zu setzen mit der Handlung, die an seiner Stelle vom Erwachsenen getätigt wird.

Wie können wir also Reaktionen und Verhaltensweisen bei einem Kind auslösen, solange es die notwendige Stufe noch nicht erreicht hat, die es uns ermöglicht, durch unsere Handlung die seine zu ersetzen? Welche Strategien erlauben es uns, uns seiner geistigen Funktionsstufe zu nähern?

Aktives Handeln als Verstärkung. Robinson und Rosenberg (1987) kommen im Rahmen des „Infant Development Program" (vom Children's Rehabilitation Institute) zu der Schlußfolgerung, daß letztendlich die *Erfahrung des aktiven Handelns* die bedeutendste Verstärkung für das Kind darstellt. Es handelt sich eigentlich um eines der 4 von Uzgiris und Hunt (1975) beschriebenen *Lernprinzipien*:
- „Wenn ich handle, so bin ich imstande, interessante Dinge geschehen zu lassen und ich bin imstande Dinge zu finden, die zu tun interessant sind", was wiederum die Voraussetzung für die Trennung von Mittel und Zweck bedeutet.

Die übrigen Lernprinzipien lauten:
- Die Dinge müssen erkennbar sein.
- Die Dinge haben Namen.
- Die Dinge erscheinen in Zusammenhängen und Klassen.

Die Autoren regen eine besondere Strategie an, um die Erfahrung des Handelns zu erleichtern, die auch jenes Verhalten ermöglicht, das als *„sekundäre Zirkularreaktion"* bezeichnet wird: Sie besteht darin, am Arm des Kindes einen Stab festzumachen, der an seinem anderen Ende mit einem Spielzeug verbunden ist, das Geräusche produziert. Denselben Zweck erfüllt jede andere Technik, die den repetitiven Kontakt mit einem Gegenstand erleichtert.

Motivation. Da das Leistungsniveau abhängig ist von der Motivation, ist auch die Art des für die Untersuchung gewählten Materials von besonderer Bedeutung. Wie von Filler (1973) in Untersuchungen mit geistig behinderten Kindern bewiesen wurde, bringt die Verwendung von Gegenständen, die den Kindern bekannt sind und von ihnen bevorzugt werden, ein besseres Untersuchungsergebnis mit sich. Das betraf sowohl die Skalen für den Aufbau der Objektpermanenz als auch die Mittel-Zweck-Skalen und die Skalen für die räumliche Beziehung. Cook (1977) konnte ferner nachweisen, daß geistig behinderte Kinder Tests bestanden, an denen sie vorher unter Verwendung normaler Spielsachen gescheitert waren, sobald kleine Süßigkeiten verwendet wurden.

Sensomotorische Intelligenzstadien nach Uzgiris
Zur Beschreibung der verschiedenen sensomotorischen Intelligenzstadien, die es bei der Beobachtung des Kindes zu berücksichtigen gilt, schlägt Uzgiris (1983) eine Unterteilung in 4 Stufen vor; sie wiederholt letztendlich die von Piaget in vereinfachter Form. Die Unterteilung berücksichtigt nicht die neonatale Phase (die dem ersten Stadium nach Piaget entspricht), in der subjektive und objektive Wirklichkeit noch nicht unterschieden werden. Im folgenden werden für jedes dieser 4 Stadien die *charakteristischen Merkmale* und die allgemeinen *Beurteilungsregeln* der Beobachtung des Kindes beschrieben und praktische Untersuchungssituationen als Beispiele angeführt.

Stadium 1: Einfache einheitliche Handlungen. Das Stadium schließt die Stadien II und III nach Piaget mit ein und ist dadurch gekennzeichnet, daß *einfache Muster*, die das Kind an sich selbst und nach außen richtet (z. B. schauen, etwas zum Mund führen, Gegenstände schütteln und mit Gegenständen schlagen), systematisch wiederholt werden.

Die Untersuchungssituation sollte so gestaltet sein, daß sie es dem Kind ermöglicht, die Verbindung zwischen seinen eigenen Handlungen und den Geschehnissen in der Umwelt zu erkennen. Daher wird es nötig sein, durch die Wahl des Untersuchungsmaterials oder die Unterstützung zur Beibehaltung einer bestimmten Körperhaltung, die Handlung des Kindes zu ermöglichen.

Wenn eine einfache motorische Handlung oder die direkte visuelle Fixation des Gegenstands (in diesem Stadium wird vom Kind erwartet, daß es sucht, was teilweise versteckt worden ist) ausreichen, um eine aktive Suche anzuzeigen, dann können die „sekundären Zirkulärreaktionen" unter bestimmten Umständen ausgelöst werden: das verwendete Material sollte in Form und Größe so beschaffen sein, daß der Kontakt erleichtert wird, oder es wird direkt mit der Extremität des Kindes verbunden.

Was die *Handlungskausalität* betrifft, so ist dies die Phase, in der die sog. „Prozeduren" auftreten, d. h. jene unspezifischen Handlungen des Kindes, die darauf ausgerichtet sind, die Wiederholung eines „Schauspiels" in seiner Umwelt zu erreichen. Wenn es darum geht zu prüfen, ob diese Verhaltensweisen vorhanden sind, können uns die Eltern Hilfestellung geben mit Informationen über Bewegungs- und Lautspiele, die dem Kind am vertrautesten sind und es am stärksten aktivieren. Stellen sich motorische Reaktionen ein, wenn die Spiele unterbrochen werden, so hat das Kind eine Verbindung zwischen seinen Handlungen und den Auswirkungen auf die Umwelt geknüpft.

Stadium 2: Differenzierte Handlungen. Wie das Stadium IV nach Piaget, ist dieses Stadium durch die *absichtliche Koordinierung* von *komplexen Mustern* gekennzeichnet, den sog. *Mittel-Zweck-Verbindungen* (z. B. ein Hindernis entfernen; Verwendung von Mitteln, um ein Ziel zu erreichen).

Analog dem Stadium 1 ist es auch hier angebracht, vorwiegend auf das Material und die Umweltbedingungen einzuwirken. Jedoch können wir auch schon langsam die Möglichkeit wahrnehmen, das Kind zu stimulieren, seinerseits unser Verhalten zu leiten.

Am einfachsten kann die Fähigkeit zur *Objektpermanenz* untersucht werden. Die Untersuchung erfolgt derzeit, indem ein Gegenstand gesucht werden muß, nachdem er abwechselnd unter einem von zwei Sichtschutzschirmen versteckt wurde, wobei die Verschiebungen des Gegenstands sichtbar geschehen. Die Suchanstrengungen, die sich durch Handbewegungen oder durch visuelles Fixieren ausdrücken können, sollen angeregt („...und wo ist er jetzt?") und vor allem durch konkrete Ergebnisse belohnt werden. Deshalb sollte der Erwachsene stets bereit sein, den versteckten Gegenstand zu befreien, sobald das Kind den Sichtschutz berührt oder ihn mit dem Blick fixiert.

Die *Entwicklung von Mittel und Zweck* zeigt sich in dem Stadium charakteristischerweise durch das „Handeln mit der Unterlage", d. h. die Handlung richtet sich auf das Tuch, um einen daraufliegenden Gegenstand herbeizuziehen, der vorher außer Reichweite war. Hier muß man leichte Gegenstände verwenden, die gut an der Unterlage befestigt sind, so daß ihr Ergreifen stets eine entsprechende Bewegung des Gegenstands erzeugt. Der Erwachsene muß dem Kind bei seinen motorischen Handlungsversuchen auch Hilfestellung leisten, damit wirklich Ergebnisse erzielt werden können.

Die *Handlungskausalität*, die im vorhergehenden Stadium vollständig im Inneren des Kindes angesiedelt war, wird nun langsam nach außen verlagert. Es sind keine besonderen strukturellen Veränderungen nötig, um entsprechende Handlungen zu sehen, die sich auf Gegenstände oder auf Erwachsene richten: Wichtig ist nur, ihre *Bedeutung* zu erkennen, auch wenn sie ungenau sind oder durch den Blick ersetzt werden.

Stadium 3: Anpassung der Handlungen durch differenziertes Feedback. Es ist gekennzeichnet durch eine *Anpassung der Handlung an die Ergebnisse*, mit fortlaufenden Korrekturen in Abhängigkeit von der Übereinstimmung zwischen dem erzielten Ergebnis und dem verfolgten Ziel.

Da inzwischen die Unterscheidung zwischen Mittel und Zweck erfolgte, ist es nunmehr möglich, „zur Hand des Kindes zu werden". Der Erwachsene kann direkt auf die Gegenstände einwirken (auf Anleitung des Kindes) oder, wie Robinson und Rosenberg (1987) raten, indem man ihm beisteht und konkret bei der Ausführung der motorischen Handlung hilft bzw. mithandelt, so daß es dem Kind ermöglicht wird, direkt die Erfahrung der Handlung zu machen.

Das Verhalten des Kindes ist nunmehr einfacher entschlüsselbar geworden und stellt einen zuverlässigen Leitfaden für die Handlungen dar, die wir an seiner Stelle ausführen. In dem Stadium versteht es die Aufforderungen des Erwachsenen, „uns zu zeigen", wo der Gegenstand versteckt ist. Im Bereich der *Mittel-Zweck-Verbindungen* kann uns das Kind durch folgerichtiges Fixieren zeigen, daß ihm die Zielerreichung unter Verwendung von Mitteln möglich ist (z. B. in der Folge eine Schnur oder einen Stab anschauen, die es ermöglichen, entfernte Gegenstände zu nähern). Mithandeln mit dem Kind ist als Grundverhalten bei der Untersuchung der Kausalität besonders gewinnbringend, zumal wenn es darum geht, dem Kind beim Versuch beizustehen, ein mechanisches Spielzeug in Gang zu bringen (das für diesen Zweck ein klar unterscheidbares Auslösungselement aufweisen muß, um die Zweideutigkeit der Reaktion einzugrenzen).

Stadium 4: Antizipation von Handlungen. In diesem Stadium erfolgt der Übergang von der praktischen zur *abstrakten Intelligenz*, d. h. zur *Antizipation* durch die Herstellung einer geistig-abstrakten Verbindung von motorischer Handlung und Ergebnis.

Die Auswahl des Materials und der situativen Umgebung verlieren an Bedeutung angesichts der Wichtigkeit von spontan produzierter Willkürmotorik, Blicken oder Wörtern (auch Bejahung oder Verneinung). Die Hartnäckigkeit, mit der ein Kind nach einem Gegenstand verlangt, der ihm entzogen worden war, zeigt sich darin, wie es mit den Blicken die Umgebung danach absucht oder nach bestimmten Mitteln oder Strategien sucht, die bei der Lösung gegenwärtiger Aufgaben hilfreich sein können (z. B. einen Stuhl oder eine Leiter anschauen, um etwas hoch oben Liegendes zu erreichen; oder ein Tuch, um die nasse Arbeitsfläche zu trocknen). Diese Verhaltensweisen sind kennzeichnend für eine abgeschlossene Entwicklung zum abstrakten Gedanken, speziell für den Bereich der *Objektpermanenz* und der *Mittel-Zweck-Verbindungen*.

Die für das Stadium charakteristischen Verhaltensweisen können im Vergleich zu früheren Stadien einfacher geprüft werden, zumal das Kind imstande ist, zusätzlich zu motorischen Versuchen und gezielten Blickbewegungen, auch die Handlungen des Erwachsenen durch verbale oder mimische Bestätigung und Nichtbestätigung zu leiten.

Wir haben uns auf die 3 Bereiche *Objektpermanenz*, *Mittel-Zweck-Verbindungen* und *Wahrnehmung kausaler Zusammenhänge* konzentriert, da ihre Untersuchung beim Kind mit IZP im Vergleich zu anderen Bereichen besondere Vorbereitungen erfordert.

Laut- und Gestenimitation. Es sind keine besonderen Abänderungen der Vorgangsweise nötig, wenn man *Laut- und Gestenimitation* hervorrufen will, da sie ja lediglich vom Kind selbst und nicht ersatzweise vom Erwachsenen hervorgebracht werden können.

Sprachentwicklung. Die Untersuchung der *Sprachentwicklung* stellt einen besonderen Bereich dar. Obwohl häufig ausgeprägte Veränderungen phonoartikulatorischer Aspekte vorkommen oder die sprachliche Ausdrucksfähigkeit ganz fehlt, kommt dies nicht zwangsläufig dem Ausbleiben der Entwicklung einer Sprachkompetenz gleich. Sie muß untersucht werden, da sie eine der grundsätzlichen Bereiche darstellt, in denen sich die allgemeine kognitive Funktionsfähigkeit ausdrückt. Wie schon Chapman (1987) vor geraumer Zeit zeigen konnte, besteht eine enge Verbindung zwischen der Stufe der passiven Sprachentwicklung und dem Stadium der sensomotorischen Entwicklung.

Nach dem frühzeitigen Verständnis motorischer und verbaler Ritualspiele (zum Abschied winken, einen Kuß schicken usw.), die sehr stark kontextabhängig sind, geht das Kind zu einem Verständnis über, das ein geistiges Vorstellungsvermögen von Objekt und Wort voraussetzt. Der Übergang setzt schon vor Vollendung des ersten Lebensjahres ein, er wurde in einem Test nach Miller (1980) kodifiziert, wobei die Antwort statt durch eine sprachliche Umsetzung durch motorische Handlungen angezeigt werden kann. Anhand der Reaktionen des Kindes auf verbale Aufforderungen ist es daher möglich, den Umfang des passiven Wortschatzes (der am Anfang auf Anwesende bekannte Menschen und Gegenstände beschränkt ist, später sich auch auf nicht Anwesende ausdehnt), die Kenntnis von Aktionsworten und von Körperteilen zu untersuchen.

Mit Beendigung des zweiten Lebensjahres können wir mit dem Test den Ausbau der Fähigkeit untersuchen, Sprachmaterial zu organisieren und zu verarbeiten. Sie drückt sich in einer wachsenden Fähigkeit aus, neue Verbindungen von schon bekannten Einzelwörtern zu verstehen.

Wissensentwicklung. Die Umgangsweisen mit den Gegenständen sind dann Ausdruck einer fortschreitenden *Wissensentwicklung über Funktion und soziale Bedeutung* der täglichen Gebrauchsgegenstände (Spiele, Besteck und Geschirr, Utensilien für die Körperpflege). Im *ersten Entwicklungsstadium* kann ein Kind mit IZP folgende Tätigkeiten durchführen:
- etwas an den Mund führen,
- auf eine Oberfläche schlagen,
- etwas fallenlassen.

Im *zweiten Stadium* hingegen können bereits Verhaltensweisen auftreten, die uns zeigen, daß ein Erkennen der Funktion stattgefunden hat:
- den Mund bewegen, wenn Gegenstände gezeigt werden, die mit der Ernährung zusammenhängen,
- häufig Reaktionen des Unbehagens bei Gegenständen für die Körperhygiene.

In einem *dritten Stadium* werden Signale an den Erwachsenen gegeben, damit er einen Gegenstand der Umgebung auf funktionelle Art und Weise einsetzt.

Im *vierten Stadium* hingegen kann man das Vorhandensein eines aktiven Vorstellungsvermögens feststellen, wobei erstmals ein Gegenstand die Funktion eines anderen ersetzt (z. B. die Verwendung oder der Hinweis, daß ein Stöckchen oder ein Stück eines Steckspiels als Kamm verwendet werden kann).

Räumliche Wahrnehmung. Stärker als alle anderen Fähigkeiten ist der *Aufbau der räumlichen Zusammenhänge* an die Unversehrtheit von Motorik und Manipulation gebunden. Sie ermöglicht dem Kind jenes Erforschungsverhalten, durch das sich das Bewußtsein der Dreidimensionalität, der Beziehung zwischen dem Behälter und seinem Inhalt und der Auswirkungen der Schwerkraft entwickelt.

▶ **Insgesamt ist, abhängig vom Ausmaß der motorischen Behinderung des Patienten, eine vollständige Untersuchung der 6 berücksichtigten Entwicklungsbereiche der Uzgiris-Hunt-Skalen nicht immer möglich.** Dennoch sind die Untersuchungsergebnisse bedeutsam, da die enge Wechselbeziehung zwischen den einzelnen Fähigkeiten doch Rückschlüsse auf das globale Niveau der kognitiven Strukturierung erlaubt. Denn das Entwicklungsmuster, das man bei Patienten mit Entwicklungsanomalien vorfindet, durchläuft dieselben Etappen wie bei gesunden Patienten, auch wenn es durch eine allgemeine Verlangsamung gekennzeichnet ist.

Empirische Befunde. Die von Spritzer (1973) zusammengetragenen Daten über geistig behinderte Kinder konnten die Anwendbarkeit der Skalen auch bei diesen Kindern bestätigen. Cioni et al. (1993) studierten die kognitive Entwicklung einer Untersuchungsgruppe von 89 Kindern (54 davon Frühgeburten) mit IZP unter Verwendung der Ordinalskala nach Uzgiris-Hunt. Die Leistungen der Kinder wurden mit den Normwerten für die italienische Bevölkerung nach Vinter et al. (1993) verglichen. Die Untersuchung konnte das gehäufte Vorkommen kognitiver Störungen im Rahmen der Zerebralparese zeigen: Die Leistungen fast eines Drittels der untersuchten Gruppe lagen unterhalb der Standardabweichung vom Mittelwert, während ein Drittel im Normbereich lag (das Verhältnis ist also umgekehrt im Vergleich zur Normalbevölkerung). Die Inzidenz der kognitiven Störungen erwies sich als abhängig vom klinischen Krankheitsbild: sie war auffälliger bei tetraplegischen und dyskinetischen Patienten; die diplegischen Patienten näherten sich dem Entwicklungsprofil der Kontrollgruppe.

▶ **Auch Kinder mit IZP halten eine klare Reihenfolge der Entwicklungsstadien ein, wobei im Vergleich zur Normalbevölkerung eine größere Variabilität auffällt, was die Bedeutung des Modells von Piaget als Interpretationsschlüssel und Grundlage für Theorie, Diagnostik und Rehabilitation unterstreicht.**

Vorhersage des Entwicklungsverlaufs. Eine letzte Überlegung drängt sich auf hinsichtlich der Nützlichkeit der Ordinalskalen für die Vorhersage des Entwicklungsverlaufs. Die Vorhersage konnte bei gesunden Kindern für einen spezifischen Zeitraum nachgewiesen werden (Gottfried u. Brody 1975) und wurde von Cioni et al. (1993) bei Kindern mit IZP gezeigt.

▶ Wenn die Untersuchung bei Kindern mit IZP gewinnbringend für die Rehabilitation sein soll, ist es sinnvoll, daß wir uns vorrangig auf jene kognitiven Funktionen konzentrieren, auf die wir therapeutisch Einfluß nehmen müssen, um eine kognitive Entwicklung zu unterstützen. Weniger hilfreich erscheint der Versuch, die zukünftige Entwicklung von der augenblicklichen Situation ausgehend vorauszusehen.

Sollte darüber hinaus festgestellt werden, daß die Vorhersagezuverlässigkeit über lange Zeiträume hinweg gering ist, so würde das, wie Uzgiris und Hunt (1975) betonen, nicht so sehr die Gültigkeit des Tests in Frage stellen, sondern eher die Annahme, daß es rein biologisch vorherbestimmte Entwicklungsrhythmen gäbe (was per definitionem der Hypothese widerspräche, daß das geistige Wachstum nur teilweise von der biologischen Anlage abhängig ist).

10.3
Diagnostik und Rehabilitation

Die Untersuchung des Kindes mit IZP ist ein Vorgang, der die gesamte Familie und alle Mitarbeiter, die an seiner Rehabilitation mitwirken, auf direkte Weise miteinbeziehen. Dadurch ergeben sich Informationen über ein weites Spektrum von Reaktionen bzw. Verhaltenweisen des täglichen Lebens und der alltäglichen sozialen Beziehungen, die wahrscheinlich in der Untersuchungssituation nicht spontan auftreten würden. Die Untersuchungsergebnisse über den gegenwärtigen Stand der Entwicklung und der geistigen Organisation des Kindes können umgekehrt vom Umfeld umgedeutet werden. Denn diese umgedeuteten Informationen bilden die Voraussetzung für jedes Stimulations- und Rehabilitationsprogramm.

Die Verwendung von Ordinalskalen zur Untersuchung der kognitiven Verarbeitungsprozesse erlaubt uns, eine direkte Verbindung herzustellen zwischen den Daten, die wir durch die Beobachtung erhalten, und der Theorie von Piaget zur Entwicklung der Intelligenz. Sie bietet uns damit die Möglichkeit vorherzusagen, welche kognitive Organisationsstufe der augenblicklich vorhandenen unmittelbar folgen wird. In der Erziehung und besonders in der Rehabilitation kann ein (Behandlungs-)Ansatz nur dann wirkungsvoll sein, wenn das Prinzip der „minimalen Diskrepanz" zwischen Reiz und Entwicklungsstufe berücksichtigt wird. Was die Umwelt an Botschaften und Vorschlägen anbietet, hat fördernden Einfluß, sofern eine positive Spannung hin zum Wachstum erzeugt wird. Botschaften und Vorschläge müssen aber mit der vom Kind erreichten Organisationsstufe vereinbar und in sie integrierbar sein. Es ist eine Herausforderung, ständig jene Reize und Erfahrungen zu finden, die das erreichte strukturelle Gleichgewicht stören und zu einer kognitiven Neuorganisation auf einem höheren Niveau führen, ohne daß sie jedoch im Kind Frustrationsreaktionen und Abwehrhaltung gegen äußere Einwirkung hervorrufen.

Das Entwicklungsmodell nach Piaget, das unsere theoretische Grundlage für den Untersuchungsablauf der kognitiven Entwicklung war, muß auch für Familienangehörige und Erzieher den Rahmen bilden, in den sie die alltagsrelevanten Verhaltensweisen einordnen können. Es ist hilfreich und spannend, über die direkt beobachtbaren Verhaltensweisen hinauszugehen und ein Konzept der kognitiven Entwicklungsorganisation anzunehmen, das Integrationsmodell ist für die Vorstellungen, die das Kind selbst von seiner eigenen Person und seiner Umwelt aufgebaut hat.

Literaturverzeichnis

Aram DM, Whitaker HA (1988) Cognitive sequelae of unilateral lesions acquired in early childhood. In Molfese DL, Segalowitz SJ (eds) Brain lateralization in children. Development implications. Guilford, New York

Bates E, Camaioni L, Voterra V (1975) The acquisition of performatives prior to speech. Merrill-Palmer Quarterly 21: 205–226

Brunet O, Lézine I (1951) Le développement psychologique de la première enfance. Editions Scientifiques et Psychotecniques, Issy-le-Moulineaux

Chapman RS (1978) Comprehension strategies in children. In: Kavanagh JF, Starnge W (eds) Speech and language in laboratory, school and clinic. Mass MIT, Cambridge

Cioni G, Paolicelli PB, Sordi C, Vinter A (1993) Sensorimotor development in cerebral palsied infants assessed with the Uzgiris-Hunt scales. Developmental Medicine and Child Neurology 35: 1055–1066

Cook DA (1978) The utility of five Uzgiris and Hunt scales of sensorimotor development with institutionalized mentally retarded adults. American Association of Mental Deficiency, Baltimore

Griffith R (1954) The abilities of babies. McGraw-Hill, New York

Gesell A, Amatruda C (1941) Developmental diagnosis. Hoeber, New York

Gottfried AW, Brody N (1975) Interrelationships between and correlates of psychometric and Piagetian scales of sensorimotor intelligence. Developmental Psychology 11: 379–387

Harding CG, Golinkoff RM (1979) The origin of intentional vocalizations in prelinguistic infants. Child Development 50: 33–40

Miller JF (1980) Language comprehension in sensorimotor stages V and VI. Vortrag, Workshop „Normal and pathological language development", 14.–18. 11 1980, Rom

Robinson CC, Rosenberg S (1987) A strategy for assessing infants with motor impairments. In: Uzgiris IC, Hunt J McV (eds) Infant performance and experience: new findings with the Ordinal Scales. University of Illinois Press, Urbana, Illinois

Spritzer S (1973) Assessment of means-ends behavioral with delayed and non-delayed infants, toddlers and preschool age. An intervention project report. George Peabody Report, Behavioral Science Monograph no 23, Nashville

Sugarman S (1973) A description of communicative development in the prelanguage child. Unpublished paper. Revised version: Some organizational aspects of pre-verbal communication (1978). In: Markova I (ed) The social context of language. Wiley, New York

Uzgiris IC, Hunt J McV (1975) Assessment in infancy. University of Illinois Press, Urbana, Illinois

Uzgiris IC (1983) Organization of sensorimotor intelligence. In: Lewis M (ed) Origins of intelligence. Plenum, New York

Vinter A, Cipriani P, Bruni G (1993) Lo sviluppo sensomotorio nel bambino: un contributo alla standardizzazione delle scale di Uzgiris-Hunt. La Nuova Italia, Florenz

11 Neuropsychologische Störungen

Daniela Brizzolara, Paola Brovedani

11.1
Einführung

11.1.1
Neuropsychologischer Ansatz

▶ Die *klinische Neuropsychologie* des Entwicklungsalters untersucht die Wechselbeziehung zwischen der Reifung des ZNS und kognitiven Funktionen wie Sprache, Praxie und Gedächtnis.

Der Beitrag, den der neuropsychologische Ansatz für das Verständnis der Hemiplegie des Kindes leistet, ist sowohl klinischer als auch theoretischer Natur. Auf *klinischer Ebene* erlaubt die neuropsychologische Untersuchung, eventuell vorhandene kognitive Teilbereichsstörungen aufzudecken und sie anhand einer Theorie der kognitiven Funktionen zu verstehen, die eine Arbeitsweise nach Modulen und damit eine Unterteilbarkeit komplexer kognitiver Funktionen vorsieht. Auf der *theoretischen Ebene* kann das früh erkennbare Vorhandensein von Teilleistungs- bzw. Teilbereichsstörungen der kognitiven Funktionen des hemiplegischen Kindes zum Verständnis der Komplexität und Organisationsweise des ZNS sowie der Ontogenese der funktionellen Differenzierung zwischen den beiden Gehirnhemisphären beitragen.

11.1.2
Neurale und funktionelle Organisationsweise des kindlichen Gehirns

▶ Das *Nervensystem* entwickelt sich und reift parallel zur *Ontogenese* des Verhaltens.

Vom Blickwinkel der parallelen Entwicklung aus betrachtet, läßt das frühe Vorhandensein (sogar von Geburt an) kognitiver Fähigkeiten auf ein hohes Ausmaß an bereits frühzeitiger Komplexität und Organisation des ZNS schließen. Jüngste Untersuchungen zeigen zum Beispiel, daß Kinder im Alter von vier Tagen schon für gewisse Eigenheiten ihrer Sprache (Mehler et al. 1986) empfänglich sind und französische Lautmuster von russischen unterscheiden können; andere Untersuchungen zeigen, daß im Alter von einem Monat Vergleiche zwischen verschiedenen Sinneswahrnehmungen (taktil/visuell) möglich sind, was klarerweise organisierte und funktionell gesehen aktive Neuronenvernetzungen voraussetzt. Es scheint also angeborene bereichsspezifische (d. h. spezifischen Bereichen des Bewußtseins, z. B. der Sprache zugeordnete) Veranlagungen zu geben, die die Aufmerksamkeit des Kindes auf eine bestimmte Gruppe von Reizen ausrichtet, die wichtig sind, um rudimentäre Repräsentationen aufzubauen (Karmiloff-Smith 1993).

Das Vorhandensein von angeborenen Veranlagungen darf nicht verwechselt werden mit einer angeborenen Organisation, die durch starr vorab feststehende Muster gekennzeichnet ist, wie es von den „starken" Nativtheorien der Entwicklung gefordert wird (Chomsky 1986).

11.1.3
Ontogenese der Hemisphärenspezialisierung

▶ Das Gehirn der Erwachsenen ist durch eine *asymmetrische funktionelle Organisation* der Gehirnhemisphären gekennzeichnet.

Seit ihren Anfängen im neunzehnten Jahrhundert war die Neuropsychologie durch einen Ansatz gekennzeichnet, der von einer *klinisch-anatomischen Wechselbeziehung* ausging. Dies hat zur Entdeckung von Wechselbeziehungen zwischen gut bekannten klinischen Krankheitsbildern (z. B. die Aphasie nach Broca) und bestimmten lokalisierten Schädigungen geführt (z. B. des hinteren Anteils der dritten linken Stirnwindung), ferner die Annahme einer schematischen funktionellen Zweiteilung der beiden Hemisphären zur Folge gehabt (linke Hemisphäre auf die sprachlichen Funktionen spezialisiert, rechte Gehirnhälfte auf die räumlichen), bis hin zur Aufstellung von ganzen Gehirnkarten für die geistigen Funktionen, die heute der Überprüfung durch neue Untersuchungstechniken für das ZNS unterzogen werden (CT, MR, PET, ERP oder an das Ereignis gebundene evozierte Potentiale). Im Lichte neuerer Studien mit neuen dynamischen Technologien zur In-vivo-Messung funktioneller Aktivität des Gehirns gelingt es langsam, eher ein *Vorhandensein vielfacher Neuronenvernetzungen* zu beweisen denn die Existenz einzelner Regionen, die die Gehirnfunktio-

Tabelle 11.1. Funktionelle Spezialisierung der beiden Hemisphären

Anatomische Region	Spezialisierung der	
	linken Hemisphäre	rechten Hemisphäre
Frontallappen-Präfrontale Rinde	Zeitliche Organisation von verbalem Material	Zeitliche Organisation von nichtverbalem Material
Frontallappen-Broca-Region	Morphosyntaktische Produktion	–
Temporallappenwindung	Erkennen sprachlicher Laute	Erkennen musikalischer Reize
Temporallappen-Wernicke-Region	Sprachverständnis	–
Temporoparietalregion	Funktionelle Verwendung von Gegenständen	Erkennen von Gefühlen Prosodisches Erkennen von Gefühlen
Temporo-Parieto-Okzipitalregion	Konstruktive Praxie; sequenzielles Planen (z. B. Nachbau von Modellen mit Würfeln; Zeichnung)	Konstruktive Praxie; räumliche Aspekte
Okzipito-Temporalregion	Benennung von Farben	Erkennen bekannter Gesichter (anatomisch mediale Okzipito-Temporalregion)
Parietallappen	Wiederholung bekannter Bewegungen auf Befehl Schreiben Rechnen	Räumliche Analyse (z. B. räumliche Unterscheidung, visuelles Suchen von Zielen, Orientierung, Aufmerksamkeit)
Parieto-Temporal- und Parieto-Okzipitallappen	Lesen	–
Verbindungsregion unterer Parietallappen und Temporallappen	Verbales Kurzzeitgedächtnis (z. B. Zahlenreihe, Wörter)	Räumliches Kurzzeitgedächtnis
Mediale Regionen des Temporallappens	Verbales Langzeitgedächtnis (z. B. Erkennen von verbalem Material)	Räumliches Langzeitgedächtnis (z. B. topographisches Gedächtnis)

nen ermöglichen (z. B. für das Gedächtnis Perani et al. 1993, mit PET).

In Tabelle 11.1 wird eine Unterteilung der Funktionen der beiden Gehirnhälften vorgenommen, die auf neue klinische Daten zurückgeht. Die Hauptregionen der Neuronenvernetzungen, die komplexe kognitive Funktionen ermöglichen, werden aufgelistet.

Angeborene vs. erworbene Hemisphärenspezialisierung
Ist die asymmetrische funktionelle Organisation der Hemisphären angeboren oder entwickelt sie sich aus einer Ausgangssituation mit identischer Potentialität (Lenneberg 1967)?

Diese Frage hat lange Zeit die neuropsychologische Fachliteratur des Kindesalters beschäftigt. Die heute in Fachkreisen vorherrschende Meinung spricht von einer frühzeitigen Differenzierung während der ersten Lebensmonate, sowohl im anatomischen als auch im funktionellen Sinn. Anatomisch können morphologische Asymmetrien funktionell verschiedener Regionen im Neugeborenen und im Fötus (Witelson u. Pallie 1973, Wada et al. 1975) nachgewiesen werden.

Funktionelle Differenzierung. Es zeigte sich z. B. eine ausgeprägtere Fähigkeit der linken Hemisphäre bei der Unterscheidung sprachlicher Laute, der rechten Hemisphäre bei der Unterscheidung von Melodien (Best et al. 1982) und von bekannten/unbekannten Gesichtern (De Schonen u. Mathivet 1990). Diese frühzeitige Differenzierung ist dennoch nicht unvereinbar mit einer fortschreitenden Entwicklungsdifferenzierung der beiden Hirnhälften, die sich lange hinzieht (bis ins Jugendalter), und einhergeht mit dem Erwerb neuer und komplexerer kognitiver Fähigkeiten auf Seiten des Kindes (Moscovitch 1977).

Längsschnittstudien. Erst in letzter Zeit wurden Follow-up-Studien mit sehr kleinen Kindern durchgeführt, um die frühzeitigen Auswirkungen einseitiger Hirnläsionen auf die kognitive Entwicklung aufzuzeigen (Marchmann et al. 1991, Thal et al. 1991). Eine Bewertung der *Kommunikationsfähigkeit* von 5 Kindern mit angeborenen Hemiplegie, die im Rahmen einer Längsschnittstudie zwischen dem 8. und 22. Monat beobachtet wurden, zeigte einen Entwicklungsrückstand schon beim ersten Lautieren, bei den ersten Worten und bei den ersten Gesten, und dies bei allen Kindern. Dennoch zeigte sich im Alter von 22 Monaten, daß die Kinder mit hinteren linken Läsionen langsamer aufholten als jene mit vorderen Läsionen. Die Kinder mit vorderen Läsionen neigten dazu, ihren lexikalischen und phonologischen Entwicklungsrückstand im 35. Monat vollständig aufzuholen. Jene mit hinteren Läsionen hingegen wiesen in diesem Alter immer noch einen Entwicklungsrückstand auf.

Die Kinder mit linker Herdläsion neigten zu einer offensichtlicheren *lexikalischen (Produktions-)Störung* als jene mit rechter Läsion. Sie hingegen waren stärker betroffen, was den *passiven Wortschatz* betraf.

Andere Autoren (Stiles-Davis 1988) stellten frühzeitig auftretende *räumliche Störungen* nach einer angeborenen einseitig rechten Läsion fest. Schon vom 2.-3. Lebensjahr an konnte man bei hemiplegischen Kindern mit angeborener rechter Hirnläsion eine Störung der räumlichen Beziehungen nachweisen: Die Kinder neigten im Vergleich zu solchen mit angeborener linker Hirnläsion und zu gesunden Kindern in demselben Alter und mit vergleichbarem kognitiven Niveau beim Spiel mit Bauklötzen zu einer geringeren Vielfalt an räumlichen Konfigurationen.

▶ **Ebenso wie in den angeführten Studien über die *Sprachentwicklung* gelang es auch in bezug auf die *räumliche Verarbeitung* in einer Längsschnittstudie nachzuweisen, daß die Kinder den Rückstand aufholten, wenn auch nicht alle vollständig.**

Obwohl sich die Daten auf eine beschränkte Anzahl von Fällen beziehen, zeigen sie mit überraschender Klarheit, daß die Hemisphären frühzeitig eine funktionale Spezialisierung aufweisen. Follow-up-Erhebungen über längere Zeit sind notwendig, um zu verstehen, ob eine frühzeitig aufgetretene Störung später die Entwicklung komplexerer Funktionen beeinflussen kann.

Anatomisch-funktionelle Organisation bei Kindern und Erwachsenen. Störungen der Sprachproduktion infolge hinterer Hirnläsionen lassen beim Kind an eine vom Erwachsenen (vordere Regionen/expressive Sprache, hintere Regionen/verbales Verständnis) verschiedene anatomisch-funktionelle Organisation denken, obwohl von Basso et al. (1985) eine beachtliche Variationsbreite der anatomisch-klinischen Wechselbeziehungen nachgewiesen wurde. Das wiederum veranlaßt zur Annahme, daß die an der Sprachproduktion beteiligten Gehirnregionen beim Kind in frühen Phasen viel weniger an einen anatomischen Sitz gebunden sind als beim Erwachsenen. In späteren Phasen hingegen scheint sowohl beim Erwachsenen als auch beim Kind eine gute anatomisch-klinische Wechselbeziehung zwischen Art der Aphasie und Sitz der Läsion zu bestehen (Van Dongen et al. 1985). Beim Kind scheint eine verminderte anatomische Lokalisierbarkeit der Neuronenvernetzungen mit einer verstärkten gegenseitigen Abhängigkeit der sprachlichen Teilbereiche untereinander einherzugehen. Störungen, die frühzeitig auffällig werden, sind dennoch geringer als die des Erwachsenen und werden infolge der (anfänglichen) Plastizität des Nervensystems häufig ausgeglichen.

11.1.4
Plastizität

Es gibt ausgesprochen viele Beispiele von Veränderungen des Nervensystems, die beweisen, daß der Verlust oder das Fehlen einer angeborenen Struktur des ZNS nicht jene funktionellen Einschränkungen mit sich bringt, die hingegen auftreten, wenn dieselbe Struktur nach erfolgter Reifung des NS geschädigt wird.

Die Plastizität des Gehirns drückt sich scheinbar auf verschiedene Arten aus: In manchen Fällen wird die Funktion der geschädigten Region von unverletzten Regionen übernommen, die funktionell untätig sind. Man nimmt an, daß dies bei frühzeitigen Läsionen der linken Gehirnhälfte vorkommt. Hier werden die Funktionen von den entsprechenden Regionen der rechten Gehirnhälfte übernommen. In anderen Fällen ermöglicht es der zahlenmäßige Überfluß der Neuronenvernetzungen, daß Neuronenverbindungen, die normalerweise im Verlauf des Reifungsprozesses verschwinden, in einem Vorgang von Konkurrenz und Auswahl erhalten bleiben. Neville (1990) konnte nachweisen, daß bei tauben Kindern, denen die Cochlea fehlt, visuelle Reize (die Zeichen der „American Sign Language") in der Temporalregion der linken Hemisphäre verarbeitet werden, die bei hörenden Kindern auf die Analyse der sprachlichen Laute spezialisiert ist. In Abwesenheit eines akustischen Inputs für diese Regionen bleiben bei tauben Kindern die normalerweise überflüssigen und zum Verschwinden verurteilten Verbindungen für visuelle Afferenzen in der Hörrinde erhalten und werden ausgebaut.

▶ Der Befund, daß ein *globaler oder partieller kognitiver Entwicklungsrückstand* als Begleiterscheinung der kindlichen *Hemiplegie* über lange Zeiträume hinweg bestehen bleibt, zeigt, daß die Plastizität des Gehirns klare Grenzen aufweist und daß andere Faktoren das neuropsychologische Gesamtbild bzw. die weitere Entwicklung der kindlichen Hemiplegie mitbeeinflussen.

Als Faktoren, die das neuropsychologische Profil im Rahmen der kindlichen Hemiplegie und seine Entwicklung im Laufe der Zeit beeinflussen, können genannt werden:

- Alter zur Zeit des Auftretens der Läsion;
- Ätiologie der Läsion; schlechtere Prognose bei vaskulärer als bei traumatischer Genese;
- Vorhandensein/Abwesenheit von Epilepsie; das Vorhandensein von Epilepsie hat eine negative Prognose;
- Seite und Sitz der Läsion; partielle kognitive Schwierigkeiten sind abhängig von der (Hemisphären-)Seite der Läsion und ihrem Sitz, vor allem bei den erworbenen Formen. Bei den angeborenen Formen kommt es infolge der Plastizität (z. B. crowding effect) zum Auftreten von untypischen Bildern;
- Ausdehnung der Läsion; eine schlechtere Prognose liegt vor bei Mitbeteiligung subkortikaler Strukturen;
- Zeitraum zwischen Alter beim Auftreten der Läsion und Alter bei der neuropsychologischen Untersuchung; bei angeborenen Läsionen ergäbe sich eine Verschlechterung der kognitiven Leistungen mit der Zunahme des Zeitraumes zwischen Auftreten der Läsion und Alter bei der psychologischen Untersuchung;
- Menge und Art der rehabilitativen Therapie; die Meßbarkeit der rehabilitativen Maßnahmen ist ein schwieriges Problem, das auf neuropsychologischer Ebene noch nicht untersucht wurde.

Einige dieser Faktoren werden im folgenden im Detail untersucht.

11.2 Einflußfaktoren der kindlichen Hemiplegie

11.2.1 Alter der Läsion

Es gibt viele neuropsychologische Studien über die kindliche Hemiplegie, die darauf ausgerichtet sind, die Folgen eines prä- oder perinatalen Schadens während der ersten sechs Lebensmonate von jenen zu unterscheiden, die sich infolge eines späteren Schadens einstellen. Die Art der kognitiven Störung und ihre Auswirkung auf die Entwicklung der kognitiven Funktionen kann sehr unterschiedlich sein, was vom Zeitpunkt des Auftretens des Gehirnschadens abhängt und damit Ausdruck unterschiedlicher anatomisch-funktioneller Organisations- und Reifungsstufen. Neben der Erstellung von Entwicklungstheorien ist es dann für die Prognose von besonderer Bedeutung, die Folgen von vorgeburtlichen, angeborenen und erworbenen Läsionen zu vergleichen, um so Anhaltspunkte zu finden, die Vorhersagen über einen zukünftigen Rehabilitationserfolg ermöglichen.

Die bisherige Annahme (Kennard 1938), die Prognose sei um so besser, je früher die Schädigung eintritt, scheint von den neueren Studien nicht übereinstimmend bestätigt zu werden, auch wenn die verschiedenen funktionellen Heilungsmechanismen auf neuronaler Ebene (Ersatz durch nichtgeschädigte Regionen, Diaschisis, zahlenmäßiger Überfluß an Neuronen, neurale Reparationsmechanismen wie etwa die Axonregeneration, das kollaterale Sprouting und die reaktive Synaptogenese) im unreifen Gehirn aktiver sind.

Diesbezüglich kommen 2 neuere Studien zu einem verschiedenen, aber nicht notgedrungen gegensätzlichen Schluß: Nach Aram und Eisele (1992) sind die Folgen für die Entwicklung der allgemeinen intellektuellen Funktionen weniger schwerwiegend und werden besser überwunden, wenn die frühzeitig auftretende Schädigung herdförmig ist und sich – ohne subkortikale Ausdehnung – auf die Hirnrinde beschränkt.

▶ **Es besteht scheinbar eine Wechselbeziehung zwischen Alter, Ausdehnung und Sitz der Läsion (kortikal/subkortikal) einerseits und den kognitiven Auswirkungen andererseits.**

Riva und Cazzaniga (1986) sowie Riva et al. (1991) kommen in einer Arbeit über hemiplegische Kinder mit vaskulärer Schädigung verschiedener Ätiopathogenese zum Schluß, daß diejenigen mit angeborener Schädigung bei der kognitiven Bewertung schlechter abschneiden als jene mit erworbener Schädigung.

Es ist jedenfalls schwierig, die Bedeutung des Faktors „Alter des Auftretens" der Läsion getrennt von anderen Faktoren zu bewerten; denn häufig wird diese Bedeutung von anderen Faktoren, wie z. B. der Ausdehnung und Ätiologie der Läsion, beeinflußt.

11.2.2
Ätiologie der Läsion

Die Ätiologie der Läsion wurde in Rahmen der neuropsychologischen Arbeiten über die kindliche Hemiplegie als Faktor (d. h. durch einen Vergleich von Gruppen mit verschiedener Ätiologie) nie systematisch untersucht, wahrscheinlich wegen der Schwierigkeit, eine homogene Gruppe zusammenzustellen.

In einer großen Anzahl von Arbeiten über eine homogene Gruppe mit erworbener Hemiplegie infolge einer Gehirnschädigung, die während kardiochirurgischer Eingriffe auftrat, stellten Aram und Mitarbeiter (1985, 1986, 1987, 1988, 1990) ein gutes allgemeines intellektuelles Niveau bei persistierenden Störungen der sprachlichen (mündlichen und schriftlichen) Funktionen fest.

11.2.3
Epilepsie

Das begleitende Auftreten von Epilepsie stellt einen *prognostisch ungünstigen Umstand* dar, wie aus einer neueren neuropsychologischen Arbeit von Vargha-Khadem et al. (1992) hervorgeht.

Eine Epilepsie tritt im Rahmen der Hemiplegie allgemein mit einer Häufigkeit von 30–40 % der angeborenen Fälle auf. In der Studie von Vargha-Khadem wiesen von 82 Kindern mit angeborener Hemiplegie 30 eine Epilepsie auf. Die Auswirkungen auf den IQ und auf das verbale und nichtverbale Gedächtnis waren bei den Hemiplegikern mit Epilepsie besonders gravierend, während die kognitiven Leistungen der Hemiplegiker ohne Epilepsie sich nicht von jenen der Kontrollgruppe unterschieden, wenn man von den Ergebnissen bei einer Aufgabe zum visuell-räumlichen Gedächtnis absieht.

11.2.4
Seite und Sitz der Läsion

Ergebnisse empirischer Studien
Es gibt neuropsychologische Störungen, die auf charakteristische Weise bei Läsionen einer der beiden Gehirnhälften (rechts oder links) auftreten. Der Zusammenhang wurde von vielen Untersuchungen bestätigt, die ihn als Beweis für eine funktionelle Spezialisierung der Hemisphären bereits im Entwicklungsalter interpretieren.

Zum Beispiel wurden *Sprachstörungen* syntaktischer Art bei Kindern mit rechtsseitiger Hemiplegie, nicht aber bei linksseitiger (Aram 1986, 1987) festgestellt; Störungen der *räumlichen Verarbeitung* wurden hingegen bei Kindern mit linksseitiger Hemiplegie, nicht aber bei rechtsseitiger (Stiles-Davis et al. 1985) gefunden. Stiles-Davis et al. (1988) stellten im Vorschulalter Störungen der räumlichen Organisation beim Zeichnen fest, die als Unfähigkeit zu verstehen ist, die Gestalt des Gegenstands in ihrer Gesamtheit zu erfassen.

Die Ergebnisse über den Unterschied zwischen Kindern mit rechts- und linksseitiger Hemiplegie in bezug auf den *verbalen Intelligenzquotienten* und *die Wechsler-Skala (Handlungsteil)* sind viel weniger eindeutig, obwohl zahlreiche Untersuchungen dazu durchgeführt wurden (s. Tabelle 11.2 und 11.3).

Nach einigen Autoren (z. B. Riva u. Cazzaniga 1986, Riva et al. 1988) führen nämlich frühzeitige linke Läsionen nicht zu einem verbalen IQ, der unter dem Ergebnis der Wechsler-Skala liegt. Sie führen eher zu einer Verringerung beider Quotienten, oder sie verringern so-

Tabelle 11.2. Neuropsychologische Störungen in Verbindung mit angeborener rechtsseitiger Hemiplegie und linksseitiger Hemiplegie; (+ = Vorhandensein der Störung; ++ = Vorhandensein der Störung in ausgeprägter Form)

Neuropsychologische Störungen	Autor	Rechtsseitige Hemiplegie	Linksseitige Hemiplegie
I. Sprachstörungen			
Syntaktisches Verständnis	Vargha-Khadem et al. (1985)	+	–
	Aram et al. (1985)	–	–
	Aram u. Ekelman (1987)	–	–
Syntaktische Produktion	Aram et al. (1985)	+	–
	Aram et al. (1986) (Unter Verwendung derselben Stichprobe von 1985)	+	–
Wortverständnis	Aram et al. (1985)	+	++
Wortproduktion	Aram et al. (1985)	+	++
	Aram et al. (1987)	+	+ (verborgene Fehler)
Flüssigkeit	Aram et al. (1990)	+	+
II. Lernfähigkeit			
Lesen, Buchstabieren, Rechnen	Vargha-Kadem et al. (1983)	++ (Lesen)	+
Gesamtheit der schulischen Lernfähigkeit	Aram u. Ekelman (1988)	+ (Lesen)	++
Lesen, Buchstabieren, Phonetische Analyse, Segmentation	Aram et al. (1990)	+	+ (subkortikale Läsion)
(Familiäre Belastung für Lesestörungen)		2/5	1/5

gar den Quotienten der Wechsler-Skala noch stärker. Dennoch wiesen die Kinder mit linker Läsion in der ersten Untersuchung einen verbalen IQ auf, der deutlich unter jenem der Kontrollgruppe lag. Die Kinder mit rechten Läsionen hingegen verringerten ausschließlich den IQ der Wechsler-Skala, die bei allen Patienten, unabhängig von der Seite der Läsion, niedriger war.

Nach Nasser et. al. (1989) zeigten die Kinder mit angeborener rechtsseitiger Hemiplegie einen verbalen IQ, der über jenem der Kinder mit linksseitiger Hemiplegie liegt; die verbalen Funktionen wür-

Tabelle 11.3. Neuropsychologische Störungen in Verbindung mit angeborener rechtsseitiger Hemiplegie und linksseitiger Hemiplegie (+ = Vorhandensein der Störung; ++ = Vorhandensein der Störung in ausgeprägter Form)

Neuropsychologische Störungen	Autor	Rechsseitige Hemiplegie	Linksseitige Hemiplegie
I. Sprachstörungen			
Syntaktisches Verständnis	Rankin et al. (1981)	+	–
	Vargha-Khadem u. Watters (1985)	+	–
	Riva et al. (1988)	+	
Syntaktische Produktion	Rankin et al. (1981)	+	–
	Riva et al. (1988)	+	–
Wortverständnis	Thal et al. (1991)	+	++
	Riva et al. (1988)	–	–
Wortproduktion	Thal et al. (1991)	++	+
II. Nichtsprachliche Störungen			
Verbales und nichtverbales Kurzzeit- und Langzeitgedächtnis	Vargha-Khadem et al. (1992) (bei hemiplegischen Patienten mit Hemiplegie)	–	–
Stereoagnosie	Musetti et al. (1991)	+	+
Störungen der Erarbeitung der räumlichen Beziehungen	Stiles-Davis et al. (1988a) (2–3 jährige Kinder)	–	+
	Stiles-Davis et al. (1988b)	–	+

den besser kompensiert im Vergleich zu jenen der Wechsler-Skala. Das kognitive Muster der Kinder mit linksseitiger Läsion sei durch den sog. „crowding effect" (Wirkung des Andrangs) erklärbar, d. h. durch den Einsatz der gesunden rechten Hirnhälfte für die sprachlichen Funktionen, was auf Kosten jener des Handlungs-IQs gehe. Diese Wirkung zeigt sich beispielhaft im Fall eines Kindes mit angeborener rechter Hemiplegie, das im Alter von 11 Jahren an unserem Institut untersucht wurde (Brizzolara et al. 1984).

Das Kind wies keine selektiven Störungen der sprachlichen Funktionen auf, der verbale IQ befand sich im Normbereich, während der IQ des Handlungsanteils vermindert war. Außerdem schnitt das Kind bei den räumlichen Tests, wie dem Lesen der Uhr und dem Erkennen der Richtung von Strichen (aussagekräftig für Läsionen der rechten Hemisphäre) besonders schlecht ab (Brizzolara et al. 1982). Patienten mit rechter Läsion hingegen hatten im Unterschied zur genannten Untersuchung von Riva sowohl einen verminderten verbalen IQ als auch einen verminderten Handlungs-IQ. Dieses Ergebnis kann nicht durch den „crowding effect" erklärt werden.

Diskussion der Ergebnisse
Eine relativ einfache Erklärung der unerwarteten Ergebnisse könnte in der *Art der angewandten Tests* liegen. Der Befund, daß der IQ der Wechsler-Skala bei den Hemiplegikern unabhängig von der Seite der Läsion erniedrigt ist, könnte Ausdruck davon sein, daß die Umstände der Testdurchführung für den Handlungsteil der Wechsler-Skala diese Patienten besonders stark benachteiligt, zumal viele Tests sowohl bimanuelle Koordination als auch Schnelligkeit bei der Durchführung voraussetzen.

Die verbalen Tests bewerten eine Reihe von verschiedenen sprachlichen Fähigkeiten:
- semantisch-lexikalische Kenntnisse,
- Fähigkeiten, die eher die schulische Lernfähigkeit betreffen,
- logisch-gedankliche und pragmatische Fertigkeiten,
- verbales Gedächtnis.

Sie bewerten aber nicht spezifische sprachliche Komponenten. Die *mangelhafte Sensibilität* der verbalen und der Handlungs-Skalen für *Teilleistungsstörungen* verbaler wie auch räumlicher Art sollte uns also dazu anregen, gezieltere Tests anzuwenden, die eigens für Kinder entwickelt wurden, um bestimmte Teilfunktionen zu bewerten. Es bestehen jedoch *Schwierigkeiten der Standardisierung* neuropsychologischer Tests für das Kindesalter. Derzeit gibt es eine größere Anzahl an Sprachtests als an Tests für andere grundlegende Funktionen wie Aufmerksamkeit und Gedächtnis. Trotz dieser Einschränkungen fand der neuropsychologische Ansatz in vielen Untersuchungen, die sowohl bei Kindern mit angeborener als auch mit erworbener Hemiplegie durchgeführt wurden, breite Anwendung. In den Tabellen 11.2 und 11.3 sind die Störungen, die bei Kindern mit angeborener und erworbener rechtsseitiger und linksseitiger Hemiplegie festgestellt wurden, nach spezifischen Funktionen zusammengefaßt.

▶ Es ist schwierig in den Untersuchungen ein kognitives Profil zu erkennen, das Kinder mit links- oder rechtsseitiger, angeborener oder erworbener Hemiplegie klar kennzeichnet; dennoch verdichtet sich der Eindruck, daß *Störungen des syntaktischen Verständnisses* bei *rechtsseitiger Hemiplegie* häufiger vorkommen als bei linksseitiger, sei es bei den erworbenen Formen oder bei den angeborenen.

Besonders beim letztgenannten Aspekt besteht absolute Einhelligkeit zwischen den einzelnen Studien (Vargha-Khadem et al. 1985, Riva et al. 1988, Rankin et al. 1981).

Die empirischen Befunde wären eine Bestätigung dafür, daß es im Entwicklungsalter eine Spezialisierung der linken Hemisphäre für diese spezifische sprachliche Leistung gibt.

Die angeführten Studien bestätigen allerdings nicht eine vereinfachte Zweiteilung zwischen verbalen und räumlichen Funktionen, gebunden an die linke Hemisphäre. Auch im Bereich der Sprachfunktion besteht nämlich ein Unterschied zwischen Syntax und Wortschatz. Der Wortschatz als Sprachkomponente scheint in Wirklichkeit sowohl bei rechten als auch bei linken Gehirnläsionen betroffen zu sein, und in vereinzelten Fällen sogar noch stärker bei rechten Läsionen, wie im Falle des aktiven Wortschatzes in der Untersuchung von Aram et al. (1985). Bezogen auf die Störungshäufigkeit der geschriebenen Sprache bei Hemiplegikern läßt sich sagen, daß sie ebenfalls gleich häufig bei rechtsseitiger und linksseitiger Hemiplegie vorkommen (Brizzolara et al. 1991).

Nichtsprachliche Störungen. Was hingegen die nichtsprachlichen Störungen betrifft, so sind sie kaum untersucht worden. Man lese die Arbeit von Ferro et al. (1984), in der 3 Fälle von linksseitiger, im Alter zwischen 5 und 9 Jahren erworbener Hemiplegie beschrieben werden, die Neglect und Störungen des visuellen Abzugs sowie visuell-konstruktive Störungen zeigten.

Kritik. Abschließend sei kritisch bemerkt, daß alle Untersuchungen zwei besondere Aspekte aufweisen:
- eine große Variationsbreite zwischen den Patienten und
- das Fehlen von Nachuntersuchungsdaten.

▶ **In bezug auf das Ausmaß der Störungen ist anzumerken: Es handelt sich in der Regel um leichte Störungen, die sicherlich unbemerkt bleiben können, wenn die Untersuchung nicht gezielt auf die Analyse einzelner Teilfunktionen gerichtet ist. Die Störungen können aber den Erwerb weiterer Fähigkeiten komplexerer Art beeinflussen.**

11.2.5
Zeitraum zwischen Läsionsauftritt und Untersuchung

Der Faktor wurde im Rahmen zweier interessanter Arbeiten (Levine et al. 1987, Banich et al. 1990) beleuchtet. Beide Arbeiten kommen aufgrund einer globalen kognitiven Untersuchung (IQ) angeborener und erworbener Hemiplegien zu dem Schluß, daß die *Langzeitfolgen angeborener Läsionen* auf den IQ im Laufe der Zeit schwerwiegender werden. Eine solche Tendenz ist bei erworbenen Hemiplegien nicht festzustellen. Die Langzeitfolgen wurden anhand von Faktoren wie funktionelle Reife und funktionelle Plastizität bewertet. Analog den Untersuchungsergebnissen von Goldman mit Rhesusaffen (wobei Affen mit frühzeitigen dorsolateralen frontalen Läsionen Störungen bei einer „Delayed-Alternation"-Aufgabe im Alter von 2 Jahren aufwiesen, nicht aber mit 1 Jahr), kommt man zu dem Schluß, daß die Ergebnisse der kognitiven Tests bei den angeborenen Hemiplegien mit dem Alter bei der Untersuchung und dem Alter des Auftretens der Schädigung in Zusammenhang stehen.

Tatsächlich beobachtete man eine Abnahme des IQ vom 6–8. Lebensjahr an. Ab diesem Alter seien die Kinder mit angeborenen Läsionen nicht mehr imstande, die weiterfolgenden Entwicklungsetappen mit derselben Geschwindigkeit wie gesunde Kinder zu durchlaufen. Nach den Autoren können 2 mögliche Erklärungen angenommen werden:

- Die der Schädigung entsprechenden Gehirnregionen haben noch nicht die *funktionelle Reife* erreicht, wenn die Läsion frühzeitig erworben worden war. Die Störungen kämen daher erst später im Laufe der Entwicklung zum Tragen, wenn die entsprechenden Regionen ihre funktionelle Reife erreichten. Die Annahme erkläre das verspätete Auftreten von Störungen bei Kindern, die zuerst nicht auffällig waren und erkläre auch den Befund, daß diese Wirkung bei Läsionen ausbleibt, die zu einem Zeitpunkt erworben wurden, an dem das Gehirn eine gewisse funktionelle Reife erreicht hat.
- Eine alternative Erklärung wäre, daß die *Selbstheilungstendenz* des Gehirns für relativ einfache Aufgaben funktionieren könne, nicht aber für komplexere.

Die Hypothese wurde von uns bei 3 Patienten in einer Follow-up-Studie untersucht. Die Ergebnisse zeigen keine Verminderung des Gesamtintelligenzquotienten, die weitgehend auf eine Verminderung des Handlungs-IQ zurückzuführen wäre, und ein relativ gutes Abschneiden des verbalen IQ; sie scheinen sich mit jenen von Banich et al. (1990) zu decken und weisen auf eine tendenzielle Verminderung der Möglichkeit hin, komplexe kognitive Organisationsebenen zu erwerben, die in der Regel nach dem Schulalter erreicht werden (s. Tabelle 11.4).

Tabelle 11.4. Follow-up der kognitiven Fähigkeiten bei 3 Patienten mit angeborener Hemiplegie

Patient[a]	Sitz der Läsion	Untersuchung I		Untersuchung II		Untersuchung III	
		Alter (J)	IQ-Niveau (Test)	Alter (J)	IQ-Niveau (Test)	Alter (J)	IQ-Niveau (Test)
N. V.	linksseitig	4,7	IQ 63 VIQ 60 HIQ 73 (WPPSI)	5,5	IQ 62 VIQ 65 HIQ 66 (WPPSI)	8,4	IQ 55 VIQ 64 HIQ 64 (WISC-R)
B. C.	linksseitig	5,7	IQ 101 VIQ 101 HIQ 100 (WPPSI)	7,0	IQ 95 VIQ 106 HIQ 85 (WISC-R)	8,4	IQ 87 VIQ 97 HIQ 80 (WISC-R)
P. M.	rechtsseitig	10,5	IQ 64 VIQ 74 HIQ 60 (WISC-R)	16,7	IQ < 40 VIQ < 40 HIQ < 40 (WISC-R)	–	–

IQ Intelligenz-Quotient; *VIQ* verbaler IQ; *HIQ* Handlungs-IQ; *WPPSI* Wechsler Präschool- and Primary-Scale of Intelligenz; *WISC-R* Wechsler Intelligence Scale for Children-revised
[a] Initialen der untersuchten Patienten

11.3 Schlußbemerkungen

Die Folgen einseitiger Läsionen des ZNS auf kognitive Funktionen im Entwicklungsalter wurden in einer Vielzahl neuropsychologischer Studien untersucht. Die *Fragen*, auf die sie zu antworten versucht haben, können folgendermaßen zusammengefaßt werden:
- Treten zusammen mit der Hemiplegie des Kindes Störungen spezifischer kognitiver Funktionen auf?
- Hängt die Art der Störung mit dem Sitz und der Seite der Gehirnschädigung zusammen analog dem Zusammenhang beim Erwachsenen?
- Was sind die Spätfolgen einer frühzeitigen Läsion?

Was die erste Frage betrifft, so beweisen die Daten aus der Literatur das *Vorhandensein spezifischer Störungen*, vor allem von *Sprachstörungen*, wenn auch geringen Ausmaßes; dies gilt schon allein deshalb, weil die Mehrzahl der Untersuchungen die Sprachleistungen geprüft haben, und nur wenige sich der Entwicklung nichtsprachlicher Fähigkeiten widmeten.

Die Übereinstimmung zwischen Art der Störung und Sitz der Schädigung innerhalb der Gehirnhälften zeigt sich nicht immer so klar wie beim Erwachsenen, vor allem wenn es sich um angeborene Hemiplegien handelt; es bedarf jedoch gezielterer Untersuchungen auf neuroradiologischer und neuropsychologischer Ebene, um diese Frage zu beantworten.

Die Übereinstimmung zwischen *Sprachstörungen/Schädigung der linken Hemisphäre* und *räumlichen Störungen/Läsion der rechten Hemisphäre* scheint teilweise bestätigt zu werden. Hier liegen Studienergebnisse über die erworbene Hemiplegie und über die angeborene Hemiplegie vor, bei denen frühzeitige, für beide Seiten eindeutige Störungen auftreten.

Was die dritte Frage betrifft, so können sich die *Folgen frühzeitiger Schädigungen* auch verspätet zeigen (z. B. bei der Einschulung), indem sie die Möglichkeiten der weiteren Entwicklung einschränken. Präventive Maßnahmen und Follow-up-Untersuchungen scheinen daher angebracht, auch wenn unmittelbar keine Folgen der Schädigung sichtbar sind.

Literaturverzeichnis

Aram DM, Ekelman BL, Rose DF, Whitaker HA (1985) Verbal and cognitive sequelae following unilateral lesions acquired in early childhood. J Clin Experiment Neuropsychol 7: 55–78

Aram DM, Ekelman BL, Whitaker HA (1986) Spoken syntax in children with acquired unilateral hemisphere lesions. Brain and Language 27: 75–100

Aram DM, Ekelman BL (1987) Unilateral brain lesions in childhood: performance on the Revised Token Test. Brain and Language 32: 137–158

Aram DM, Ekelman BL, Whitaker HA (1987) Lexical retrieval in left and right brain lesions children. Brain and Language 31: 61–87

Aram DM, Ekelman BL (1988) Scholastic aptitude and achievement among children with unilateral brain lesions. Neuropsychologia 26: 903–916

Aram DM, Whitaker HA (1988) Cognitive sequelae of unilateral lesions acquired in early childhood. In: Molfese DL, Segalowitz SJ (eds). Brain lateralization in children. Developmental implications. Guilford, New York

Aram DA, Meyers SC, Ekelman BL (1990) Fluency of conversational speech in children with unilateral brain lesions. Brain and Language 38: 105–121

Aram DM, Gillespie LL, Yamashita TS (1990) Reading among children with left and right brain lesions. Developmental Neuropsychology 6: 301–317

Aram DM, Eisele J (1992) Plasticity and recovery of higher cortical functions following early brain injury. In: Boller F, Grafman J (eds) Handbook of neuropsychology: child neuropsychology. Elsevier, Amsterdam

Banich MT, Levine SC, Kim H, Huttenlocher P (1990) The effects of developmental factors on IQ in hemiplegic children. Neuropsychologia 28: 35–47

Basso A, Lecours AR, Moraschini S, Vanier M (1985) Anatomical correlations of the aphasias as defined through computerized tomography: exceptions. Brain and Language 26: 201–229

Basso A, Bracchi M, Capitani E, Laiacona M, Zanobio ME (1987) Age evolution of language area functions. A study on adult stroke patient. Cortex 21: 475–483

Best CT, Hoffmann H, Glanville BB (1982) Development of infant ear assessment of a case of early right hemiplegia: qualitative and quantitative analysis. Perceptual and Motor Skills 59: 1007–1010

Brizzolara D, De Nobili GL, Ferretti G (1982) Tactile discrimination of direction of lines in relation to hemispheric specialization. Perceptual and Motor Skills 54: 655–660

Brizzolara D, Brovedani P, Casalini C, Gori M (1991) Profili cognitivi e disturbi di apprendimento in bambini con danno cerebrale congenito. Proceedings, 2. Kongreß „Apprendimento e patologia neuropsichica nei primi anni di scuola. Modelli interpretativi della clinica". Pisa

Chomsky N (1986) Knowledge of language; its nature, origin and use. Praeger, New York

De Schonen S, Mathivet E (1990) Hemispheric asymmetry in a face discrimination task in infants. Child Development 61: 1192–1205

Ferro JM, Martins IP, Tavora L (1984) Neglect in children. Annals of Neurology 15: 281–284

Karmiloff-Smith A (1993) Self organization and cognitive change. In: Johnson MH (ed) Brain development and cognition. Blackwell, Cambridge

Lenneberg EH (1967) Biological foundation of language. Wiley, New York

Levine SC, Huttenlocher P, Banich MT, Duda E (1987) Factors affecting cognitive foundationing of hemiplegic children. Development Medicine and Child Neurology 29: 27–35

Levy Y, Amir N, Shalev R (1992) Linguistic development of a child with a congenital localised L.H. lesion. Cognitive Neuropsychology 9: 1–32

Marchman VA, Miller R, Bates EA (1991) Babble and first words in children with focal brain injury. Applied Psycholinguistics 12: 1–22

Mehler J, Lambertz G, Juszyk P, Amiel-Tison C (1986) Discrimination de la langue maternelle par le nouveau-né. Comptes Rendez de l'Académie des Sciences 303, Serie III, 637–40

Moscovitch M (1977) The development of lateralization of language functions and its relation to cognitive and linguistic development: a review and some theoretical speculations. In: Segalowitz SJ, Gruber FA (eds) Language development and neurological Theory. Academic Press, New York

Musetti L, Saccani M, Radice L, Lenti C (1991) Analisi delle abilità stereognosiche di soggetti emiplegici in età evolutiva. Giornale di Neuropsichiatria dell'Età Evolutiva 11: 29–33

Nass R, DeCoudres Peterson H, Koch D (1989) Differential effects of congenital left and right brain injury on intelligence. Brain and Cognition 9: 258–266

Neville HJ (1990) Intermodal competition and compensation in development. Annals of the New York Academy of Sciences 608: 71

Perani D, Bress SF, Cappa G, Vallar M, Alberoni S, Grassi C, Caltagirone C, Cipolotti M, Franceschi GL, Lenzi GL, Fazio F (1993) Evidence of multiple memory systems in the human brain. A [^{18}] FDG PET metabolic study. Brain 116: 903–919

Rankin JM, Aram DM, Horwitz SJ (1981) Language ability in right and left hemiplegic children. Brain and Language 12: 292-306

Riva D, Cazzaniga L (1986) Late effects of unilateral brain lesions sustained before and after age one. Neuropsychologia 24: 423-428

Riva D, Pantaleoni C, Milani N, Fedrizzi E (1988) La neuropsicologia delle lesioni congenite. Giornale di Neuropsichiatria dell' Età Evolutiva 8: 241-247

Riva D, Milani N, Pantaleoni C, Devoti M, Zorzi C (1991) Gli esiti a distanza delle lesioni cerebrali congenite e acquisite. In: Benton A, Levine H, Moretti G, Riva D (eds) Neuropsicologia dell'età evoltiva – Developmental Neuropsychology. Angeli, Mailand

Stiles-Davis J, Sugarman S, Nass R (1985) The development of spatial and class relations in four young children with right cerebral hemisphere damage: evidence for an early spatial-constructive deficit. Brain and Cognition 4: 388-412

Stiles-Davis J (1988) Spatial dysfunctions in young children with right cerebral hemisphere injury. In: Stiles-Davis J, Kritchevsky M, Bellugi U (eds) Spatial cognition: brain bases and development. Erlbaum, New Jersey

Stiles-Davis J, Janowsky J, Engel M, Nass R (1988) Drawing ability in four young children with congenital unilateral brain lesions. Neuropsychologia 26: 359-371

Thal DJ, Marchman V, Stiles J, Aram D, Trauner D, Nass R, Bates E (1991) Early lexical development in children with focal brain injury. Brain and Language 40: 491-527

VanDongen HR, Loonen CB, VanDongen KJ (1985) Anatomical basis for acquired fluent aphasia in children. Annals of Neurology 17: 306-309

Vargha-Khadem F, Frith U, O'Gorman A, Watters GV (1983) Learning disabilities in children with unilateral brain damage. Vortrag, 6th Annual European Meeting of the International Neuropsychological Society, Lisbon, Portugal

Vargha-Khadem F, Isaacs E, Van Der Werf S, Robb S, Wilson J (1992) Development of intelligence and memory in children with hemiplegic cerebral palsy. Brain 115: 315-329

Vargha-Khadem F, O'Gorman AM, Watters GV (1985) Aphasia and handedness in relation to hemispheric side, age at injury and severity of cerebral lesion during childhood. Brain 108: 677-696

Wada JA, Clarke R, Hamm A (1975) Cerebral hemispheric asymmetry in humans. Archives of Neurology 32: 239-246

Witelson SF, Pallie W (1973) Left hemisphere specialization for language in the newborn: neuroanatomical evidence of asymmetry. Brain 96: 641-646

12 Aspekte der Beziehungen in der Familie und in der Behandlung

Sandra Maestro

Der folgende Beitrag ist das Ergebnis der therapeutischen Erfahrung mit Kindern, die an einer neuromotorischen Erkrankung leiden, und mit deren Familien. Unter psychodynamischen Gesichtspunkten wurde die Zusammenarbeit von Neonatologen, Therapeuten und Erziehern koordiniert, und zwar von der diagnostischen Phase bis zur Behandlung.

Die Geburt und die Übernahme der Behandlung eines Kindes mit einem motorischen Schaden erzeugen ein Beziehungssystem, dessen Pole das Kind, seine Familie und das therapeutische Team bilden. Die dynamischen Prozesse innerhalb des Systems sind voneinander abhängig, und die Beziehungen unter den verschiedenen „Mitspielern" überschneiden einander. Diese interpersonelle bzw. systemische Sicht berücksichtigt besonders das Beziehungsvermögen und die Vielfalt der Beziehungsmöglichkeiten im Rehabilitationsprozeß. Der Begriff „Beziehung" bezeichnet die komplexe und weitgegliederte Gesamtheit der Handlungen, Gefühle und Phantasien, die die Grundlage der zwischenmenschlichen Beziehungen bilden und ein tiefes Verstehen und Annehmen des Anderen ermöglichen. Eine Erkrankung, vor allem eine chronische Erkrankung, stellt ein großes Hindernis für die individuelle Fähigkeit dar, sich innerhalb der Beziehungsperspektive zurechtzufinden. Der emotionale Einsatz zur Überwindung der zahlreichen praktischen und psychologischen Probleme, die das Krankheitsbild stellt, ist so stark, daß ein Verzicht auf oder ein Rückzug aus dem Beziehungssystem von den verschiedenen „Mitspielern" oft als einzige Lösung gewählt wird.

Wir können das Problem vom Standpunkt des Kindes, der Familie und des therapeutischen Teams betrachten.

12.1
Beziehungsaspekte beim Kind

Schon in den ersten Phasen der Entwicklung spielt die Bewegung bei der Organisation der subjektiven Erfahrungen und im Aufbau der verschiedenen Aspekte des „Selbst" eine grundlegende Rolle. Durch Bewegungshandlungen erprobt, erlebt das Kind seine Fähigkeit, auf die Außenwelt einzuwirken und dort Veränderungen hervorzurufen; nur durch Bewegung hat es die Möglichkeit, selbständig ein Objekt zu erforschen. Das „Kern-Ich", das ausschlaggebend für die Weiterentwicklung der Persönlichkeit ist, organisiert und formt sich vor allem durch das Erreichen der vollen Beherrschung des Körpers, der Willkürbewegung und der eigenen Handlungen („Das agierende Selbst", Stern 1989).

Die Vorstellung des *„Selbst",* d. h. die mentale Abbildung der bedeutendsten Aspekte der eigenen *Identität,* wird durch die Verarbeitung und Integration von Erlebnissen und mit dem Körper verbundenen Phantasien aufgebaut. Letztendlich ist es die Bewegungsmöglichkeit (Motorik), die es dem Kind erlaubt, die ersten Formen der Trennung zu erleben. Der physische Abstand vom Anderen, insbesonders von der Mutter, ist eine Errungenschaft und wesentliche Voraussetzung für den Beginn der *Trennungs- und Individualisierungsprozesse.*

Ein Kind mit einer neuromotorischen Störung muß häufig auf diesen Schatz von Erfahrungen verzichten.

▶ **Die physischen Folgen seiner Erkrankung, z. B. Tonusveränderungen, Störung der Augenbewegungen (die Sehfunktion ist grundlegend für viele Beziehungsaspekte), Störungen der Aufmerksamkeit, Dämmerzustand oder Übererregbarkeit, dies alles sind Faktoren, die *das Kind* zu einem wenig aktiven und aktivierenden Partner bei der Interaktion machen.**

Man kann sich nur schwerlich vorstellen, welche subjektive Erfahrung ein Kleinkind macht, das nicht frei über seinen Muskeltonus, seine Bewegungen und seine Haltung verfügen kann, um z. B. seine emotionalen Spannungen zu lösen, sondern im Gegenteil von ihnen dominiert wird. Es liegt nahe, daß die Unmöglichkeit, seinen Körper zu beherrschen und zu benutzen, dieser anfängliche Widerspruch zwischen geistigem und körperlichem Zustand, auch in der darauffolgenden psychischen Organisation des Kindes von ausgesprochen großer Bedeutung ist.

J. Aguillar (1983) beschreibt auf sehr anschauliche Weise, wie der geschädigte Körperteil sich in eine Art „Behälter" der „bösen inneren Dinge" des Kindes verwandelt: „Die Beine, die nicht funktionieren, der dystonische Arm oder die plegische Hand stellen das böse Objekt dar, das auf ausschließliche Weise repariert werden muß. Die kognitive Verarbeitung von Gefühlen und Erfahrungen, die als böse und verabscheuungswürdig erlebt werden, wird daher äußerst schwierig."

Auch in unserer Praxis haben wir oft feststellen können, daß Kinder, die lange Zeit in Behandlung waren, eine Art Verteidigungsapparat gegen ihren Krankheitszustand entwickelten, der tief einschneidend auf die gesamte Organisation der Persönlichkeit wirkte.

Es ist nicht möglich, ein allgemeines analytisch strukturiertes Profil der Persönlichkeit von körperbehinderten Kindern zu beschreiben, da ja jedes Kind seine individuellen Merkmale hat, aber man kann einige wiederkehrende Eigenschaften der psychischen Entwicklung eines körperbehinderten Kindes erkennen: Es sind Kinder, die sich in der *Beziehung zu anderen* abwechselnd verführerisch oder provokativ verhalten und hartnäckig ihre emotionale und physische Abhängigkeit vom Erwachsenen leugnen; nur selten bitten sie in schwierigen Situationen um Hilfe. Die *sprachliche Ausdrucksfähigkeit* kann auch überentwickelt sein, aber ohne Gedankenordnung und Handlungskontrolle. Die *Assoziationsfähigkeit* ist manchmal beschleunigt und chaotisch, als ob das Kind damit seine motorischen Mängel verdecken möchte.

Der *Kontakt mit der Wirklichkeit* ist meist erhalten, wenn auch oberflächlich und ungenau in bezug auf das Objekt, was typisch ist für jemanden, der sich nicht mit den Grenzen seiner körperlichen und geistigen Fähigkeiten auseinandersetzen will. Vorwiegend wird als *Verteidigungssystem* die Regression oder ein maniformes Verhalten angenommen.

▶ Der *Beziehungsansatz* mit dem behinderten *Kind* sollte in erster Linie gewährleisten, daß es sich mit seiner Innenwelt auseinanderzusetzen lernt, auch mit seinem Schmerz und den deprimierenden Erfahrungen seiner Krankheit.

Es ist äußerst wichtig, daß die kranken Körperteile befreit werden von ihrem *symbolischen Wert des Bösen*, das bestraft werden muß. Nur mit dieser „Befreiung" bleiben die kognitiven Prozesse dynamisch und zugänglich für eine Entwicklung hin zu höheren Ebenen der Symbolisierung.

12.2
Beziehungsaspekte in der Familie

Aus der Literatur und der klinischen Erfahrung geht hervor, daß der Entwicklungsverlauf eines Kindes mit Geburtsschaden sowohl von biologischen Faktoren als auch von den Eigenheiten des familiären Umfelds abhängt. Zahlreiche *Faktoren* wirken einschneidend auf die Entwicklung des behinderten Kindes:

- das soziale und ökonomische Niveau der Familie,
- das Alter der Eltern,
- die Persönlichkeitsstruktur der Eltern,
- die soziale Isolierung der Familie,
- Einzelkind oder Geschwisteranzahl usw.

Schon direkt nach der Geburt des behinderten Kindes müssen sich die Eltern mit zahlreichen Problemen und Schwierigkeiten auseinandersetzen: mit der anfänglichen Trennung, mit der intensiven Pflege, die durch die Erkrankung des Kindes sehr erschwert ist, mit allen Zweifeln und Ängsten im Hinblick auf die Zukunft. Die Eltern suchen bei ihrem Kind nach den Zeichen der Behinderung, bangen bei jeder Kontrollvisite, und überlassen den Ärzten die Aufgabe, über das Wohl- oder Mißbefinden ihres Kindes zu urteilen.

▶ Die *Mutter* verliert die Rolle der Person, die naturgemäß ihr Kind am besten kennt.

Soulè (in Aguillar 1983) spricht vom „*Syndrom des zerbrechlichen Kindes*", um das Selbstbild zu beschreiben, das manche Kinder infolge der Gefühle von Unsicherheit und Verletzlichkeit von sich haben, die von den Eltern massiv auf das Kind projiziert werden. Die Arbeit mit der Familie ist daher ein grundlegender Teil der Rehabilitationsarbeit.

▶ Es ist wichtig, daß sich die *Eltern* nicht ausschließlich auf das Wiedererlangen der motorischen Funktionen beschränken, sondern lernen, die Gesamtheit der Bedürfnisse ihres Kindes zu verstehen und zu befriedigen.

Wir haben eine Gruppe von Müttern neurologisch geschädigter Kinder beobachtet. Bei der ersten Untersuchung sah man deutlich, wie schwierig es für die Mütter war, das Kind in seiner Ganzheit zu sehen. Vorwiegend behandelten sie es wie etwas Beschädigtes, Wehrloses, das man behutsam anfassen muß. Sie streichelten oder berührten ganz automatisch nur die „beschädigten" Körperteile: das gelähmte „Händchen" oder „Ärmchen" wurde somit der bevorzugte Austauschkanal in der Beziehung. Spielzeug wurde wenig oder überhaupt nicht benutzt, und wenn, dann nur als „Verlängerung" der Mutter und nicht als Mutterersatz. Die Beziehung baut also fast ausschließlich auf dem Krankheitsereignis und der Behinderung auf. Wir konnten beobachten, daß diese Art von Lebenserfahrung eine „Mauer" um das Kind bildet, die man nur sehr schwer überwinden kann, wenn man nicht gleichzeitig die Beziehung von Mutter und Kind in die therapeutische Arbeit miteinbezieht.

BEISPIEL: Wie können wir mit einem Kleinkind arbeiten, das während der Behandlung weint, wenn wir nicht vorher die Sorge der Mutter um ihr Kind verstanden haben, dessen Körper von unseren Händen eingreifend manipuliert wird? Ihre Sorge und Ängstlichkeit wird auf das Kind projiziert, diesem fehlt ja im Vergleich zum gesunden gleichaltrigen Kind ein wesentliches Mittel zu Flucht und Verteidigung: es verfügt nicht frei über seine Bewegung.

Die lang anhaltende Verschmelzung und *Symbiose zwischen Mutter und Kind* dominiert in der Beziehung. Man könnte fast sagen, daß einerseits die Schuldgefühle und andererseits die Unerträglichkeit der aggressiven Gefühle gegen ein Kind, das alle narzißtischen Erwartungen enttäuscht hat, die Beziehung jede aufbauender und *positiver Konflikthaftigkeit* beraubt haben.

Die Mutter erträgt passiv das tyrannische Verhalten des Kindes, fesselt es aber trotzdem in einem Zustand der Regression und Abhängigkeit. Die Pflege und ganz allgemein die Beziehung zu einem zerebralgeschädigten Kind setzen von seiten der Mutter bedeutende *Anpassungsleistungen* voraus: sie muß sich selbst ändern, ihre Sprache, ihre Bewegungen und ihre Art der Kommunikation, um dem kranken Kind eine „fazilitierende Umwelt" zu schaffen. Diese Veränderungen sind tiefer und komplexer als die anderer Mütter, die eine Beziehung mit ihrem gesunden Kind aufbauen.

BEISPIEL: Es gibt Mütter, die mit einer einfachen Stimmodulation eine hypertone Reaktion kontrollieren können.

Eine scheinbar vollkommene gegenseitige *Anpassung* ist sicher in der Anfangsphase der Entwicklung positiv, erschwert aber die weitere komplexe Veränderung der Verhaltensweisen, die dem Kind das Erreichen seiner *Autonomie* erleichtern sollen. Die Mutter erlebt an ihrem Kind keine schnelle Veränderung: es kann sich nicht durch Bewegung von ihr entfernen. Das freie selbständige Gehen ist nicht nur für das Kind, sondern auch für die Mutter das erste Zeichen der Trennung.

Wir müssen den Eltern in der nicht leichten Aufgabe der *Trauerarbeit* zur Seite stehen, d. h. der endgültigen Trennung vom idealen Kind, das sie während der Schwangerschaft erträumt und erwartet haben, und ihnen ein besseres elterliches, nicht rein pflegerisches Verhältnis zu dem *realen Kind* vermitteln. Sie müssen lernen, in ihrem realen Kind neue Inhalte zu erkennen, sie müssen eine neue Beziehung im Spiel der wechselseitigen Identifikation aufbauen und eine neue Dynamik in ihrem Gefühlsaustausch entdecken.

Ein umfassender Therapieansatz muß das Kind in der Gesamtheit seiner Beziehungen, vor allem der familiären, berücksichtigen.

▶ Die *Elternarbeit* kann bestimmte Störungen des Beziehungsgleichgewichts, wie z. B. verbissene Reparation, Hyperstimulation oder Identifikation und den Wettstreit der Eltern mit den verschiedenen Berufsgruppen, vor allem mit den Therapeuten, vermeiden helfen.

12.3
Beziehungsaspekte beim Behandlungsteam

Die Diskussion der letzten Jahre hat deutlich gezeigt, daß eine erfolgreiche Rehabilitation in mehrere Richtungen verlaufen muß, die den verschiedenen Aspekten des Individuums gerecht werden und als *Hauptziel die Wiedergewinnung der Anpassungsfunktionen* haben. Die fruchtbare Zusammenarbeit mehrerer Berufsgruppen im therapeutischen Team ist jedoch nicht einfach und selbstverständlich.

▶ Das Kind mit seinen komplexen Bedürfnissen kann leicht zu einem *Streitobjekt* zwischen den verschiedenen Personen werden, die am Rehabilitationsprojekt mitwirken.

Die Bedingungen und Regeln, die z. B. in der Schule herrschen, sind andere als jene, die im Therapieraum gelten; das Kind findet häufig Lösungen und Verhaltensweisen, die verschieden von oder sogar gegensätzlich zu den in der Therapie gelernten sind. Die Vielfalt des therapeutischen Projekts verlangt von jedem Beteiligten die Fähigkeit, sein eigenes Tun selbstkritisch und flexibel zu überdenken und eventuell immer wieder neu den wechselnden Bedürfnissen des Kindes anzupassen, eingebettet in einer dauernden Auseinandersetzung mit dem gesamten Arbeitsteam. Die *Bereitschaft zur Auseinandersetzung*, die Fähigkeit, seine eigenen kulturellen Konzepte in Frage zu stellen und sich der Denkweise des anderen anzupassen, ist weder angeboren noch selbstverständlich. Diese Denk- und Handlungsweise erwirbt man in einem Arbeitsklima, wo Zeit und Gelegenheit zum Nachdenken und zur Diskussion über die verschiedenen klinischen Erfahrungen gegeben sind.

Am Beginn der Behandlung malt sich der Therapeut im Geist ein „ideales" Kind aus, ein Kind mit Aufholmöglichkeiten für die Zukunft, ein Kind, dessen Mitarbeit und Anpassungsfähigkeit in der Therapie mehr oder weniger selbstverständlich sind. Die Konfrontation *mit der Realität* des Kindes führt oft zu Streßsituationen, die aus dem Konflikt zwischen den Bedürfnissen des Kindes (i.S.v. Subjektivität, Emotionalität und Motivation) und den Therapiezielen der Therapeuten entstehen. Der Therapeut fühlt sich gegenüber der Behinderung und deren Unveränderbarkeit seiner Waffen beraubt, er kann nur mit Mühe seine erwartende, positive Haltung bewahren und versuchen, das Kind zu verstehen ohne es zu verurteilen. Die Flucht in die „Methode", die Wahl des Handelns anstelle des Denkens, die Zerteilung des kleinen Patienten in verschiedene Segmente, die einzeln behandelt werden, sind *Verteidigungslösungen* gegenüber den frustrierendsten Aspekten der Behinderung: Passivität, Trägheit, Inhibition und Negativismus.

Ein weiteres Problem ist das Eingreifen der Eltern in die Therapie: Der Therapeut wird im ersten Moment idealisiert und „beauftragt", in der Folge kann seine technische Kompetenz in Frage gestellt werden, und über all dem lastet der angstvolle Zweifel über die Weiterentwicklung. Der Therapeut sieht sich manchmal gezwungen, die realen Möglichkeiten des Kindes wie ein Geheimnis zu verschweigen, um sie den Eltern dann erst langsam und gefiltert verständlich zu machen; er darf einerseits nicht unmögliche Erwartungen fördern, andererseits muß er vermeiden, daß die Eltern jegliches Vertrauen in ihr Kind und dessen Zukunft verlieren.

In diesem Sinn verlangt die Arbeit mit dem Kind und seiner Familie dem Therapeuten einen großen Aufwand an emotionaler Energie ab, den er nur bereitstellen kann, wenn er seinerseits einen positiven Rückhalt in den Bezugspartnern findet.

12.4
Schlußbemerkungen

Wir sind von der Überlegung ausgegangen, daß wir unter dem Gesichtspunkt der Beziehung das Individuum in seiner vielschichtigen Komplexität am besten verstehen können.

Wenn wir nun aber an alle aufgeworfenen und nicht gelösten Probleme denken, so besteht die Gefahr, den beziehungsorientierten Therapieansatz eher als einen zusätzlichen Komplikationsfaktor der klinischen Wirklichkeit zu sehen, die ja für sich schon komplex genug ist (durch die Chronifizierung der Störung und durch die damit verbundenen physischen und kognitiven Störungen). Aus unserer Erfahrung heraus können wir sagen, daß die Berücksichtigung der „*Beziehungskomplexität*", ausgerüstet mit den geeigneten Instrumenten, ausschlaggebend für einen guten Verlauf der Behandlung ist, wenn auch nicht direkt für die Rehabilitationsprognose.

In den Besprechungen innerhalb des Behandlungsteams oder mit den Eltern wird das Bild des Kindes von den verschiedenen Gesichtspunkten aus betrachtet, d. h. jeder, der mit dem Kind arbeitet, vergleicht und ergänzt seine Beobachtungen, was es den Eltern leichter macht, ihr *Kind in seiner Gesamtheit* zu sehen und zu lieben.

Literaturverzeichnis

AA VV (1990) La riabilitazione interdisciplinare nei bambini della I e II infanzia con patologia neuropsichica: protocolli, strategie e materiali del day-hospital. Ricerca Finalizzata dal Ministero della Sanità sulla quota del FSN 1986, Fondazione Stella Maris – IRCCS Pisa

Aguillar J (1983) Psicoterapie brevi nel bambino paralitico cerebrale. Quaderni di psicoterapia infantile 8:105–127

Corominas J (1983) Utilizzazione di conoscenze psicoanalitiche in un centro per bambini affetti da paralisi cerebrale. Quaderni di psicoterapia infantile. Borla, Rom

Corominas J (1983) Psicopatologia e sviluppi aracaci. Borla, Rom

Maestro S, Marcheschi M, Sicola E (1988) Verso una integrazione dell'intervento riabilitativo motorio: analisi delle dinamiche relazionali. Pratica psicomotoria 2:15–21

Maestro S, Marcheschi M, Sicola E (1993) Il burn-out nei terapisti. In: Atti Convegno „Burn-out ed operatori: prendersi cura di chi cura". Ferrari, Bergamo

Mazet P, Stoleru S (1991) Psicopatologia del neonato e della I infanzia. Masson, Mailand

Stern D (1985) The interpersonal world of the infant. Basic Book, New York

5. Teil:
Physiotherapeutische Behandlung: Grundlagen und Voraussetzungen

13 Das Setting in der Rehabilitation

Adriano Ferrari

▶ Nicht alles, was der Therapeut tut, ist „*therapeutisch*".

Die Feststellung ist absichtlich provokativ formuliert, da Bedarf besteht, bei der Bezeichnung „Behandlung" zwischen Aspekten zu unterscheiden, die zur Therapie gehören, und solchen, die im Gegensatz dazu andere ebenso wichtige Funktionen betreffen, wie z. B. Erziehung und Betreuung, die nicht Hauptaufgaben des Therapeuten sind.

Wann ist es gerechtfertigt, einen Kontext, eine Situation, eine Aktivität, eine Arbeitsweise, ein Objekt oder eine Übung mit dem Eigenschaftswort „therapeutisch" zu beschreiben?

Was unterscheidet die Therapie von der Erziehung und der Betreuung?

Zur genaueren Beschreibung, was Therapie ist und wodurch sie sich von anderen Behandlungsformen unterscheidet, können die folgenden *drei Aspekte* herangezogen werden:
- die Person, d. h. der Therapeut gegenüber dem Erzieher oder Betreuer;
- das Instrument, d. h. die eingesetzten Strategien;
- das festgesetzte Ziel.

Person. Die Annahme, die *Person* mache eine Behandlung zur Therapie, ist aufgrund der gemeinsamen historischen und kulturellen Wurzeln, aus denen die 3 Berufsgruppen (Therapeut, Erzieher, Betreuer) entstanden sind, nur schwerlich aufrechtzuhalten. Neurologie, Psychologie, Psychiatrie und Soziologie bilden das fundierte Basiswissen, das verfeinert wird und sich zwischen genetischen und umweltbedingten Aspekten, Spontanem und Erlerntem, Natürlichem und Induziertem, Individuum und Familie, Gemeinschaft und Umwelt bewegt.

Instrumente. Wenig glaubhaft ist auch die Unterscheidung nach dem Gebrauch bestimmter Instrumente oder Interventionsstrategien, da es zum einen Überschneidungen mit angrenzenden Behandlungsbereich gibt, wie z. B. der „motorischen Hygiene" oder der „Haltungserziehung"; zum anderen setzt eine erfolgreiche Behandlung voraus, daß man alles, was während der Therapie in einem künstlichen Kontext erreicht wurde, in die Wirklichkeit des täglichen Lebens umsetzen kann.

Die „Übergabe der Instrumente" ist ein wesentlicher Teil der Arbeit des Therapeuten. Das soll aber nicht bedeuten, daß diejenigen, die diese Instrumente erhalten (Erzieher, Betreuer, Eltern), dann berechtigt sind, therapeutisch tätig zu werden.

Ziele. Sehr viel klarer ist die Unterscheidung der Zielsetzungen:
- *Ziel der Therapie* ist es, eine stabile, verbesserte Anpassung der Funktionen des Patienten zu fördern (vor allem der Funktionen, die seine Anpassung an die Anforderungen der Umwelt verbessern);
- *Ziel der Erziehung* ist es, den Patienten in seiner sozialen Rolle zu formen (in der Rolle des „Behinderten", zur Behinderung erziehen);
- *Ziel der Betreuung* ist es, das bestmögliche Wohlbefinden des Behinderten und seiner Familie zu erreichen und zu erhalten (Lebensqualität).

▶ Wir können nur dann von *Therapie* sprechen, wenn zu erkennen ist, daß der klinische Zustand eines Patienten sich ändern läßt, d. h. die *Modifizierbarkeit* ist in der Rehabilitation das Maß des Möglichen.

Was kann man ändern? In welcher Richtung? In welchem Ausmaß? Wann und für wie lange Zeit? Und endlich: wie? Auf diese Fragen müssen wir eine Antwort finden, bevor wir zu Recht von Therapie sprechen dürfen. Ebenso müssen wir uns darüber im klaren sein, daß bestimmte Bedingungen eingehalten werden müssen, damit die Arbeit des Therapeuten auch therapeutische Wirksamkeit hat (s. dazu Kap. 2).

Therapievoraussetzungen

Unabhängig vom jeweiligen theoretischen Modell oder von der therapeutischen Praxis müssen bestimmte *Voraussetzungen* gegeben sein, durch die die Arbeit des Therapeuten ihren spezifischen Wert gewinnt. In der Rehabilitation von Kindern gehören dazu:
- der Ort der Behandlung,
- die Rolle des Therapeuten,
- die Rolle des Kindes und seiner Eltern,

- die ausgewählten Spiele oder Spielsachen,
- jedes andere Mittel, das während der Behandlung genutzt wird (die geschaffene Situation, die vorgeschlagene Aktivität, die Form der Interaktion),
- der Rhythmus und
- die Dauer der Therapiesitzung.

Die Summe dieser Voraussetzungen bildet das „*Setting*" in der Rehabilitation. Jede Therapiesitzung sollte vom Therapeuten unter Berücksichtigung dieser Voraussetzungen geplant werden: den Ort vorbereiten, Spielsachen auswählen, sich Spiele und eine mögliche Rollenverteilung ausdenken usw.

13.1
Der Ort

Eine der Hauptbedingungen für die therapeutische Wirksamkeit der Behandlung ist die Begegnung zwischen Therapeut und Kind an einem Ort, der vorher vereinbart, gewählt und für diesen Zweck bestimmt wurde. Der „gewidmete" Ort bewahrt und symbolisiert den Prozeß, der sich dort zwischen Therapeut, Kind und Eltern abspielen soll, eben die Therapie: hier werden ihre formalen Regeln angesammelt und aufbewahrt. Wir haben für diesen Ort noch keinen *Namen* gefunden: manche nennen ihn „Turnsaal", da sie an gymnastische Leistungen denken, andere „Atelier", „Laboratorium", „Box" oder einfach „Zimmer". Manchmal befindet sich der Raum im Keller, andere Male auf dem Dachboden; selten ist er groß, häufig wird er mit anderen Personen und anderen Aktivitäten geteilt, was gezwungenermaßen zu einer Zweckentfremdung des „Ortes" führt.

Der Ort als privilegierter Raum. Der Ort ist in erster Linie ein privilegierter physischer Raum, der für die Begegnung vorbereitet und angepaßt wird, aber veränderbar im Hinblick auf die Therapie sein muß, die sich dort abspielen soll. Der Therapeut trifft sich ja nicht nur mit einem Kind zur Therapiesitzung, sondern auch mit anderen Kindern mit anderen Problemen und in anderen Therapiesitzungen. Der Ort muß von jedem Kind (und jeder Familie) als der persönliche identifiziert werden, der nur ihm gewidmet, also „privilegiert", ist. Der Ort darf nicht neutral bleiben, sondern muß jedesmal vom Therapeuten zweckmäßig verändert und differenziert werden. Der Therapeut muß, bevor er an die therapeutischen Übungen denkt, seine Aufmerksamkeit auf den Raum richten, der zum positiven Ablauf der „Begegnung" beitragen soll. Wir können uns nicht vorstellen, daß man von der Behandlung eines Neugeborenen zur Behandlung eines Jugendlichen übergeht, ohne den Raum zu modifizieren.

Der Ort als Motivator. Der Ort muß motivierend sein im Hinblick auf das, was sich dort abspielen soll, genauso wie die Bibliothek im Hinblick auf das Lesen oder das Hallenbad auf das Schwimmen. Deshalb ist es mehr als ein physischer Ort, er wird Situation, Gemütszustand, Bereitschaft zur Begegnung (Interaktion) und zur erwarteten Aktivität (therapeutische Übung). In diesem Motivationskontext des Ortes können Neugier, Wünsche und Absichten des Kindes über einen von ihm bevorzugten Kanal zum Ausdruck kommen. Die Qualität des Ortes (Raum) und des Moments (Zeit) führen auf beiden Seiten zu einer Bereitschaft zur therapeutischen Beziehung: der Therapeut kann sich konzentrieren und vorbereiten, das Kind kann die Regeln der Aktivität, die wir „Therapie" nennen, besser aufnehmen und wiedererkennen. Es wird der Verwahrungsort von bedeutsamen Erlebnissen der vorangegangenen Therapiestunden.

Ein weiterer wichtiger Aspekt, der vorbereitet werden muß, ist die *Begrüßung* – das Kind muß sich wohlfühlen – und genauso der *Abschied*, die Trennung, d. h. die Rückgabe an die Eltern. Sie legen in *den* Ort, in *den* Zeitraum, in *den* Therapeuten und in *die* Aktivität ihr ganzes Vertrauen und die Hoffnung auf die Veränderung, die im Kind geschehen soll.

Der Ort als Verwahrer der Therapiekonzepte. Aus den genannten Gründen ist der Ort der Verwahrer der Therapiekonzepte: In ihm entstehen und verwirklichen sich Therapievorschläge, die dem Kind in der Interaktion mit dem Therapeuten bedeutsame Erfahrungen bieten (d. h. es lernt, sein Verhalten angepaßt zu verändern), in ihm reifen die Aneignungen und Fortschritte des Kindes, die in seinen Beziehungen zur Umwelt als Ergebnis der Behandlung erkennbar werden.

▶ **Der *Ort* als physischer, zeitlicher und motivierender Rahmen ist die Grundlage der therapeutischen Arbeit.**

Dieser Rahmen schließt nicht nur die Regeln von Begegnung und Aktivität ein, sondern die Gesamtheit der Formkriterien, auf denen die Interaktion und die Übung aufbauen. Der Therapeut ist nur an diesem Ort Therapeut, das Kind nur an diesem Ort Patient. Die Eltern übergeben ihr Kind, weil sie sich eine Veränderung erwarten, die voraussichtlich nur an diesem Ort stattfinden kann.

Das Konzept des Ortes ist die Basis des therapeutischen Setting. Überlegen wir, ob wir diesem Ort genügend Aufmerksamkeit zuwenden.

13.2 Die Rolle

In der therapeutischen Interaktion spielen weder der Therapeut noch das Kind ihre jeweiligen eigenen Rollen. In jeder Begegnung müssen sie ihre Rolle festlegen und erklären: was spielen wir (Vorschlag, Übung), wer bin ich und wer bist du in diesem Spiel? Welchen Raum, welche Funktion oder Verantwortung überlassen wir den Eltern, damit die therapeutische Interaktion von ihnen nicht unterbrochen, gestört oder verzerrt wird? Die Eltern sind nicht an der Interaktion beteiligt, sind aber ein Teil des Lebens des Kindes und übernehmen die „Instrumente"; sie wissen oft nicht, wie sie sich verhalten sollen und welchen Platz sie einnehmen.

Rollenwahl. In der Rollenwahl treffen einerseits die Ideen des Therapeuten in bezug auf die geplante Aktivität und andererseits die Vorhaben und Wünsche des Kindes und die Erfahrungen und Erlebnisse der vorausgegangenen Therapiebegegnungen aufeinander. Die Rollen, die Therapeut und Patient übernehmen, müssen so gestaltet sein, daß das Zusammenspiel möglich ist zwischen dem, der die Lähmung als subjektive Situation erlebt, und dem, der eine Veränderung des objektiven Zustands unterstützen kann.

▶ Mit der *Rollenverteilung* beginnt die Behandlung.

Der Therapeut schließt durch die Rolle, die er für sich und für das Kind wählt, mit ihm eine *therapeutische Allianz*, was eine unabdingbare Voraussetzung für die Interaktion ist; wir bezweifeln, daß ein Therapeut lieber eine Allianz mit der physiotherapeutischen Methode eingehen möchte.
Der Therapeut muß die ausgehandelten Rollen einhalten oder sie verändern können, wobei er sich entweder an der Aufmerksamkeit und dem Interesse des Kindes während der Aktivität orientiert oder die Zielsetzung (therapeutische Übung) modifiziert. Das Rollenspiel erweitert den Kontext des Setting.

Interaktionsregeln. Die Bestimmung von Ort und Rolle erleichtern das Einhalten der Regeln der Interaktion (Therapeut sein) und der

Übungen (Therapie durchführen). Nach diesen Regeln beurteilen wir, ob bestimmte Leistungen annehmbar und angepaßt sind oder nicht.

▶ **Die *Übertragung der Regeln* aus dem Kontext des Setting auf andere Orte und andere Situationen ist das Endziel der Therapie.**

Beim Festlegen der Therapieregeln sollte jedoch immer wieder hinterfragt werden, ob die Regeln des Therapeuten vom Kind toleriert werden, welche Bedeutung Therapie für das Kind hat und wie die Eltern dazu stehen.

Ein vollkommenes Einvernehmen zwischen Eltern und Therapeut ist schwierig. Da der Therapeut der „Verbündete" des Kindes ist, kann er sich nicht auch mit den Eltern verbünden, denn zwischen Kind und Eltern besteht ein grundlegender Konflikt. Um an die „Allmacht" der Therapie glauben zu können, dürfen die Eltern nicht wissen, was der Therapeut tut, weil dieses Wissen die Phantasie fesseln und ihre Hoffnung zerstören würde. Wenn der Therapeut auf jedes Anliegen der Eltern eingeht, greift die Rehabilitation ins Magische über und wird im Vergleich zu anderen medizinischen Fachbereichen zu einer Disziplin, die die gemachten Versprechungen nicht einhalten kann.

BEISPIEL: Wenn die Mutter sich während der Therapiesitzung einmischt, ohne daß der Therapeut ihr eine Rolle oder eine Funktion, d. h. einen Platz am Ort oder eine Aufgabe in der Aktion zugewiesen hat, wird das Kind zum Streitobjekt zwischen Mutter und Therapeut, die letztendlich miteinander wetteifern. Aus dem Wettstreit kann entweder der Therapeut geschlagen hervorgehen, weil sein Eingriff zu banal und deshalb unwirksam ist („er spielt ja nur...."), oder die Mutter, die vor allem in einer depressiven Situation dazu neigen kann, dem Therapeuten die Erzieherrolle zu übertragen (Idealisierung der Rehabilitation).

Die Rolle, die wir während der Therapie der Mutter (oder dem Vater) geben, sollte je nach Interaktion oder Übung festgelegt werden. In diesem Sinne ist die An- oder Abwesenheit der Eltern im Raum nie zufällig, sondern immer bewußte Absicht des Therapeuten.

▶ **Der *Therapeut* sollte in den Eltern jedesmal die Vorstellung ihres *realen Kindes* stärken und ihnen damit einen Ansporn geben, an ihr Kind zu glauben, seine Möglichkeiten schätzen zu lernen und seine Grenzen anzunehmen.**

Das Angebot von immer mehr Therapie hilft weder dem Kind noch seinen Eltern. Die Krankheit in einem Menschen und nicht den Menschen mit seiner Krankheit zu behandeln ist die einfachste Art, die eigene Ablehnung gegenüber dem Kind und seiner Lähmung zu verbergen.

Die Behinderung ist ein Zeichen, das das Individuum betrifft. Die Lähmung als Stigma steckt aber auch die Familie an und alle, die sich mit dem Kind beschäftigen: Pfleger, Erzieher, Lehrer und Therapeuten.

13.3 Wahl der Mittel (Materialien)

Um dem Kind das Wiedererkennen des Ortes und die Identifikation mit der Rolle zu erleichtern, ist es wichtig, die damit verbundenen Gegenstände (Geräte, Spielzeug, Hilfsmittel usw.) in bezug auf das Spiel (Vorschlag) und dessen Ablauf (therapeutische Übung) auszuwählen und vorzubereiten.

Transitionsobjekte
Das Spielmaterial (ganz gleich, ob es sich um vorbereitetes oder zufälliges Spielzeug handelt, um reale oder Phantasiespiele, um den Körper des Kindes oder des Therapeuten) darf nie banal sein, sondern muß in Einklang mit den Rollen stehen, die das Kind und der Therapeut spielen, und mit den Fähigkeiten, die das Kind erreichen soll. Häufig enthält das Spiel selbst schon die Regeln der Funktion: der Ball rollt und hüpft, das Auto rollt auf seinen Reifen usw. Andere Male enthält das Angebot des Therapeuten die Anweisungen für den richtigen Gebrauch des Spiels (kognitive Fazilitation) und steuert die Wahl der geeigneten Bewegungsformen (motorische Fazilitation).

Wenn der *Körper* zum Spielobjekt wird und die erlebten Wahrnehmungen und Ausdrucksmöglichkeiten durch einen tonischen Dialog mit dem Therapeuten erreicht werden, muß der Therapeut, falls die Regeln auch außerhalb der Therapiesituation gelten sollen, lernen, quasi mittels der Körper der Eltern zu arbeiten, weil nur sie im Alltag jederzeit zur Verfügung stehen.

Im Spielgegenstand wird das Erlebte, die Emotion, die Freude, der Erfolg, die Regel und die Fortdauer verwahrt. Er wird als Inbegriff der therapeutischen Funktion zu etwas Einzigartigem und Besonderem. Er verbindet wie eine Leitlinie eine Therapiestunde mit der anderen und überbrückt die Unterbrechungen der Behandlung. All die Dinge, die zum Spielen verwendet werden, sind die Zeichen der erreichten Fähigkeiten und ermöglichen es, daß die erlebten Erfahrungen und Anstrengungen und die mühsam errungenen Fortschritte vom Therapeuten auf die Familie übertragen werden, von dem Ort und dem Moment der Therapie auf andere Orte und andere Situationen, d. h. von der Simulation der therapeutischen Übung auf das tägliche Leben (*Transitionsobjekte*).

Manche Behandlungsmethoden schlagen Spielmaterial oder Hilfsmittel vor, die eigens für das Erlernen bestimmter Leistungen erdacht worden sind. Wir ziehen immer den Gebrauch von realen allgemeinen Gegenständen vor oder versuchen, sie für unsere Zwecke anzupassen, damit die Übertragung der erlernten Fähigkeiten aus dem therapeutischen Setting in das alltägliche Leben einfacher ist.

▶ **Das *Austauschen des Spielobjekts* zwischen Therapeut und Patient ist das äußere Zeichen der Verpflichtung, die vereinbarten Regeln einzuhalten, und der Ausdruck des Übergangs vom Lernen zur Aneignung.**

Am Anfang der Behandlung kann das von den Eltern angebotene Lieblingsspielzeug dem Therapeuten bei der Kontaktaufnahme helfen und die Bereitschaft des Kindes zur Mitarbeit verbessern, und es wird dem Kind den Übergang von Zuhause zum Therapieraum, vom „Kind-Sein" zum „Patient-Sein" erleichtern. Wenn die Eltern das vom Therapeuten angebotene Spiel annehmen, bedeutet das, daß sie auch dessen Regeln respektieren und anwenden, d. h. der Therapeut übergibt ihnen die Instrumente.

▶ **Die Ablehnung des Spiels und die Verweigerung der Therapieregeln durch die Eltern sind ein Indiz dafür, daß die Eltern der Überzeugung sind, es gäbe außerhalb der Behandlung keine Verantwortung.**

Die Ablehnung des Spiels zeigt, daß die Eltern die Behinderung ihres Kindes nicht akzeptiert haben und lieber auf eine Wunderwirkung der Behandlung warten, die das reale Kind in ihr Wunschkind verwandeln kann.

Sicherlich widmen wir der Wahl des Spielmaterials und seiner Rolle in der therapeutischen Beziehung nicht immer genügend Aufmerksamkeit.

Hausbehandlung

In einer Hausbehandlung ist es für den Therapeuten viel schwieriger, seine therapeutische Funktion dem *Kind* gegenüber aufrechtzuhalten; denn zu Hause kann nur schwerlich ein geeignetes Setting geschaffen werden. Hier ist das Kind Herr der Räume und der Spiele, die anderen, dem Therapeuten unbekannten Regeln und Erfahrungen unterstehen, und nur ungern nimmt es neue Regeln an. Hier erlebt das Kind den Therapeuten als „Usurpator" seiner Rechte, Räume, Privilegien und Gefühle.

Die Anwesenheit des Therapeuten im Haus verringert hingegen die Schuldgefühle und Selbstvorwürfe der *Eltern*. Er wird ihr Verbündeter gegen das Kind, da das Kind mit seinen Unfähigkeiten, seinem Anderssein, seinen Rückständen und seiner Armut der eigentliche Feind ist, der besiegt werden muß.

Im allgemeinen führen solche Situationen zu einer Identitätskrise des *Therapeuten*, der sich an einem bestimmten Punkt nicht mehr in seiner Rolle und seiner Funktion zurechtfindet. Das Kind antwortet nicht mehr auf die Behandlung, aber der Therapeut kann sie nicht abbrechen, weil sie nicht mehr mit der Veränderung des Kindes verknüpft ist, sondern mit dem Bedürfnis der Eltern, ihre Selbstvorwürfe zu reduzieren.

Explizite und implizite Forderungen

▶ Die Therapie ist eine simulierte Situation, in der Therapeut und Kind einen Raum, eine Zeit und eine nicht reale Situation erfinden und teilen. Konkret in einer realen Umgebung anwendbar sind dagegen – als Essenz der Behandlung – die für die Handlung aufgestellten *Regeln*.

Die Absicht der Anweisungen des Therapeuten kann auf zweierlei Art geäußert werden, nämlich *explizit* und *implizit*, was es dem Kind eventuell erleichtert, die Aufgabe zu akzeptieren. Die Forderung: „Hol mir bitte den Ball!" anstatt der Bitte: „Geh jetzt!" läßt dem Kind Raum, um über die explizite Forderung zu verhandeln („ich habe keine Lust, ballzuspielen"). Auch kann dieses Vorgehen das Kind vor der Frustration schützen, die implizite Forderung gar nicht ausführen zu können („ich kann nicht gehen"). Im Einklang mit der vorgetäuschten Situation der Therapie kann die Verwendung dieses „Doppelgleises" in der Kommunikation zwischen Therapeut und Kind beide vor der Gefahr der Ablehnung oder des Mißerfolgs schützen oder diese erträglich machen.

▶ Die *Therapie* ist keine Lehrsituation: sie ist aber die Summe der Bedingungen, in denen das Kind seine Fähigkeiten entdeckt und verstehen lernt.

Die Erfahrungen müssen so befriedigend, angenehm, erfreulich und erfolgreich sein, daß es der Mühe wert ist, sie im Gedächtnis zu behalten, sie sich anzueignen und anzuwenden. Aus diesem Grund behauptet Corominas (1991), daß jeder Rehabilitationsversuch innerhalb eines *emotionalen Austauschs* ablaufen muß. Der Lernprozeß selbst wird von der Affektivität motiviert und gesteuert (Stern 1987).

Damit kommen wir wieder zum schwierigsten Teil der Therapie: der Übertragung der Regeln der simulierten Situation auf den Alltag, angefangen beim Spiel- und Neugierverhalten.

Therapietransfer
Das tägliche Leben in allen seinen Bereichen ist der Ort der realen Erfahrung in den Beziehungen mit anderen Personen, mit Gegenständen, mit dem Raum, den Lebensregeln, den individuellen Aufgaben: eine dauernde Abfolge von Gelegenheiten der Nachahmung und der Herausforderung, Hindernisse und Schwierigkeiten zu überwinden. Aus der Therapie müssen Erfahrungen und Erkenntnisse genommen werden, die sich in das tägliche Leben des Kindes übertragen lassen. Den Eltern und Erziehern sollten einfache und verständliche Anweisungen gegeben werden, damit ihr Verhalten und ihr Eingreifen dem Kind Gelegenheiten und Möglichkeiten bietet, seine in der Behandlung erprobten Fähigkeiten zu bestätigen, zu verstärken und eventuell zu erweitern (Loperfido 1994).

Wir sehen häufig, daß die Bereitschaft, sich zu verändern und sich an bestimmte Regeln zu halten, an den Raum, die Rolle und den Therapeuten (Setting) gebunden bleibt. Das Kind zeigt während der Behandlung bestimmte Kompetenzen, kann aber die betreffenden Funktionen in keinem anderen Kontext situationsbezogen anwenden. Der Verzicht, das Gelernte anzuwenden, kann eine Folge der Unfähigkeit sein, die formellen Regeln der Gesellschaft zu überschreiten, oder die Regeln des Selbstbilds, das das Kind den anderen vermitteln will, zu überwinden. Im therapeutischen Setting werden Realität und Phantasie, Simuliertes und Erlebtes ständig miteinander verschmolzen. Die Therapie lebt von diesem Bewußtsein.

13.4
Therapieangebot

▶ Unter *Angebot* verstehen wir das, was der Therapeut von Mal zu Mal während der Therapiesitzung als Spiel vorschlägt.

13.4 Therapieangebot

Das Angebot wird entweder direkt vom Therapeuten bestimmt oder je nach Wunsch des Kindes vereinbart. Es stellt die wesentliche Voraussetzung dafür dar, daß der Patient dazu gebracht wird, seine Funktionen positiv zu verändern.

▶ Unter *Funktion* verstehen wir die Lösung, die das Nervensystem als Antwort auf einen bestimmten Anspruch, einen bestimmten Wunsch oder ein starkes Bedürfnis gefunden hat.

Es ist also die Art des Problems und dessen Bedeutung in jeder Entwicklungsphase (appuntamento), die dem Angebot des Therapeuten den therapeutischen Wert verleiht. Um eine Funktion im adaptiven Sinn zu verändern, muß man als erstes ein *Bedürfnis* schaffen können und dem Kind bewußt machen, daß es das Bedürfnis befriedigen will. Der Ort, die Rolle, die Wahl der Objekte, das zu lösende Problem, die dazugehörigen Regeln und die Auswahl der therapeutischen Übungen müssen im Angebot erkennbar sein. Nicht alles, was das Kind tut, ist richtig. Die vorbereitende Erklärung des Angebots und seiner Regeln machen eine Aktion annehmbar und eine andere nicht annehmbar (was tun und wie), und anhand dieses Maßstabs entscheiden wir, ob das, was das Kind leistet, auch wirklich Therapie ist.

Die Auswahl der Bewegungen während der Therapiestunde muß im Hinblick auf ihre Wirksamkeit und Eignung für die vorher aufgestellten Regeln bestimmt werden, d. h. aus dem Bereich der Pathologie und nicht nach den sog. normalen Modellen. Die Begriffe „Inhibition" und „Fazilitation" werden nicht mehr auf die Qualität der Bewegungen bezogen verwendet, die von den Händen des Therapeuten geleitet werden (schön oder häßlich, fast normal oder klar pathologisch, ausgewählt oder verwirrt, fein oder primitiv), sondern auf die Lösung, die das Kind für das gestellte Problem zu finden weiß: die Lösung muß der Zielsetzung des vorgeschlagenen Rollenspiels angemessen sein. Eine zu streng kontrollierte Aktivität erschöpft schnell das Interesse des Kindes und damit seine Fähigkeit zu lernen und sich zu verändern, während eine vollkommen freie spontane Aktivität nicht die nötigen Inhalte aufweist, um therapeutisch wirksam zu sein.

▶ Unter *Therapie* verstehen wir nicht die Wahl der am besten geeigneten Bewegungsantwort und deren Perfektionierung, sondern vielmehr die Fähigkeit, eine immer größer werdende Vielfalt von Problemstellungen mit angepaßten Lösungen bewältigen zu können.

Nicht die Bereicherung und Verbesserung der Qualität des Bewegungsrepertoires, sondern die Verbesserung seines *Gebrauchs* führt zum Fortschritt. Unser Angebot muß also mehr auf die *Aktion* als auf die Bewegung an sich ausgerichtet sein; die *Problemstellung* ist wichtiger als die Lösung selbst, die *Regel* wichtiger als die Form, der *Bewegungseinsatz* wichtiger als der Bewegungsreichtum.

Interesse und Lernen. Es ist nicht immer einfach, Interesse und Lernen in Einklang zu bringen: Häufig zeigt das Kind eine instabile Aufmerksamkeit und schwankende Konzentration, sein Einsatz ist schnell erschöpfbar, und die Zeit, in der es die Spielregeln einhalten kann, ist zu kurz, um etwas zu lernen und sich zu verändern. Wenn auch einerseits eine häufige Wiederholung desselben Spielvorschlags die Erinnerungsfähigkeit fördern könnte, würde andererseits das Sinken der Aufmerksamkeit die Lernfähigkeit vermindern. Genauso kann eine Reizüberflutung oder eine zu stark emotional aufgeladene Situation eher ein Hindernis als eine Fazilitation in der Behandlung sein, weil dabei die Beziehung zu einem Objekt zu oberflächlich und zusammenhangslos ist; das Kind hat Schwierigkeiten bei der Auswahl und Unterscheidung der Reize. Noch schlimmer ist eine Situation, in der das Kind gezwungen wird, eine steif programmierte Aktivität dauernd zu wiederholen: seine Aufmerksamkeit und Mitarbeit wird bald vollkommen erloschen sein.

Im Lernen liegt nicht nur die Fähigkeit, Positives zu erhalten, sondern auch die Fähigkeit, negative Erlebnisse, Mißerfolge und Enttäuschungen zu vergessen. Nur die Erfahrungen, deren Wiederholung sich lohnt, rechtfertigen die Bezeichnung „therapeutisch" für die Arbeit des Therapeuten.

▶ **Sinn und *Ziel der Rehabilitation* ist nicht das Erreichen einer bestimmten Bewegung, sondern der Aufbau einer bestimmten Geschicklichkeit: der motorische Bereich muß ständig mit dem kognitiven Niveau in Einklang gebracht werden, die Ausführung mit der Erarbeitung.**

Es besteht die Gefahr, daß wir leere Hüllen schaffen, in die jene Eltern ihre Illusionen stecken können, die in der Produktion von Bewegung die Überwindung der Lähmung sehen.

13.5 Interaktion

In der Fähigkeit der Interaktion besteht der Unterschied zwischen „Therapeut sein" und „Therapie machen".

▶ In der *Interaktion* liegen Affinität und Einklang, Verständnis und Empathie, Dialog und Fragestellung; kurzum die Fähigkeit, das Kind in unseren Therapievorschlag einzubeziehen und es zur Veränderung anzuregen.

Die Interaktion ist ein innerer Raum, in dem die gegenseitigen positiven Gefühle aufgenommen, erhalten, gefördert und zurückgegeben werden. Sie wird möglich durch die Fähigkeit des Therapeuten zuzuhören und seine Bereitschaft sich selbst zu verändern, um das Kind besser zu verstehen. Übungen kann man nachmachen oder wiederholen; Interaktion ist einzigartig und unwiederholbar, weil sie nicht von der Identität der einbezogenen Personen absehen kann. Ohne Interaktion kann nicht von Therapie die Rede sein: wir können annehmen, daß es eine Interaktion ohne Übungen gibt (Psychotherapie), aber nicht Übungen ohne Interaktion, da sie bestenfalls ein Organ oder einen Apparat verändern könnten, aber niemals ein Individuum.

Eine von der therapeutischen Beziehung abgetrennte Übung ist reiner Selbstzweck, da sie auf keinen Fall zum Verstehen der realen Ansprüche des Kindes, seiner Ängste, Demütigungen und Enttäuschungen beitragen kann.

▶ Das ideale *Ziel* der therapeutischen Arbeit ist die Übereinstimmung der Interaktion mit der Übung (Scavo 1992).

Verbale und nonverbale Kommunikation

Wenn der Therapeut anhand von Übungen die Fähigkeit des Kindes verbessern will, die Umwelt an sich und sich der Umwelt anzupassen, findet er durch die Interaktion Zugang zu den potentiellen Ressourcen des Kindes, erkennt aber auch gleichzeitig die Grenzen seiner Arbeit. Dieser Zugang wird oft erschwert durch die verzerrten Botschaften, die ein in seiner Lähmung befangener Körper sendet; ein Körper, der besonders empfindsam ist für Ablehnung oder Annahme, Bereitschaft oder Aufgeben von seiten des Therapeuten.

Vor allem muß man einen an das Setting angepaßten Komunikationskodex entwickeln und eine gemeinsame Ebene wählen, auf der man Einklang findet, ohne in eine übertriebene Empathie zu gleiten, die die therapeutische Beziehung behindern könnte. Der Dialog zwischen Therapeut und Kind erfolgt über verbale (Laute, Worte) und nonverbale Kanäle (Tonveränderung, Rhythmus, Mimik, Blick, Bewegung, Haltung), wobei alle Äußerungen in gleicher Weise wahrgenommen und entschlüsselt werden müssen, damit die Abläufe und Ziele auch wirklich von beiden Seiten verstanden und geteilt werden. Die impliziten und expliziten Inhalte sollten dem Alter des Kindes, seiner Behinderung und seinen kognitiven Möglichkeiten angepaßt sein.

BEISPIEL: Die Interpretation der nonverbalen Zeichen ist bei Kindern mit *Dyskinesie* durch die Verzerrung der Bewegung besonders schwierig, aber auch bei Kindern mit einer *Spastik*, wo die Bewegung manchmal so mühsam ist, daß das Kind es vorzieht, darauf zu verzichten; die Frustration, die aus dem Bewußtsein erwächst, nicht verstanden zu werden, ist dann oft sehr groß. Schwierig ist auch die therapeutische Beziehung mit *schwach motivierten Kindern*, die selbst keine Vorschläge machen und auf die Angebote des Therapeuten gleichgültig reagieren. Den „verführerischen" Kindern gelingt es häufig, sich mit Zustimmung des Erwachsenen der therapeutischen Anstrengung zu entziehen, indem sie eine komplizenhafte Beziehung aufbauen.

Im Dialog verbirgt sich die nonverbale Sprache des Körpers hinter den sprachlichen Äußerungen: wir können uns einfach hinter einem Schleier von Worten verstecken. Wenn aber die Worte nur noch über ihre Melodie Bedeutung haben, wie z. B. im Dialog mit einem Säugling oder eben manchem behinderten Kind, ist es wieder nur der *Körper*, der spricht und zum Ausdruck bringt, wer wir sind und was wir in unserer Beziehung zum anderen leisten (Interaktion). Das erste Ziel des Therapeuten ist sicherlich, das Kind zu verstehen und dazu beizutragen, daß die Eltern es verstehen. Je schwerer die Behinderung ist, desto mehr muß der Therapeut den Schlüssel zum Dialog mit dem Kind in seiner persönlichen Erfahrung und seinem Wissen suchen.

Es ist nicht so sehr der Reichtum an spezifischen Kenntnissen, über die der Therapeut verfügt, sondern seine Fähigkeit, sich innerlich auf die Begegnung mit dem Kind einzustellen, die die *„Rehabilitation des Therapeuten"* von jedem anderen Angebot unterscheidet und die für ihn den Titel *„Therapeut der Rehabilitation"* rechtfertigt.

Unter diesem Gesichtspunkt verstehen wir auch, warum Milani den Therapeuten als Therapie und nicht die Therapie des Therapeuten verschreiben wollte.

Unterstützung des Therapeuten. Auch der Therapeut braucht Aufmerksamkeit und Unterstützung, damit seine Bereitschaft zur Interaktion mit dem Kind bestehen bleibt. Wenn nur unerreichbare Ziele und unnütze Aufgaben von ihm verlangt werden und seine Versuche von vornherein zum Scheitern verurteilt sind, wird er letztendlich jede Bereitschaft zur Interaktion verlieren und sich lieber hinter steif kodifizierten Übungen (kompliziert, aber unveränderbar) und hinter einer Neutralität verstecken, die blind und taub für die Botschaften und Emotionen des Kindes ist.

Da jede Person verschieden und einzigartig ist, erneuert sich die Art der Interaktion bei jedem Kind, bleibt unwiederholbar und wird für beide Seiten, Therapeut und Kind, zu einem unveräußerlichen Schatz, den sie ihr Leben lang mit sich tragen.

13.6
Äußerer und innerer Zugang

Manchmal kommt es vor, daß das Kind außerhalb des Settings und der Therapiesituation „verarmt" erscheint und nicht mehr den Bewegungsreichtum zeigt, den es während der Behandlung mit dem Therapeuten besitzt. Es muß uns klar sein, daß sehr oft der äußere Zugang zu den Ressourcen des Kindes, zu seinen Möglichkeiten und potentiellen Fähigkeiten freier und offener ist als der eigene innere Zugang, den das Kind zu sich selbst hat (s. Kap. 4.2).

▶ **Nicht alles, was der Therapeut mit dem Kind erreicht, wird zu einer** *übertragbaren Kompetenz*, **die auch verinnerlicht und beliebig angewendet werden kann.**

Das Kind erscheint zwar freier und geschickter, aber manches bleibt nur eine bedeutsame Erfahrung, und als solche sollte es auch beurteilt werden. Sie bezeichnet die Grenzen der Therapie, und dies muß den Eltern verdeutlicht werden: zeigen, was das Kind in bestimmten Situationen (Therapie) leisten *kann*, bedeutet nicht, daß es dies leisten können *muß*.

▶ Die *Übergabe der Instrumente* an die Eltern und an die Gemeinschaft, in der das Kind lebt, muß den Fähigkeiten angemessen sein, zu denen das Kind einen *inneren Zugang* hat, und nicht denjenigen, die der Therapeut *von außen* beim Kind erreicht.

Berücksichtigung emotionaler Aspekte. Das Gehirn nährt sich von Eindrücken und Erlebnissen; es sind aber die Emotionen, durch die wir uns lebendig fühlen. Emotionen, die künstlich durch einmalige Leistungen erreicht werden, die sich unmöglich nachvollziehen lassen, können die tiefe Kluft zwischen dem, was das Kind zu werden träumt und dem, was es wirklich erreichen kann, noch vergrößern. Emotionen, die nicht zu ertragen sind, führen am Ende zum Verzicht, zur willentlichen Lähmung. Deshalb ist es wichtig, daß das Kind während der Therapie den Erfolg seines Tuns, nämlich die eigenen Ressourcen durch den inneren Zugang zu verwirklichen, erleben kann, damit es *Selbstvertrauen* und ein Bewußtsein der eigenen Fähigkeiten entwikkelt. Das Kind wird deprimiert, wenn es bemerkt, daß alle anderen wissen, wie man etwas tut, nur es selbst weiß es nicht und macht immer alles falsch; das Bewußtsein seiner Unfähigkeit und Machtlosigkeit wächst und damit auch die äußere Ablehnung und der innere Verzicht. Die willentliche Lähmung verstärkt sich, und nach und nach fehlt die Grundvoraussetzung für die Therapie: der Wille, sich zu verändern.

Literaturverzeichnis

Ferrari A (1987) Paralisi cerebrale infantile: presupposti per l'organizzazione delle conoscenze. Giorn Ital Med Riab 2 (1): 6–52

Ferrari A 1988 Paralisi cerebrale infantile: problemi manifesti e problemi nascosti. Giorn Ital Med Riab 2 (3): 166–171

Ferrari A (1989) Trattamento delle lesioni neuromotorie dell'infanzia: le questioni aperte. In: Bottos M, Brazelton TB, Ferrari A, Dalla Barba B (Hrsg). Neurolesioni infantili: diagnosi e trattamento precocci. Liviana, S 143–155

Ferrari A (1990) Presupposti per il trattamento rieducativo nelle sindromi spastiche della Paralisi Cerebrale Infantile. Europa Medicophisica, vol. 26 (4). Minerva Medica, Turin, S 173–187

Ferrari A (1990) Interpretative dimensions of infantile cerebral paralysis. In: Papini M, Pasquinelli A, Gidoni EA (Hrsg) Development, Handicap, Rehabilitation: Practice and Theory. Excerpta Medica, International Congress Series 902: 193–204

Ferrari A, Lodesani M, Muzzini S (1991) La natura della paralisi. In: Merialdi A, Vadora E (Hrsg) L'ostetricia oggi e il danno cerebrale feto neonatale. Monduzzi, Bologna, S 39–46

Ferrari A (1993) Dal concetto di lesione a quello di paralisi. In: Cristofori Realdon V, Chinosi L (Hrsg) Un bambino ancora da scoprire. Marsilio, Venezia, S 111–117

Milani-Comparetti A, Gidoni EA (1957) Routine development examination in normal and retarded children. Develop Med Child Neur 9: 5

Scavo MC (1992) Bambino ideale e reale nel mondo psichico dell madre: La costruzione di un legame. Tagung: Dalla selezione alla riabilitazione. Venedig, 20. März 1992

14 Die Therapeutische Übung

Adriano Ferrari, Manuela Lodesani, Simonetta Muzzini

▶ Unter *Übung* versteht man eine Handlung oder eine Reihe von Handlungen (d. h. kognitiv organisierten Bewegungen), die das Erlernen und Aneignen von Fähigkeiten vereinfachen sollen, die wiederum für eine bestimmte Leistung, in unserem Fall die motorische Funktion, notwendig sind.

Die Übung *wirkt therapeutisch*, wenn die erreichte Fähigkeit die Gesamtorganisation oder die Funktion verbessert, immer unter Berücksichtigung der spontanen Entwicklung jeder klinischen Form, d. h. der natürlichen Entwicklung des Patienten.

Beim Kind mit IZP unterscheiden wir zwei *Probleme*, die sich unweigerlich überschneiden und in der Ausführung jeder motorischen Leistung gegenseitig beeinflussen:
- *Probleme der Aktionsplanung (hardware)*: sie betreffen die Wahl der Muster und der motorischen Kombinationen, Definition der Strategien und Kontrolle der Sequenzen; sie hängen von den Schwierigkeiten oder dem Schaden des ZNS ab.
- *Probleme der „Ausführung" (software)*: sie sind an die primären oder sekundären Schäden des Bewegungsapparates gebunden.

Ein ungeübtes, ungeschicktes oder stark beeinträchtigtes ZNS (Lähmung als angewandte Funktionsform; s. dazu Kapitel 2.1) kann einen ursprünglich intakten Bewegungsapparat schädigen; andererseits bringt es ein geschädigter Bewegungsapparat unweigerlich mit sich, daß die potentiellen Fähigkeiten des ZNS nicht angemessen gezeigt und bewertet werden können.

Zum besseren Verständnis der Therapieziele und der angewandten therapeutischen Mittel möchten wir diese beiden Problembereiche getrennt behandeln, obwohl das sicher nicht der Realität entspricht.

14.1
Probleme und Störungen des ZNS

Wir analysieren als erstes die Aspekte der Aktionsplanung, angefangen von der Wahl der Muster der Postur und der Bewegung, die für die gestellte Aufgabe am besten geeignet sind, bis zur Planung der Ausführungssequenz und der Kontrolle der Ausführung selbst. Hinsichtlich der therapeutischen Intervention können wir dann *zwei einander entgegengesetzte Auffassungen* erkennen, nämlich
- der IZP als Lähmung der Entwicklung und
- der IZP als Entwicklung der Lähmung.

Behandlung der IZP als Lähmung der Entwicklung
Die erste Auffassung sieht die Aufgabe der Physiotherapie darin, das Kind mit IZP zu „zwingen", sein gestörtes motorisches Verhalten durch Bewegungsformen, -sequenzen und -strategien aus dem Repertoire der normalen Entwicklung zu ersetzen. Hier entsteht natürlich die Frage, was unter „*normal*" zu verstehen ist bzw. wie man diesen Begriff definieren kann:
- Ideale Normalität. Normalität kann die Grundidee sein, an der wir uns orientieren, das Baugerüst jeder Entwicklungstheorie. In dem Fall drückt das idealisierte Konzept der Entwicklung das absolute Potential des ZNS aus, nach dem wir alle streben, das wir aber nie vollständig verwirklichen können.
- Statistische Normalität. Normalität verstanden als statistisches Maß; hier wird die Normalentwicklung zu einer Kombination, in der sich alle Individuen teilweise wiedererkennen können, die aber nur zufällig vollkommen werden kann.
- Reale Normalität. Normalität kann die Erfahrung sein, die jeder Therapeut im Lauf seiner Arbeit an einem oder mehreren gesunden Kindern gesammelt hat, die aber immer subjektiv bleibt.
- Imaginäre Normalität. Normalität als bildhafter Ausdruck dafür, daß aus dem „Samen" des einen oder anderen Bewegungsmusters die gewünschte „Frucht" der Bewegungsentwicklung sprießen kann.

Auch wenn wir annehmen, daß es einen gemeinsamen Ursprung der Bewegungsentwicklung gibt, der als „Normalität" bezeichnet werden kann, bleibt die Frage offen, ob sie auch das eigentliche therapeutische Ziel der Behandlung der IZP sein kann. Der Therapeut, der sich an der Normalität orientiert, müßte dem Kind mit IZP fortlaufend normale Bewegungen „verabreichen"; er müßte jeweils die Menge an Bewegung abwägen, d. h. hinzufügen, wo sie fehlt und verringern, wo sie überschießend ist; gleichzeitig müßte er die Form der posturalen

Muster und der Bewegung korrigieren, Sequenzen berichtigen, Strategien korrigieren und vor allem den angesammelten Entwicklungsrückstand aufholen (IZP als Lähmung der Entwicklung). Abgesehen von der Komplexität dieser Aufgabe müssen wir uns fragen, ob es wirklich möglich ist, alles zu verändern und jedesmal wieder von vorne anzufangen, d. h. dem Kind mit IZP eine normale Vergangenheit geben zu wollen, die ihm den Zugang zu einer akzeptablen Zukunft eröffnet.

Behandlung der IZP als Entwicklung der Lähmung

▶ Die zweite Auffassung sieht in der Therapie die Aufgabe, das Kind mit IZP in der Überwindung der Probleme, die das Wachstum nach und nach stellt, zu führen und ihm zu helfen, die besten Anpassungslösungen innerhalb der Selbstorganisation seiner Lähmung zu finden, d. h. mit den Karten, die es in der Hand hat (IZP als Entwicklung der Lähmung).

Genauer gesagt müssen wir dazu beitragen, die Person in ihrem Anderssein zu fördern, ohne ihr eine schlechte Nachahmung der unerreichbaren Normalität aufzuzwingen. Nach Corominas (1991) ist es ausschlaggebend, dem Kind mit IZP seine Möglichkeiten und Grenzen bewußt zu machen. Neben der Kenntnis der Normalität braucht der Therapeut ein ebenso fundiertes Wissen über die Behinderung und den Verlauf ihrer Entwicklung. Die Lähmung als Entwicklungsphänomen ist gekennzeichnet durch regelmäßig auftretende Berechnungsfehler, die das ZNS in der Organisation der verschiedenen motorischen Leistungen zeigt. Die Kenntnis der spontanen Entwicklung der Behinderung läßt die Strategien voraussehen, die das Kind wählen wird, und den Verlauf der verschiedenen Funktionen, auf den sich die Therapie einstellen muß. Nur wenn wir den Verlauf der spontanen Entwicklung kennen, verstehen wir auch, *was* wir mit Physiotherapie in welchen kritischen Momenten, mit welchen Mitteln und in welchem Ausmaß verändern können und was nicht (Veränderbarkeit als Maß des Möglichen in der Rehabilitation).

▶ Im Bereich der IZP kann man nur *Veränderungen* anbahnen und fazilitieren, die mit der „Wahlfreiheit" der Selbstorganisation der jeweiligen klinischen Form vereinbar sind, und nur in einer Weise, die keinesfalls die Normalität nachahmen oder erreichen kann.

Es zeigt sich also, daß bestimmte Aspekte der gestörten Entwicklung nur geschwächt und andere überhaupt nicht verändert werden können, auch wenn wir noch so viel Therapie verabreichen.

Die Besonderheit der Entwicklung wird infolgedessen nicht mehr in der Qualität der Leistung des Kindes gesehen, d. h. in einem Bewegungsmuster, sondern im Problem (Bedürfnis, Anspruch), dem diese Leistung eine zufriedenstellende Antwort bietet. Die Lähmung als Funktionsform kann als positiver Versuch des Kindes mit IZP betrachtet werden, „auf jeden Fall" die Probleme seiner Entwicklung zu lösen, was uns dazu führen muß, die IZP als Entwicklung der Lähmung zu sehen und nicht als Lähmung der Entwicklung.

In der Behandlung des Kindes mit IZP muß sich die Aufmerksamkeit vor allem auf seine Ansprüche und Bedürfnisse richten – in welchem Moment der Entwicklung sie sich zeigen und welches die angemessensten Antworten und Lösungen sind. Da das Kind nicht über die „Karten" der Normalität verfügt, müssen wir lernen, mit den Karten seiner Behinderung zu spielen, indem wir versuchen, die Arbeitsweise seines Gehirns zu verstehen; es ist letztendlich die einzige Möglichkeit, die uns zur Verfügung stehen.

▶ **Nach dem ersten Konzept bedeutet „Verändern" Behinderung durch Normalität ersetzen, nach dem zweiten eine Anpassung der gestörten Funktion, um ein Problem wirkungsvoller zu lösen und um ein befriedigenderes Endresultat zu erreichen.**

Auf das erste Konzept sind zahlreiche „Methoden" zurückzuführen, die sich zwar in der allgemeinen Entwicklungstheorie, auf die sie sich beziehen, und in Art und Reihenfolge der vorgeschlagenen Übungen unterscheiden, aber im Hinblick auf die Art der Störung, die sie verändern wollen, und auf die Eigenschaften des Kindes, dem sie helfen wollen, undifferenziert bleiben. Das zweite Konzept läßt sich bisher nur durch wenige, nicht immer in sich schlüssige Erfahrungen belegen, aber wir glauben, daß sich aus diesem Konzept die therapeutischen Angebote der Zukunft ableiten werden.

▶ **Im *Gegensatz* zu einer Anschauung, die die Rehabilitation verurteilt, weil sie unfähig ist, ein gestörtes ZNS zu normalisieren, steht die Idee einer Rehabilitation, die darauf ausgerichtet ist, das Kind darin zu fördern, Anpassungsfunktionen zu entwickeln: eine *Rehabilitation*, die dem *Zweck* größere Bedeutung als dem Mittel zumißt, dem *Inhalt* einer Aktion mehr Bedeutung als der Bewegungswahl, der *Wirksamkeit* der Leistung mehr als der Art der Ausführung.**

Während die Probleme der Entwicklung jeweils die gleichen sind, unterscheiden sich von Kind zu Kind die Antworten, besser gesagt die Anpassungsleistungen zur Lösung der Probleme, wobei deren Vielfalt beim normalen Kind überschießend, beim behinderten Kind hingegen durch die begrenzte Wahlfreiheit sehr eingeschränkt ist. Wenn etwas identisch in der Entwicklung zweier Kinder ist, dann sicher nicht das Repertoire der Leistungen, sondern die Aufeinanderfolge der Problemstellungen und der Phasen, in denen sich das Kind seiner Ansprüche bewußt wird und geeignete Lösungen organisieren kann; das Kind stellt damit unter Beweis, daß es die Regeln der Mechanismen und der Prozesse beherrscht, die sein Wesen und sein Handeln bestimmen.

▶ Die *Entwicklung* muß als Geschichte bewältigter Probleme betrachtet werden und nicht als Geschichte gewählter Lösungen.

Besondere Aspekte des Bewegungslernens (motorischen Lernens)
Um den Einsatzbereich der therapeutischen Übung bei der IZP eingrenzen zu können, sollte zunächst das Problem des Bewegungslernens analysiert werden.

▶ Unter *Lernen* versteht man den genetisch vorprogrammierten Prozeß, der das Erreichen von genetisch nicht vorbestimmten Fähigkeiten durch mehr oder weniger häufig wiederholte Erfahrungen ermöglicht.

Als nächstes ist zu bewerten, in welchem Maß der durch Übung eingeleitete motorische Akt auch angeeignet, d. h. zu einem stabil zugänglichen Repertoire gemacht werden kann (s. Kap. 13.6). Außerdem muß die motorische Handlung von dem Kontext, in dem sie erlernt wird, abgetrennt werden können, um spontan in anderen Kontexten und Situationen zum Aufbau neuer Kompetenzen wiederverwendet zu werden.
Beim Kind mit IZP lassen sich folgende *Störungen und Schwierigkeiten des ZNS* unterscheiden:
1. Durch einen qualitativen und quantitativen „Absturz" des genetischen Programms können größere oder kleinere Teile des Repertoires der Muster und motorischen Kombinationen (verringerte Variabilität) fehlen („*ich kann nicht abrufen*").
2. Es können Störungen des Muskeltonus und gestörte Bewegungsmuster auftreten, die in einer kompetitiven Interaktion miteinander im Konflikt liegen oder einander dominieren, wie Milani-Comparetti (1957) gezeigt hat („*ich kann nicht umgehen*").

3. Es fehlt die Fähigkeit, innerhalb des verfügbaren Repertoires komplexere Bewegungsschemata aufzubauen und sie in stabilen Sequenzen zu automatisieren (*„ich kann nicht gleichzeitig kombinieren und kontrollieren"*).
4. Es fehlt die Fähigkeit, bestimmte, im Repertoire nicht vorhandene Bewegungen zu lernen (*„ich kann nicht lernen"*), auch wenn der Therapeut noch so genau Ort, Rolle, Regeln und Mittel wählt und in einer positiven Interaktion anbietet.
5. Es fehlt die Fähigkeit, sich die gelernten Bewegungen in stabiler Weise anzueignen, um sie dann spontan auch außerhalb der Therapie anzuwenden (*„ich kann nicht wiederholen"*).
6. Es fehlt die Fähigkeit, Fortschritte zu machen (*„ich kann mein Repertoire nicht frei und beliebig verwenden"*).

BEISPIEL: Wie oft beobachtet man *Patienten mit Hemiplegie*, die sehr gut ein korrektes Gangmuster auch mit dem plegischen Bein unter willentlicher Kontrolle zustandebringen, die aber kurz darauf beim freien Gehen diese Fähigkeit nicht mehr zeigen. Dasselbe ist auch zu beobachten, wenn ein Patient mit *distaler Diplegie*, der während der Therapie, d. h. unter Kontrolle, eine gute Schrittsequenz mit Belastung der Fußsohle ausführen kann, im Spontanverhalten aber ein Muster mit beschleunigter Schrittfrequenz und Vorfußbelastung aktiviert; ein Muster also, das nicht so „korrekt", dafür aber schneller und wirkungsvoller ist.

Ist es sinnvoll, in der Therapie *abstrakte Bewegungsabläufe* ohne spezifischen Kontext aufzubauen? Läßt sich Gehen allein durch „Gehen" erlernen oder gibt es unspezifische vorbereitende Übungen, die erst in einer späteren Phase in die komplexe Leistung, z. B. in das spezifische Muster des Gehens eingefügt werden? Ganz praktisch gesehen: Kann man durch Übungen im Schwimmbecken oder auf dem Pferd das Erlernen des Stehens und Gehens fazilitieren?

Sollte in jedem Fall das *Gesetz der Steigerung* eingehalten werden, d. h. ein stufenweiser Übergang von einfachen Aufgaben, die eine Kontrolle weniger Variablen voraussetzen, zu komplexeren Aufgaben mit mehrfachen Variablen? Beispielsweise stellt die horizontale Fortbewegung sicher eine Stufe in der Entwicklung zum aufrechten Gehen dar, aber kann man behaupten, daß durch Robben oder Krabbeln das Gehen früher, schneller oder besser erlernt wird?

Die *klassischen Behandlungsmethoden* schlagen Übungen vor, die Bewegungsmuster aus dem Repertoire der Normalität fördern sollten. Sie arbeiten unter der Voraussetzung, daß es möglich sei, beim normalen wie beim behinderten Kind nach gleichen und wiederholbaren Schemata Bewegungen zu lehren und zu lernen. Sie wiegen sich in der scheinbar sicheren Überzeugung, daß ein Kind mit IZP imstande sei, die in einem spezifischen Kontext wie der Therapie gemachten Erfahrungen in andere Kontexte zu übertragen. Das würde bedeuten, daß das Kind sich die in der Therapiestunde gelernten Bewegungen aneignen und sie frei anwenden kann, als ob das Gelernte ein stabiles und von innen zugängliches Repertoire wäre, aus dem das Kind spontan schöpfen kann, um neue Aktivitäten und Kompetenzen aufzubauen.

Wir stellen uns die Frage: Ist der durch die Übung eingeleitete Bewegungsablauf von seinem Kontext trennbar? Nach Cornoldi (1994) sind Lernprozesse spezifisch und an bestimmte Bereiche gebunden: ein Mensch, der besondere Geschicklichkeit auf einem Gebiet erlangt hat, muß nicht unbedingt auf anderen Gebieten gleich versiert sein, d. h. er kann das Gelernte nicht *generalisieren*. Manchmal führt nur eine geringe Veränderung der Variablen der Aufgabe zu Schwierigkeiten in der Ausführung.

In neuen Studien auf dem Gebiet der Neurophysiologie finden sich einige Hinweise, die diese Hypothese bestätigen:

- *Hirnrinde.* Auf der Hirnrinde gibt es vielfache Repräsentationen der einzelnen Körperteile (in der Reihenfolge ihrer Bedeutung: obere Extremität, Mund, untere Extremität), deren Aufgabe es ist, in Parallelschaltung die Besonderheiten der Bewegung zu kontrollieren. Jede Zone verarbeitet ganz spezifische Informationen, die aus dem Parietallappen kommen und miteinander verknüpft werden (Modell der Verteilung).
- *Area 4.* Die Area 4 (präzentrale motorische Area) ist maßgeblich für die Produktion der feinen, zweckgerichteten distalen Bewegungen, für das Kalibrieren der Kraft, für die Bestimmung der Geschwindigkeit und die Wahl des Moments, in dem die Bewegung aktiviert werden muß. Sie erhält starke sensorische Inputs aus der Peripherie, die für die Kontrolle der geplanten Bewegung während der Ausführung notwendig sind (transkortikaler motorischer Reflex).

Die Area 4 kodifiziert die Bewegung: neuroanatomische Versuche haben gezeigt, daß ein einzelnes Axon einen motoneuronalen Pool kommandiert, der wiederum eine Gruppe von Muskeln kontrolliert, die synergisch eine bestimmte Bewegung ausführen.

In der Area 4 des Affen ist die Hand doppelt repräsentiert: zum einen sind die Bewegungen der Hand in bezug auf die kinästhetischen und zum anderen in bezug auf die taktilen Afferenzen abgebildet (Stick u. Preston 1982).

- *Area 6.* Die Area 6 dient zum Großteil den proximalen Bewegungen und wird in der Vorbereitung der Bewegungen der Extremitäten aktiviert (vorbereitende posturelle Kontrolle). Ihr oberer Teil (*F2*) erhält propriozeptive Informationen, während der untere Teil (*F4, F5*) visuelle Informationen sammelt, die in Beziehung zum körpernahen Raum kodifiziert und grundlegend für die Handbewegungen sind. Einige Neuronen aktivieren sich auch, wenn die Bewegung von anderen Individuen ausgeführt wird und scheinen mit der Möglichkeit verbunden zu sein, eine mentale Abbildung der Bewegung zu erzeugen. Auch im Parietallappen kann man getrennte Zonen unterscheiden, die sich bezüglich der verschiedenen Eigenschaften des Gegenstands aktivieren (visuell, räumlich, physisch), d. h. wie die Hand greift und sich die Gesamthaltung dementsprechend ändern muß. Diese vielfachen Abbildungen sind jeweils funktionell verschieden.
Die Area 6 enthält ebenfalls mehrfache Körperabbildungen: jede Zone erhält spezifische Informationen und kontrolliert unterschiedliche Bewegungsparameter mit einer parallel laufenden Kontrolle.
In der unteren Area 6 ist die *Zone F4* enthalten, deren Neurone sich als Antwort auf somatosensorische taktile Reize des Gesichts und visuelle Reize eines bewegten Gegenstands aktivieren. Auch die *Zone F5* liegt innerhalb der unteren Area 6: Ihre Neurone entladen sich, wenn der Affe Greif- oder Manipulationsbewegungen der Hand ausführt; sie sind aktiv bei zweckbedingten Bewegungen und bestimmen, auf welche Weise der Gegenstand genommen werden muß.
- *Parietallappen.* Der Parietallappen spielt eine wichtige Rolle in der Verarbeitung der sensorischen Zeichen, die die willkürliche Bewegung leiten: Einige Regelkreise antworten auf die visuelle Qualität des Gegenstands, andere beschäftigen sich mit der Wahrnehmung des Raums oder kontrollieren die Greifweise der Hand, wieder andere die Veränderung der Gesamthaltung.
- *Area 5.* In der Area 5 wurden 2 Neuronengruppen identifiziert (Mountcastle, Georgopoulos et al. 1975):
Eine Gruppe von Neuronen ist nur aktiv, wenn der Affe die Hand ausstreckt, um einen Gegenstand in nächster Nähe zu greifen, der seine Aufmerksamkeit erregt hat; dieselbe Gruppe wird nicht aktiviert, wenn der Arm sich im selben Raumabschnitt bewegt, ohne nach etwas zu greifen.
Eine andere Gruppe von Neuronen ist aktiv, wenn das Tier mit den Händen einen Gegenstand untersucht, der besonders interessant ist (Neuronen der Manipulation).

- *Area 7.* Auch in der Area 7 konnten verschiedene funktionelle Zonen unterschieden werden: Im Inneren des intraparietalen Sulkus kann man die *vordere intraparietale Zone (AIP)* und die *ventrale intraparietale Zone (VIP)* unterscheiden. In der AIP sind die Neuronen spezifisch für die Art des Greifens (ähnlich wie in F5), und sind mit F5 in Verbindung; in der VIP aktivieren sich die Neuronen auf visuelle Annäherungsreize im körpernahen Raum und sind in Verbindung mit F4 (Neuronen der Hand-Augen-Koordination).

▶ **Es gibt *Neuronen*, die sich durch sensorische Reize im Zusammenhang mit spezifischen Antworten motorischen Verhaltens aktivieren.**

„Die motorischen Einheiten der verschiedenen Abteilungen werden verschiedenen Aktivierungsmustern entsprechend je nach der funktionellen Aufgabe, in deren Ausführung die Muskelaktion erfolgt, aktiviert" (Grotto 1990).

Das Bewegungslernen verläuft gewöhnlich auf prozessuale Weise, d. h. ohne Bewußtwerden des Inhalts der dazu benötigten Informationen (Cornoldi 1994).

Diese neurophysiologischen Daten lassen darauf schließen, daß der Aktivierung von Bewegungsmustern ein spezifischer Kontext und Zweck zugrundeliegt, und stützen die Annahme, daß „die Aufgabe des Rehabilitierenden nicht so sehr die ist, die Neorganisation geschädigter funktioneller Systeme so zu steuern, daß abstrakte, zusammenhanglose Bewegungen gelernt werden, sondern vielmehr so, daß die Fähigkeit erworben werden kann, bestimmte biologische Aufgaben zu erfüllen. Dabei müssen *Regeln*, nicht einzelne Gesten, erlernt werden, die ein dynamisches, d. h. variables Einfügen von Einzelelementen in die Organisation der funktionellen Struktur ermöglichen" (Perfetti 1991).

Die fehlende Auseinandersetzung mit der Wirklichkeit des „Kranken" führt dazu, daß eine abstrakte Bewegung aufgebaut wird, die weit entfernt ist von seinen Erfahrungen, Ansprüchen, Absichten und Zielen und für ihn keinerlei Bedeutung und Kontextbezug enthält (Grotto 1994).

▶ **Die Neugier, die Absicht, die Lust, sich zu ändern, der Wunsch nach Interaktion mit der Außenwelt, die Fähigkeit, gemachte Erfahrungen zu verarbeiten, emotionaler Einsatz und Lebenserfahrung sind viel wichtigere *Elemente* der Behandlung des Kindes mit IZP als der Konflikt zwischen Bewegungsmustern oder die Stabilität des Muskeltonus.**

Besondere Aspekte der therapeutischen Regeln

Beim Festlegen der therapeutischen Übungen und ihrer Anwendung müssen einige *Variablen* beachtet werden:

Natürliche Entwicklung der IZP. Der Therapeut schaltet sich in einen Prozeß ein, der von der Selbstorganisation der jeweiligen klinischen Form bestimmt ist, und er sollte das klinische Bild und die spontane Entwicklung dieser Form sehr genau kennen. Die Übungen müssen anhand der Störungen und Probleme konzipiert werden, die für die jeweilige Form der IZP typisch sind. Ihr Ziel darf nicht eine Annäherung an die Normalität sein, sondern sollte vielmehr darin bestehen, daß eine für das Kind in einer bestimmten Phase seiner Entwicklung wichtige Funktion so angemessen an Handlungsziel und Kontext wie möglich gestaltet werden kann.

Ausmaß der Veränderbarkeit. Wir können mit der therapeutischen Übung nur das ändern, was einer Veränderung auch zugänglich ist. Wir haben keinen Einfluß auf die Läsion selbst, sondern nur auf die Lähmung, d. h. auf die Art der Leistung, die vom Kind als Antwort auf ein bestimmtes Bedürfnis erbracht wird. Die Wahl der Behandlung kann nicht im Hinblick auf eine vollständige Abkehr vom spontanen Entwicklungsweg des Kindes getroffen werden.

BEISPIEL: Der Versuch, einen Patienten mit *Hemiplegie* zu symmetrisieren, wäre rein illusorisch und würde schnell vom alltäglichen Verhalten des Kindes zunichte gemacht. Hier ist eher der Versuch angebracht, ein besseres Zusammenspiel zwischen gesunder und plegischer Seite zu erreichen, d. h. mehr Aufmerksamkeit für die plegische Seite und ihren bestmöglichen Gebrauch innerhalb des verfügbaren Repertoires.

Ein anderes Beispiel wäre die Unterdrückung der Bewegung beim *dystonischen Kind*: die Parasitbewegungen haben eine funktionelle Bedeutung und machen die zweckgerichteten Bewegungen erst möglich; ihre Unterdrückung verhindert jegliche willkürliche Bewegung.
In der Bewertung des Kindes müssen wir imstande sein zu erkennen, welche Zeichen funktionell sind und was sie innerhalb einer spontanen Kompensationsstrategie des Kindes bedeuten. Die Schnelligkeit mancher Kinder mit Diplegie stellt eine Kompensationsstrategie dar; sie zu verhindern oder zu unterdrücken bedeutet für das Kind einen Verlust an Geschicklichkeit.

Entwicklungsstadium. Das Entwicklungsstadium des Kindes sollte unter motorischen, kognitiven, emotionalen und affektiven Gesichtspunkten berücksichtigt werden.

BEISPIEL: Ein Kind, das gerade die Freude an der Bewegung entdeckt hat, darf auf keinen Fall gebremst werden, während ein Kind, das noch auf der Suche nach innerer Ruhe ist, nicht stimuliert werden soll. Auch dürfen wir ein Kind, das noch Umschließung und tonischen Körperdialog braucht, nicht vom Körper des Erwachsenen trennen.

▶ **Die kognitiven, interpersonellen und affektiven Gesichtspunkte sind bei dem Kind mit IZP in prognostischer Hinsicht sicher bedeutsamer als die motorischen Probleme.**

Lernfähigkeit. Wir müssen einen spezifischen Kontext für die Durchführung der Übung schaffen. Darunter verstehen wir nicht nur den physischen Raum des Setting, sondern auch die Personen, die ihn beleben, und die Regeln, die darin herrschen. Der Kontext ist der Knotenpunkt: die Übung ist an einen spezifischen Kontext gebunden, und erst im Laufe der Behandlung kann man erwarten, daß dieselben Aktivitäten in immer weniger spezifischen Kontexten angewandt werden. Nach Perfetti und Noccioli (1986) läßt sich *Kontext* nicht mit der Summe der Gegenstände gleichsetzen, mit denen die Bewegung Kontakt ermöglicht, sondern vielmehr mit der Gesamtheit aller Elemente, die für die Planung des Erreichens bestimmter Ziele notwendig sind.

Auf die Fragen: „Tut schwimmen gut?", „Hilft reiten?" kann man antworten, daß im Bereich der Physiotherapie keine absoluten Aussagen über „gut" und „schlecht" möglich sind, sondern daß man jedesmal auf die gewünschte Funktion Bezug nehmen muß, auf das Bedürfnis, das man befriedigen will, oder auf den Zweck, den man erreichen soll. Zum Schwimmenlernen ist schwimmen geeignet, genauso wie man durch Reiten ein guter Reiter wird. Das heißt aber noch lange nicht, daß dabei auch eine bessere Stützreaktion oder eine bessere Hand-Augen-Koordination gefördert wird.

Eine therapeutische Intervention, deren Zweck nicht klar ist, darf nicht als solche bezeichnet werden. Es kann keine „absolute" therapeutische Übung geben, sondern eine Übung muß für ein bestimmtes Kind, eine bestimmte Funktion, zu einem bestimmten Zweck und in einem bestimmten Moment interessant, wichtig und angemessen sein. Wir müssen auch bedenken, daß die Bedeutung, die der Therapeut einer bestimmten Übung zuschreibt, nicht immer mit dem übereinstimmt, was der Patient dann tatsächlich daraus macht. Was wirklich zählt, ist die Bedeutung, die das Resultat der Aktion für den hat, der sie ausführt (Maturana u. Varella 1988). Im pragmatischen Sinn ist dieser Aspekt ein echtes Problem: man ist oft ganz unwillkürlich davon überzeugt, daß ein bestimmtes Angebot in einer bestimmten Phase der Entwicklung des Kindes interessant wäre, während das Kind gar kein Interesse daran hat.

▶ **Für die *Therapie* müssen wir lernen, die Welt durch die Augen des Kindes, dem wir helfen wollen, zu sehen.**

Aneignungsfähigkeit. Darunter verstehen wir die Fähigkeit, eine innerhalb des therapeutischen Settings gut ausgeführte Bewegung in anderen Kontexten mit graduell verringerter Fazilitation und Kontrolle von außen zu wiederholen.

Fortschritt. Unter Fortschritt verstehen wir die Fähigkeit, eine gelernte motorische Handlung zu zerlegen, um sie anders wiederzugebrauchen oder in neuen Sequenzen wiederaufzubauen, d. h. eine Verallgemeinerung der angeeigneten Bewegungen, die nicht nur in neuen Kontexten, sondern auch zu anderen Zwecken eingesetzt werden können. Dies ist der Hauptzweck der Therapie: das Kind kommt nicht zur Behandlung, um die Treppen im Therapieraum hochklettern zu lernen, die ja bekanntlich nirgends hinführen, sondern um die Mechanismen und Prozesse zu lernen, die es ihm erlauben, jede beliebige Treppe hochzusteigen.

▶ **Die Treppen des Therapieraums hochklettern bedeutet *Lernen*, sie spontan ohne Fazilitation des Therapeuten hochzuklettern bedeutet *Aneignung*, allein jede Treppe in jedem Raum und in jeder Situation hochzuklettern bedeutet *Fortschritt*. An den Fortschritten des Kindes messen wir den *Erfolg* unserer Behandlung.**

Bei der therapeutischen Übung interessiert uns nicht so sehr die Verfeinerung eines bestimmten Musters, sondern das Erreichen der größtmöglichen Geschicklichkeit in der größtmöglichen Variabilität der Kontexte. Die Grundlage der Praxis der Rehabilitation ist die Beziehung des Subjekts zur Realität der Außenwelt, die durch komplexe, zweckgerichtete, variable und kontextgebundene Bewegung vermittelt wird (Grotto 1994).

Wenn das Kind während der Therapie zwar lernt, aber nicht aneignet und bewahrt und keine Fortschritte macht, wird die Behandlung zu einer zweck- und endlosen Arbeit, da sie kein Ziel erreicht und daher nie ein Ende findet.

In einem Wortspiel könnten wir behaupten, es läge ein großer Unterschied darin, ob wir *die Lähmung* (als Summe der Zeichen und Symptome der IZP) des Kindes behandeln, oder ob wir *das Kind mit seiner Lähmung* in einer bestimmten Phase seiner Entwicklung und in dem bestimmten physischen und sozialen Kontext behandeln. Die Behandlung der Lähmung setzt alle Rehabilitierenden einem konstanten Mißerfolg aus, da man die Zeichen und Symptome, mit denen sich das Kind in seinen Leistungen organisieren muß, nicht ändern kann. Die Behandlung des Kindes mit seiner Lähmung kann zu einer Änderung seiner Leistungen, seiner Geschicklichkeit und seiner Anpassungskompetenz führen, da es lernt, bessere Funktionen zu organisieren, die es ohne therapeutische Unterstützung nicht aufbauen könnte.

Konsequenzen für die gewählten Behandlungsmethoden
Einige Behandlungsmethoden schlagen Übungen zum Erlernen von Bewegungsmustern vor, die aus dem Bereich der *Normalität* genommen werden, aber dem Lebenskontext des Kindes nicht entsprechen: die Perfektionierung ist sehr selektiv und für jeden einzelnen Bewegungsakt müssen neue, oft komplexe Hilfen erdacht werden.

Im Gegensatz dazu sind wir der Auffassung, daß die Gestaltung des Raums und die Wahl der Hilfsmittel so *wirklichkeitsnah* wie möglich sein sollte; einfache und alltägliche Gegenstände fazilitieren oft mehr als eine Reihe komplizierter Behelfe. Vor allem aber müssen wir uns bewußt sein, daß der äußere Zugang des Therapeuten nicht immer den inneren Zugang des Kindes freimacht, d. h. die Fähigkeit des Kindes, von sich aus das zu wiederholen, was der Therapeut mit ihm erreicht hat.

Aus der Beobachtung und Bewertung der ersten funktionellen Leistungen des Kindes können wir erkennen, wie sein ZNS arbeitet, und entscheiden, welche therapeutischen Übungen am besten zur Fazilitierung der darauffolgenden Funktionen geeignet sind. Die in der Behandlung gelernten Fähigkeiten sollten immer auf die Familie übertragen werden, ohne sie dabei zu einer zu strengen Wiederholung der Übungen zu zwingen.

Da es nicht immer möglich ist vorauszusehen, welche Veränderungen wir mit einer Übung erreichen, müssen wir anhand von *Hypothesen und deren Überprüfung* vorgehen. Damit die Arbeit des Rehabilitierenden als „wissenschaftlich" bezeichnet werden kann, müßte sie einem epistemologischen Ansatz folgen, der von der Definition des

Problems ausgehend eine Hypothese zur Lösung aufstellt und die Hypothese einer empirischen Kontrolle unterzieht durch die Bewertung der erreichten Veränderung. Auf der Basis der neuen Informationen müßte eine neue Hypothese aufgestellt werden, die ihrerseits wieder von den erfolgten Veränderungen bestätigt werden muß usw. Durch die therapeutische Übung wird die Ausgangshypothese entweder widerlegt und von einer neuen Hypothese abgelöst; sie kann auch zeitweise bestätigt oder als endgültig falsch verworfen werden.

Eine Änderung der therapeutischen Maßnahmen heißt nicht, das Vertrauen in die eigene Methode zu verlieren, sondern bedeutet, daß man als aufmerksamer Beobachter Veränderungen erkennt und seine Angebote diesen Veränderungen anpassen kann.

▶ Die Physiotherapie läßt dogmatischen Ansätzen keinen Raum.

14.2
Störungen des Bewegungsapparates

Nach Crenna (1989) sind die charakteristischen Störungen bei der IZP auf dem Niveau der gemeinsamen Endbahn zum Bewegungsapparat auf *vier verschiedene Mechanismen* zurückzuführen:
- *Lähmung*: eine verringerte oder unwirksame Rekrutierung der motorischen Einheiten, die normalerweise für eine bestimmte Aktivität notwendig sind.
- *Spastizität*: abnormale Rekrutierung von motorischen Einheiten, geschwindigkeitsbedingt, in Antwort auf Muskeldehnung.
- *Kokontraktion*: Verlust der normalen Muster der reziproken Inhibition und daraus folgende nichtselektive Aktivierung der Antagonistengruppen (Überlagerung von Kontraktion).
- *Retraktion (fibröse Kontraktur)*: Veränderung der passiven Stiffness des Muskels durch eine Störung der mechanischen Eigenschaften des Muskel-Sehnen-Systems.

Bevor wir entscheiden, wie wir jeden einzelnen dieser Fehler beeinflussen, muß das Vorhandensein einer weiteren Bedingung festgestellt werden, die äußerst wichtig für den Erfolg jedes therapeutischen Eingriffs in bezug auf den Bewegungsapparat ist: die *Stabilität des Fehlers*. Wenn nämlich in der Ausführungsroutine der vom Kind gezeigte Fehler nicht konstant und stabil vorhersehbar ist, kann man an keinen gezielten therapeutischen Eingriff denken. Man kann nicht ein Kind korrigieren, das zwar fortwährend Fehler macht, wobei aber jedesmal Sitz und Art des Fehlers variieren.

Die Fähigkeit, ein bestimmtes motorisches Verhalten mit den darin enthaltenen Fehlern zu zeigen, zu stabilisieren und auszuwählen, hängt von der Arbeitsweise des ZNS ab. In einem gewissen Sinn könnte man fast behaupten, daß das Kind mit IZP aus seiner Lähmung lernen muß. Manche Fehler erscheinen häufiger und stabiler, andere nur gelegentlich oder selten. Darum ist in der IZP der therapeutische Bereich sehr begrenzt, in dem es möglich ist, eine erreichte Veränderung direkt auf die angewandte Übung und die Erfahrung des Patienten zurückzuführen. Vielleicht ist dies auch die Erklärung dafür, warum es viel schwieriger ist, die dyskinetischen Formen der IZP zu behandeln als die spastischen Formen.

14.3 Behandlung der Lähmung

Bisher ist es noch nicht möglich, die Lähmung zu korrigieren.

▶ Nach Crenna (1989) bedeutet *Lähmung* fehlende oder unzureichende Aktivation eines spezifischen Pools von motorischen Einheiten innerhalb eines bestimmten Bewegungsmusters und innerhalb einer gewissen Zeitspanne der Aktion.

Das Problem besteht nicht „einfach" darin, daß eine bestimmte Anzahl von motorischen Einheiten des Muskels kontrahiert wird, sondern vielmehr, daß gelernt werden muß, in welchem festgelegten Bewegungsschema der einzelne Muskel gereizt werden muß, in welchem Augenblick und mit welcher Dauer, mit welcher Intensität und welcher zeitlichen Verteilung. Kinder, die während der Hebephase beim Gehen die Fußspitze am Boden streifen, sind oft imstande, eine gute aktive Dorsalflexion zu machen, wenn gleichzeitig eine Flexion des Knies und der Hüfte gefragt ist; schwierig ist die Dorsalflexion des Fußes mit einem Bein, das gestreckt werden muß. Manchen der Kinder gelingt es, auf Kommando diese Bewegung auszuführen, aber meist um 10–20 ms zu spät, was schon dafür ausreicht, daß die Fußspitze nicht vom Boden losgelöst werden kann.

Unter bestimmten Umständen kann, wie z. B. beim Fuß, als Kompensation für die Lähmung eine *dynamische Orthese* verwendet werden; in anderen Fällen wird ein *Muskeltransfer* vorgezogen (z. B. der Tibialis posterior auf das III. Os cuneiformis zur Unterstützung der Dorsalflexoren). Der Einsatz von bleibenden *Elektrostimulatoren* und von Orthesen mit mechanischer Übersetzung der Bewegung, wie z. B. der R.G.O., haben bei der IZP keine Indikation.

Als nicht erfolgreich hat sich in der Vergangenheit die Muskelkräftigung erwiesen, die durch Gymnastik (viel Physiotherapie), durch Training mit äußerem Widerstand (Gewichte und Federn), durch Massage und Elektrostimulation erreicht werden sollten.

14.4
Behandlung der Spastizität

Die Behandlung der Spastizität ist vorzugsweise das Wirkungsfeld für Medikamente. Die gebräuchlichsten sind solche mit *systemischer Wirkung* wie Baclophen, Dantrolen, Tizanidin usw. Außer der therapeutischen Wirkung bringen die Substanzen unvermeidliche Nebenwirkungen und eine deutliche Verminderung der positiven Stützreaktion mit sich, was zu einer schnellen Erschöpfbarkeit des Patienten führt. Um die unerwünschten Nebenwirkungen zu verringern und die Toleranz zu erhöhen, wurde in letzter Zeit die Möglichkeit entwickelt, Medikamente durch eine bleibende Pumpe direkt in den Subaracnoidalraum zu verabreichen.

Viel interessanter sind die Medikamente mit *lokaler Wirkung* wie Botulinustoxin, Ethanol und Phenol. Sie werden in gezielter Menge in den Muskelspindel (Botulin), die neuromuskuläre Endplatte (Alkohol) oder die motorische Nervenfaser (Phenol) injiziert und bewirken eine vorübergehende periphere Lähmung des Muskels, die 4 bis 6 Monate anhält. Abgesehen von der spezifischen Inhibition der Spastizität bietet die Behandlung den Vorteil, daß während der inaktiven Periode des Muskelanteils das ZNS lernen kann, die gewünschte motorische Leistung auf andere Weise zu organisieren.

▶ Die Anwendung der *Medikamente mit lokaler Wirkung* darf nie getrennt von der physiotherapeutischen Behandlung vorgenommen werden.

Erwähnenswert sind auch *Inhibitionsgipse*, die über einen Zeitraum von 3–4 Wochen angewandt werden und denen dynamische Orthesen folgen können, und die *dosierten Sehnenverlängerungen*.

Wenig Zuspruch finden die Rhizotomie und die Radikolotomie auf dem Niveau der hinteren Wurzeln des Rückenmarks wie auch die stereotaktische Operation auf dem Niveau der Thalamuskerne, da man die Wirkung nicht dosieren kann und die Veränderung irreversibel ist. Aus demselben Grund ist auch von den Eingriffen der peripheren Neurotomie der motorischen Nervenfaser grundsätzlich abzuraten.

14.5
Behandlung der Kokontraktion

Auch bei der Kokontraktion, d. h. der gleichzeitigen Kontraktion von Muskelgruppen, die als Antagonisten auf dasselbe Gelenk wirken, können die oben genannten Medikamente Anwendung finden. Die Kokontraktion betrifft für gewöhnlich die großen Gelenke, wo das Problem der muskulären Inhibition durch die zweigelenkigen Muskeln erschwert wird.

Auf der Ebene des Knies könnte eine *Inhibition der ischiokruralen Muskulatur* die antigravitäre Aktivität des M. quadriceps begünstigen, auf der Ebene der Hüfte aber würde sie unvermeidlich die Streckfähigkeit der Glutäen schwächen. Ähnlich würde eine *Inhibition des M. rectus femoris* die Hüftstreckung verbessern, gleichzeitig aber die positive Stützreaktion am Knie schwächen.

Einen kleinen Beitrag zur Behandlung der Kokontraktion kann die *funktionelle orthopädische Chirurgie* leisten (z. B. verbessert der Transfer des M. semitendinosus auf den M. rectus die Situation des sog. steifen Knies) und die Anpassung von dynamischen Orthesen, deren Wirkung durch die verringerte Rekrutierung erklärt werden kann, vor allem was die positive Stützreaktion betrifft.

14.6
Behandlung der Retraktion (fibrösen Kontraktur)

Der *Muskel* ist eine komplexe mechanische Struktur, die fünf Eigenschaften aufweist:
- *Kontraktibilität*: die Fähigkeit, sich zu verkürzen mit Erzeugung von Kraft und Freisetzung von Wärme infolge elektrischer oder chemischer Reize.
- *Elastizität*: die Fähigkeit, nach einer Verlängerung durch äußere Kräfte wieder die ursprüngliche Länge einzunehmen. Die Eigenschaft wird vom ZNS reichlich genutzt, um die Wirkung der kontraktilen Eigenschaft zu verstärken und diese ökonomisch einsetzen zu können.
- *Viskös-plastische Eigenschaft*: die Fähigkeit, mehr oder weniger dauerhaft eine Verformung, die passiv von außen durch anhaltende Dehnung aufgezwungen wird, beizubehalten, besonders in einem Zustand erhöhter Temperatur (je niedriger die Temperatur ist, desto weniger ist das Gewebe verformbar). Der Muskel kann sich entweder der Stärke der aufgewandten Kraft oder der Zeitdauer des Kraftaufwands entsprechend verformen. Wenn ein viskös-plasti-

Abb. 14.1. Kurve zum Phänomen der Hysterese

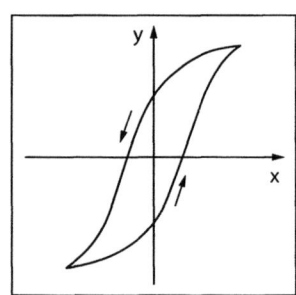

sches Material gedehnt und in einer konstanten Länge gehalten wird, nimmt die Spannung in diesem Bereich graduell ab. Diese Abnahme ist eine Folge des Verformungsstreß und muß als stabile Veränderung betrachtet werden. Wenn die Spannung konstant bleibt, stabilisiert sich die Verformung.
- *Sog. „tissotropische" Eigenschaft*: Die „Fluidität" des Muskels ist proportional zur Dauer seines vorangegangenen Ruhezustands (Gedächtnis der Bewegung). Außer der Bewegung in ihren verschiedenen Formen kann auch Vibration aufgrund der tissotropischen Eigenschaft die Fluidität des Muskelgewebes durch Unterbrechung der molekularen Brücken steigern.
- *Eigenschaft der Hysterese*: Im gleichen Längenzustand ist die Spannung, die vom Muskel in Verlängerung aufgenommen wird, immer größer als die Spannung, die in Verkürzung zurückgegeben wird (Eigenschaft des Muskels, Energie zurückzuhalten). Der Muskel, der einem Zyklus von unterschiedlichen Belastungen ausgesetzt wird, zeigt bei gleicher Belastung je nach Richtung des Zyklus – d. h. ansteigend oder absteigend – verschiedene Verformungen: die Verformung ist bei ansteigender Belastung geringer als bei absteigender Belastung. Das Phänomen kann durch die Kurve Spannung – Länge anschaulich gemacht werden (s. Abb. 14.1): der Bereich, der zwischen der Kurve des Muskels in Verlängerung und der darauffolgenden Kurve in Verkürzung liegt, zeigt die verbrauchte Energie, die in Wärme verwandelt wurde.

Die Eigenschaften der verschiedenen Muskeln können unterschiedlich verteilt sein, je nach den Aufgaben, die sie biologisch gesehen erfüllen:
- die Form des Muskels (spindelförmig, gefiedert usw.);
- die Verteilung der Fasertypen;
- der dreidimensionale Aufbau der einzelnen muskulären Faserzellen und die Organisation der Zellmatrix, in der die sarkomerischen Einheiten angeordnet sind;

- das Verhältnis zwischen Muskellänge, Länge der Aponeurose und Sehnenlänge.

Stiffness

Der Widerstand, den die Muskeln der Verlängerung entgegensetzen (Stiffness), hängt vom elastischen Widerstand, von der Viskosität, von der Tissotropie und von der Trägheit des Systems ab. Die Stiffness ist nicht gleichförmig auf alle Muskeln und Sehnen verteilt: es gibt kritische Punkte (Schwachstellen), meist am Zusammenfluß der verschiedenen Komponenten (z. B. Muskel-Aponeurose), wo sehr leicht Verletzungen durch Risse erzeugt werden können.

Die Stiffness hat *passive, aktive* und *reflektorische* Komponenten.

- *Passive Komponente.* In der Rehabilitation drückt das Konzept der „Passivität", seiner Bedeutung zum Trotz, einen schwer erreichbaren „aktiven" Zustand aus: die vollkommene Entspannung. Bei der IZP besteht sehr häufig ein „Hintergrundgeräusch", d. h. die Aktivität der motorischen Einheiten fort, wobei die Muskeln, die eigentlich im vollkommenen Ruhezustand sein müßten, gereizt und aktiv bleiben.

Die passive Komponente wird von der Kurve Spannung – Länge des Muskels in Ruhezustand ausgedrückt und ist abhängig von der Elastizität des muskulären Bindegewebes, der Sehnen und des kontraktilen Apparates in Entspannung. Eine Steigerung der kontraktilen Aktivität kann die Muskellänge verringern und den Dehnungswiderstand vergrößern: Während der Verlängerung verhält sich der gereizte Muskel wie eine starke Feder, dann gibt die Kraft durch das Brechen der Brücken zwischen Aktin und Myosin nach. Bei abgeschlossener Verlängerung stellen sich die Brücken zwischen Aktin und Myosin in größerer Anzahl wieder her, da die Endlänge des Muskels größer ist, und auch die Kraft steht zur Verfügung und stabilisiert sich auf höheren Werten als vorher (Baldissera 1993).

- *Aktive Komponente.* Die aktive Komponente der Stiffness wird vom Grad der Aktivierung des kontraktilen Apparates bedingt und kann von einer Reihe von Kurven Spannung – Länge ausgedrückt werden, von denen jede einzelne das Verhältnis zwischen Spannung und Länge des Muskels in den verschiedenen Graden der Aktivierung darstellt.

- *Reflektorische Komponente.* Die reflektorische Komponente ist für den normal innervierten Muskel charakteristisch und hängt davon ab, daß die Verlängerung des Muskels aufgrund des Stretchreflexes den Grad der muskulären Aktivierung und die Widerstandskraft modifiziert.

▶ Der Widerstand, den der Muskel der Verlängerung bietet, kann als *Proportionskoeffizient (K)* ausgedrückt werden, der die aufgewandte Kraft an die erreichte Verlängerung bindet.

Im statischen Zustand entspricht K der Elastizität und gibt ausschließlich den elastischen Widerstand des Muskels und der Sehne wieder. Im dynamischen Zustand widersetzt sich nicht nur der elastische Widerstand, sondern auch die Viskosität und die Trägheit des Systems der Verlängerung, wenn die Reibung von Sehnen und Gelenken am Widerstand gegen die Verlängerung mitwirken.

Während der Verlängerung setzt sich die gesamte Stiffness, die der Muskel seiner Dehnung entgegensetzt, aus der Summe dreier Kräfte zusammen:
- Elastizität,
- Viskosität und
- Trägheit (Baldissera 1993).

Da Viskosität und Trägheit nur bei Bewegung auftreten, hängt der Widerstand, den der Muskel der Verlängerung bietet, in großem Ausmaß von der Modalität ab, mit der man ihn bewertet.

Beim Menschen kann man sowohl die *statische* als auch die *dynamische Stiffness* messen.
- *Statische Stiffness.* Die statische Stiffness kann man durch passive Mobilisation der Gelenke bewerten. Sie wird durch das Verhältnis der Variation des Kraftmoments (Kraft mal Hebelarm) und der Variation des daraus entstandenen Gelenkwinkels ausgedrückt. Die Messung kann man vornehmen, indem man die Belastung eines Gelenks verändert und dann die Winkelveränderung mißt: außer bei sehr geringen Bewegungen ändert sich die Muskellänge nicht linear mit dem Gelenkwinkel. In den Belastungsproben verhalten sich die Muskeln elastisch, ohne nachzugeben, und Kraft und Länge verändern sich parallel und symmetrisch (ideale Feder).
- *Dynamische Stiffness.* Die dynamische Stiffness ist komplizierter, da wir die Anteile der aufgewandten Kraft unterscheiden müssen: die Kraft zur Überwindung der Trägheit und die Kraft zur Überwindung der Viskosität der außermuskulären Gewebe. Die Bewertung ist durch eine Variation der Winkelstellung eines Gelenks in Sinusform möglich.

Die 3 Komponenten der Stiffness arbeiten bei Verlängerung in einer Phasenverschiebung: Der elastische Widerstand ändert sich phasengerecht mit der Verlängerung, der viskose Widerstand verhält sich proportional zur Geschwindigkeit und nimmt die Verlagerung um 90°

vorweg, der Trägheitswiderstand ist der Beschleunigung proportional und der Phase entgegengesetzt (Baldissera 1993).

Einflußfaktoren auf die Stiffness

Bei den Erkrankungen des ZNS, wie z. B. der IZP, kann sich die Stiffness aufgrund eines modifizierten Regelkreises des Dehnreflexes verändern, insbesondere durch eine Veränderung der absteigenden Regelsysteme der peripheren Motoneuronen und der Interneuronen. Viele Autoren stimmen darin überein, daß die Veränderungen der Stiffness schon sehr früh bei den erworbenen Läsionen des ZNS auftreten und in einschneidender Weise die Wahl der Strategien für das Wiedererlangen der motorischen Funktionen beeinflußen. Noch ist unklar, ob die Änderungen der Stiffness eine Folge direkter Reize oder die Folge einer Störung des peripheren neuronalen Netzes sind, die von der zentralen Lähmung bewirkt wird. Auch ein veränderter Ausführungsapparat (Muskeln, Sehnen, Bänder und Gelenke), d. h. das Auftreten von Muskelretraktionen und Einschränkungen bzw. Deformitäten der Gelenke beeinflußt die Stiffness. Diese Komplikationen sind ausgesprochen häufig in der Entwicklung der IZP zu finden; sie variieren von Form zu Form, sowohl was den Zeitpunkt ihres Auftretens als auch ihren Sitz betrifft. Wir möchten hier jedoch nicht näher auf die klinischen Aspekte der Muskelretraktion und der Gelenkdeformitäten eingehen, sondern nur einige allgemeine Gedanken zu ihren Eigenschaften und den möglichen Therapien darstellen.

Ausgewählte Störungen

Retrahierter Muskel (fibröse Kontraktur). Ein versuchsweise retrahierter Muskel nimmt sowohl an Länge als auch an Durchmesser ab, die Anzahl der Sarkomere und die verfügbare Kraft verringern sich. Die Muskelfaser geht mit fortschreitender fibröser Kontraktur der Atrophie entgegen, das Sarkomer verkürzt sich, der Z-Streifen erscheint wellenartig oder fragmentarisch, und man kann Anzeichen von myofibrillärer Dysorganisation im Inneren der kontraktilen Struktur feststellen.

Die Erscheinungen sind reversibel, und der Muskel ist imstande, sich neu zu organisieren und zu modellieren, wenn auch die Zeiten je nach Schweregrad der fibrösen Kontraktur und Geschwindigkeit des Knochenwachstums immer länger werden. In den letzten Phasen der fibrösen Kontraktur ist eine progressive Atrophie der phasischen Fasern oder des Typs II festzustellen, während erst später eine Atrophie der tonischen Fasern oder des Typs I folgt. Außerdem kann man im retrahierten Muskel die Umwandlung der langsamen Fasern des Typs I in schnelle, aber ermüdbare Fasern des Typs IIB beobachten (Lotta u. Scelsi 1992). Alle beschriebenen Phänomene sind reversibel.

Kollagenveränderungen. In den Bändern und den umliegenden retrahierten Gelenkgeweben finden Veränderungen im Auf- und Abbau des Kollagens statt sowie eine Reduzierung des gesamten Kollagens um 5–10 %; eine Folge davon ist die Reduzierung der Masse und des Ausmaßes der Bänder. Die Grundsubstanz des Bindegewebes nimmt am Prozeß der fibrösen Kontraktur teil, und zwar mit einer progressiven Modifikation des Wassergehalts und mit dem Verlust von Hyaluronsäure (40%), Dermatansulfat (8%), und Kondroitinsulfat (20%), was zu einer Reduzierung des Faserzwischenraums führt und zugleich zu einer verringerten Schmierfähigkeit der Matrix. Auch dieses Phänomen ist durch die therapeutische Übung reversibel, wobei es zu einer progressiven Normalisierung der Gesamtmasse des Kollagens kommt. In der Anfangsphase der fibrösen Kontraktur verleihen die Reduzierung des Gesamtkollagens und das Vorhandensein unreifer Formen von Kollagen den Bändern eine gesteigerte Flexibilität und einen verminderten Dehnungswiderstand. Mit der Zeit aber bilden die neugefaßten Kollagenfasern untereinander feste interfibrilläre Kontakte und lassen sich nicht mehr gegeneinander verschieben.

Fettzellen. Nach längeren Perioden von Ruhigstellung kann man eine Vermehrung von Fettzellen innerhalb des Bindegewebes beobachten und eine fortschreitende Einschränkung des Gelenkraums: das Ergebnis ist ein erhöhter Widerstand gegen die Mobilisierung der Gelenke. Die Phänomene sind ebenfalls reversibel und reagieren positiv auf die therapeutische Übung (Lotta u. Scelsi 1992).

14.6.1
Ziele der Muskeldehnung

Wiederherstellung der Länge und Nachgiebigkeit. Das unmittelbare Ziel der Muskeldehnung ist die Wiederherstellung der Länge und der Nachgiebigkeit des Muskels. Die richtigen Muskellängen sind eine unerläßliche Voraussetzung für die Erhaltung des vollen Bewegungsausmaßes der Gelenke. Ein nie verlängerter Muskel würde stufenweise seine Länge verlieren. Der Verkürzungsprozeß ist ein indirekter Prozeß, der von fehlenden Gelegenheiten der Verlängerung bewirkt wird. Bei Kindern im Entwicklungsalter ist das Phänomen noch gesteigert durch das Knochenwachstum, das den Muskeln immer neue Abstände zwischen ihren Knochenansätzen aufzwingt.

Die Muskeldehnung induziert weitreichende biomolekulare Modifikationen, die sowohl die parenchymale als auch die mesenchymale Komponente miteinbezieht: An der motorischen Endplatte vermehren sich die Rezeptoren der Acetylcholinsäure, am Muskel-Sehnenansatz vermehren sich die Myotubuli, vor allem Aktinfilamente am Z-Streifen, während im Bindegewebe der Gehalt an Proteoglykol steigt, was eine Verringerung des inneren Widerstands der Struktur bewirkt. Aus gutem Grund kann man annehmen, daß der Dehnungsreiz auf einen bestimmten Anteil der unreifen Faserzellen wirkt, indem er die Enddifferenzierung anbahnt (Lanza et al. 1996).

Erhaltung der Muskelflexibilität. Ein zweites Ziel der Muskeldehnung ist der Erhalt der sog. Muskelflexibilität (innerer passiver Widerstand), d. h. die Einschränkung der inneren Reibungen durch eine angepaßte Gleitfähigkeit zwischen den verschiedenen Elementen, aus denen die Muskelstruktur besteht. Es wird die tissotropische Eigenschaft des Muskels eingesetzt, nach der die Bewegung die molekularen Brücken der Struktur bricht und damit den inneren passiven Widerstand verringert. Auf dieses Phänomen ist die eher subjektive als objektive Erhöhung der Temperatur, die der Patient spürt, zurückzuführen.

Verringerung des Steifheitsgefühls. Das dritte Ziel der Muskeldehnung ist die Verringerung des subjektiven Gefühls der Steifheit, der Schwere oder der Spannung, das der für längere Zeit ruhiggestellte Muskel bewirkt. Das Gefühl einer besseren Bereitschaft zur Bewegung, das durch das spontane Dehnen erzeugt wird, ist eine allgemein bekannte alltägliche Erfahrung.

Erhaltung der korrekten Abbildung. Das letzte Ziel ist die Erhaltung der korrekten Abbildung des Muskels auf dem Niveau der zentralen Engramme durch kinästhetische und propriozeptive Afferenzen. Man könnte allerdings bezweifeln, daß diese Abbildung bedeutungsvoller ist als die Abbildung durch aktive Bewegung.

14.6.2
Dehnungsübungen

Bei der großen Vielfalt der vorhandenen Stretching-Techniken können verschiedene Aspekte als Orientierungshilfen dienen:

Vorbereitung des Patienten

Wesentlich ist die Vorbereitung des Patienten, der aktiv mitarbeiten muß um eine vollkommene Entspannung des zu dehnenden Muskels zu erreichen. Die Dehnung ist ja auf alle elastischen, viskös-plastischen und tissotropischen Komponenten gerichtet und nicht auf die kontraktilen Komponenten. Die dazu angewandten Übungen können verschieden sein, aber im allgemeinen nutzen sie das Prinzip der Kontraktion-Entspannung aus, durch maximale isometrische Kontraktion oder das Prinzip der reziproken Inhibition der Antagonisten.

Ebenso wichtig ist es, die relativen Widerstände der verschiedenen Strukturen, die an der Dehnung mitbeteiligt sind, zu bewerten. Es kann nämlich vorkommen, daß der Skelettanteil, der als Hebelarm gebraucht wird, oder das Gelenk, das als Drehpunkt dient, schwächer sind als die zu verlängernde Muskelstruktur und als erste nachgeben. Diese Aspekte schränken die Anwendung der Techniken bei der IZP stark ein.

Verlängerungsübungen

Die eigentlichen Verlängerungsübungen unterscheiden sich je nach Ausführung, Geschwindigkeit, Ausschlag und Dauer der maximalen Verlängerung. Auf jeden Fall müssen Verlängerungen mit zu starker Intensität und zu kurzer Dauer vermieden werden, da sie durch die Reizung der neuromuskulären Spindel eine Reflexkontraktion bewirken, also das genaue Gegenteil des erwünschten Resultats bringen. Als unterschiedliche Formen der Dehnung sind zu nennen:

- *Passive oder statische Dehnung.* Sie geschieht z. B. durch Anwendung von statischen Orthesen oder Orthesen, die in Winkel- und Längeneinstellung verstellbar sind.
- *Ballistische Dehnung.* Es handelt sich um schnelle, rückfedernde Bewegungen, bei denen die Muskeln sehr schnell verlängert und sofort wieder in den vorangegangenen Ruhezustand zurückgebracht werden. Mit der Dehnung kann man sehr leicht Reflexkontraktionen auslösen, die die Bereitschaft des Muskels zur Verlängerung herabsetzen. Mehr als jede andere Übung kann diese Dehnung strukturelle Schäden am Muskel erzeugen (Muskelrisse).
- *Phasische Dehnung (kommt und geht).* Sie fördert die elastische Eigenschaft des Muskels, erreicht hohe Spannungsspitzen und absorbiert viel Energie; die Technik wird meist für das Wiedererlangen des Gelenkausschlags verwendet.
- *Postisometrische Dehnung* oder propriozeptive neuromuskuläre Verlängerung.

- *Langsam ansteigende progressive Dehnung.* Sie nutzt die Akkomodation der kontraktilen Komponente, überwindet die elastische Antwort und erreicht die viskös-plastische Komponente. Manche Autoren behaupten, die ideale Dauer der Dehnung liege zwischen 10 und 20 s, von denen die ersten 4 s am wichtigsten sind. Andere setzen die Mindestdauer bei 20 bis 40 s an, um eine wirksame Muskelentspannung zu erreichen und den myotaktilen Reflex zu inhibieren. Schließlich gibt es Autoren, die raten, die Dehnung für einige Minuten zu halten, vor allem wenn sie auf große Muskelketten gerichtet ist. In bezug auf die vaskuläre Struktur des Muskels sollten Dehnungen darüber hinaus wegen der Gefahr einer Ischämie vermieden werden. Die deformierende Kraft muß ausreichend sein, um eine Inhibitionsantwort der Golgiorgane zu aktivieren, die mit einem Druck zwischen 100 und 200 g aktivierbar sind. Die Dehnung darf nie die Schmerzschwelle überschreiten, um nicht Abwehrkontraktionen des Muskels zu erzeugen. Über die Anzahl der Wiederholungen sind sich die verschiedenen Autoren nicht einig. In Versuchssituationen zeichnet sich nach der 5. Wiederholung eine Stabilisierung der Antwort ab, woraus man schließen kann, daß ungefähr 10 Wiederholungen empfehlenswert sind. Die Dehnung erweist sich wirksamer und von längerer Dauer, wenn die Temperatur im Muskel vorher erhöht wird.

Literaturverzeichnis

Baldissera F (1993) La stiffness muscolare: fattori intrinseci ed estrinseci. Tagung: Muscolo e Riabilitazione, Proceedings SIMFER, 1993, Bd. 1, S 170–184

Crenna P, Inverno M, Frigo C, Palmieri R, Fedrizzie E (1992) Pathophysiological profile of gait in children with cerebral palsy. In: Forssberg H, Hirschfeld (eds) Movement disorders in children. Medical Sport Series, vol 36. Karger, Basel, S 186–198

Crenna P (1989) Analisi multifattoriale del cammino nella emiplegia congenita. Giornale di neuropsichiatria dell'età evolutiva 4: 143–149

Godges J, Mac Rae H, Longdon C, Tinberg C, Mac Rae P (1989) The effects of two streching procedures on hip range of motion and gait economy. J Orthop Sports Phys Ther 10: 350–357

Lotta S, Scelsi R (1992) Retraziono muscolari: anatomia e fisiopatologia. Quaderni di medicina del lavoro e medicina riabilitativa. Fondazione Clinica del Lavoro. Aggiornamenti in Riabilitazione 4

Milani-Comparetti A, Gidoni EA (1957) Routine development examination in normal and retarded children. Develop Med Child Neur 9: 5

Taylor DC, Dalton JD, Seaber A, Garrett W (1990) Viscoplastic proprieties of muscle tendon units. The biochemical effects of stretching. Am J Sports Med 18

Wallin D, Ekblom B, Grahn R, Nordenborg T (1985) Improvement of muscle flexibility. Am J Sports Med 13

15 Spiel, Spielzeug und Spielerfahrung in der Rehabilitation

Adriano Ferrari, Manuela Lodesani, Simonetta Muzzini

▶ Das *Spiel* ist ein biologisches Grundphänomen, eine Spontanaktivität, die hauptsächlich Freude bereiten soll, ein ununterdrückbares Bedürfnis, das allen Individuen in jeder Altersstufe eigen ist. Spielen ist für das Kind nie eine überflüssige oder vorübergehende Leistung, sondern eine privilegierte Aktivität mit beständigem und fortgesetztem Einsatz und eine besonders wichtige Erfahrung des täglichen Lebens (Polletta 1994).

Im Spiel sucht und findet das Kind neue Emotionen, und es realisiert neue Erlebnisse; Spielen ist die einfachste, wirksamste und angenehmste Art des Lernens und der Verwandlung (Ferrari 1994). Im Spielen liegt die Essenz des Kind-Seins. Aus diesem Grund überlagert und vermischt sich die Vorstellung des Spiels mit der Vorstellung des Kindes selbst, das uns wiederum quasi wie in einer Spiegelflucht zum Spiel zurückbringt: das Kind wird zur Verkörperung des Spiels, das den Kern der kindlichen Welt bildet. Mehr als jede andere Gattung bewahren wir Menschen uns bis ins hohe Alter die Fähigkeit zum Spielen und beweisen damit, daß wir Individuen uns in einem stetigen Werdegang befinden (Lorenz 1994). Vielleicht liegt im Spiel das „Geheimnis der ewigen Jugend".

Nach Winnicott (1974) befindet sich das spielende Kind in einem äußeren Raum, der noch nicht Außenwelt ist; es ist ein Ort, wo es Gegenstände und Erscheinungen der äußeren Wirklichkeit sammeln und sie in seiner inneren Wirklichkeit einsetzen kann, indem es ihnen Identität und Seele verleiht (Transitionsobjekte und -phänomene). Der Raum zwischen innerer und äußerer Welt, zwischen Individuum und Umwelt, zwischen Subjektivität und Objektivität wächst und differenziert sich mit der Entwicklung des Bewußtseins und der Erfahrung. In diesem Raum kann jeder Zuflucht suchen und finden, in der Sicherheit, von niemandem verfolgt und eingeholt zu werden. Spielen ist also eine Möglichkeit, auf subjektive Art auf die Wirklichkeit einzuwirken (Winnicott 1974) und sie nach eigenem Belieben mit der eigenen Phantasie umzugestalten. Sigmund Freud (1977) bezeichnet in der „Projektion der Wünsche" die Funktion des Spiels als einen Sieg über die Wirklichkeit, als eine „zauberartige" Aktivität, die von realen Objekten ausgelöst wird.

Jede Handlung kann potentiell zum Spiel werden, und im Spiel kann jeder, der imstande ist, sich bewußt von der objektiven Wirklichkeit zu trennen, erträumte, sonst unmögliche Lebensmöglichkeiten erfinden (Pierro 1994). In diesem Sinn sind die unbewußten Inhalte von Bedeutung, die dem Spiel und dem Traum in vieler Hinsicht gemeinsam sind. Beide, Spiel und Traum, entspringen dem Bedürfnis, sich eigene Wünsche zu erfüllen und dabei die Grenzen, die uns die Wirklichkeit setzt, zu überwinden (Chade 1994).

Spiel und Kunst. Das Spiel kommt der Kunst nahe, mit der es die Dimension des Ausdrucks gemeinsam hat und die Möglichkeit, über die Wirklichkeit hinauszugehen und diese neu zu gestalten (vgl. metaphysische Malerei).

Spiel und Sport. Das Spiel kommt dem Bereich des Sports nahe; gemeinsam haben sie das Streben danach, in kompetitiver Weise Aktivität mit anderen zu teilen. Es verbindet sie auch die Suche nach den eigenen Grenzen, die Freude daran, diese zu überschreiten und der Wunsch, sich fortwährend mit sich selbst und mit anderen zu messen (je stärker das Spiel kodifiziert, sozialisiert und an Regeln gebunden ist, desto mehr nähert es sich dem Sport).

Spiel und Arbeit. Das Spiel kommt der Arbeit durch die konstruktive Dimension nahe, die eng mit der Fähigkeit verbunden ist, eine Handlung nach vorgegebenen Plänen aufzubauen und sich im voraus auf das Endergebnis zu freuen. Im Unterschied zur richtigen Arbeit, mit der das Kind in der Schule, dem eigentlichen Ort der Aufgaben und des Wettbewerbs, konfrontiert ist, fehlt im Spiel die Verpflichtung. Das Spiel ist eine Spontanaktivität, die unter verschiedenen Möglichkeiten frei gewählt werden kann, und je nach Laune begonnen oder beendet wird.

Spiel und Therapie

In der Rehabilitation des Kindes mit IZP nähert sich das Spiel an die Therapie an. In beiden Situationen sind die vom Patienten ausgeführten Handlungen simuliert, aber die erlebten Erfahrungen und die Gefühle sind real und konkret. Sie spielen sich in einem Raum und einer Zeit ab, die außerhalb der Wirklichkeit liegen, in einer Übergangszone, wo sich die Möglichkeiten des Kindes mit den Ansprüchen der Umwelt treffen, wo Fazilitationen und Schwierigkeiten, Wünsche und Grenzen, Träume und Mängel zueinander finden. Die vorgetäuschten Rollen im Spiel und in der Therapie erlauben eine Vermittlung zwischen der Leichtigkeit des „Seins" (Wunsch nach Normalität) und der Last des „Habens" (Objektivität der Lähmung). Das Rollenspiel verwandelt sich in einen Kompromiß zwischen dem Spontanverhalten des Patienten und den Forderungen des Therapeuten, zwischen der Form der Leistung und der Qualität des Ergebnisses. Die angewandten Instrumente (Spielzeug, Material, Hilfsmittel usw.) sind *Transitionsobjekte*, die aus der Wirklichkeit geliehen und von der Phantasie den Anforderungen der Simulation angepaßt werden: sie sind zugänglich, aber vorbehalten; zufällig, aber vorbereitet; allgemein, aber bestimmt; banal, aber immer einmalig.

▶ Wenn es gelingt, *Spiel und Therapie* gezielt miteinander zu verbinden, ist dies sicher die wirksamste Art, dem Kind mit IZP zu Wachstum und Veränderung zu verhelfen.

Funktionen des Spiels

Das Spiel ist eine *synkretische Erfahrung* (es erfüllt mehrere Funktionen), die zwar grundsätzlich reiner Selbstzweck bleibt (man spielt, um zu spielen), aber auch bestimmte weitergehende Möglichkeiten in sich birgt:
- *Üben.* Das Üben bestimmter Fertigkeiten, das Fördern von Interessen und Kenntnissen, das Wecken von Wünschen und Neugier, von Phantasie und Kreativität.
- *Erforschen.* Das Erforschen, das Entdecken und die Kontrolle des eigenen Körpers und seiner Möglichkeiten, ebenso wie die progressive Erforschung der Umwelt. Während der Entwicklung wird das Spiel das bevorzugte Mittel zur Kontrolle der Realität und ihrer Gesetze; das Kind lernt, sie zu verstehen und sich immer komplexere mentale Abbildungen zu schaffen. Durch das Spiel erprobt das Kind eine aktive Beziehung mit der Außenwelt und wird sich bewußt, daß es auf sie einwirken und sie modifizieren kann (Loperfido 1994). Hier hat das Spiel eine doppelte Funktion: erstens die Annäherung an die Wirklichkeit und deren Beherrschung und zweitens den Anreiz einer besseren Wahrnehmung des „Selbst" mit seinen Grenzen und Möglichkeiten (Bertolini 1988). Das Spiel stellt also das Laboratorium für die inneren und äußeren Veränderungen dar, die grundlegend für das Wachstum sind (Lodesani u. Muzzini 1994).

- *Wissenszuwachs.* Das Angehen und Überwinden von immer schwierigeren Aufgaben fördert die Aneignung von Wissen. Das Spiel gilt als eine kognitive Aktivität, die eng mit dem Wachstumsprozeß und der Reifung des Individuums verbunden ist und einen wesentlichen Beitrag zum Erkennen der Umwelt bzw. zur Gestaltung der Beziehung zu ihr leistet.
- *Angenehmes Lernen.* Das Spiel ist ohne Zweifel die angenehmste Art des Lernens, die am meisten Emotionen und Befriedigung bietet, die immer zu Erfolg führt und somit stark motivierend ist. Im Laufe der Jahre bedeutet lernen „studieren"; der Lernprozeß ist nicht mehr Spiel, sondern das Ergebnis von Fleiß, Anstrengung und Opfern; das Lernen verliert seine Verbindung mit Spaß und Genuß und knüpft sich immer enger an die Zweckmäßigkeit einer Funktion. Die Lösung von immer komplexeren Aufgaben im Studium bringt eine *Entkörperung* mit sich, d. h. wir hören immer weniger auf die Stimme und die Zeichen des Körpers (Polletta 1994). Vom Spiel bleibt nur noch eine geringe Spur erhalten in der Lernfreude.
- *Soziales Lernen.* Durch das Spiel lernt das Kind die Regeln der sozialen Beziehungen verstehen und kann sie sich aneignen. Es kann im Spiel die eigene Persönlichkeit in bezug auf seine soziale Rolle abwägen und langsam die Fähigkeit zur Interaktion mit der Umwelt aufbauen.
- *Regulierung der Emotion.* Das Spiel ermöglicht eine Befreiung, Verarbeitung, Verbesserung und Sublimation der Triebe, insbesondere der Aggressivität, die im Spiel eine Berechtigung des Orts, des Raums und des Ausmaßes findet. Millare (1974) zufolge ist Aggressivität nicht freundschaftlich, während hingegen auch das aggressivste Spiel einen freundschaftlichen sozialen Kontext erfordert (es muß für alle Spiel sein). Spielen ist für das Kind das geeignetste Setting für den Aufruhr der Triebe (Pfanner 1994), sozusagen der Ort, wo es lernen kann, seinen Grundinstinkten gefühlsmäßig Herr zu werden. Das Spiel läßt ein dauerndes Neukalibrieren des Verhaltens zu (Projektion-Regression), ein Einbeziehen der Gefühle, die Wiederholung von positiven Erfahrungen und angenehmen Gefühlen und deren Vermittlung. Mit dem Spiel kann man Ängste herausfordern und sie überwinden, Konflikte lösen, Gespenster besiegen, Angstzustände kontrollieren und die Frustration in Erwartung der Endbefriedigung besser tolerieren, um dann zuletzt die Ekstase zu verlängern (z. B. Vorhandensein und Verschwinden des Lieblingsspiels im Versteckspiel). Das Spiel ist aber nicht ausschließlich die Befriedigung von Wünschen, sondern auch die Beherrschung

der Wirklichkeit durch die Projektion der inneren Gefahren auf die Außenwelt. Die Verwandlung der Angst in Freude bedeutet für das Kind eine Möglichkeit der Verteidigung und des Fortschritts, und es erlebt das Abwechseln zweier Grundprinzipien, die miteinander im Konflikt liegen: das Prinzip des Genußes und das Prinzip der Realität (Klein 1960).
- *Zufallserfahrung.* Im Spiel kann das Risiko und die Erforschung des Zufalls geübt werden.
- *Ausdruck von Kommunikation.* Schließlich bietet das Spiel Gelegenheit zum Einüben von Ausdrucksfähigkeit und impliziter und expliziter Kommunikation.

▶ **Das aktive Verhalten des Kleinkindes besteht zum Großteil im Spiel. *Spielen* bedeutet nicht eine Pause zwischen wichtigeren Aktivitäten, reinen Zeitvertreib oder Selbstbefriedigung. Es bildet den Weg der kognitiven und affektiven Entwicklung, eine privilegierte Situation, einen Zustand, in dem das Kind alle seine perzeptiven, motorischen und Motivationspotentiale offenbart (Cioni 1994).**

15.1
Arten des Spiels

Die Vielfalt der Spiele und die unterschiedlichen Kriterien zu ihrer Bewertung machen eine erschöpfende Klassifikation des Spiels äußerst schwierig. Trotzdem kann es von Nutzen sein, einige Arten des Spiels, die mehr als andere in der Rehabilitation anwendbar sind, zu nennen, wobei wir uns am Kriterium der *Reifung* und der Steigerung der *Komplexität* orientieren:
- Wiederholte Anwesenheit–Abwesenheit (Versteckspiel, paralleles Spiel usw.). Das Spiel bereitet Freude und Erregung. Es erlaubt es dem Kind, die Angstschwelle zu kontrollieren und verhilft ihm zu einer graduellen Trennung vom Erwachsenen. In der Rehabilitation kann der Therapeut dabei eine frontale Rolle zum Kind übernehmen und sich langsam von ihm entfernen.
- „So tun, als ob". Es ist ein symbolisches Spiel, bei dem eine schon bekannte, als interessant empfundene Situation simuliert wird. Es dient zum Erkennen und zur Kontrolle der Wirklichkeit, erlaubt eine Flucht aus Langeweile und Frustrationen, die Verarbeitung und Befriedigung der Triebe, die Wiederholung bevorzugter Emotionen. Wenn sich die Simulation auf Verhaltensweisen anderer Personen bezieht, darf die nachgeahmte Person am Spiel nicht teilneh-

men (z. B. Mutter spielen). Im Symbolspiel kann man eine mögliche Situation ausprobieren, auch wenn kein dringendes Bedürfnis danach besteht, und damit dem Kind die Möglichkeit bieten, sein Geschicklichkeitsrepertoire im Hinblick auf Hindernisse der Umwelt zu bereichern (Pierro 1994). In der Rehabilitation ist dies die meistgebrauchte Spielform, da sie dem Kind das Lernen aus Erfahrung und dem Therapeuten die Simulation der Wirklichkeit erleichtert.

- Ursache und Wirkung. Hier handelt es sich entweder um ein reines Regelspiel oder um die Verwendung von strukturiertem Spielzeug (wie z. B. Bauernhof mit Tieren) bzw. um eine Kombination beider Varianten, wenn wir halbstrukturiertes Spielzeug verwenden (wie z. B. Ballspiele). Eine kognitive Bedeutung hat diese Art des Spiels nur, wenn das Kind strukturiertes Spielzeug auseinandernimmt oder zerstört, um zu entdecken, welcher innere Mechanismus darin verborgen ist (Sabbadini 1994).
- Aufbauen, aneinanderstecken, einfügen, abbauen. Die Geschicklichkeitsspiele mit halbstrukturiertem Material erlauben immer neue Erfindungen innerhalb vorbestimmter Regeln und Kombinationen, die das Kind verstehen und akzeptieren muß. In der Rehabilitation bilden sie die Grundlage für die Verfeinerung der Manipulation und die Entwicklung von Praxien.
- Lösung von Problemen, Vervollständigen von Aufgaben. Hier ergibt sich die Möglichkeit des Einzelspiels mit Gegenständen oder im Raum und des gebahnten Spiels. Das Kind entwickelt Interesse am Zeichnen und an Videospielen. Gerade Videospiele können sich in der Rehabilitation für das Verständnis der zeitlichen Dimension der Bewegung und des Rhythmus als nützlich erweisen.
- Erforschen (verstanden als stufenweise Erweiterung der eigenen Erfahrungswelt). Diese Art des Spiels ist nur mit schon bekannten Gegenständen und Räumen möglich. Das Erforschen ist eine bevorzugte Spontanaktion des Kindes, und es ist daher in der Rehabilitation nur begrenzt anzuwenden.

15.2
Kategorien des Spiels

Die Einteilung des Spiels von Erikson (1966) in drei Kategorien (in bezug auf Autosphäre, Mikrosphäre, Makrosphäre) läßt sich sicher am besten auf die kindliche Rehabilitation anwenden.

15.2.1
Autosphäre

Im *körpergerichteten Spiel* erfährt und sammelt das Kind extero- und propriozeptive Eindrücke (taktil, thermisch, labyrintisch, kinästhetisch, barästhetisch), sowohl im Hinblick auf den eigenen Körper als auch auf den des Erwachsenen, der mit ihm spielt. Der Beginn liegt in der körperlichen Interaktion zwischen Eltern und Kind, dem tonischen Dialog, im Anbieten des Gesichts und der Hände (Tousquelles 1979). Nach Polletta (1994) ist in dieser ersten Kategorie des Spiels die Beziehung direkt und ausschließlich körperlich, ohne konkrete oder abstrakte Vermittlungsinstrumente. Körper, Gesichter, Münder beleben sich. Alles, was über diese Kanäle zum Ausdruck kommt, empfinden die Eltern als Freude, Genuß, Erstaunen, Bewunderung, und das Kind lernt, es als solches zu erkennen. Die erste Spielbeziehung sollte symmetrisch sein.

Körperbezogenes Spiel bei behinderten Kindern
Polletta (1994) hat in Familien mit einem behinderten Kind sehr häufig ein Ausbleiben des körperbezogenen Spiels, fast ein Erstarren, beobachtet: Es fehlt die Spontanität im Spiel, als ob die Eltern von der alles beherrschenden Sorge um ihr Kind erstickt würden. Ein erzwungenes, unnatürliches Spiel überträgt unangenehme Phantasien auf das Kind und auf die eigene Fähigkeit, Eltern zu sein. Der tonische Dialog zwischen Eltern und Kind fehlt, das Spielverhalten verkümmert und mit ihm auch der Einsatz der Libido. Die ersten sensomotorischen Erfahrungen werden einerseits von der Lähmung verzerrt und andererseits vom Verhalten der Eltern zusätzlich erschwert, da sie dazu neigen, emotional und körperlich Abstand zu ihrem Kind zu halten. Die verringerte motorische Wahlfreiheit und die daraus folgende Verarmung der perzeptiven Erfahrung schränken den Aufbau des Körperschemas und die Verarbeitung des Körpererleben sehr ein, sowohl was den erlebten und wahrgenommenen Körper als auch was das Bewußtsein des „Selbst" (Körper als Darstellungsobjekt oder Körperbild) betrifft (Ferrari 1994).

Körperbezogenes Spiel in der Behandlung
In der Behandlung kleiner oder schwerbehinderter Kinder kann der erste Begegnungsraum nur der Körper des Kindes selbst sein, der gehalten, berührt, gestreichelt, liebevoll bewegt und wieder beruhigt, gewiegt und begradigt wird, und den das Kind entdeckt, erforscht, aktiviert, verändert und anpaßt. Der Körper selbst wird nach Polletta

(1994) das erste wahre Transitionsobjekt (d. h. das Objekt, das Genuß bereitet und das man behalten will) bzw. die tragende Struktur der Selbstachtung.

Der *Körper des Therapeuten* muß Schaukel, Rutsche und Kissen sein, Hindernis oder Schutz, Schranke oder Stütze, Störelement oder Verteidigungswall, Raum für Haltungsanpassungen und elastischer Untergrund für auch nur geringe Bewegungen.

Mit dem *Klang seiner Stimme* kann der Therapeut ankündigen und leiten, verstärken und trösten, das Kind mahnen oder für seine Leistungen loben; vor allem sollte er seine Aufmerksamkeit auf die Bewegung lenken und auf den Genuß, den man daraus schöpfen kann.

Die *Kontinuierlichkeit des tonischen Dialogs* zwischen Therapeut und Kind ist an den Rhythmus der gegenseitigen Bewegung gebunden. Die fazilitierende Umgebung wird so zum dauernd veränderbaren Träger einer Entwicklung, in der durch Kontakt, Körperaustausch und Hautnähe das Beziehungsvermögen verbessert und bereichert wird (Winnicott 1974).

Mit der *zunehmenden perzeptiven Toleranz* der Bewegung wächst auch der Wunsch nach Bewegung und das Bedürfnis, verschiedene Gesten und Haltungen auszuprobieren und Genuß daraus zu ziehen. Jetzt erst öffnet sich der Körper des Therapeuten und entfernt sich, um z. B.

- Stützpunkt zu werden;
- ein Hindernis zu sein, das überwunden wird;
- eine Brücke zu sein, unter der man liegen kann;
- ein Berg zu sein, hinter dem man sich versteckt;
- ein Behälter zu sein, in den man sich flüchten kann und
- Mittelpunkt zu sein, um den das Kind kreist und von dem es sich langsam entfernt, um den Raum zu erforschen (Bonetti et al. 1994).

Erst mit der Eroberung der motorischen Unabhängigkeit kann das Kind *sensomotorisch integrierte Spiele* verwirklichen, vor allem visuomanuelle Spiele wie Zeichnen und Bauen, zu denen später die sog. „sensorischen Stürme" (wie laufen, tauchen, springen) hinzukommen. Diese Aktivitäten setzen eine enge Integration zwischen sensorischen und motorischen Systemen voraus, deren Wirksamkeit das Kind schon erlebt und bewältigt hat.

15.2.2
Mikrosphäre

In dem *auf Spielzeug ausgerichteten Spiel* benutzt das Kind eine Reihe von darstellenden Gegenständen, mit denen es seine eigenen Phantasien auslebt. Es kann ein Einzelspiel sein, häufiger aber und vor allem in der Rehabilitation wird es zu einem gesteuerten Spiel, in dem *wir* zum einen den perzeptiven Kanal wählen, der für jedes Kind am vorteilhaftesten ist, und zum anderen die motorische Leistung (Kontakt, Greifen, Fortbewegung, Gebrauchsart usw.), die wir bevorzugen oder fazilitieren wollen.

15.2.3
Makrosphäre

Hier teilt das Kind sein Spiel mit anderen; es ist ein *soziales Spiel*, in dem das Kind stufenweise die Beziehung zu Erwachsenen und zu Gleichaltrigen aufbaut und damit den Prozeß der Sozialisation beginnt: Es muß eine genaue Begrenzung von Raum und Zeit festgelegt werden; die Regeln werden frei gewählt und vereinbart, müssen dann aber streng eingehalten werden. Wir können dem Spiel einen symbolischen, nachahmenden oder darstellenden Charakter geben.

Nur unter folgenden *Kriterien* kann man eine Aktivität als Spiel bezeichnen (Piaget 1962): Sie muß spontan sein, einen Selbstzweck in sich haben, stark motivierend sein und in ihrer Ausführung Genuß bereiten.

Kategorien des Spiels nach Piaget
Piaget schlägt vor, in der Entwicklung des Kindes verschiedene *Spielklassen* zu unterscheiden:

Spiele ohne besondere Spielstruktur oder Übungsspiele. Eine spontan gezeigte Verhaltensweise dient zur Unterhaltung, ohne daß dabei die Struktur des Verhaltens modifiziert wird. Das Übungsspiel entwickelt sich in den ersten Lebensmonaten, erreicht seinen Höhepunkt im 2.-3. Lebensjahr und erlöscht dann langsam. Das Kind wiederholt in spielerischer Form und immer in ähnlicher Weise eine erreichte motorische Leistung. Der Genuß an diesen Erlebnissen wird als „funktionelle Freude" definiert. Das Kind erweitert im Laufe seiner Entwicklung zunehmend seinen Aktionskreis, es erforscht und manipuliert, was ihm seine Umgebung bietet: sein Verhaltensrepertoire bereichert sich. Piaget schreibt dem Erforschungsaspekt des Spiels eine grundlegende Bedeutung für die Entwicklung der kognitiven Funktionen zu. Sie festigen sich durch die Kombination der Erfahrungen, die das Kind mit Gegenständen bzw. der räumlichen Umgebung sammelt, so daß zunehmend komplexere kognitive Modelle bei ihm entstehen (Burighel 1994).

Symbolische Spiele. Bei diesen Spielen wird zur Übung das neue Element des Symbols und der Vortäuschung (Simulation) hinzugefügt, d. h. die Fähigkeit, mit Gesten eine Reihe von nicht im perzeptiven Umfeld vorhandenen Realitäten darzustellen (Spiele des „als ob"). In dem Spiel überwiegt die Vorstellungskomponente, die Assimilation, durch die das Kind die Dinge grenzenlos seinen eigenen Wünschen unterwerfen kann. Die symbolische Komponente entwickelt sich im 2. Lebensjahr, erreicht ihren Höhepunkt im Kleinkindalter und nimmt dann ab. Das Kind verstärkt die Aktionsmuster, d. h. die motorische Aktivität entfernt sich zunehmend von der einfachen Übung. Das Spiel wird Verwirklichung der Bedürfnisse, phantastische Vorstellung, „als ob", Vortäuschung, also symbolische Aktivität. Dieses Spielverhalten, die symbolischen Funktionen der Sprache und die übertragene und differenzierte Nachahmung bilden zusammen die Grundlagen der mentalen Vorstellungen und Abbildungen, des sog. Symboldenkens. Das Kind lernt, sich von den Objekten und konkreten Aktionen zu lösen. Von diesem Zeitpunkt an wird das Spiel von der kognitiven Aktivität gesteuert, die Darstellungsfähigkeit setzt dann logisches Denken voraus (Burighel 1994).

Regelspiele. Regelspiele besitzen Tradition; sie werden von Generation zu Generation überliefert und spiegeln die sog. sozialen Institutionen wieder. Von besonderer Bedeutung sind sie vom Alter von 7–8 Jahren bis zum Erwachsenenalter, sie sind aber in der Rehabilitation am wenigsten nützlich. Im Regelspiel muß das Kind seine Wahrnehmung und Handlung den anderen anpassen, besser gesagt, es muß sein Denken sozial ausrichten. Für Piaget stellt diese ständige Rückkopplung und Abstimmung einen wichtigen Faktor für die Entwicklung der konkreten Intelligenz dar. In den Gruppenspielen kann das Kind durch das Einhalten von strengen Regeln eine bessere Selbstkontrolle und Selbstregulation erreichen. Die persönlichen Bedürfnisse und Wünsche müssen den Anforderungen der rollengebundenen Erwartungen angepaßt sein, die dann als allgemeingültige soziale Norm wahrgenommen werden (Burighel 1994).

Spiel und Entwicklung
Vygotskij (1993) betrachtet das Spiel nicht so sehr als prädominante Form der Aktivität des Kindes, sondern als *Hauptmotor* der Entwicklung: das Spiel ist das Mittel zur Befriedigung der Bedürfnisse. Er bewertet das Spiel als *Motivation zur Handlung* und nicht nur als Entwicklung des Denkens (wie Piaget). Die Spielhandlung könnte demnach die spezifischen Motivationen verdeutlichen, die das Kind in sei-

ner Entwicklung vom Gegenstand zum Gedanken leiten. Im Spiel trennt das Kind die Bedeutung vom realen Gegenstand, d. h. im Spiel vollzieht sich die progressive Trennung der Bedeutung des Gegenstands vom Gegenstand als solchem, aber nicht die Trennung der Bedeutung von der realen Handlung mit dem realen Gegenstand. Die *Handlung* ist das tragende Element des Symbolspiels, durch die Handlung kann der Stecken zum Pferd werden. Die Vermittlung zwischen dem Wunsch des Kindes, seine „Macht" auf die Wirklichkeit auszuüben, und seinem Bedürfnis nach Übereinstimmung mit der Außenwelt wird auf die Regeln übertragen. Die *Spielregel* stellt die dynamische Dimension dar. Mit ihr ordnet sich das Kind den äußerlichen Bedingungen unter, die jede Handlung bestimmen. Die Handlung spielt eine wichtige Rolle, nicht nur in der Beziehung zur Umwelt (im Symbolspiel flieht das Kind nicht aus der Wirklichkeit, es ergreift Besitz davon), sondern auch in der Beziehung zu seiner Innenwelt (das Kind lernt, im Hinblick auf Bedeutungen zu handeln und bereitet das abstrakte Denken vor).

Neubauer (1987) beschreibt im Spiel drei primäre Komponenten:
- eine mentale Aktivität, die Phantasie sowie bewußte und unbewußte Wünsche miteinschließt;
- die Aktionen, die diese mentale Aktivität in beobachtbare Elemente übersetzen;
- das Bewußtsein, daß die Handlung fiktiv ist.

Gros (1969) versteht unter Spiel eine *Vorbereitungsübung* für die Reifung des Denkens und des Handelns, eine Art von Vortraining der mentalen Funktionen. Sie entwickeln sich im Kindesalter und sind später im Erwachsenenalter vollständig ausgeprägt. Gros unterteilt die Spiele in zwei Kategorien:
- *Erfahrungsspiele*, in denen außer den motorischen und sensorischen Fähigkeiten auch die Affektivität und die höheren mentalen Prozesse wie Wille und Intelligenz einbezogen sind.
- *Kampfspiele* als Vorbereitung auf das soziale Leben, Spiele des Wettstreits, der Liebe und der Nachahmung sowie soziale Spiele.

15.3
Spiel und Rehabilitation

Die *Spielfähigkeit* ist im Bereich der IZP die primär beeinträchtigte Funktion. Mehr als alle anderen Aktivitäten offenbart das Spontanverhalten die motorische Armut des Kindes, die Bedeutung seiner Wahrnehmungsstörung und vor allem die Schwäche seiner Motivation, die sich besonders darin zeigt, daß das Kind keine Freude an seinen Aktivitäten findet. Das Spiel des Kindes mit IZP bleibt einfach und primitiv, unreif hinsichtlich der Triebe und der Phantasie, und es wirkt oft steif und repetitiv. Im Spiel wird die eingeschränkte Interaktion des Kindes mit seiner Umwelt, den Gegenständen, Regeln und Personen besonders deutlich. Da das Spiel die am wenigsten kodifizierte Aktivität des Kindes ist, ist auch sein Verlangen nach Hilfe nicht immer angemessen, und unser Angebot wirkt dann reduziert oder oberflächlich. Obwohl es nicht leicht ist, mit einem behinderten Kind zu spielen, bleibt das Spiel einer der wichtigsten Aspekte seiner Behandlung.

15.4
Regeln für ein gutes Spiel

Für ein gutes Spiel mit dem behinderten Kind müssen wir erst ein geeignetes *Setting* schaffen:
- Der Spielvorschlag muß den Fähigkeiten des Kindes angepaßt sein und sollte nur um wenig schwieriger als das vorangegangene Spiel sein.
- Das Spiel soll Erstaunen und Erregung, Freude und Befriedigung hervorrufen, darf aber nie übertrieben sein, da die Gefahr besteht, unkontrollierbare Instinkte zu wecken.
- Das Spiel soll die innere und äußere Wirklichkeit nachvollziehen, ohne sie quasi fotografisch abzubilden, um der kreativen Illusion genügend Raum zu lassen („area intermedia" von Winnicott 1974), d. h. eine gewisse Entfernung von der Wirklichkeit läßt dem Spieler mehrere Wahlmöglichkeiten offen.
- Das Spiel muß eine persönliche Beziehung in Anlehnung an die primäre elterliche Beziehung beinhalten, denn ein Spiel ohne Beziehung und ohne Transitionsprozesse ist gar nicht denkbar.
- Das Spiel muß ein freier und direkter Ausdruck des „Selbst" und der persönlichen Erfahrung sein, und es sollte grundsätzlich von Spontaneität und Unvorhersehbarkeit bestimmt sein. Ein zu stark gesteuertes Spiel kann manchmal zu regressiven und verfälschten Erfahrungen führen, die nutzlos und sogar schädlich sein können.
- Das Spiel muß alternative Wahlmöglichkeiten hinsichtlich der Gegenstände, Aktionen, Relationen, Regeln und Grenzen zulassen.
- Es muß reich an motorischen Erlebnissen und an perzeptiven Emotionen sein.
- Beim „richtigen", motivierten Spielen wird der Spielerfolg auch wirklich Freude bereiten.

15.5
Regeln für die Anregung zum Spiel

- Man muß Lust haben, mit dem Kind zu spielen, und Freude am Spiel selbst.
- Das Kind sollte sich wohlfühlen, und es sollte seine Wünsche ausdrücken dürfen. Es muß das Gefühl haben, der Hauptdarsteller der Situation zu sein, der das Recht hat, nach dem Aushandeln von Regeln und Instrumenten auch Entscheidungen zu treffen.
- Das Spiel sollte vorher genau erklärt und am Ende nochmals durchgesprochen werden, um über die Bedeutung der gemachten Erfahrung und den Wert des erreichten Resultats das Selbstwertgefühl des Kindes zu stärken.
- Dem Kind müssen ausreichend Raum, Zeit, Gelegenheiten und Möglichkeiten geboten werden, damit es im Bereich des alltäglichen Lebens frei spielen kann.
- Das Spiel des Kindes muß immer ein sozial positives Erlebnis sein, d. h. es muß immer als „ernste Sache" behandelt werden, die ihre Wichtigkeit hat und Interesse verdient (Bertolini 1988).
- Das Spielmaterial muß angepaßt sein, damit das Spiel nicht von der Wirklichkeit abweicht oder einschränkend wirkt; das bedeutet, daß das Kind die Möglichkeit haben muß, die verschiedensten realen Gegenstände mit allen ihren Eigenschaften (Form, Farbe, Gewicht, Beschaffenheit usw.) zu benutzen.
- Der Therapeut muß teilnehmen, vorschlagen, begeistern, ergänzen, mehr anregen als korrigieren, eher Raum lassen als einschränken und Initiative zulassen statt zu steuern. Er darf nicht aufdringlich sein und nicht plagiieren, nicht zu streng und steif und weder einschränkend noch regressiv sein. Wichtig ist es, einen gewissen Abstand einzuhalten. Ein zu massiver Eingriff von seiten des Therapeuten in das Spiel läßt auf eine grundsätzliche Unfähigkeit des Erwachsenen schließen, die Vorschläge des Kindes als Ausdruck seines freien Denkens zu respektieren. Der Erwachsene hat die nicht leichte Aufgabe, einen ausgeglichenen Wechsel zwischen Mitspielen und Rückzug herzustellen (Bertolini 1988).
- Der Therapeut muß gegen Stereotypie, Trägheit und Passivität ankommen, aber ebenso gegen die Übererregbarkeit und die Ängste des Kindes.
- Der Therapeut darf das Kind nicht überfordern, sondern er sollte Spiele wählen, die reich an bedeutungsvollen Erfahrungen sind.
- Das Kind sollte die Auswirkungen seiner Handlung auf sich selbst und auf die Umwelt erkennen und auswerten können.

- Die symbolische Aktivität und deren Aussagen muß unterstützt und entschlüsselt werden.

15.6
Spielzeug

▶ Als *Spielzeug* wird all das bezeichnet, was den Spielakt zuläßt, unterstützt und fördert.

Zum Spielzeug wird der Körper des Erwachsenen und des Kindes, Gelegenheitsmaterial (Wasser, Mehl, Sand, Steine, Schachteln usw.) und natürlich alles, was zu diesem Zweck bestimmt ist (Puppen, Tiere, Bausteine usw.). Spielzeug ist ein Transitionsobjekt, das einen vorbewußten Genuß auslöst, der an die Entwicklung der Beziehungsfunktion gebunden ist (Pfanner 1994). Nicht das Spielzeug als solches ist das Instrument der Beziehung des Kindes mit der Umwelt; im Spielzeug birgt sich die Darstellung und Erinnerung der Mutter, die dem Kind im Moment der Trennung an ihrer statt einen Gegenstand anbietet, in dem sie selbst noch „anwesend" ist. Auf diese Weise kann das Kind die Beängstigung und Frustration des Verschwindens seines ersten Liebesobjektes, der Mutter, unter Kontrolle halten (Polletta 1994).

Unterschiedliche Arten von Spielzeug
Wir unterteilen Spielzeug in *nichtstrukturiertes* und *strukturiertes*:
- Nichtstrukturiertes Spielzeug ist allgemein, wenig differenziert, läßt sich immer wieder neu erfinden und in vielen Bereichen verwenden.
- Strukturiertes Spielzeug ist vorbestimmt, zweckgebunden und unterscheidet sich in Form, Dimension, Farbe, Material, Sonorität, Temperatur usw.

Die erste Art wird vor allem bei kleinen oder schwer körperbehinderten Kindern gebraucht, da es sich um Material handelt, das sich an die Hand des Kindes anpassen kann und besonders geeignet ist, dem Kind das Bewußtwerden seiner Körperoberfläche zu ermöglichen. Mit strukturiertem Spielzeug lernt das Kind die Beziehung zwischen Ursache und Wirkung, Bewegung und Perzeption, Aktion und Reaktion (z. B. Spieldose, Lichteffekte). Die Bewegung muß differenziert und verfeinert werden (Richtung, Kraft, Ausmaß, Rhythmus) und je nach Beschaffenheit des Spielzeugs werden verschiedene sensorische Kanäle einbezogen.

Die Verwendung von Spielzeug, das die Wirklichkeit nachahmt (Puppen) oder Gegenständen, die wirklich in den verschiedenen Berufen angewandt werden (Pfannen, Werkzeug), setzen die Beherrschung der symbolischen Funktionen voraus und fördern die mentale Abbildung als Folge von realen Aktionen und nicht von Simulation. Je nach Spielinhalt können demselben Gegenstand verschiedene Bedeutungen zugeschrieben werden.

Spielzeug kann entweder in seiner Gesamtheit gebraucht oder in seinen Bestandteilen untersucht und erfaßt werden. Für die kognitive Entwicklung innerhalb der Therapie ist es von großem Vorteil, wenn dasselbe Spielzeug auf verschiedene Art und Weise für unterschiedliche Zwecke eingesetzt werden kann, um die phantasievolle und kreative Verarbeitung zu fördern (Sabbadini 1994).

15.7
Therapie durch das Spiel

▶ Das *Spiel* ist ein unentbehrlicher Teil der Entwicklung des Kindes; es kann *nicht* als Therapie verabreicht werden.

Wir glauben nicht an das „therapeutische Spiel" und auch nicht an die „Spieltherapie". Dem Kind Spielfreiheit zu lassen ist eigentlich kein therapeutischer und vor allem kein physiotherapeutischer Ansatz. Vielleicht zeigt sich diese Sichtweise in dem abwertenden Einwand der Eltern: „Er spielt ja nur", der die Arbeit des Therapeuten und vor allem die Aktivität des Kindes herabsetzt, in der Überzeugung, Physiotherapie sei eine vollkommen freudlose „Pflicht". Alles, was das Kind während der Behandlung tut, muß an bestimmte, vom Therapeuten festgesetzte Ziele gebunden sein; seine Aktivität ist daher frei, aber innerhalb bestimmter Rahmenrichtlinien.

▶ Im therapeutischen Sinn ist das *Spiel* nie ausschließlich spontan, und jedes Spielzeug ist zweckgebunden an die Anpassungsfunktionen, die als therapeutisches Ziel festgelegt wurden.

Auch wenn auf diese Weise ein Teil der Spontaneität und der Kreativität verloren geht, bleibt doch der kognitive Wert bestehen (Sabbadini 1994).

Die Therapie ist ein simulierter Kontext, in dem Therapeut und Kind einen Raum, eine Zeit und eine irreale Situation erfinden und teilen (Ferrari 1994). Der Schwerpunkt liegt in der Entscheidung, inwieweit der Therapeut die Vorschläge des Kindes annimmt oder sie durch seine Regeln einschränkt. Material und Regeln müssen von beiden, Therapeut und Kind, erkannt, vereinbart und gemeinsam benutzt bzw. umgesetzt werden. Sie sollten so wirklichkeitsnah wie möglich sein, da ja unser Ziel letzlich die Übertragung der Therapieerfahrung in das alltägliche Leben ist. Wir ziehen den wohlbekannten therapeutischen Hilfsmitteln immer Material und Spielzeug des Alltags vor.

Ein *gutes Spielzeug* darf nicht die Lösung schon in sich haben, d. h. dem Kind die Möglichkeit nehmen, seine stimulierende Welt der Vorstellung und der Gefühle in praktische Aktivität umzusetzen. Es muß den Wünschen des Kindes verfügbar sein, ohne seine kreative Aktivität zu bremsen. Es muß zum Spielgefährten werden, der die verschiedensten Möglichkeiten offen läßt und Phantasie und Rolleneinnahme stimuliert (Chade 1994).

Das *didaktische Spielzeug*, das eigens für Übungen bestimmter Bewegungen oder sensomotorischer Bewegungsabläufe erdacht wurde, ist zwar anziehend durch Farbe, Glanz und Form, aber sehr inflexibel in seinem vorbestimmten Gebrauch. Das Problem liegt vor allem darin, daß der Erwachsene darauf besteht, das Spiel wie vorgeschrieben zu verwenden, und frustriert ist, wenn das Kind nicht dazu imstande ist oder sich weigert. Der eigentliche Wert des Spiels und seine vermittelnde Funktion gehen damit verloren. Die Grenzen, innerhalb derer wir zulassen, daß das Kind „auf seine Weise" spielt, hängen von seinem Interesse und seiner Aufmerksamkeit ab, von der Wahlfreiheit, die seine Behinderung zuläßt und von dem Erfolgsbedürfnis, das jedes Kind im Spiel mit dem Erwachsenen hat. Eine zu eng gesteuerte Aktivität erschöpft sehr schnell das Interesse des Kindes und damit seine Bereitschaft, zu lernen und sich zu ändern, während eine vollkommen freie und spontane Aktivität nicht die Inhalte aufweist, die als therapeutisch anzusehen sind.

▶ **Die schwierige *Aufgabe des Therapeuten* besteht darin, in den Materialien und Spielen die Bedingungen und Eigenschaften zu erkennen, die er zum Erreichen seines Therapieziels braucht; er muß voraussehen können, welche Fähigkeiten und Kompetenzen er mit diesen oder jenen Gegenständen, Spielen, Regeln und Rollen im Kind aktiviert.**

Zweck der Rehabilitation ist es, *Anpassungsfähigkeiten* aufzubauen, und nicht spezifische Einzelleistungen. Die Wahl der Mittel ist daher besonders wichtig, da sie den Übergang von der Simulation zur Wirklichkeit, von der therapeutischen Übung zur Geschicklichkeit des täglichen Lebens vermitteln. Der Eingriff des Therapeuten ist notwendig, um *motorische Fazilitation* zu bieten (er wählt und steuert die geeignetste Bewegungsform für die Aktion), um eine *perzeptive Fazilitation* durch das Fesseln der Aufmerksamkeit des Kinds zu bieten oder eine *kognitive Fazilitation*, indem er Anweisungen zum richtigen Ablauf der Aktion und zum richtigen Gebrauch der Mittel gibt.

Literaturverzeichnis

Bertolini P (1988) L'esistere pedagogico. La Nuova Italia, Florenz
Bonetti G, Bordignon A, Brino M, Ferretti A, Ghedin N (1994) Laboratorio visuo tattile. Tagung: Il contesto in riabilitazione: giochi, giocattoli e dintorni. Rimini, 1994
Burighel F (1994) La locomozione nel gioco. Tagung: Il contesto in riabilitazione: giochi, giocattoli e dintorni. Rimini, 1994
Chade J, Bastia S (1994) Il gioco ed il giocattolo tra narrazione, riabilitazione ed ausili. Tagung: Il contesto in riabilitazione: giochi, giocattoli e dintorni. Rimini, 1994
Cioni G (1994) Apprendimento motorio nel gioco. Tagung: Il contesto in riabilitazione: giochi, giocattoli e dintorni. Rimini, 1994
Ferrari A (1994) A proposito del setting in riabilitazione. Tagung: Il contesto in riabilitazione: giochi, giocattoli e dintorni. Rimini, 1994
Freud S (1977) Al di là del principio del piacere. Boringhieri, Turin
Gross P (1969) Classificazione del giochi su orientamenti filosofici e pedagogici. Marzorati
Lodesani M, Muzzini S (1994) Gioco e giocattolo come possibili sussidi terapeutici in riabilitazione. Tagung: Il contesto in riabilitazione: giochi, giocattoli e dintorni. Rimini, 1994
Loperfido E (1994) In tema di educazione, assistenza e terapia. Tagung: Il contesto in riabilitazione: giochi, giocattoli e dintorni. Rimini, 1994
Lorenz C, zitiert bei Pierro MM (1994) La percezione tatto cinestestesica nel gioco. Tagung: Il contesto in riabilitazione: giochi, giocattoli e dintorni. Rimini, 1994
Millar S (1974) La psicologia del gioco. Boringhieri, Turin
Neubauer PD (1987) The many meanings of play introduction. Psychanal Study Child 542: 3–10
Pfanner P (1994) Il gioco come strumento di crescita nel bambino disabile. Tagung: Il contesto in riabilitazione: giochi, giocattoli e dintorni. Rimini, 1994
Pierro MM (1994) La percezione tatto cinestesica nel gioco. Tagung: Il contesto in riabilitazione: giochi, giocattoli e dintorni. Rimini, 1994
Polletta G (1994) Il significato del gioco nello sviluppo relazionale del bambino. Tagung: Il contesto in riabilitazione: giochi, giocattoli e dintorni. Rimini, 1994
Sabbadini G (1994) La percezione visiva nel gioco. Tagung: Il contesto in riabilitazione: giochi, giocattoli e dintorni. Rimini, 1994
Tosquelles F (1979) L'educazione dei deboli mentali. Dehoniane, Bologna
Winnicott D (1974) Gioco e realt. Armando, Rom

16 Zur Vielschichtigkeit der therapeutischen Verantwortung

Adriano Ferrari

Wer für ein Kind mit infantiler Zerebralparese *therapeutische Verantwortung* übernimmt, wird damit im Idealfall auch einen Rahmen schaffen, der Fragen und Ängste zuläßt, der Unterstützung anbietet bei Schwierigkeiten, denen das Kind mit IZP und seine Familie ausgesetzt sind, und der gegebenenfalls geeignete Lösungswege vorschlägt, um diese Schwierigkeiten anzugehen und sie erträglicher zu machen. Die Übernahme der Verantwortung gleich einem „roten" Faden, der sich durch das gesamte Rehabilitationsprogramm zieht: zum einen zeitlich („longitudinal") vom Abschluß des therapeutischen Vertrags bis zum Behandlungsende und zum anderen personenbezogen („diametral"), da sowohl der Patient (das Kind mit IZP) als auch seine Familie (einschließlich Verwandtschaft), das soziale Umfeld (Schule, Gemeinschaft) bzw. die räumliche Lebenssituation miteinbezogen werden.

Die Rehabilitation des behinderten Kindes hat einen *diachronen Verlauf* (s. Abb. 16.1), dessen Anfang bekannt ist, aber nicht immer dessen Ende (sprich Entlassung aus der Therapie).

Aufgrund der besonderen Behandlungsbedingungen (z. B. Dauer, Einflußmöglichkeiten), ist die *Rehabilitation des behinderten Kindes*

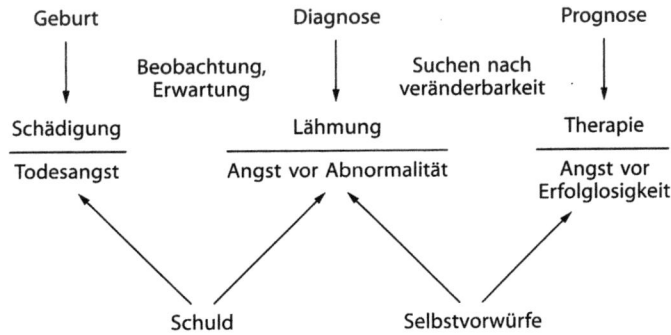

Abb. 16.1. Therapeutische Verantwortung im Rehabilitationsverlauf

nur begrenzt mit eindeutig therapeutischem Vorgehen gleichzusetzen, das sowohl das Kind selbst zum Ziel hat (Physiotherapie) als auch seine Familie (counseling) und für das bestimmte Berufsbilder zur Verfügung stehen (Physiotherapeuten, Kinderneuropsychiater, Psychologen). Berücksichtigt man die Dauer und Vielschichtigkeit der Behandlung, so bedeutet die Rehabilitation des behinderten Kindes eher kompensierende oder korsettierende als therapeutische Unterstützung, gerade wegen der Unmöglichkeit, durch den therapeutischen Eingriff die Krankheit endgültig zu heilen. Die Unterstützung sollte so breit angelegt und so situationsgerecht wie möglich sein (vom psychologischen Verständnis bis hin zur psychologischen Beratung, von der Erziehung bis zur Betreuung und zur Fürsorge). Sie sollte den Patienten über den gesamten Rehabilitationsverlauf begleiten, um so eine Entwicklung zu ermöglichen, die von der „Erziehung des Behinderten" zur „Erziehung zum Behinderten" führt.

Die Rehabilitation des behinderten Kindes ist durch die Überlappung der verschiedenen Aufgabenbereiche innerhalb des Rehabilitationsteams gekennzeichnet. Rehabilitation obliegt nicht einem einzigen Berufsbild (Physiotherapeut, Physiater, Kinderneuropsychiater, Psychologe, Sozialarbeiter usw.), sondern ist Ausdruck einer Zusammenarbeit, die nur vom Team in seiner Gesamtheit geleistet werden kann. Dem Arzt kommt dennoch eine besondere Bedeutung zu, da er die Planung des gesamten Rehabilitationsprogramms übernimmt. Das Rehabilitationsteam selbst kann sich im Laufe der Zeit in seiner Zusammensetzung ändern, abhängig vom Inhalt des Behandlungsprogramms, vom Alter des Kindes und vom institutionellen Rahmen, innerhalb dessen das Rehabilitationsteam arbeitet (Mutter-Kind-Beratung, Rehabilitationsdienst, Dienst für Erwachsenen-, Alten- und Behindertenbetreuung, usw.).

Formal gesehen beginnt die Rehabilitation des behinderten Kindes mit der Mitteilung der *Diagnose*, wobei nicht die Diagnose der „Schädigung" gemeint ist (diese Aufgabe obliegt den Betreuern auf der Neugeborenenintensivstation oder allgemein der pädiatrischen Abteilung), sondern die Diagnose der „Lähmung" (Abb. 16.1).

16.1
Beziehungsaspekte bei der Diagnosemitteilung

In der Lebensgeschichte des Kindes mit IZP ist die Perinatalperiode für die Eltern von einer tiefen existentiellen Unsicherheit gekennzeichnet, von beklemmender Erwartung und Todesangst, angesichts derer das Risiko, daß das Kind mit bleibenden Schäden überleben wird (von einem rationalen Standpunkt aus betrachtet) annehmbar erscheinen kann.

Sobald die Diagnose der Schädigung zu einer Diagnose der Lähmung wird, herrscht während der darauffolgenden Monate die Furcht vor einer schweren Abnormalität des Kindes vor. Das Suchen nach einer möglichen Veränderbarkeit, d. h. Lernfähigkeit bei dem Kind steht hier in völligem Gegensatz zu dem, was heutzutage unter „Zerebrallähmung" verstanden wird.

Mit der Mitteilung der Diagnose wird in einem gewissen Sinn die „Gestationszeit" abgeschlossen, es beginnt die Zeit, in der der Schaden behoben werden soll. Sobald die Eltern die Diagnose angenommen haben, kommt in ihnen Hoffnung auf eine veränderbare Prognose auf, d. h. darauf, daß die Störung durch die Therapie beeinflußt werden kann. Gleichzeitig fürchten sie, daß Betreuung und Therapie erfolglos sein könnten, d. h. daß die Behandlung nicht dem entspräche, was das Kind braucht, oder unzureichend sei für seine vielen Bedürfnisse. Häufig erlebt sich die Familie hin- und hergerissen zwischen der Überzeugung, daß es irgendwo eine Therapieform gibt, die die Krankheit zu heilen vermag, und der Befürchtung, daß jegliche Maßnahme nutzlos sei. Beide Vorstellungen führen zum Verzicht darauf, realistische Veränderungen zu erreichen.

Deshalb sollte der Übermittler bei der Mitteilung der Diagnose nicht nur kompetent und klar in seiner Aussage sein, er sollte auch berücksichtigen, inwieweit die Angehörigen in der Lage sind, die Diagnose zu verstehen. Die Fähigkeit zu erfassen und zu verstehen hängt mit der emotionalen Vorbereitung zusammen. Allgemein kann man sagen: je kompetenter und je sicherer der Untersucher ist, desto kürzer und bündiger wird die Mitteilung der Diagnose sein.

Bei der Mitteilung der Diagnose, verstanden als Übergabe von Information, ist folgendes vorteilhaft:
- gewandte Formulierungen (diagnostische Geschicklichkeit),
- Genauigkeit (diagnostische Zuverlässigkeit),
- Vollständigkeit (diagnostische Kompetenz),
- Klarheit und Verständlichkeit der Aussage (Beherrschung der Terminologie),
- Bündigkeit (Fähigkeit, das Unbehagen sowohl dessen, der die Mitteilung erhält als auch dessen, der die Mitteilung weitergibt, in Grenzen zu halten).

Die Mitteilung stellt einen *synchronen Vorgang* dar, eine Art befreiende Entleerung kodifizierten und synthetisierten medizinischen Wissens, die zwangsläufig in Kontrast steht zur Ungewißheit und Ungenauigkeit der Inhalte selbst (um sagen zu können, wie sich das Kind entwickeln wird und wie nicht, hat neben der Schädigung des ZNS die „positive Bereitschaft" des Kindes grundlegende Bedeutung, seine Lernfähigkeit, die Einsatzbereitschaft der Familie, die Akzeptanz im sozialen Umfeld, die Lebensumstände usw.).

Die Diagnose, verstanden als unveränderliche Form von Funktionen, die ein Patient mit einer irreversiblen Schädigung des Nervensystems hat, ist – scheinbar widersprüchlich – einer Entwicklung unterworfen: sie beinhaltet einen Vorgang, der nicht aufhört, der ständiger Aktualisierung unterliegen muß, der lebt und bereichert wird durch Informationen, die vom Patienten selbst kommen, von seinen Familienangehörigen und vor allem von seinen Therapeuten.

Letzendlich dauert die Mitteilung der Diagnose so lange wie die Rehabilitation und wird erst abgeschlossen, wenn das Kind aus der Physiotherapie entlassen wird.

Die „Sicherheit" der Ausgangslage (Art und Ausmaß der Schädigung) reicht bei der IZP nicht aus, um die potentiell erreichbaren Veränderungen schon zu Beginn festzulegen, selbst wenn sämtliche therapeutischen Möglichkeiten und positiven Einflußfaktoren mitberücksichtigt werden. Dies liegt an der fehlenden Möglichkeit, aus der einfachen Untersuchung der *Strukturen* auf die mögliche Erreichbarkeit von *Funktionen* zu schließen (die psychiatrischen Krankheitsbilder bieten in dieser Hinsicht eindrucksvolle Beispiele). Die Prognose beinhaltet daher einen nicht zu vermeidenden Anteil an Individualität und Unsicherheit. Dennoch erlaubt es nur eine ausgesprochene Prognose, die Sinnhaftigkeit und die Zuständigkeiten der Rehabilitation zu beurteilen.

Verständnis der Diagnose
Im Unterschied zur Mitteilung hat das Verständnis der Diagnose (im Sinne von „verstehen" und „bewahren") einen *diachronen Verlauf*, der sowohl emotionale Vorbereitung als auch Erfahrung voraussetzt. Häufig werden die Eltern verunsichert, wenn ihnen erklärt wird, wie das Kind eine bestimmte Funktion erwerben wird. Es fehlen ihnen konkrete Erfahrungsmodelle zum besseren Verständnis (ihre eigene Erfahrung ist eine Erfahrung von Gesundheit), und die Erfahrungsmodelle, die ihnen vom Gesprächspartner angeboten werden, werden oft von vornherein abgelehnt. Aus ihrer Sicht sind diese Erfahrungsmodelle unbrauchbar, da sie außer acht lassen, was sie selbst als Eltern mit ihrer Liebe und ihrem Einsatz („Allmachtswahn") für ihr Kind auszurichten imstande sind. Beispielsweise beinhaltet die Frage „Wird es gehen können?" eine viel weitergehende Sorge, die sich auf die Vorstellung von Normalität allgemein ausdehnt und Ausdruck für die unbewußte Absicht ist, die Diagnose nicht zu ertragen.

Nur zum Teil beeinflußt hier der Bildungsgrad der Eltern das Verständnis der Diagnose: Wenn es sich um das eigene Kind handelt, so wird auch das eigene Fachwissen in Frage gestellt, wie man bei vielen Fachleuten sieht (z. B. bei Ärzten, Psychologen, Therapeuten), die auf der Suche nach der Lösung des Problems selbst „mystische" therapeutische Ansätze (etwa die Methode nach Doman) oder die utopischen Versprechungen von Heilern und Zauberern nicht ablehnen.

Das Verständnis der Diagnose stellt demnach einen intellektuellen Vorgang dar, der auch eine gefühlsmäßige Verarbeitung der Informationen benötigt, damit nicht ein Abwehr- oder Verdrängungsprozeß der mitgeteilten Inhalte droht.

Der Leitsatz: „Antworte nicht auf Fragen, die dir die Eltern nicht stellen" ist ein guter Rat für jüngere Kollegen. Außerdem ist er Ausdruck der Tatsache, daß das Verständnis der Diagnose seine Zeit benötigt und im Gegensatz steht zum Wunsch des Arztes, im Rahmen der Arztvisite Können und Fachwissen unter Beweis zu stellen. Hinter den nicht gestellten Fragen versteckt sich jener Freiraum, der Hoffnung, Ablehnung, Verteidigung oder Verarbeitung zuläßt. Eltern, die keine Fragen stellen oder auch unermüdlich dieselben Fragen an alle ihnen begegnenden Fachleute stellen, haben sich oft schon eine Antwort „zusammengebastelt", an die sie verzweifelt glauben wollen („es ist zu klein", „es ist zu früh", „es ist zu schwierig"). Häufig ist auch die Zeit, die beide Elternteile benötigen, unterschiedlich lang, was Ursache für Meinungsverschiedenheiten und Mißverständnisse in der Partnerschaft sein kann. Daher ist es wichtig, daß die zentralen Informationen beiden Elternteilen gleichzeitig gegeben werden, damit nicht ein Elternteil den anderen vom Mitgeteilten in Kenntnis setzen muß, wobei dann der Inhalt der Botschaft abhängig von der eigenen Lebensgeschichte und von der Art der Beziehung, die die beiden Elternteile miteinander verbindet, verändert wird.

Ich bezweifle, ob man vom völligen Akzeptieren der Diagnose überhaupt sprechen kann, schon deshalb, weil die Indikation zur Therapie (unabhängig von der Therapieart, z. B. Physiotherapie, Logopädie, Psychomotorik) der Endgültigkeit einer fortwährenden Schädigung oder einer zeitstabilen Enzephalopathie widerspricht.

▶ **Zwischen *Diagnose* und *Therapie* der IZP besteht ein unvermeidlicher Widerspruch der Terminologie, wobei Diagnose und Therapie sich letztendlich gegenseitig verneinen.**

Die Zweideutigkeit oder scheinbare Unvereinbarkeit von Diagnose und Therapie läßt sich – unseres Wissens nach – auch durch die Verwendung unterschiedlicher Erklärungsmodelle nicht auflösen: wenn man z. B. der Auffassung von der Zerebralparese als fortdauernder Schädigung die Theorie von der Plastizität des ZNS und die Theorie vom Restpotential mit all der Magie, die damit unvermeidlicherweise verbunden ist, gegenüberstellt. Die Diagnose wird eher akzeptiert, wenn das Kind aus der Rehabilitation entlassen wird, als zum Zeitpunkt des Therapiebeginns.

Man kann mindestens 2 Phasen unterscheiden, die Eltern bis zur Akzeptanz der Diagnose durchlaufen:
- *Die erste Phase* beginnt mit dem Zeitpunkt, an dem ihnen bewußt wird, daß das Kind eine Schädigung erfahren hat (irreversible Schädigung), daß es aber eine Therapie gibt und man daher eine Veränderung erwarten kann (Physiotherapie als Heilmittel für Unheilbares).
- *Die zweite Phase* tritt ein, wenn sie erfahren, daß die Therapie nutzlos geworden ist, weil das Kind sich nicht mehr verändern wird.

Sobald die Therapie abgesetzt wird und damit die Hoffnung aufgegeben werden muß, daß das Kind weiter verändert werden kann, sieht sich die Familie gezwungen, die Diagnose der Lähmung zu akzeptieren, was bis zu diesem Zeitpunkt hinausgeschoben wurde. Häufig versucht die Familie deshalb, die Therapie in die Länge zu ziehen.

Auf der Gefühlsebene kommt das Kind mit IZP bei beiden Eltern, im besonderen bei der Mutter, sicherlich eher der Vorstellung vom „gefürchteten Kind" nahe als der Vorstellung vom „gewünschten Kind", als narzißtische Projektion der eigenen Ideale. Es kann so zu einem Wiederaufleben alter Konflikte, Traumen und Ängsten kommen, die kennzeichnend sind für den psychodynamischen Regressionsprozeß, den eine Mutter (im gewissen Sinn wie eine Vorwegnahme des Mutter-Seins) auf sich nehmen muß. Ich ziehe deshalb vor, eher von einer *Fähigkeit zur Anpassung an die Situation* zu sprechen, als von einer Fähigkeit, die Situation zu akzeptieren. Es gibt Dinge, die man nicht akzeptieren kann, an die man sich aber zwangsläufig anpassen muß, und die Geburt eines behinderten Kindes gehört zweifellos dazu.

Im Denken der Eltern vergrößert sich unausweichlich der Abstand, der das reale Kind vom vorgestellten Kind trennt. Das wahre Ziel der Therapie müßte gemäß der Erwartung der Eltern darin bestehen, den Abstand zu verringern, bis schließlich die eigentlich unmögliche Vereinigung des realen Kindes mit dem vorgestellten ermöglicht wird. Eine Beendigung der Therapie ist für das Akzeptieren der Diagnose deshalb wichtiger als der Beginn der Therapie. Hinter dem Bedürfnis, unter allen Umständen die physiotherapeutische Behandlung fortzuführen, selbst wenn dafür „gebettelt", das Therapiezentrum gewechselt und die Therapie bei schlecht qualifizierten Einrichtungen gekauft werden muß, verbirgt sich die Tatsache, daß die Diagnose noch nicht akzeptiert worden ist.

Das Kind verbleibt so unvermeidbar in einer Art „Schwebezustand" verhaftet, selbst die Würde eines wirklichen Behinderten bleibt ihm versagt, die in unserer Kultur durch den Wechsel vom Kinderwagen zum orthopädischen Rollstuhl gekennzeichnet ist.

Reaktionen auf die Diagnosemitteilung
Es wurden verschiedene Reaktionsformen auf die Diagnose beschrieben; sie werden stark beeinflußt u.a. von der Persönlichkeit, von den Umständen, die zur Schwangerschaft geführt haben und vom Verlauf der Schwangerschaft.

Verneinung und Ablehnung („es kann nicht wahr sein") führen dazu, daß realistische therapeutische Ansätze fallengelassen werden und das Rehabilitationszentrum fluchtartig verlassen wird, um jemanden zu suchen, der eine weniger bedrohliche Diagnose und vor allem eine günstigere Prognose stellt. Unter diesen Umständen wird dann z. B. den eigenen „(Familien)-Geschichten" (Verwandte, von denen sich dann herausgestellt habe, daß sie gesund waren und die im Alter von ... zu gehen, zu sprechen begonnen haben) oder den Lebenserinnerungen, z. B. der Großeltern und deren Erfahrungen mit Kindern (Traumen, Ängste, alte Konflikte etc.) breiter Raum gegeben, um damit die Wahrheit über das eigene Kind zu überdecken.

Wenn es irgendwann nicht mehr möglich ist, die Unzulänglichkeiten des Patienten zu rechtfertigen, erstarrt die Familie quasi „zeitlos" in ihren Therapieritualen. Ohne Berücksichtigung der Zeit könnte auch weiterhin die Hoffnung aufrechterhalten werden, daß sogar die schlimmste Lähmung „Schritt für Schritt" geheilt werden kann.

▶ **Die *Zeit* ist das Maß für die Veränderung und wird damit Ausdruck für das Ausmaß der Krankheit eines Kindes, das zwar altert, sich aber nicht verändert.**

Die fehlende Veränderung bzw. Entwicklung über die Zeit wird besonders deutlich an Geburtstagen des Kindes oder ähnlichen Anlässen, die – verständlicherweise – bei den Familienangehörigen Reaktionen unterschiedlicher Art auslösen können.

Geburtstagskrisen. Bei Geburtstagskrisen tritt die Angst zutage, einen Vergleich mit der Entwicklung anderer Kinder anstellen zu müssen.

Fatalismus. Diese Reaktion des Erduldens zeigt sich in einer depressiven, fast wahnhaft anmutenden Haltung und der Erwartung, daß die Dinge unausweichlich immer schlechter werden. Auch das Kind wird schließlich als unverzichtbarer und unveräußerlicher Bestandteil des eigenen glücklosen Daseins erkannt. Wie Negri feststellt (1990), kommt es häufig vor, daß die Beklemmung an Verfolgungswahn grenzende Ausmaße annimmt, die in die gelähmten Glieder des Kindes projiziert werden, so daß das Kind in den Projektionen der Eltern verfangen bleibt. In diesen Fällen kann die Rehabilitation zu einem Mittel werden, das böse Objekt zu kontrollieren, das sich in der kranken Gliedmaße befindet, jedoch zum Schaden des emotionalen Kontakts: Ein Therapeut, der ein derartiges Krankheitsverständnis ablehnt und dahingehend arbeitet, Trennung und Entwicklung der Individualität im Kind zu begünstigen, wird als feindlich erlebt, d. h. als unfähig, den Schmerz von Eltern zu verstehen, die ein Kind haben, das sich nicht bewegen kann. Die psychische Reorganisation einer so gestalteten negativen Einstellung (z. B. einer Mutter) kann von längerer zeitlicher Dauer sein als die Entwicklung des Kindes, selbst wenn sie noch so gestört ist (Fava Viziello 1996).

Aggressivität und Klageverhalten. Die für sich in Anspruch genommene Aggressivität und die Anklagen gegen andere (in der Regel an das Gesundheitssystem) sind Ausdruck des Bedürfnisses, die eigenen Schuldgefühle zu vermindern. Die Therapie wird als Pflicht und Schuldigkeit der Umwelt erfahren, eine in jedem Fall unzureichende und unvollständige Wiedergutmachung für das Leid, das den Eltern widerfahren ist. Die unvermeidbare Erfolglosigkeit der Therapie wird als ein Grund mehr betrachtet, das eigene fordernde Verhalten zu rechtfertigen. Der Abstand zwischen dem realen und dem vorgestellten Kind vergrößert sich unausweichlich, und oft entstehen daraus schwerwiegende Störungen in der Eltern-Kind-Interaktion: So werden z. B. nicht nur technische Aufgaben anderen Menschen überlassen, sondern auch Zuwendung und Fürsorge. Häufig liefern interne Schwierigkeiten des Rehabilitationszentrums (z. B. Fehlen des Arztes, Fehlen der Therapeutin wegen Schwangerschaft) der Familie ein Alibi für die eigene, schwer ertragbare Ohnmacht, das Kind nicht verändern zu können. Durch die Anklage werden auch andere Menschen in die Verantwortung mit eingebunden.

▶ Die *Aggressivität*, die sich gegen das Rehabilitationszentrum wegen seiner Unzulänglichkeiten richtet, kann in einem gewissen Sinn auch als eine vom Kind abgezogene Aggressivität betrachtet werden.

Tatsächlich bestehende Unzulänglichkeiten der Rehabilitationszentren sollen damit natürlich nicht entschuldigt werden.

Überfürsorglichkeit. Sie zeigt sich in einem übertriebenen Einsatz für das Kind oder einem übertriebenen Schutz des Kindes vor anderen Menschen (auch vor dem Therapeuten) als Ausdruck des Bedürfnisses, sich unentbehrlich zu fühlen, um auf diese Weise die Schuldgefühle besser kontrollieren zu können (depressives Verhaftet-Sein). Überfürsorgliche Eltern neigen zu der Annahme, daß es vollständig von ihrer Haltung bzw. ihrem Verhalten abhänge, was das kranke Kind wahrnehmen und lernen kann (Negri 1990). Sie vermeiden es, das Kind in seiner Ganzheit betrachten zu müssen, indem sie sich mit jedem einzelnen seiner Organe oder Gliedmaßen beschäftigen. Auch vermeiden sie es, sich mit dem kindlichen Willen auseinanderzusetzen, indem sie in jeder Hinsicht die Bedürfnisse des Kindes vorwegnehmen. Ein Elternteil (fast immer die Mutter) zieht sich aus der bisherigen Familienstruktur zurück, um sich vollständig dem Kind zu widmen, d. h. speziell der physikalischen Therapie und den „Rehabilitationsübungen". Alle Einflüsse vom und zum Kind müssen notgedrungen den Umweg über die Mutter nehmen. Damit hängt das Risiko zusammen, das Kind einem derart rigiden und einengenden Training zu unterziehen, daß es unbewußt in eine anhaftende Identifikation gedrängt wird (Negri 1990). Die Beziehung zwischen den beiden Ehepartnern kann sich dadurch verschlechtern, der Vater wird auf die Seite geschoben (was seinem Fluchtbestreben entgegenkommt). Die Fluchttendenz des Vaters erscheint wiederum gerechtfertigt durch die Notwendigkeit, die finanzielle Grundlage der Familie zu verbessern. Die Geschwister fühlen sich vernachlässigt und reagieren mit Eifersucht. Die Beziehung zwischen der Mutter und deren Eltern wird wiederhergestellt. Je stärker das Kind behindert ist, desto stärker wird die Bindung zwischen Mutter und Kind, wobei vor allem die biologischen Schwierigkeiten im Mittelpunkt der Aufmerksamkeit stehen und mit Angst besetzt sind (zwanghaftes Verhaftet-Sein). Was das Kind motorisch nicht leistet, wird im allgemeinen mit dem ersetzt, von dem man glauben möchte, daß es auf kognitiver und gefühlsmäßiger Ebene vorhanden sei, wobei die Wirklichkeit überschätzt wird („es ist so sensibel", „es versteht alles", „ich allein kann das Kind wirklich verstehen").

Versagensängste. Im Gegensatz zu übertriebenem Schutzverhalten ist den Betroffenen hier im bewußten Erleben die Angst, Fehler zu begehen, sehr viel stärker zugänglich: die Angst, der „auferlegten" Aufgabe, einen Beitrag am Rehabilitationsprozeß zu leisten, nicht gewachsen zu sein. In der Folge wird die Therapie vollständig den Therapeuten überlassen, denn nur Therapeuten sind dafür ausgebildet und gewährleisten die bestmögliche Therapie.

Sofern die Großeltern als gute Eltern erlebt wurden, werden sie für Aufgaben herangezogen, die mit der zuhause durchzuführenden Gesundheitspflege zusammenhängen, und für reine Erziehungsaufgaben bzw. für schlichten Entwicklungsbeistand. Der Verzicht auf die Elternrolle und der Wunsch, an andere zu delegieren, scheint vordergründig dadurch gerechtfertigt, daß die bestmöglichen Ergebnisse erzielt werden müssen. Er hängt aber in Wirklichkeit mit der individuellen Beziehungserfahrung der Eltern zusammen und wird besonders verstärkt durch die komplementäre Bereitschaft der von den Eltern angesprochenen Personen, die gewünschte Verantwortung zu übernehmen (die Großeltern im Rahmen der Familie, spezialisierte Einrichtungen im Rahmen der Rehabilitationszentren).

Besonders schwierig kann sich das Verhältnis Eltern – Großeltern im Zusammenhang mit dem Rehabilitatiosprozeß gestalten. Oft übernehmen die Großeltern gerne die Verantwortung für das Kind mit IZP, um die eigenen Schuldgefühle und die der Kinder abzumildern; das Schuldgefühl, ein unvollkommenes Kind hervorgebracht zu haben. Die „Ansteckung" geht in dem Fall vom Kind zu den Eltern und von diesen zu den Großeltern, die sich ihrerseits schuldig fühlen, „unvollkommene" Kinder hervorgebracht zu haben (unvollkommen, da nicht fähig, sich durch gesunde Individuen fortzupflanzen).

Schuldgefühle und Selbstvorwürfe. Die wohl häufigste und vielleicht angemessenste Reaktionsweise der Eltern besteht im Wechsel von Schuldgefühlen zu Selbstvorwürfen. Der Begriff „Schuld" in bezug auf die Geburt eines andersartigen Kindes sollte besser durch Begriffe wie „Selbstvorwürfe" und „Reue" ersetzt werden (wenn das gemeint ist, was nach der Geburt getan wird, um den Schaden zu beheben). Die Schuldgefühle gehen einher mit Depression, dem Gefühl, von niemanden verstanden zu werden, Unsicherheit, Hilf- und Machtlosigkeit, einer Störung des Selbstwertgefühls, dem Wunsch, der Situation zu entfliehen, dem Bedürfnis, an andere zu delegieren, dem Wunsch nach Sühne. Die Selbstvorwürfe hingegen führen dazu, die eigenen positiven Energien in Erwartung eines Erfolges zum Nutzen für das Kind einzusetzen.

Einige Rehabilitationsmethoden (ein gutes Beispiel ist die Methode nach Doman 1980) arbeiten speziell mit den Selbstvorwürfen der Eltern („was tust du, um dein Kind zu heilen?"). Die Methoden versprechen einerseits unglaubliche Veränderungen, lassen andererseits aber die Eltern allein mit der Verantwortung für die Ergebnisse. Es ist klar, daß ein „Programm" von genau umrissenen Aufgaben, das die Eltern für viele Stunden täglich in Anspruch nimmt, ihre Selbstvorwürfe auch für lange Zeiträume in Grenzen halten kann („niemand wird mir jemals vorwerfen können, daß ich für mein Kind nicht alles getan habe, was möglich war"). Die Selbstvorwürfe werden vom sozialen Umfeld der Familie des behinderten Kindes auf massive Weise beeinflußt: vor allem von den Großeltern, (zumal wenn sie gebildet und finanziell in der Lage sind, die Familie zu unterstützen), von den Verwandten, Bekannten, Arbeitskollegen, sogar von Freunden. Den Hintergrund vieler unrealistischer Therapiehoffnungen bildet vor allem bei größeren Kindern eher dieser verspürte Druck als die wirkliche Überzeugung, daß von Fachleuten entscheidende Informationen oder Behandlungsmethoden zurückgehalten werden. Nach der Konsultation von Fachleuten hört man aus dem Bericht der Eltern häufig eher Erleichterung (im Hinblick auf ihre Selbstvorwürfe) heraus als Enttäuschung darüber, nicht die gesuchte Lösung gefunden zu haben.

▶ Die *Therapie* ist das Gegenmittel für die Unzulänglichkeiten des Kindes, der *Therapeut* ist es für die Selbstvorwürfe der Eltern.

Aber nicht immer passen die Unzulänglichkeiten des Kindes und die Selbstvorwürfe der Eltern zusammen: In schweren Fällen ist z. B. die Veränderbarkeit bescheiden oder überhaupt nicht vorhanden; die Sinnhaftigkeit und damit Notwendigkeit der therapeutischen Behandlung des Kindes nimmt daher ab oder ist irgendwann nicht mehr gegeben. Das gilt nicht bei Eltern, als deren Verbündeter gegenüber dem Kind sich der Therapeut erlebt; denn das Kind mit seiner Unfähigkeit, Abnormalität, Schuldigkeit, Armut oder seinem Rückstand ist das negative Element, der Feind, den es zu besiegen gilt. Im allgemeinen enden solche Situationen mit einer Identitätskrise des Therapeuten, der irgendwann Schwierigkeiten mit seiner Rolle und mit seiner Funktion bekommt und sich den Eltern ausgeliefert fühlt. Die Therapie ist nicht mehr auf eine Veränderung des Zustandsbildes des Kindes gerichtet, sondern entspricht einem Bedürfnis der Eltern. Wird die Therapie abgebrochen, suchen die Eltern Gehör und Aufnahme in anderen Zentren und sprechen andere Therapeuten an oder werden schließlich selbst zu Therapeuten. Hier hat die Behandlung für den Patienten keinerlei therapeutische Wertigkeit mehr. Sie kann im Gegenteil zum Mittel der Bestrafung des Kindes für die Kränkungen werden, die es seinen Eltern zugefügt hat (Mißbrauch der Kindheit)*. Wir verstehen unter „Mißbrauch der Kindheit" nach der Definition von Gaddini (1974) fortdauernde Situationen, in denen (auch auf unabsichtliche Weise) ein Individuum, das noch nicht die Kraft hat, seine Bedürfnisse und natürlichen Rechte zu behaupten, von Einzelpersonen oder Einrichtungen aktiv oder passiv überwältigt wird. Als Mißbrauch der Kindheit muß jede gar nicht so seltene Handlung oder Haltung betrachtet werden, die auf ernsthafte Weise die natürlichen Wachstumspotentiale des Kindes in Frage stellt und deren Verwirklichung beeinflußt. „Geistiger Mißbrauch" kann beschrieben werden als Haltung von Eltern oder Betreuern, die es dem Kind von Anfang an verwehrt, ein positives Selbstbild zu entwickeln.

Die Geburt eines behinderten Kindes kommt für die Eltern einer Verneinung der eigenen Zukunft gleich: nicht nur im materiellen Sinn (infolge der Einschränkungen, die unweigerliche Begleiterscheinung sind), sondern auch im übertragenen Sinn, denn im eigenen Kind werden die Eltern mit ihren besten Eigenschaften wiedergeboren, mit all den Begabungen, die sie im Laufe ihres eigenen Lebens verwirklichen konnten oder sich erträumt haben. Wie können wir in einem behinderten Kind unsere besten Anteile erkennen, die wir der Nachwelt weitergeben wollen?

Wie kann man die Tatsache akzeptieren, daß das eigene Kind „nicht einmal" wie die anderen Kinder sein wird, daß es nie eine annehmbare Zukunft haben wird? Ohne Identifikation gibt es keinen Einsatz, und ohne Einsatz kann sich im Kind kein Vertrauen in die eigenen Möglichkeiten entwickeln. Der tonisch-körperliche und der mimisch-gestische Dialog zwischen Eltern und Kind fehlt, die spielerische Beziehung und damit der libidinöse Einsatz ist gering. Die normalen Trennungs- und Individualisierungsprozesse geraten in Bedrängnis, die symbiotisch-parasitäre Beziehung dauert fort, wobei das übertriebene Schutzverhalten sowohl für die Eltern als auch für das Kind Ausdruck der Schwierigkeit ist, die Grenzen einer möglichen Rehabilitation zur Kenntnis zu nehmen.

Wenn Eltern behaupten, daß sie die Lähmung ihres Kindes völlig akzeptiert haben und daß sie es lieben „so wie es ist", haben sie es eigentlich schon aufgegeben und ein anderes Kind adoptiert: das vorgestellte, in dem sie sich wiedererkennen und mit dem sie sich endlich identifizieren können. Nur durch seinen Tod kann das reale Kind eins werden mit dem vorgestellten, von dem es schließlich Form und Tugend erwirbt.

---

*(Quelle: Weiterbildungsordnung für die Ärzte Bayerns, Neufassung vom 1. Oktober 1993)

Bis zu einem gewissen Ausmaß ist es in der Rehabilitation nötig, die Eltern diachron zu begleiten und ihnen zu helfen, ihre Schuldgefühle ohne übertriebene Illusionen zu verarbeiten, aber auch ohne ungerechtfertigten Verzicht. Vor allem aber ist es nötig, sie auf angebrachte Weise in einer positiven Verarbeitung ihrer Selbstvorwürfe zu unterstützen. Von großer Bedeutung ist hier, daß die Beziehung zwischen Eltern und Großeltern deutlich wird. Nehmen diese in der Erziehung des Kindes eine beherrschende oder eine vorrangige Rolle ein, müssen sie direkt in die Beratung der Familie miteinbezogen werden. Ihre Überzeugungen müssen im direkten therapeutischen Kontakt bearbeitet werden, und nicht nur indirekt über die Eltern (das gilt besonders für manche Erziehungsmaßnahmen, wie etwa unangebrachtes Üben der aufrechten Haltung, das Kind zum Gehen bringen, indem man ihm unter die Achseln faßt oder indem man ungeeignete Hilfsmittel verwendet, z. B. den Gehwagen).

16.2
Beziehungsaspekte bei der Prognosemitteilung

Rehabilitation des behinderten Kindes bedeutet zu dem Zeitpunkt, wenn der therapeutische Vertrag abgeschlossen wird, auch die Mitteilung der Prognose.

Eine *Prognose* im Rahmen der IZP zu stellen, kann aus folgenden Gründen besonders *schwierig* sein:
- Man muß für die Diagnose und vor allem für die Prognose die normale Entwicklung und die *Entwicklung der Pathologie* kennen, d. h. die Art und Weise, wie sich die Lähmung entwickelt (IZP als Entwicklung der Lähmung und nicht Lähmung der Entwicklung). Die Entwicklung kann so aufgrund des natürlichen Verlaufs der betreffenden klinischen IZP-Form vorausgesagt werden.
- Der therapeutische Vertrag beinhaltet eine tiefgehende *Zweideutigkeit* (soll man das Kind zum Kopieren der Normalität zwingen oder soll man ihm dabei helfen, sich in seiner Verschiedenheit zu verwirklichen?).
- Die qualitative oder quantitative Beurteilung der Zielerreichung ist von den *Erwartungen* abhängig, die der Therapeut gegenüber der Familie bzw. die Familie gegenüber dem Therapeuten entwickelt hat.
- Die Sehnsucht nach dem *gewünschten Kind*, seine Idealisierung durch das *vorgestellte Kind*, die Gewissensbisse angesichts des *gefürchteten Kindes*, das im *realen Kind* wiedererkannt wird, beeinflussen auf entscheidende Weise Zuneigung und Identifikation, die

Inanspruchnahme der Ressourcen (Hilfestellung, Gelegenheiten) und die konstruktive Bereitschaft und Anteilnahme des Kindes selbst an seiner möglichen Rehabilitation.
- Die Entwicklung der Lähmung führt beim Kind zu einer *Erfahrung des Mißerfolgs*, den eigenen Körper zu benutzen, der sich seinem und dem Willen anderer widersetzt.
- Das therapeutische Programm muß angemessen sein in bezug auf die spezifische psychosoziale Lebenssituation und das jeweilige Krankheitsbild des Kindes (d. h. an den Defiziten und Ressourcen orientiert), und seine Verwirklichung muß bei allen Beteiligten (im Gesundheitswesen, bei der Familie, im sozialen Umfeld) Zustimmung finden; die Planung muß effizient sein, und die verschiedenen vorgeschlagenen Strategien ebenfalls.
- Die *Einstellung des Therapeuten*, sein Vertrauen in die eigenen Fähigkeiten und sein Glauben an die eigenen Kenntnisse beeinflussen neben früher gewonnenen Erfahrungen den therapeutischen Einsatz (handlungsbezogen und emotional) maßgeblich.
- Die Gegensätze Defizit-Ressourcen, Bedürfnisse-Wünsche, Versprechungen-Ergebnisse bestimmen auf individueller, familiärer und sozialer Ebene das Schlußurteil über die *Nützlichkeit* der Rehabilitation.

Unterschiede zwischen Therapie und Betreuung
Wir haben schon von der Notwendigkeit gesprochen, zum Zeitpunkt des Abschlußes des therapeutischen Vertrags mit der Familie zu unterscheiden, was als *Therapie* im engeren Sinne (Behandlung der Lähmung) betrachtet werden kann und was hingegen richtigerweise als *Betreuung* (care) bezeichnet werden soll. Betreuung wird dabei verstanden als Mischung aus Informationsvermittlung, Verständnishilfen, Beistand und Einsatz, der eine Veränderung des Umfelds im Sinne einer Anpassung zum Ziel hat.

Absicht des *therapeutischen Einsatzes* ist es, beim Kind bleibende Veränderungen hervorzurufen, die eine Verbesserung gegenüber der theoretisch erwarteten Entwicklung des natürlichen Verlaufs der betreffenden klinischen Form bedeuten würden.

Absicht der *Betreuung* ist es, dem Patienten zu einem Leben in größtmöglichem Wohlbefinden zu verhelfen. Dies wird dadurch erreicht, daß mögliche Konflikte zwischen den Bedürfnissen des Einzelnen und den Ressourcen des Umfeldes bearbeitet werden.

Oft ist wirkliches Wohlbefinden bei einem Kind mit IZP nur schwer zu erreichen, oder es steht im Gegensatz zu dem seiner Familie: Das Kind drängt sich auf durch das Leid, das es seinen Eltern vermittelt; diese Situation bezeichnet Pierro (1996) als *Caligula-Syndrom*.

▶ Solange sich die Eltern nicht wirklich *wohlfühlen*, gelingt es ihnen ihrerseits auch nicht, dem eigenen Kind Wohlbefinden zu vermitteln.

In der IZP ist die Gleichung „Diagnose = Therapie" nicht haltbar, denn von „Therapie" zu sprechen ist nur gerechtfertigt, solange beim Patienten eine Veränderung des Verhaltens und der Lernfähigkeit nachgewiesen werden kann.

Zwangsläufig hat die *Therapie* einen Verlauf, der auch Unterbrechungen aufweisen kann und zeitlich begrenzt ist, abhängig von der Motivation des Patienten und durch die Entwicklung seiner Identität bedingt. Dabei stehen dem Patienten nur solche therapiebedingten Veränderungen bleibend zur Verfügung, die er sich zueigen machen kann.

Mit *Betreuung* ist ein pragmatisches, nicht therapeutisches Eingreifen gemeint, das nicht die Lähmung als solche verändern, sondern die Lebensqualität und das Wohlbefinden des Kindes verbessern will. Diese Aufgabe ist vielschichtig und wird kontinuierlich vom Rehabilitationsteam geleistet, das bei Bedarf auch andere Berufsgruppen und technische Hilfsmittel in Anspruch nehmen kann (Bewegungshygiene, Haltungskorrektur, Atemtherapie, Abstimmung der Hilfsmittel usw.). Betreuung hat ein anderes Ziel vor Augen als Therapie: Der wichtigste Aspekt der Betreuung besteht darin, der Familie die Fähigkeit zur Betreuung ihres Kindes zu vermitteln. Eine Aufgabe, für die sie weder genetisch noch traditionell vorbereitet ist, die aber Voraussetzung dafür ist, daß das Kind in einem Zustand des Wohlbefindens leben und wachsen kann. Die Aufgabe ist eng verbunden mit der Fähigkeit:
- seine Bedürfnisse zu verstehen,
- sein verschlüsseltes Verhalten zu entziffern,
- seine Initiativen zu erkennen,
- seine Botschaften zu interpretieren, so verworren und verzerrt sie auch sein mögen,
- seinen Einsatz für den Aufbau von Anpassungsreaktionen zu respektieren,
- ihm dafür Zeit zu lassen und
- mit Geduld deren Grenzen zu akzeptieren.

Oft ist es nicht einfach, der Familie dabei zu helfen, ihr an IZP erkranktes Kind zu verstehen und eine Beziehung aufzubauen, die weder Herrschaft noch Passivität bedeutet.

Für die *Mutter* wurde der Dialog, der während der Schwangerschaft begonnen hatte, unterbrochen. Das Kind ist ihr fremd mit seinem physischen Aussehen und mit seiner Art zu kommunizieren. Sie ist sich ihres vorhergehenden Mißerfolgs bewußt (die Geburt eines Kindes mit IZP), sie fühlt sich außerstande, die Verantwortung zu tragen und muß erst langsam dazu befähigt werden.

Der *Vater* muß lernen, sowohl seiner Ehefrau als auch seinem Kind beizustehen und die Konflikte zu schlichten.

Das *Kind* seinerseits ist unfähig, den Eltern klare und für sich gewinnende Botschaften zu senden: Seine ersten sensomotorischen Erfahrungen werden durch die Lähmung verzerrt und sind gleichzeitig belastet durch das Verhalten der Eltern, die gefühlsmäßigen und körperlichen Abstand zu ihrem Kind zu nehmen drohen. Die beschränkte motorische Wahlfreiheit und Wahrnehmungserfahrung behindern den Aufbau des Körperschemas und die Verarbeitung der Körpererfahrung (wahrgenommener, erlebter und vorgestellter Körper).

Hinsichtlich der theoretischen Auffassungen von Betreuung und Therapie können folgende zwei Modelle unterschieden werden:
- das „Plazentamodell"
- das „Erziehungsmodell".

Plazentamodell. Im Plazentamodell gibt der Betreuer seine Hilfe, ohne daß sie verlangt wurde, ohne Gegenleistung, ohne etwas dafür zurückzubekommen, ohne Wiederkehr (wie eben die Plazenta dem Fötus „gibt"). Es entspricht dem Prinzip der Ernährung: die gegebene Nahrung führt zu Wachstum. Eine Gefahr besteht darin, daß z. B. die Mutter die Befriedigung der Bedürfnisse ihres Kindes vorwegnimmt, aus Angst sie nicht zu erkennen oder sein Verlangen danach nicht zu verstehen. Dadurch unterdrückt sie unabsichtlich ein Aktiv-Werden ihres Kindes und schränkt seine Erfahrungsmöglichkeiten in Hinblick auf Anpassung ein.

Erziehungsmodell. Das Erziehungsmodell ist hingegen interaktiv: es respektiert das Aktiv-Werden des Anderen und sucht nach dessen Zustimmung, akzeptiert sein Anders-Sein und ist sich der Begrenztheit des eigenen therapeutischen Vorgehens bewußt.

Je schwerer ein Kind behindert ist, desto stärker bleibt der therapeutische Einsatz am Plazenta-Modell verhaftet und führt damit zur Betreuung. Vom Kind wird dann nichts anderes verlangt, als daß es existiert. Jede seiner Initiativen, die sich zwangsläufig auf pathologische Weise ausdrücken muß, wird dabei als Grenze der kurativen therapeutischen Allmacht erfahren.

Literaturverzeichnis

Doman G (1980) Che cosa fare per il vostro bambino cerebroleso. Armando, Rom
Gaddini R (1974) Aspetti psicologici della riabilitazione infantile. Tagung: Abuso e riabilitazione, Florenz, 1974
Pierro MM (1996) Le emozioni ed il cervello. Ariccia, Rom

6. Teil:
Orthopädie

17 Funktionelle orthopädische Chirurgie und ihre Indikationen bei den Hauptformen

Adriano Ferrari, Manuela Lodesani, Simonetta Muzzini

Im folgenden Kapitel werden die durch die Spastizität hervorgerufenen Veränderungen des Bewegungsapparates vorgestellt und Kriterien für einen Einsatz der funktionellen orthopädischen Chirurgie anhand der Befunderhebung des Bewegungssegments, des Bewegungsapparates, des Bewegungssystems und der Bewegungsfunktion überprüft.

Um die Bedeutung der funktionellen orthopädischen Chirurgie bei der IZP besser verstehen zu können, sollten wir uns (bildlich gesprochen) in die Situation eines ungeschickten Autofahrers versetzen, dem ein neues Fahrzeug anvertraut wird. Er wird unvermeidbar das neuerworbene Fahrzeug beschädigen, bis es letztendlich mehr oder weniger fahruntüchtig wird. Trotz des verursachten Schadens wird er aber durch die gesammelten Erfahrungen seine Fahrtüchtigkeit verbessern, oder er wird zumindest nach und nach weniger ungeschickt mit dem Fahrzeug umgehen. Es kann jedoch auch der Moment kommen, an dem das beschädigte Fahrzeug keine zusätzliche Verbesserung der Fahrkünste des Fahrers mehr zuläßt.

Übertragen wir das Bild des ungeschickten Autofahrers auf die IZP, so ist der ungeschickte „Fahrer" das ZNS und das „Fahrzeug" der Bewegungsapparat, während das Wachstum und die Entwicklung die erfolgte „Fahrtätigkeit" darstellen.

Obwohl die Lähmung beim Kind mit IZP anfangs ausschließlich ein Problem des ZNS ist, wird es zunehmend auch zu einem Problem seines Bewegungsapparates. Die therapeutischen Maßnahmen, die anfangs auf den Erwerb motorischer Fähigkeiten (also auf das Nervensystem) hinzielen, müssen sich im Verlauf auch auf die sekundären Veränderungen des Bewegungsapparates richten, die durch das Wachstum und das progressive Auftreten von Funktionsstörungen entstehen. Es ist deshalb Aufgabe der Rehabilitation festzustellen:
- welche Schwierigkeiten des Kindes mit IZP dem „Fahrer" zuzuschreiben und daher ausschließlich physiotherapeutisch zu behandeln sind bzw.

- welche Schwierigkeiten durch die Schädigung des Bewegungsapparates entstanden sind und folglich gemeinsam vom Physiotherapeuten, Chirurgen und Orthopädietechniker angegangen werden müssen.

Es können sich Veränderungen am „Fahrzeug" ergeben, die keinerlei Einfluß auf die Fähigkeiten des „Fahrers" haben, aber es können umgekehrt auch mögliche Fähigkeiten des „Fahrers" zunehmend verkümmern, wenn das „Fahrzeug" nicht funktioniert.

Eines der wichtigsten Anpassungsleistungen, die das ZNS beim Aufbau der motorischen Funktionen bei der IZP zeigt, ist die *Vereinfachung*. Wenn durch die Wiederinstandsetzung des Fahrzeugs die Freiheitsgrade des Systems vergrößert werden (Verminderng der Spastizität, Vergrößerung der Gelenkbeweglichkeit, Erweiterung der Bewegungsmöglichkeiten), kann das für einen ungeübten Fahrer anstatt zu einer Verbesserung eher zu einer Verschlechterung seiner Fahrtüchtigkeit führen: Je aufwendiger ein Fahrzeug gebaut ist, desto geschickter muß der Fahrer damit umgehen können.

BEISPIEL: Eine Verschlechterung der Bewegungsmöglichkeiten findet man bei manchen tetraplegischen Patienten, die nach einem chirurgischen Eingriff weniger können als vor der Operation. Sie können sich aber verbessern, wenn ihre Bewegungsmöglichkeiten und ihre Gelenkbeweglichkeit durch funktionelle Gipse und dynamische Schienen eingeschränkt werden.

Wenn das Fahrzeug hingegen nicht repariert wird, kommt es umgekehrt zu einer zunehmenden Einschränkung der Freiheitsgrade, und es wird für einen tüchtigen Fahrer immer schwieriger, neue Fertigkeiten dazu zugewinnen oder auch nur die bereits erlernten beizubehalten.

BEISPIEL: Bei vielen Patienten mit Diplegie kann man beobachten, wie sich mit dem Wachstum die eigene Leistungsfähigkeit („Performance", Ausführung einer Handlung) verschlechtert.

Den im Beispiel genannten Patienten würde durch die Ablehnung eines chirurgischen Eingriffs nicht nur die Möglichkeit zu einer Verbesserung genommen, sondern sie würde unweigerlich auch zum Verlust des bereits mühsam Angeeigneten führen.

Die funktionelle orthopädische Chirurgie ist mit einem Eingriff am Fahrzeug vergleichbar, wobei gleichzeitig an die Geschicklichkeit des Fahrers gedacht werden muß. Sie betrifft nicht nur die Korrektur einer Schädigung oder einer Deformität, sondern ist auf die funktionellen Fähigkeiten ausgerichtet, die der Patient durch einen gezielteren Einsatz des operierten Segments, Bewegungsapparates oder Systems nützen kann. Deshalb ist die orthopädische Chirurgie ein integrativer und unentbehrlicher Teil der komplexen Rehabilitationsmaßnahmen. Die Entscheidung, von wem, wann und was zu operieren ist, sollte Aufgabe des Behandlungsteams sein; wie die Operation durchgeführt wird, obliegt der Entscheidung des Orthopäden.

Um zu wissen, wann und wie chirurgisch vorgegangen werden soll, müssen wir den Entwicklungsverlauf der Deformitäten kennen, angefangen von Fehlern im Nervensystem bis hin zur Schädigung des Bewegungsapparates. Auf die einzelnen Phasen einer Deformitätsentwicklung soll im folgenden näher eingegangen werden.

17.1
Spastizitätsbedingte Veränderungen des Bewegungsapparates

17.1.1
Intramuskuläre Phänomene

Ausgangspunkt ist eine *gestörte Muskelkontraktion*, die gekennzeichnet ist durch Fehler
- der Intensität,
- der Dauer,
- des zeitlichen Intervalls,
- der räumlichen Kombination,
- der Rekrutierung,
- des Widerstands,
- der Dehnungsreaktion usw.

Kontraktion und Kontraktur. Eine gestörte Muskelkontraktion ist ein an und für sich durchaus reversibles Phänomen, das sich erst nach und nach zu einer Kontraktur entwickelt. Während die *Kontraktion* ein physiologischer Prozeß ist, ist die *Kontraktur* ein Zustand des Muskels, der trotz derselben Vorgänge wie bei der physiologischen Kontraktion (nervöse Erregung, Freisetzung von Azethylcholin, Verbrauch von ATP, Wärmeproduktion usw.), sich der Willkürkontrolle des Patienten entzieht und deshalb schwer zu unterbrechen ist (Entspannung, Inaktivierung).

Um eine Muskelkontraktur zu unterbrechen, werden in der Rehabilitation physiotherapeutische Maßnahmen wie Massage oder neuromuskuläre Fazilitation eingesetzt, und es werden Medikamente (wie entzündungshemmende und muskelrelaxierende Mittel), Lokalanästhetika (wie Ethanol, Phenol) oder das Botulinus-Toxin benutzt. Es gibt Kontrakturen, die leicht zu hemmen sind oder nach kurzer Zeit von selbst verschwinden (z. B. während des Schlafs), andere hingegen dauern an. Es gibt isolierte Kontrakturen (z. B. den Schiefhals) und andere, die sich auf ganze Muskelketten ausdehnen, wie beim Rückenschmerz.

Retraktion (fibröse Kontraktur). Eine über längere Zeit bestehende Kontraktur begünstigt, speziell während einer schnellen körperlichen Wachstumsphase, das Auftreten von dauerhaften Veränderungen des Bindegewebes im Muskel. Die parenchymale Veränderung wird mesenchymal, die reversible wird zu einer irreversiblen Veränderung. Man spricht dann von einer *Retraktion* oder *fibrösen Kontraktur*.

Damit ein Muskel die eigene Länge beibehalten oder im Verhältnis zur Länge der knöchernen Hebelarme, an denen er ansetzt, wachsen kann, muß er häufig gedehnt werden. Der Muskel wächst durch einen Dehnungsreiz im Bereich der Aponeurose, indem es zu einer Neubildung von Sarkomeren kommt. Während der Wachstumsphase verdoppeln die langen Muskeln ihre Länge ein erstes Mal in der Zeit von der Geburt bis zum 4.–5. Lebensjahr, ein zweites Mal im darauf folgenden Zeitraum bis zur Adoleszenz. Ein kontrakter Muskel läßt sich nicht verlängern und kann somit nicht im Verhältnis zum knöchernen System wachsen, er wird sich sogar verkürzen. Der Vorgang entwickelt sich umso ausgeprägter und rascher, je schneller das Längenwachstum des Patienten erfolgt (im Vergleich zu einer Lähmung dauert es bei einem erwachsenen Patienten wesentlich länger, bis eine Kontraktur fibrös wird). Lovell (1990) ist deshalb der Ansicht, daß bei der IZP aufgrund der Kontraktur die Muskeln weniger schnell wachsen als die Knochen, an denen sie ansetzen. Bei einer zu großzügigen Sehnenverlängerung und dem damit verbundenen Ausfall des Dehnungsreizes kann das Muskelwachstum zeitweilig verlangsamt werden. Dies kann einen tatsächlichen Verlust der Sarkomere im Bereich des Muskelbauchs mit sich bringen, was zu einer verringerten Dehnungsbereitschaft des Muskels führt. Der Muskel wird daher kleiner, kürzer und weniger dehnbar sein. Wird hingegen die Sehnenverlängerung wohldosiert vorgenommen, bleibt der Muskel in Spannung, und es kommt weder zu einem Verlust der Sarkomere, noch zu einem bedeutenden Kraftverlust oder zu einer Veränderung der Dehnbarkeit und Elastizität.

Retraktur. Es ist oft schwierig zu beurteilen, in welchem Ausmaß die Verkürzung eines Muskels auf eine Kontraktur oder eine Retraktion zurückzuführen ist. Daher schlagen einige Autoren vor, den Begriff „*Retraktur*" zu verwenden, der die Summe beider Phänomene beinhaltet. In der klinischen Praxis erlaubt die Narkose (Anästhesie und Curarisierung) eine Beurteilung des Problems: die Kontraktur verschwindet unter Narkose, während die fibröse Kontraktur bestehen bleibt und durch die umgebenden entspannten Muskeln noch stärker zutage tritt.

Beim *spastischen* Formenkreis der IZP findet man häufig eine fibröse Kontraktur, während sie bei den *dyskinetischen* Formen aufgrund der Fluktuation der Kontrakturen und der instabilen motorischen Bewegungsmuster weitaus seltener anzutreffen ist.

Die fibröse Kontraktur kann nur im Anfangsstadium und dann auch nur teilweise mit physiotherapeutische Mitteln (langsame, graduelle, progressive und anhaltende Muskeldehnungen) gelöst werden. Voraussetzungen dafür sind die Beseitigung der Kontrakturen, ein geeigneter Entspannungszustand und die Mitarbeit des Patienten.

▶ *Ausgeprägte fibröse Kontrakturen* **können nur durch einen chirurgischen Eingriff beseitigt werden (selektive, dosierte Verlängerung der Sehne und/oder der Aponeurose).**

Die Korrektur der muskulären Retraktion stellt nicht nur die ideale Länge des Muskels wieder her, sondern verändert auch die Kontraktur selbst als primum movens des gesamten Prozesses. Aufgrund der inneren Spannkraft des Muskels ist mit jeder Sehnenverlängerung eine Muskelverkürzung verbunden, da die fusalen Fasern (durch die Gammaschleife verantwortlich für die Kontraktur) parallel zum Muskel angeordnet sind. Die erreichte Gesamtlänge ist daher nicht direkt von der erfolgten chirurgischen Korrektur abhängig, sondern wird gleichermaßen durch die Verminderung oder durch die Auflösung der ursprünglichen Kontraktur beeinflußt. Deshalb erscheinen manchmal Verlängerungen, die anfangs angemessen sind, mit der Zeit überkorrigiert und können zu einem totalen Zusammenbruch der Kontraktionsfähigkeit des betroffenen Muskels führen. Scheinbar treten bestimmte einmal operierte Muskeln aus dem Muster der motorischen Rekrutierung und führen zu einer zuerst zentralen, dann peripheren Insuffizienz, die sich manchmal als schädigender als die anfängliche fibröse Kontraktur erweist (*hypoposturaler und hyposthenischer Anteil*).

Die vorgenommene Korrektur muß ferner der Länge der knöchernen Hebelarme angepaßt sein: man kann sich leicht vorstellen, daß dieses Verhältnis wegen des noch zu erwartenden Knochenwachstums nicht bestehen bleibt und der Patient in die Anfangskontraktur zurückfällt.

Rezidiv. Wenn das *Rezidiv* als Maß für ein erfolgtes Knochenwachstum verstanden wird, so wird doch die Zeit bis zum Auftreten eines weiteren Rezidivs nach jedem Eingriff länger, da sich durch die Gammaschleife der Muskelkontraktionszustand verändert.

Die Planung eines Eingriffs erfordert daher nicht nur erhebliche diagnostische Kenntnisse bezüglich der Art und des Ausmaßes der Muskelverkürzung, sondern auch ein entsprechendes prognostisches Fachwissen, was die wahrscheinliche Entwicklung (spontaner Verlauf) und die möglichen Veränderungen der jeweiligen klinischen Form betrifft. Hinsichtlich der Motorik, der Wahrnehmung und der Motivation des Patienten sollten folgende Aspekte berücksichtigt werden:
- die Wahl des Zeitpunkts,
- das Ausmaß und die Komplexität des Eingriffs,
- die Dauer des Krankenhausaufenthalts,
- die Immobilisierung durch den Gips,
- die Dauer und das Ausmaß der postoperativen physiotherapeutischen Behandlung,
- das Einführen, Erlauben oder Verbieten von Gewichtsbelastung,
- die evtl. darauf folgende Benutzung von Orthesen oder Hilfsmitteln und
- die Änderung der erzieherischen Maßnahmen (Fördern der vertikalen Haltung, Beibehalten der horizontalen Fortbewegung usw.).

17.1.2
Intermuskuläre Phänomene

Wenn man die erste Phase in der Entwicklung der Deformitäten einem *intramuskulären Geschehen* zuordnen kann, so ist die zweite Phase *intermuskulären Phänomenen* zuzuschreiben, d. h. den Muskeln, die dem Kontrakturmuster angehören, ihm benachbart sind oder damit in Verbindung stehen.

Die Muskelretraktion greift nicht gleichzeitig auf alle umliegenden Muskelstrukturen über, die einem bestimmten Kontrakturmuster angehören, sondern es gibt sog. „Zielmuskeln", die früher als andere diesen Veränderungen unterliegen.

BEISPIEL: Man findet bei einigen *Diplegien*, die im Oberschenkelbereich eine Flexions-, Adduktionskontraktur aufweisen, daß sich der M. adductor medius schneller als der M. adductor longus retrahiert, während sich der M. adductor brevis fast nie retrahiert. Bei den Kniebeugern retrahiert sich als erstes der M. gracilis, gefolgt vom M. semitendinosus und dem M. semimembranosus, während der M. biceps femoris erst viel später betroffen ist. Von den gegen die Schwerkraft wirkenden Plantarflektoren erfolgt die fibröse Kontraktur des M. gastrocnemius fast immer vor der des M. soleus, während der M. plantaris longus auch bei ausgeprägtem Spitzfuß selten betroffen ist.

Die phasenspezifische Muskelretraktion (fibröse Kontraktur) beeinflußt die Wahl des Zeitpunkts des chirurgischen Eingriffs: je länger man wartet, desto mehr Muskeln müssen gleichzeitig operiert werden. Andererseits könnte ein zu frühes Eingreifen das Kind (den Fahrer) unvorbereitet treffen oder zu häufige Revisionen im Laufe der Wachstumsphase erfordern. Die Anzahl der Muskeln, die gleichzeitig verlängert werden müssen, bestimmen den Eingriffsort und die angewandte Operationstechnik.

17.1.3
Vom Muskel zum Gelenk und Knochen

Als Folge bindegewebiger Veränderungen im Muskel (zeitlich nach einigen Monaten bis Jahren) werden die in Mitleidenschaft gezogenen Gelenke immer mehr geschädigt. Es treten Bewegungseinschränkungen oder Abweichungen der Bewegungsachse (Deformitäten) auf, die durch eine Verkürzung der Kapseln und Sehnen bedingt sind.

▶ Im Unterschied zu anderen infantilen neuromotorischen Störungen, wie neuromuskulären Erkrankungen und Spina bifida, ist es bei der *IZP* durch eine Korrektur der muskulären Retraktionen über lange Zeit möglich, eine *angemessene Gelenkfunktion* wiederzuerlangen, vorausgesetzt es liegen nicht gleichzeitig arthrogrypotische Elemente vor, die eine Gelenkmißbildung noch vor der fibrösen Kontraktur verursachen.

Wenn sich hingegen bereits Gelenkbeweglichkeitseinschränkungen und Deformitäten gebildet haben, muß man (um wieder eine angemessene achsengerechte Korrektur des Segments zu erreichen) zusätzlich zur Sehnenverlängerung aller Muskeln des betreffenden Gelenks auch eine Kapsulotomie oder einen Eingriff am Knochen (keilförmige

Resektion) durchführen. Ein Großteil der Autoren ist sich darüber einig, daß es besser ist, frühzeitig und gegebenenfalls mehrmals im Bereich der Weichteile einzugreifen als später einen gleichzeitigen Eingriff bei Muskeln, Gelenken und Knochen vornehmen zu müssen. Es gibt auch andere Ausfassungen, wie etwa bei Baumann (1970), der es vorzieht, einen Eingriff erst nach vollendetem Körperwachstum durchzuführen, wenn die Verhältnisse von Muskulatur und Knochenbau sich nicht mehr verändern.

Vaskuläre und nervöse Strukturen. Gleichzeitig mit den Gelenken werden aufgrund eines verminderten Längenwachstums oder einer Verkürzung auch vaskuläre und nervöse Strukturen in Mitleidenschaft gezogen. Hier läßt sich keine kurzfristige Korrektur der Deformitäten durchführen, sondern man muß nach erfolgter Beseitigung der muskulären, ligamentären und kapsulären Einschränkungen langsam vorgehen, um graduell die verlorene Gelenkfunktion wiederherzustellen und um gleichzeitig den Gefäßen und Nerven (die sich nicht so schnell anpassen können) ausreichend Zeit zu geben, sich auf die neue Gelenksituation einzustellen. Andernfalls besteht die Gefahr, daß es zu einer peripheren Durchblutungsstörung oder einer peripheren Lähmung kommt.

Praktisch geht man so vor, daß man an den betreffenden Gelenken alle 4-5 Tage neue Gipse anmodelliert (schrittweise „Gipsotomie") und dann die Korrektur mit geeigneten posturalen Orthesen bis zum Erreichen des gewünschten Endziels fortsetzt. Das langsame Steigern der einwirkenden verändernden Kräfte vermindert den „Streß" auf Gefäße und Nerven.

17.2
Befunderhebung für den Einsatz der funktionellen orthopädischen Chirurgie

Die grundsätzliche Planung der chirurgischen Eingriffe bei der IZP kann man, vereinfacht dargestellt, von 4 verschiedenen Untersuchungsgängen ableiten, nämlich von der Analyse des Segments, des Bewegungsapparats, des Bewegungssystems und der Funktion.

17.2.1
Analyse des Segments

▶ In erster Linie muß die *Deformität* im betroffenen Segment untersucht werden.

Es sollte festgestellt werden, ob nur ein oder mehrere Gelenke gleichzeitig (fibröse) Kontrakturen aufweisen und ob die Antagonisten der verkürzten Muskelgruppe noch imstande sind, eine korrekte Funktion auszuüben.

Bei der Kniebeugung ändert sich durch die zweigelenkige Funktion der ischiokruralen Muskulatur die Problematik jeweils davon abhängig, ob die Hüfte gebeugt oder gestreckt ist, bzw. wenn gleichzeitig durch ein Nachgeben des Ligamentum patellae eine hochgestellte Patella und ein nach oben verlagerter M. quadriceps vorliegt.

Bei einem Knicksenkfuß mit ausgeprägter Kontraktur der Peronäusmuskulatur müssen beim zusätzlichen Vorliegen einer Kontraktur des M. tibialis posterior wiederum andere Maßnahmen angewandt werden.

▶ Wenn die Deformität durch die fibröse Kontraktur eines *eingelenkigen Muskels* hervorgerufen wird, braucht sich der chirurgische Eingriff nur auf dieses eine Gelenk zu beziehen. Wenn hingegen *zweigelenkige Muskeln* betroffen sind, dann muß sich die Korrektur wahrscheinlich auf die beiden betroffenen Gelenke ausdehnen.

Die Korrektur zweigelenkiger Muskeln kann manchmal für den Patienten zu zusätzlichen Schwierigkeiten führen, da er aufgrund seiner Zerebralparese die vom kinesiologischen Standpunkt einfacheren, ökonomischeren und sichereren Ersatzmuster nicht anwenden kann. Man muß daher voraussehen können, wie der Patient die erreichte Verlängerung einsetzen wird, unabhängig davon, an welcher Stelle der Eingriff durchgeführt wurde. Manchmal kann die Veränderung der Muskelketten die Fähigkeiten des Patienten negativ beeinflussen, wie im Falle einiger Diplegien, die nach einer Verlängerung des M. triceps surae nicht mehr stehen bleiben können, oder wieder andere, die nach einer Verlängerung der ischiokruralen Muskulatur nicht mehr imstande sind, aufrecht zu stehen und anschließend zusätzlich orthopädische Armstützen benötigen.

Eine vorhandene Kontraktur kann jedoch auch eine schwerwiegendere Deformität an einer anderen Stelle desselben Segments verhindern. Dies finden wir bei einer „zentrierten" Hüfte, bei der die Adduktoren ein Hochsteigen des Beckens auf der gegenüberliegenden Seite verhindern, wenn auf derselben Seite eine vorhergehende posterolaterale Luxation des Femurs vorlag. Während durch eine zu großzügige chirurgische Verlängerung eine Schrägstellung des Beckens begünstigt wird, kann das Beibehalten der Adduktorenverkürzung eine Luxation auch auf der noch intakten Seite hervorrufen.

In anderen Fällen ist es möglich, durch geringe segmentäre Eingriffe einen bedeutenden Erfolg für die gesamte Symmetrie des Patienten zu erreichen, wie z. B. beim *Windstoßphänomen* (ein Fuß in Valgus-, der andere in Varusstellung; oder auf einer Seite eine fibröse Kontraktur des M. tensor fasciae latae, auf der anderen Seite eine Verkürzung der Adduktoren). Eine Vernachlässigung dieser an und für sich geringen Deformitäten kann schwere Schäden zur Folge haben, die insgesamt weitaus schwerwiegender sind als die Summe der Einzelschäden, durch die sie hervorgerufen werden.

Segmenttherapie. Ursprünglich war die orthopädische funktionelle Chirurgie auf ein Segment beschränkt. Noch heute sind in unserem Sprachgebrauch Ausdrücke wie „die biomechanische Voraussetzung für die Bewegung schaffen" oder „die Segmente in eine günstige Ausgangsstellung bringen" gebräuchlich, wobei man unter einer „günstigen" Ausgangsstellung einen anatomischen Idealzustand und nicht so sehr einen physiologischen oder funktionellen Zustand versteht. Ein nur auf einen Segmentabschnitt bezogener chirurgischer Eingriff ist unweigerlich zum Scheitern verurteilt, da bei der Zerebralparese die Möglichkeit, ein bestimmtes Bewegungsmuster zu verändern, zum einen direkt proportional zu der Anzahl der gleichzeitig erreichten Entwicklungsstufen ist, zum anderen ist sie abhängig von der zentralen Verarbeitung, die die gegenseitigen Beziehungen innerhalb des betreffenden Bewegungsmusters regelt. Es ist daher notwendig, über die Segmentanalyse hinauszugehen – ohne sie zu vernachlässigen – um die Beziehung zu verstehen, die zwischen dem betreffenden Segment und dem übergeordneten Bewegungsapparat besteht.

17.2.2
Analyse des Bewegungsapparates

Der Fuß, das Bein und der Oberschenkel sind miteinander verbundene Abschnitte und Bestandteile desselben Bewegungsapparates, nämlich der unteren Gliedmaße.

BEISPIEL: Der *Spitzfuß*, zweifellos eine Segmentmißbildung, hat unterschiedliche Bedeutungen, je nachdem ob gleichzeitig eine Knie- oder Hüftbeugekontraktur in derselben Gliedmaße vorliegt.

Wenn man eine gegebene Deformität in seiner *Bedeutung für den Bewegungsapparat* beurteilen will, sollte man sich fragen, welcher der 3 Bewegungsabschnitte den Patienten mehr beeinflußt, ein bestimmtes

Bewegungsschema zu verwenden; oder welches der 3 Gelenke die ausgeprägteste und die am schwierigsten zu korrigierende Deformität aufweist.

Betrachtet man die unteren Gliedmaßen insgesamt, so ist der Spitzfuß zwar sicher die auffälligste Mißbildung, aber nicht die wichtigste und am dringlichsten zu operierende. Wenn das Ausmaß des Eingriffs berücksichtigt wird, sollte man sich nicht danach richten, was der einzelne Bewegungsabschnitt zuläßt, sondern danach, was der am wenigsten ausgleichbare und am schwierigsten zu verändernde Abschnitt (*minimo comune denominatore*), der meistens auch das Bewegungsmuster beherrscht, erfordert. Es besteht ein hohes Risiko für den Patienten, wenn ein chirurgischer Eingriff alle Bewegungsabschnitte einer bestimmten Gliedmaße separat (zuerst den Fuß, dann das Knie, dann die Hüfte oder umgekehrt) in Angriff nimmt: sei es wegen der erschwerten Beeinflussung des zentralen Bewegungsmusters als primärer Ursache einer Deformität oder wegen des überaus großen Risikos eines Rezidivs, begünstigt durch die noch bestehenden Deformitäten der anderen Bewegungsabschnitte der betreffenden Gliedmaße.

▶ Die *Analyse des Bewegungsapparates* ist über die *Analyse des Segments* zu stellen, weil nur dadurch die Priorität, das Ausmaß und die Vorgehensweise der gewünschten Korrektur bestimmt werden kann.

Milani-Comparetti (1982) und Poccianti (1982) haben hier für die Vorgehensweise den Begriff „multiple simultane Chirurgie" geprägt.

17.2.3
Analyse des Bewegungssystems

▶ Das *Bewegungssystem* besteht aus der Summe der beanspruchten Bewegungsabschnitte, die einen Bewegungsablauf ermöglichen.

Die Fortbewegung wird z. B. aus dem Zusammenspiel der beiden unteren Extremitäten ermöglicht, die manchmal durch die Aktivität einer oder auch der beiden oberen Extremitäten ergänzt wird.

▶ Eine Deformität, die auf der Ebene der Segmente oder des Bewegungsabschnitts schwerwiegend erscheint, muß auf der *Ebene des Bewegungssystems* nicht immer die entsprechende Bedeutung haben.

BEISPIEL: Bei einem Kind mit *Hemiplegie*, bei dem sich das Knie und die Hüfte in einer guten Stellung befinden, muß ein *Spitzfuß* nicht unbedingt eine so schwerwiegende Deformität darstellen, wenn das plegische Bein auf Systemebene bedeutend kürzer erscheint als das nicht betroffene. Der Spitzfuß würde zumindest teilweise einen Ausgleich für die Verkürzung darstellen und wäre daher funktionell für das Gleichgewicht des Systems von Nutzen; vorausgesetzt, daß man nicht gleichzeitig die Beinverkürzung durch einen Schuhausgleich korrigieren und so durch eine Verlängerung des plegischen Beins auch das Wachstum des intakten Beins einschränken will. Man muß bedenken, daß durch einen Längenausgleich der beiden unteren Extremitäten der Patient noch lange nicht fähig ist, sie auch gleichwertig zu benutzen. Die plegische Gliedmaße wird in jedem Fall ungeschickter, schwächer und schwerer kontrollierbar sein. Das Beibehalten einer mäßigen Verkürzung könnte sich in diesem Fall als funktionell günstig erweisen, vor allem um bei der Schwungphase des Gehens einen zu frühen Bodenkontakt zu vermeiden. Das bedeutet, daß eine mäßige Längendifferenz der beiden unteren Extremitäten annehmbar ist. Sollte sie fehlen, kann sie durch einen Schuhausgleich hergestellt werden. Sind die unteren Extremitäten gleich lang, kann der Patient schlechter gehen, als wenn das plegische Bein etwas kürzer ist.

Nur wenn die funktionelle Dysmetrie eines Spitzfußes auf Systemebene ein bestimmtes Maß überschreitet, ist die Indikation für eine chirurgische Korrektur gegeben.

17.2.4
Funktionsanalyse

Die Fortbewegung ist eine viel *komplexere Funktion* als das bloße Aneinanderreihen von Schritten. Sie erfordert die Integration von Aktivitäten mehrerer Systeme [z. B. Gleichgewicht, Schutzreaktionen, Orientierung und Ausrichtung, optische, taktile, barästhetische und kinästhetische Wahrnehmung usw., bis hin zu kognitiven und Beziehungsaspekten (wer bin ich, wo stehe ich, wohin gehe ich, zu welchem Zweck usw.)]. Die vom Patienten angewandte Lösung zur Erlangung eines Gangbilds richtet sich nach der spezifischen Motorik des sog. Gangmusters, sowie nach den Merkmalen der anderen Systeme, die gemeinsam mit dem motorischen System das Gangbild ermöglichen. Gerade die Unzulänglichkeiten der anderen Systeme können den Patienten bei seiner Wahl der motorischen Mittel beeinflussen. Deshalb sollte man sich vor einem Eingriff in eine mangelnde motorische Leistung fragen, warum der Patient gerade jene Lösung anwendet und ob er imstande sein wird, eine durch einen orthopädisch-chirurgischen Eingriff veränderte Funktion durch eine alternative, bessere Funktion zu ersetzen.

Die Entscheidung, wieviele Stationen im Hinblick auf ein endgültiges Bewegungsmuster anzugehen sind, muß sich an der Fähigkeit des Patienten ausrichten, eine neue Funktion mittels alternativer Muster zu organisieren.

▶ **Durch einen gleichzeitigen *Eingriff an mehreren Stellen* kann man zwar das Bewegungsschema leichter verändern, aber dem Patienten wird es schwerer fallen, die Funktion neu zu organisieren.**

Einige chirurgisch erzielte Veränderungen können für den Patienten zu aufwendig sein, und obwohl seine Deformitäten verringert werden, verschlechtert sich seine Funktion. Man braucht nur an die Spastizität mancher Patienten mit Diplegie zu denken, die sich durch eine perzeptive Störungskomponente die Spastizität als „zweite Haut" angeeignet haben. Sie werden im Fall eines übermäßigen und zu voreiligen Eingriffs jeglicher bereits erlangter Anpassungsmöglichkeiten beraubt, so daß sie wieder vor dem unlösbar erscheinenden Ausgangsproblem stehen. Ebenso stellt bei manchen Patienten eine Spastizität mit erlöschenden Haltereaktionen (hypopostural) die bestmögliche Anpassungsform dar, die ihr Nervensystem angesichts der Schwerkraft bieten kann. Wenn die Patienten zu hochdosiert und zu frühzeitig medikamentös oder chirurgisch behandelt werden, laufen sie Gefahr, das Körpergewicht nicht mehr übernehmen zu können. Die einzig mögliche Strategie in solchen Fällen ist eine kombinierte, d. h. chirurgische, physiotherapeutische und orthetische Behandlung sowie eine angemessene Planung der Eingriffe (zuerst die Hüfte, dann das Knie und so spät als möglich der Fuß, der im Gegensatz zu den Annahmen der simultanen multiplen Chirurgie häufig eine Schlüsselposition bei der gesamten Haltereaktion einnimmt). Solche Eingriffe sind nicht ganz ungefährlich, zumal man von einer ungünstigeren in eine günstigere Deformität übergehen möchte.

▶ **Die *funktionelle orthopädische Chirurgie* stellt einen inhaltlichen Fortschritt gegenüber der *multiplen simultanen Chirurgie* dar (die wiederum ein Fortschritt gegenüber der *Segmentchirurgie* war), da sie für jede Bewegung nicht nur die Art der Deformität berücksichtigt, sondern auch die Art der Organisation, die der jeweilige Patient für eine bestimmte Handlung oder Funktion einsetzt.**

BEISPIELE: Wenn man die *Adduktoren* chirurgisch angehen möchte, so ist vorher die Beurteilung der posturalen Organisation notwendig, und der Fähigkeiten des Patienten, die Stabilisierung von distal (Hände und Füße) nach proximal (Körperachse) zu verlagern. Für ein Kind, das seine Körperachse noch nicht stabilisieren kann, bedeutet eine vermehrte Bewegungsfreiheit im Beckenbereich, daß es seinen Gehwagen noch nicht gegen Vierpunktstützen eintauschen kann. Die zweiten Hilfsmittel – Vierpunkt- oder Unterarmstützen – erfordern eine komplette Kopf- und Rumpfkontrolle, um allein mit einer distalen Stabilisierung gehen zu können. Einem Patienten, der noch nicht die Körperachse stabilisieren kann, kann durch eine chirurgische Adduktorenverlängerung die Möglichkeit genommen werden, mit Vierpunktstöcken oder Unterarmstützen zu gehen.

Auch beim Patienten mit *Diplegie* können bzgl. des Stehenbleibens die gleichen Überlegungen für den M. triceps surae angestellt werden. Diplegiker verwenden ein propulsives Muster und setzen die Beschleunigung als Strategie bei perzeptiven Problemen ein.

Dasselbe gilt auch für die *ischiokrurale Muskulatur* bei Patienten, die im aufrechten Stand fähig sind, mit gestreckten Hüften und gebeugten Knien ohne Armstützen ihr Gleichgewicht zu halten, dies nach einem chirurgischen Eingriff jedoch nicht mehr können und Stöcke benötigen.

Der *Spitzfuß* eines Patienten mit perzeptiven Störungen hat eine andere Bedeutung als der Spitzfuß eines Patienten mit gestörter Stützfunktion, und dieser unterscheidet sich wiederum von einem Patienten mit abnormer Reaktion auf Dehnung usw.

▶ **Nur eine genaue *Kenntnis der klinischen Zeichen* einer Zerebralparese erlaubt einen sinnvollen Einsatz der orthopädischen Chirurgie.**

Die Befunderhebung des Patienten darf sich deshalb nicht auf die Untersuchung in Narkose beschränken. Sie sollte nur das vorher festgesetzte Programm bestätigen.

▶ **Dasselbe Konzept eines frühzeitigen Eingriffs kann sich als gefährlich erweisen, wenn es nur im Zusammenhang mit der *Art der Deformität* und nicht mit der *Organisation der Funktion* gesehen wird.**

In manchen Fällen (z. B. bei Patienten mit perzeptiven Störungen) sollte der chirurgische Eingriff solange als möglich aufgeschoben und das Fortschreiten der Deformitäten mit anderen Mitteln (inhibierenden Gipsen, Orthesen, Physiotherapie) bekämpft werden.

In anderen Fällen (primär stabile Spastizität) hingegen erlaubt ein frühzeitiger chirurgischer Eingriff das Begrenzen einer fortschreitenden, komplexen Deformität und führt zu einer deutlichen Funktionsverbesserung.

Unser Anliegen ist deshalb ein Überdenken der orthopädischen Chirurgie. Es sollten folgende Gesichtspunkte berücksichtigt werden:
- die spezifische klinische Form,
- die mögliche Entwicklung (spontaner Verlauf),
- die möglichen Veränderungen (Veränderbarkeit und Freiheit der Wahl),
- die erreichten Erfahrungen des Kindes (was könnte es anstelle der verwirklichten Lösungen lernen?) und
- die Stabilität der begangenen Fehler.

17.2.5
Beurteilung des Operationsergebnisses

Das angestrebte Ziel der funktionellen orthopädischen Chirurgie ist, mittels der Physiotherapie bleibende Verbesserungen des motorischen und posturalen Verhaltens eines Patienten zu erreichen und so eine vermehrte Anpassungsfähigkeit zu erzielen. Dabei sollte das ästhetische Ergebnis nicht unberücksichtigt bleiben. Für einen Patienten und seine Familie ist die Angst vor einer Fehlbildung häufig die Ursache großen Leids. Die Tatsache, daß man ein Gebrechen sieht, macht es noch schwerer erträglich. Daher kann die orthopädische Chirurgie (wenn auch nur auf symptomatischer und nicht auf funktioneller Ebene) helfen, das Leid des Patienten zu lindern. Der Aspekt ist besonders bei der Chirurgie der oberen Extremitäten wichtig: Eine sehr deformierte Hand weist auf eine ebenso schwere Einschränkung der Funktion hin (motorische Kombinationen, Wahrnehmungsleistungen, kortikale Planung usw.), die einen chirurgischen Eingriff an und für sich nicht rechtfertigen würde, wenn man nicht die negative Wirkung einer Deformität auf den Patienten berücksichtigt: eine Deformität, die er nicht verstecken kann und die unweigerlich Aufmerksamkeit und neugierige Blicke auf sich zieht.

▶ Die *Chirurgie* ist eine ärztliche Handlung, die häufig an Magisches grenzt.

Die „Reise" in einen für die Familie nicht zugänglichen Raum ist „magisch" (Operationstrakt: Eintritt verboten), magisch ist auch die Reise in eine Welt außerhalb der alltäglichen Wahrnehmung und des Bewußtseins, die ein jeder ganz allein antreten muß wie etwa Geburt und Tod. Magisch ist auch die vollzogene Veränderung im Operationssaal, die uns ein Kind wiedergibt, das nicht mehr dasselbe ist wie vorher. Deshalb setzen die Familienangehörigen und auch die Patienten selbst in die orthopädische Chirurgie oft weitaus höhere Erwartungen als sie verwirklichen kann: nämlich die, nicht nur eine Verbesserung der Funktion, sondern ein Auslöschen der Parese herbeizuführen.

17.3
Funktionelle orthopädische Chirurgie bei bestimmten IZP-Formen

Die funktionelle orthopädische Chirurgie stellt *eine* Maßnahme der Rehabilitation dar, um die angestrebten therapeutischen Ziele zu erreichen, ebenso wie die gezielte Wahl therapeutischer Übungen, der angemessene Einsatz von Orthesen und Hilfsmitteln oder die Verabreichung von Medikamenten.

Wenn man die funktionelle orthopädische Chirurgie vor dem Hintergrund des jeweiligen klinischen Bildes, der voraussichtlichen Entwicklung, der möglichen Veränderungen, der organisatorischen Fähigkeiten des Kindes und der Beständigkeit der begangenen Fehler betrachtet, so lassen sich komplexe Entscheidungen treffen, die mehr von einem umfassenden Rehabilitationsprogramm als nur von der rein segmentären Problematik bestimmt werden (Lee et al. 1992; Poccianti 1982, 1987; Romanini u. Sabbadini 1984).

Im folgenden sind in einem Überblick die gebräuchlichsten chirurgischen Maßnahmen dargestellt. Die Maßnahmen beziehen sich auf die jeweiligen klinschen Bilder und die Probleme, die bei den spezifischen Unterformen während des spontanen Verlaufs am wahrscheinlichsten auftreten werden.

Der Spontanverlauf stimmt nicht immer mit der Entwicklung des einzelnen Individuums überein; deshalb müssen die allgemeinen Hinweise angepaßt werden, um die Wahl des chirurgischen Eingriffs auf das spezifische Problem des jeweiligen Kindes zu einem bestimmten Zeitpunkt abzustimmen.

Die Darstellung bezieht sich auf die von uns ausgearbeitete Klassifizierung, die wir anhand folgender Hauptkriterien ausgearbeitet haben; dabei geht es um die Analyse
- der Haltung,
- der Willkürmotorik,
- der Wahrnehmung und
- der Absicht.

17.3.1
Chirurgische Indikationen bei der Tetraplegie

Bei der Tetraplegie muß zwischen Formen mit *vertikaler Antigravität* und den anderen klinischen Formen unterschieden werden.

Bei den *apostural-akinetischen Formen*, den *horizontalen Antigravitätsformen* und den „geschickten" Tetraplegien ist es Aufgabe des Chirurgen:
- die bereits strukturierten sekundären und tertiären Deformitäten zu korrigieren, um das Auftreten von Schmerzen zu verhindern,
- einer weiteren Verschlechterung entgegenzuwirken,
- dem Patienten die persönliche Hygiene zu erleichtern,
- die Erlangung der Mittellinie und die posturale Kontrolle zu fördern.

Bei der *vertikalisierten Tetraplegie* zielt die funktionelle orthopädische Chirurgie hingegen auf eine Verbesserung der Funktionen hin, damit das Kind neue Fähigkeiten erwerben oder beibehalten kann.

Hier erfolgt der erste chirurgische Eingriff häufig vor dem Erlangen des aufrechten Stands und des Gehens.

Bei der Tetraplegie schreiten die Deformitäten von distal nach proximal fort, außer bei den vorausgegangenen *hypoposturalen Formen*, bei denen der Verlauf meistens von proximal nach distal verläuft.

Bei diesen Formen müssen auch noch zu einem späteren Zeitpunkt chirurgische Eingriffe vorgenommen werden, um die Entwicklung der sekundären Deformitäten (die die bereits erworbenen Fähigkeiten herabsetzen, vor allem jene, die mit dem Stand und dem Gehen zusammenhängen) einzuschränken oder zu korrigieren.

Um der Problematik der verschiedenen Gelenksituationen besser gerecht zu werden und das Lesen zu erleichtern, halten wir uns im folgenden an eine anatomische Reihenfolge.

Deformitäten der Hüfte
Aposturale Formen. Bei den aposturalen Formen, die durch eine IZP oder schwere Enzephalopathie hervorgerufen wurden (degenerativ, dysmetabolisch, malformativ usw.), kann eine anteriore Luxation der Hüfte auftreten. Die Entstehung kann durch eine Abduktions-, Semiflexions-, Außenrotationsstellung des Oberschenkels begünstigt werden (Froschstellung), die durch das Fehlen jeglicher antigravitärer Organisation und das Entstehen einer Kniebeugekontraktur mit gleichzeitiger Hüftstreckung hervorgerufen wird.

Hier rät man zu einer Verlängerung der Kniebeuger und einer Umstellung des M. psoas vom kleinen Trochanter auf die Vorderseite der

Kapsel, gemeinsam mit einer postoperativen, posturalen Aufrichtung mittels Orthesen, die die betreffende untere Gliedmaße in eine Mittelstellung, Semiextension, Semiabduktion und neutrale Rotationsstellung bringen.

Die auftretenden Muskelkontrakturen bei Anfällen und Spasmen, die vor allem (wenn auch nicht anhaltend) Flexoren und Adduktoren betreffen, können auch ohne wesentliche Muskel-Sehnen-Verkürzungen akute und schmerzhafte posteriore und oder laterale Luxationen hervorrufen. Dann sollte man versuchen, die Luxation entweder in Narkose oder im Wachzustand einzurenken, gefolgt von luxationshemmenden Lagerungen. Das Entstehen von muskulären Retraktionen muß sofort chirurgisch beseitigt werden (dosierte, selektive Verlängerung).

Tetraplegie mit horizontaler Antigravität. Bei der Tetraplegie mit horizontaler Antigravität ist eine posteriore und laterale Luxation möglich, hervorgerufen durch eine fibröse Kontraktur der Adduktoren und der Flexoren von Hüfte und Knie. Das Überwiegen der Flexoren gegenüber den Adduktoren begünstigt die Entstehung einer posterioren Luxation.

Der klinische Verdacht einer posterioren Luxation wird im Röntgenbild durch eine Überlagerung von Femurkopf und Dach in der anteroposterioren Projektion bestätigt (falls keine Anteroversion des Beckens vorhanden ist).

Dyskinetische Tetraplegie. Eine schmerzhafte, nicht reponierbare Hüftluxation kann die Situation vor allem bei der dyskinetischen Tetraplegie erschweren, kommt aber zum Glück nur sehr selten vor. Sie kann unabhängig von einer vorangegangenen guten Betreuung auftreten und ist höchst schmerzhaft und behindernd. Wir schlagen dann folgende chirurgische Vorgehensweise vor:
- chirurgische Revision der Weichteile; großzügige Tenotomie der Adduktoren, Verlängerung der Knieflexoren und des Psoas.
- Im Fall großer Schmerzen Phenolisierung des eingeklemmten Nervs (andere schlagen eine Neurotomie vor).
- Zentrierende Osteotomie mit Zugrichtung nach unten und nur in Extremfällen Entfernung des Femurkopfes.

Bei den erworbenen Formen der Hüftluxation hat der vollkommene Wiederaufbau der Hüfte wenig Sinn, da der Patient den aufrechten Stand und das Gehen unmöglich erreichen kann.

Apostural-akinetische Tetraplegie. Bei den apostural-akinetischen Tetraplegien und den Tetraplegien mit *horizontaler Antigravität* ist ein asymmetrisches Becken mit Windstoßphänomen der unteren Gliedmaßen eine häufig anzutreffende komplexe Deformität. Das Becken ist geneigt und gedreht: höherstehend auf der Seite des adduzierten, innenrotierten und flektierten Beines, d. h. auf der Seite, wo die Hüfte zur Luxation neigt; auf der abduzierten Seite hingegen ist sie durch die Hüftrotation „gedeckt" und kann daher schmerzhaft werden. Die Beckenstellung kann ferner das Auftreten einer dorsolumbalen Skoliose, konsensuell zum Windstoßphänomen, begünstigen. Dann kann die Chirurgie einen Ausgleich in sitzender Position schaffen und der Skoliose vorbeugen. Für die adduzierte Seite wird folgender Eingriff vorgeschlagen:
- Adduktorentenotomie,
- Verlängerung der medialen Knieflexoren (M. gracilis und M. semitendinosus),
- Verlängerung des M. ileopsoas (gleichzeitig oder zeitlich versetzt mit der Verlängerung der Adduktoren und oberflächlichen Hüftflexoren).

Die Arbeitsgruppe um Novello schlägt außerdem bei einer Beckenschrägstellung auf der luxierten Seite eine distale Verlagerung des M. glutaeus medius vor, um die Hüfte besser zu zentrieren. Die Wirksamkeit der Maßnahme ist umstritten, da diese Muskelfunktion bei der klinischen Unterform wenig ausgeprägt ist (Novello 1992, Pellegri u. Novello 1987).

Folgender Eingriff ist für die abduzierte Seite vorgesehen:
- Verlängerung der Knieflexoren (der M. biceps femoris wird auf dieser Seite häufiger als auf der anderen Seite miteinbezogen).
- Tenotomie des M. tensor fasciae latae im distalen Drittels und Verlängerung der oberflächlichen Hüftflexoren.
- Abtrennung der vorderen Fasern des M. glutaeus medius und Versetzung auf den Trochanter major. Bei einer reinen Adduktorentenotomie verwenden wir postoperativ keine Gipse, sondern streben eine korrekte posturale Lagerung an und versuchen sie auch beizubehalten. Im Falle einer Verlängerung des M. ileopsoas wird (für 4 Wochen) eine Gipshose angefertigt, im Falle einer Verlängerung der Knieflexoren werden Oberschenkel-Fuß-Gipse (für 3 Wochen) verschrieben.

Tetraplegie mit vertikaler Antigravität. Bei der Tetraplegie mit vertikaler Antigravität finden wir fast ausschließlich eine erworbene laterale Hüftluxation (Ingrosso et al. 1992).

Wird die klinisch funktionelle Untersuchung von einer aufmerksamen radiologischen Untersuchung begleitet, so sieht man ein Fortschreiten von einer Valgusstellung und Antetorsion des Schenkelhalses zu einer Lateralisierung des Hüftkopfes, der durch den abnormen Druck des Pfannendachrandes das Aussehen einer Baskenmütze erhält und bis zum Abdrängen des Daches bzw. zur Luxation führen kann.

Laut radiologischer Kriterien liegt der günstigste Zeitpunkt für einen chirurgischen Eingriff zwischen der Valgus-Antiversionsphase und der Lateralisierung des Schenkelhalses bis zu zwei Dritteln.

Bei Vorliegen einer vorhandenen fibrösen Kontraktur wird neben der Adduktorentenotomie auch eine Verlängerung der Knieflexoren als chirurgische Indikation angesehen. Man muß dabei sowohl die radiologische Beurteilung wie auch die abschnittsweise und funktionelle Untersuchung heranziehen: Das Vorhandensein einer fibrösen Kontraktur der Knieflexoren ist ausschlaggebend für eine ausgeprägtere lumbale Kyphose im Sitz mit halb ausgestreckten Knien. Wenn man eine zusätzliche Kniebeugung erzwingt, vermindert man die dorsale Kyphose, und der Rücken kann sich aufrichten, was bestätigt, daß die Knieflexoren die Entstehung der Deformität verursachen.

Die Flektions-Adduktions-Deformität der Hüfte wird manchmal auch durch die fibröse Kontraktur des M. ileopsoas hervorgerufen; um das beurteilen zu können, muß man das Becken in sitzender Position und das Gleichgewicht zwischen Flexoren und Extensoren der Hüfte untersuchen: Wenn der Patient sitzt, ist die Anspannung des M. psoas sekundär durch den Verlust der physiologischen Lendenlordose und der Retroversion des Beckens bedingt (in diesem Fall finden wir häufig eine fibröse Kontraktur der Knieflexoren). Wenn hingegen der Patient mit einer Lendenlordose und einer Beckenkippung nach vorn gebeugt sitzt (was wir häufig bei geschickten Tetraplegikern finden), dann ist die Retraktion des M. ileopsoas wahrscheinlich primärer Natur. Sie kann röntgenologisch durch eine Verlagerung des Trochanter minor nach oben und durch seine unverhältnismäßige Größe gegenüber dem Trochanter major nachgewiesen werden.

Bei der manifesten Luxation (vor allem bei der monolateralen) kann bei gehenden oder stehenden Patienten außer einem Eingriff im Weichteilbereich eine varisierende Osteotomie und eine Zentrierung des Femurs, ergänzt durch eine eventuelle Dachplastik und eine Beckenosteotomie nach Chiari, notwendig sein.

Ein andere Indikation für einen Eingriff am Knochen stellt bei Patienten ohne Gehfähigkeit das Vorhandensein einer noch reponierbaren Hüfte dar, um das Auftreten von Schmerzen zu verhindern und einer sekundären Skoliose vorzubeugen.

Deformitäten des Knies
Die häufigste Deformität ist die Flexionsstellung (Gage 1990).
Die fibröse Kontraktur betrifft zuerst die mediale Beugergruppe (mit der Reihenfolge M. gracilis, semitendinosus, semimembranosus) und später die lateralen Beuger (M. biceps femoris).
Die Kniedeformität kann wegen des zweigelenkigen Muskelansatzes der Flexoren und der typischen Antigravitation bei der vertikalen Tetraplegie kaum unabhängig von der der Hüfte betrachtet werden.

Deformitäten des Fußes
Tetraplegien mit horizontaler Antigravität. Bei den Tetraplegien mit horizontaler Antigravität und den akinetischen Formen finden wir eine Equino-varus-supinatus-Fehlstellung des Fußes (tibialer Fuß).
Seine Korrektur erfolgt durch eine z-förmige oder stufenförmige Verlängerung des M. tibialis posterior und der Achillessehne mit antigravitärer Wirkung. Es besteht jedoch die Gefahr, daß der Patient dann einen evertierten Fuß (peronealen Fuß) entwickelt, was wiederum eine Verlängerung der Mm. peronei (longus, brevis, tertius) und des M. extensor digitorum communis erfordert.

Aposturale Formen. Bei schwerwiegenden aposturalen Formen kann die primitive knöcherne Fußdeformität in Eversion aufgrund krampfhafter muskulärer Kontrakturen (wenn auch nur anfallsartig und unregelmäßig auftretend) einer Retraktion der Weichteile vorausgehen.
Bevor man sich für einen chirurgischen Eingriff entscheidet, verwendet man Orthesen zur Erhaltung des Zustands.

Vertikale Tetraplegie. Bei der verikalen Tetraplegie finden wir einen Fuß in Equino-valgus-pronatus-Fehlstellung. Hier erzielt man das beste chirurgische Resultat durch eine Achillessehnenverlängerung mit antivalgisierender Wirkung, wenn nötig ergänzt durch eine Verlängerung des M. peroneus longus und brevis.
In manchen Fällen kann auch eine talokalkaneare Arthrodese indiziert sein.

Deformitäten der oberen Gliedmaßen
Bei den Tetraplegie-Patienten, die zum aufrechten Stand kommen, können sich an den oberen Extremitäten Deformitäten entwickeln, die einer chirurgischen Korrektur bedürfen.
Dabei beschränkt sich die Zielsetzung auf:
- die Beseitigung oder die Einschränkung des vorhandenen Schmerzes,
- die Erleichterung der hygienischen Maßnahmen des Patienten und

- die Vermeidung von Hautkrankheiten, vor allem an der Handinnenfläche.

Tetraplegie mit horizontaler Antigravität. Bei den Formen mit horizontaler Antigravität finden wir häufig infolge der Propulsivreaktion eine Adduktion, Innenrotation und Antepulsion der Schultern. In manchen Fällen erfordet dies eine Verlängerung des M. pectoralis major an seinem humeralen Ansatz.

Apostural-akinetische Formen. Bei den apostural-akinetischen Formen finden wir sehr frühzeitig eine Beugekontraktur des Ellbogens. Wenn sie nicht mehr behoben werden kann, ist eine Verlängerung des M. bicipes brachii und des M. coracobrachialis möglich. Die postoperative Lagerung erfolgt mittels einer Gipsschale.

Die Deformitäten des Handgelenks in Flexion und ulnarer Deviation können bei beiden Formen auftreten und durch eine Verlängerung des M. flexor carpi ulnaris und des M. flexor digitorum superficialis korrigiert werden.

17.3.2
Chirurgische Indikationen bei den Diplegien

Unter Diplegie faßt man eine heterogene Gruppe von Patienten zusammen, die in mindestens 6 verschiedene klinische Formen unterteilt werden können. Es gibt jedoch *gemeinsame Elemente*, die das Zusammenfassen in eine einzige Gruppe erlauben:
- Schwierigkeiten bei der Kontrolle der Aktionsgeneratoren (central pattern generator);
- Schwierigkeiten bei der Kontrolle von Selektion, Segmentation, Umkehr und Isolation der Bewegung;
- Schwierigkeiten bei der Geschwindigkeitsänderung und dem Richtungswechsel während des Gehens;
- Schwierigkeiten bei der Koordination der oberen und unteren Extremitäten.

Die Kenntnis der jeweils zugrundeliegenden Problematik erlaubt, die pathologischen Muster eher unter einem funktionellen als unter einem neuropathologischen Aspekt zu interpretieren.

BEISPIEL: Ein *Paradebeispiel* dafür ist der Spitzfuß am Beginn der Schrittphase. Er muß nicht immer ein Anlaß zur Sorge sein, obwohl er Ausdruck einer gestörten Motorik ist und auf eine beginnende, sich evtl. chronifizierende Deformität hinweisen kann. Er muß auch in dieser funktionellen Rolle innerhalb des Gangmusters gewertet werden, das nur mit seiner charakteristischen Propulsion erfolgen kann.

Zwei wesentliche Probleme beeinflussen bei der Diplegie das Fortschreiten der Deformitäten und somit auch die chirurgischen Entscheidungen:
- die Perzeptionsstörung,
- die Hypoposturalität.

Beide Probleme sind manchmal miteinander vergesellschaftet und beeinflussen sich gegenseitig. Sie können in unterschiedlichem Ausmaß bei den verschiedenen Formen auftreten und müssen bei jedem Patienten in jeder Entwicklungsphase genauestens bewertet werden.

Um eine Verbesserung der Funktionsfähigkeit zu erreichen, wird die funktionelle Chirurgie normalerweise erst *nach* Funktionserwerb eingesetzt; man geht dabei von distal nach proximal vor.

Deformitäten der Hüfte
Die am häufigsten auftretende Mißbildung ist eine Flexions-Adduktions-Innenrotations-Kontraktur mit Tendenz zur lateralen Subluxation.

Da die Entstehung der Luxation langsamer als bei der Tetraplegie erfolgt, sind chirurgische Eingriffe auf Muskel-Sehnen-Strukturen erst später erforderlich. Betroffen sind üblicherweise folgende *Muskelgruppen*:
- Adduktoren;
- Knieflexoren, hauptsächlich M. grazilis (Hüftadduktor und Knieflexor), M. semitendinosus (Hüftextensor und Knieflexor), beides Innenrotatoren.

Bei der Wahl des Zeitpunkts für den chirurgischen Eingriff bzw. bei der Indikationsstellung muß man 2 mögliche Folgen in Betracht ziehen:
- Eine übermäßige und zu früh durchgeführte Adduktorentenotomie kann das Becken destabilisieren. Anstatt eine Verbesserung der antigravitären Funktionen zu erzielen, kann der Eingriff eine Regression in der Entwicklung zur Vertikalität zur Folge haben. Außerdem kann eine vermehrte Instabilität des Beckens eine Beckenschrägstellung verstärken.
- Die Entscheidung zu einer Verlängerung der Knieflexoren muß ihre zweigelenkige Funktion (gleichzeitig Knieflexoren und Hüftextensoren) berücksichtigen. Eine übermäßige Verlängerung kann zu einer Abschwächung der Hüftextension und (durch den Verlust des Gangbilds ohne Stützen) zu einer vermehrten Belastung der oberen Ex-

tremitäten führen. Die Gefahr einer solchen Entwicklung wird durch eine Hüftbeugekontraktur, gekoppelt mit einer gleichzeitigen Wahrnehmungsstörung, vergrößert.

Die chirurgischen Indikationen sind dieselben wie bei der Tetraplegie.

Das Vorliegen einer *Hypoposturalität* erfordert mehr Zeit, die Vertikalität zu erreichen und ruft charakteristische Skelettveränderungen hervor, die wir im Röntgenbild erkennen können:
- Coxa valga, sekundär bedingt durch den Adduktorenspasmus (er ist erschöpfbar, veränderlich und nicht andauernd);
- leichte Lateralisierung des Femurkopfes;
- Horizontalstellung des Azetabulumdaches, bedingt durch die fehlende Gewichtsbelastung.

Bei den Hypoposturalitätsformen stimmen die Zeiten der funktionellen Entwicklung nicht immer mit denen der Strukturierung der Deformitäten überein. Die Skelettdeformitäten und die fibrösen Kontraktur können bereits vor Erreichen der Vertikalität auftreten.

Deformitäten des Knies

Die Kniefunktion ist vom M quadriceps und von den Flexoren abhängig. Beide sind zweigelenkig und haben eine entgegengesetzte Wirkung auf Hüfte und Knie.

▶ Die gesamte *Pathologie des Knies* ist bei der IZP von einer gestörten Interaktion zwischen den beiden antagonistischen Muskelgruppen des M. quadricips und der Flexoren bestimmt.

Zur Deformität in Beugung kommt die fibröse Kontraktur der Kniebeuger. Eine Kniebeugekontraktur tritt oft gemeinsam mit einem Spitzfuß und einer Hüftbeugung auf.

Hypoposturale Formen. Bei den hypoposturalen Formen, die zu früh einer Achillessehnenverlängerung unterzogen wurden, kann man infolge des Talovalgismus des Fußes eine zunehmende Kniebeugung beobachten.

Die Beugungskontraktur entwickelt sich ausgesprochen schnell, wenn sie nicht durch Unterschenkel-Fuß-Orthesen, die das Sprunggelenk stabilisieren, gehemmt wird.

„Seiltänzer"-Form. Bei den klinischen Unterformen mit Seiltänzerhaltung der oberen Extremitäten verändert sich infolge einer Knieflexorenverlängerung und einer Adduktorentenotomie deutlich das typische Flexions-Innenrotations-Muster der Hüfte, die Flexion und der

Valgismus des Knies, die Valgopronation der Füße und die Rumpfoszillation. Das neue Muster ist gekennzeichnet durch:
- Abduktion und Innenrotation der Hüfte,
- Genu recurvatum,
- Varosupination der Füße mit Drehpunkt auf dem Vorfuß,
- seitliches Abgleiten des Beckens während des Einbeinstandes.

Hier ist ein frühzeitiger Eingriff bzw. eine zu große Verminderung der Spastizität nicht ratsam, da das neue Muster einen instabilen Gelenkzustand hervorruft und die Anpassungsfähigkeit an die Unebenheiten des Bodens beim Gehen herabsetzt.

Zur anhaltenden Kniebeugung kommt meistens ein Hochstand der Patella hinzu.

Perzeptionsstörungen. Bei ausgeprägten Perzeptionsstörungen wird das Körpergewicht durch eine Hüftbeugung nach vorne verlagert, um den Körperschwerpunkt vor die Körperachse zu bringen. Der Patient nimmt typischerweise eine vorgebeugte Rumpfhaltung ein, mit leicht gebeugten Knien und Gewichtsverlagerung auf die Fußspitzen.

Das Beibehalten dieser Haltung, das Längenwachstum und eine langdauernde Fortbewegung im Vierfüßlerstand führen zur Strukturierung einer hochgelagerten Kniescheibe mit entsprechender Abschwächung des M. quadriceps (mit Gefahr einer Kniescheibenluxation). Wenn die Kniescheibe noch einen bestimmten Grad an Beweglichkeit aufweist, ergänzt man die Verlängerung der Flexoren durch eine Verkürzung der Infrapatellarsehne, um die Kniescheibe nach unten zu verlagern und wieder eine größere Leistungsfähigkeit des M. quadriceps zu erlangen.

Zu den typischen Mustern der Diplegie gehört die Flexions- und Valgusstellung des Knies, die man vor allem bei den propulsiven (den sog. „Seiltänzern") und hypoposturalen Formen findet und die das Muster zur Fixation bzw. zur Arbeit gegen die Schwerkraft nützen.

Beim Vorliegen einer Flexions- und Valgusstellung des Knies schlägt Novello (1992) eine Verpflanzung des distalen Sehnenansatzes des M. semitendinosus auf die Innenseite des Femurkondylus vor.

Weisen die Flexoren eine abnorme Reaktion auf Dehnung auf (Form des „engen Rocks"), ist der vordere Schritt viel kürzer. Die chirurgische Korrektur der Flexoren kann eine Verlängerung des Schritts erzielen, ohne die Gefahr eine Antepulsion des Rumpfs hervorzurufen.

Die Innenrotation des Knies kann durch verschiedene Gelenke verursacht werden:
- Durch eine adduzierte innenrotierte Hüfte, hervorgerufen durch eine Anteversion des Femurs, gekoppelt mit gleichzeitiger Flexions-

Adduktions-Stellung der Hüfte. Hier wird beim chirurgischen Eingriff eine Adduktorentenotomie (Adduktor magnus und Gracilis) durchgeführt.
- Durch eine innenrotierte Tibia, korrigierbar durch eine derotierende Osteotomie mit anschließender Verwendung von Fixateur externe.
- Durch eine Varosupination des Fußes (Klumpfuß) infolge eines Überwiegens des M. tibialis posterior. Man kann entweder eine Verlängerung oder Abschwächung des M. tibialis posterior oder eine Transposition auf das III. Os cuneiforme vornehmen. Hilfreich ist aber auch die Verwendung von Orthesen (Romanini et al. 1985).

Das entgegengesetzte Muster zur Kniebeugung ist das sog. „stiff knee gait", bei dem das Kind während der ganzen Schrittfolge das Knie gestreckt hält.

Einige Autoren schlagen hier eine Transposition des M. rectus femoris auf den lateralen oder medialen Femurkondylus vor (Ounpuu et al. 1993a, Ounpuu et al. 1993b).

Da das Muster bei Kindern mit Anzeichen einer funktionellen (angepaßten) Spastizität auftritt, erachten wir das gestreckte Knie zur Erhaltung der Stützreaktion als nützlich und greifen in solchen Fällen nicht chirurgisch ein.

Deformitäten des Fußes
Spitzfuß. Bei den Diplegien nimmt das Sprunggelenk eine Schlüsselposition ein. Tatsächlich kommt es beim Erreichen des aufrechten Standes immer zu einem *Spitzfuß*.

▶ Bei der Bewertung des im allgemeinen gefürchteten *Spitzfußes* sollte man jedoch von Fall zu Fall unterscheiden und ihn unter einem *funktionellen Gesichtspunkt* betrachten.

So kommt dem *Spitzfuß* bei den ersten Versuchen einer Vertikalisierung *Stützfunktion* zu, er ist Ausdruck eines Extensionsmusters gegen die Schwerkraft. Derselbe Spitzfuß (mit Stützfunktion) tritt während des Gehens bei der Kontaktaufnahme des Fußes mit dem Boden auf.

Er verringert die Unterstützungsfläche und die gesamte Stabilität, was das Kind durch einen Knicksenkfuß auszugleichen versucht (Valgopronation). Das Problem kann man durch Sprunggelenkorthesen oder orthopädische Schuhe kompensieren. Ein chirurgisches Vorgehen ist nur indiziert, wenn sich eine fibröse Kontraktur gebildet hat.

Der Spitzfuß kann auch eine *Abstoßfunktion* besitzen, die bei einigen Formen („Seiltänzer", distale Verteilungsformen, „Verwegene") vorkommt. Das Kind stellt sich dabei vor Schrittbeginn auf die Zehenspitzen, was ihm das Vorverlagern des Körperschwerpunkts erleichtert. Hier dient der Spitzfuß der Propulsion beim Gehen.

Für das Stehenbleiben ist ferner eine gewisse Dehnung der Achillessehne nötig, um die Tibia zurückzuziehen und das Vorbringen des Körpergewichts über das Sprunggelenk zu bremsen.

Der Spitzfuß mit Abstoßfunktion ist funktionell nützlich und muß deshalb zumindest so lange akzeptiert werden, wie eine ausreichende Funktionsbreite des Sprungglenks beibehalten wird und sich die Gehfähigkeit nicht verschlechtert.

Distale Verteilungsformen. Bei den distalen Formen entsteht der Spitzfuß durch eine *abnorme Reaktion auf Dehnung*. Die betroffenen Patienten haben große Schwierigkeiten beim Stillstehen im symmetrischen Stand. In der Regel belasten sie ein Bein mehr als das andere, indem sie das Gewicht so verlagern, als würden sie auf der Stelle treten.

Auch hier muß nicht immer ein chirurgischer Eingriff erfolgen; als Übergangslösung kann man hemmende Unterschenkel-Fußgipse verwenden. Wirksamer sind oft Unterschenkel-Fuß-Orthesen, die schon beim Erlernen des Gehens verwendet werden.

Zum Spitzfuß mit abnormer Reaktion auf Dehnung kann ein Spitzfuß der *Schwungphase* dazukommen, der auch nach Verlängerung der Achillessehne bestehen bleibt. Der Spitzfuß der Schwungphase, den man auch bei anderen Unterformen beobachten kann, ist funktional nicht vorteilhaft, da er das vorzubringende Bein (in der Schwungphase) verlängert. Es besteht jedoch keine chirurgische Indikation, vielmehr empfiehlt sich die Anwendung von Orthesen.

Hypoposturale Formen. Bei den hypoposturalen Formen zögern wir eine chirurgische Entlastung der Achillessehne hinaus (im betroffenen Abschnitt finden wir eine auffallend dünne Achillessehne). Wir ziehen es vor, den Spitzfuß der Schwungphase, den Spitzfuß mit Stützfunktion (im Anfangsstadium) und den valgopronierten Fuß mit Orthesen zu versorgen.

Plattfuß. Ein gesondertes Problem stellt der valgopronierte Plattfuß dar, der klassischerweise durch eine extraartikuläre infratalare Arthrodese (Technik nach *Grice-Greene* oder nach *Batchelor*; Majoni u. Favaretto 1992) angegangen wird.

Die Technik nach Grice verleiht dem Talokalkanearelenk Stabilität, ohne jedoch das Tibiotarsalgelenk zu stabilisieren, das die Deformität in Valgopronation verursacht. Wir verwenden daher immer seltener diese Technik und bevorzugen so lange wie möglich ein konservatives und stabilisierendes Vorgehen durch die Anwendung von Orthesen.

Manchmal kann auch eine Arthrorise mit intraartikulärer Sperrung des Sinus tarsi (mit Schrauben von Giannini) oder extraartikulärer Sperrung des Sinus taris (mit Schrauben von Castaman und Pisani) indiziert sein, vor allem wenn der Fuß noch passiv korrigierbar ist.#

Schaukelfuß. Wird ein schwerer valgopronierter Plattfuß sich selbst überlassen, entwickelt sich daraus ein *Schaukelfuß* mit:
- angehobener Ferse,
- fehlendem Fußgewölbe,
- Abduktion des Vorfußes und Dorsalflexion des Mittelfußes anstatt des unteren Sprunggelenks,
- keiner Belastung des lateralen Fußrands.

Dorsale selektive Rhizotomie. Seit ca. 10 Jahren wird in den USA, in den nordeuropäischen Staaten und auch in Italien die bereits bekannte, aber dann wieder fallengelassene Technik der *dorsalen selektiven Rizotomie* (SDR), angewandt. Zur Wiederaufnahme haben zum einen die verbesserte Technik und zum anderen die äußerst genauen Kriterien bei der Patientenauswahl beigetragen.

Da wir keine direkte Erfahrung mit dem chirurgischen Eingriff haben, möchten wir auf die neueste Literatur und vor allem auf die Veröffentlichungen von Oppenheim (1990) verweisen.

Das am häufigsten angestrebte Ziel ist die Verminderung der Spastizität, die aber nicht immer zu einer verbesserten Funktion führt. Vaughan et al. (1991) behaupten, daß eine Verminderung der Spastizität dem Therapeuten größere Möglichkeiten bietet, den Patienten neue motorische Muster zu lehren und Fortschritte zu erzielen. Allerdings können manche Kinder mit einer geringen willkürlichen Kontrolle der Motorik und der Kraft gelernt haben, die Spastizität zur Aufrechterhaltung des Stands und des Sitzens zu nutzen. Dies ist eine spezielle Art des Anpassungsverhaltens, und wir finden es gewöhnlich bei den hypoposturalen Formen und/oder bei solchen mit Perzeptionsstörungen.

Das Ergebnis einer dorsalen selektiven Rizotomie kann also enttäuschend sein, da sie zu einem Funktionsverlust oder zu Schwierigkeiten und Verzögerungen bei der Wiedererlangung des vor der Operation besessenen Funktionsniveaus führen kann.

▶ **Wir schlagen eine andere und neuere Beurteilung des Begriffs „Spastizität" vor, die von uns nicht nur als *Ergebnis eines quantitati-***

ven, sondern auch eines *qualitativen Fehlers* gesehen wird (Kontraktionsart, Kokontraktion, zeitliche Abstimmung der Kontraktion usw.; s. auch Crenna et al. 1992).

17.3.3
Chirurgische Indikationen bei der Hemiplegie

Die statische oder dynamische Asymmetrie nur einer Körperhälfte ruft einige besondere Probleme hervor, auf die wir im folgenden näher eingehen wollen.

Deformitäten der Hüfte
Die Flexions-, Adduktions- und Innenrotationsstellung der Hüfte ist häufig mit einem Beckenschiefstand gekoppelt.

Während die Flexionsstellung nur selten einer chirurgischen Korrektur bedarf, kann die Adduktions- und Innenrotationsstellung durch eine Adduktorentenotomie verringert werden.

Wir haben bei einer Hemiplegie noch nie eine erworbene Hüftluxation festgestellt.

Deformitäten des Knies
Das Knie kann als Kompensation zur fibrösen Kontraktur des M. triceps surae eine Beugung aufweisen; es kann sich durch die Ausbildung eines Spitzfußes aber wieder aufrichten. Nur äußerst selten ist ein Eingriff auf die Flexoren erforderlich.

Im Gegensatz dazu wird das Genu recurvatum durch die Schlaffheit der Bänder mit einer daraus folgenden Gelenkinstabilität hervorgerufen. Die Deformität beobachten wir des öfteren in der Anfangsphase einer Trizepsretraktion und beim Vorliegen einer abnormen Reaktion auf Dehnung.

Die entsprechende Behandlung sollte nie chirurgisch, sondern durch die Verwendung von Orthesen oder orthopädischen Schuhen erfolgen.

Das Genu recurvatum kann als Restsymptomatik des ursprünglichen gestörten Bewegungsmusters vorübergehend auch noch nach einer Spitzfußoperation weiterbestehen.

Deformitäten des Fußes
Spitzfuß. Beim Erlernen des Gehens kann man häufig einen Spitzfuß feststellen, dessen Bedeutung im funktionellen Zusammenhang mit der gesunden kontralateralen Seite bewertet werden muß. Wie bei den

Diplegien gibt es auch bei der Hemiplegie verschiedene Arten von Spitzfüßen:

Der *Spitzfuß mit Stützfunktion* wird infolge einer übermäßigen Stützreaktion im Rahmen des pathologischen Musters der vertikalen Antigravität hervorgerufen und ist meistens mit einer Kniebeugung gekoppelt; der Körperschwerpunkt wird zur gesunden Körperseite hin verschoben. Wenn sich die Kontraktur der Achillessehne strukturiert, muß ein chirurgischer Eingriff vorgenommen werden.

Der *Spitzfuß mit Abstoßfunktion* tritt am Ende der Stützphase auf und zwar infolge der abnormen Reaktion auf Dehnung der Plantarflexoren, d. h. sobald sich der Unterschenkel im Verhältnis zum Fuß nach vorne schiebt. Hier ist es sinnlos oder sogar schädigend, Orthesen zu verwenden. Man kann aber eine chemische Nervenblockierung (mit Alkohol, Phenol oder Botulismustoxin) in Erwägung ziehen, bevor sich die Sehnenretraktion herausbildet. Wenn bereits eine strukturierte Verkürzung vorliegt, kann man eine chirurgische Sehnenverlängerung in Erwägung ziehen.

Der *Spitzfuß der Schwungphase*, der durch einen Kontraktionsfehler der Dorsalflexoren oder durch eine Verspätung der Aktivierungszeit hervorgerufen wird, kann durch die Verwendung von stützenden Orthesen gut ausgeglichen werden. Sie sollten imstande sein, dem Gewicht des Fußes entgegenzuwirken.

Als Folge des Spitzfußes der Schwungphase kann man eine kompensatorische Aktivierung des M. extensor hallucis (EPA) und des M. extensor digitorum comunis (ECD) feststellen, die aber mit der Zeit zur Aufhebung des vorderen Fußgewölbes führen. Der gebräuchlichste Eingriff ist die Verlagerung der Sehne des Extensor hallucis longus auf das 1. Metatarsalköpfchen.

Der Spitzfuß, der durch *Parasitbewegungen* hervorgerufen wird, kommt ausschließlich bei der Hemidystonie vor und wird nicht operativ, sondern durch Spiralorthesen korrigiert.

Der vorangegangenen Übersicht kann man entnehmen, daß die Indikationen für einen chirurgischen Eingriff sehr begrenzt sind und selten frühzeitig erfolgen.

Wenn man einen Eingriff plant, sollte man (analog zum Vorgehen bei Diplegien) den Einfluß des M. gastrognemius von dem des M. soleus (Handgriff nach Silverskjold) unterscheiden und eine eventuelle kapsuläre Komponente abwägen. Die Kapselretraktion sollte ein zweites Mal intraoperativ, nach erfolgter Sehnenverlängerung, beurteilt werden. Wenn sie noch vorhanden ist, wird eine posteriore oder (im Falle einer Varosupination des Fußes) eine mediale Kapsulotomie durchgeführt.

17.3 Funktionelle orthopädische Chirurgie bei bestimmten IZP-Formen   353

Varosupinierter Fuß. Beim varosupinierten Fuß muß man zwischen dem Einfluß der hohlfußbildenden Muskeln, der fibrösen Kontraktur der Plantarfaszie und dem Vorherrschen des M. tibialis posterior unterscheiden. Wenn nötig, muß man eine Verlängerung der hohlfußbildenden Flexoren, eine plantare Fasziotomie und eine mediale Kapsulotomie durchführen. Die vorgeschlagenen Methoden zur Verminderung der Interferenz des M. tibialis posterior umfassen:
- eine Transposition des M. tibialis posterior auf den II. oder III. Os cuneiforme (Romanini et al. 1985), im Falle eines dynamischen oder retrahierten Spitzfußes,
- eine Verlängerung oder Abschwächung des M. tibialis posterior (stufenförmige Verlängerung).

Valgopronationsstellung des Fußes. Die Valgopronationsstellung des Fußes kann durch eine Verlängerung der Achillessehne und ein maskierter Spitzfuß durch eine Verlängerung der Peronaei korrigiert werden. Wenn noch keine Strukturierung erfolgt ist, verwendet man Orthesen.

Wie bei den Diplegien ist es oft schwierig, den richtigen Zeitpunkt für den Eingriff zu wählen. Wird zu früh operiert, besteht die Gefahr, daß man die funktionellen Vorteile nicht nutzen kann und es zu einer Überschneidung mit den natürlichen Anpassungsprozessen kommt.

Bei einer zu spät durchgeführten Operation kann es hingegen zu einer knöchernen Strukturierung der Deformitäten kommen, und das Genu recurvatum kann als Kompensation des Knies auch nach der Korrektur des Spitzfußes weiterbestehen.

17.3.4
Chirurgische Indikationen bei den dyskinetischen Formen

Das charakteristische Merkmal der dyskinetischen Form ist das Vorhandensein unwillkürlicher Bewegungen, die nicht nach einem bestimmten Muster ablaufen, sondern unterschiedliche Stärke und Dauer aufweisen und verschiedene Muskelgruppen miteinbeziehen. Deshalb entwickeln sich hier relativ selten bzw. spät sekundäre Deformitäten, die dann chirurgisch behandelt werden müssen:

Aufgrund wiederholter Spasmen finden wir eine asymmetrische *Beckenfehlstellung* als häufigstes Problem.

Beckenfehlstellungen. Meist liegt eine einseitige *Adduktions-Flexions-Fehlstellung* der Hüfte vor, die durch die Adduktoren und Flexoren der Hüfte und der Knie aufrechterhalten wird. Es kann aber auch eine

Beckenasymmetrie mit *Windstoßphänomen* der unteren Extremitäten und eine Skoliose zu finden sein. Dabei muß man unterscheiden, ob die *Beckenschiefstellung* konsensuell mit der skoliotischen Krümmung ist oder nicht.

Man bezeichnet eine *konvexe* Krümmung der Wirbelsäule auf der höherstehenden Beckenhälfte als nichtkonsensuell. Hier kann es nützlich sein, die Asymmetrie vorübergehend beizubehalten, um eine Verschlechterung der Skoliose zu vermeiden.

Wenn die Krümmung hingegen *konsensuell* ist (also konvex auf der tieferstehenden Beckenhälfte) muß man die Adduktorenspannung der höherstehenden Beckenhälfte vermindern.

Wie schon bei der Tetraplegie beschrieben, können auch hier schmerzhafte und nicht reponierbare *Hüftluxationen* auftreten, die dann dieselben chirurgischen Indikationen haben.

Bei den dyskinetischen Formen ist die Zeit der Immobilisierung durch einen Gips die schwierigste Phase, da häufig Muskelspasmen und schmerzbedingte Muskelkontraktionen auftreten können. Um diese Risiken in Grenzen zu halten, bevorzugen wir für die Ruhigstellung den Gebrauch von Gipsschalen und in der unmittelbaren postoperativen Phase die Gabe von muskelrelaxierenden Medikamenten (Benzodiazepine, Sulpiride usw.).

Literaturverzeichnis

Baumann JV (1970) Operative Behandlung der infantilen Zerebralparesen. Thieme, Stuttgart

Bleck EE (1987) Orthopaedic management in cerebral palsy. Mac Keith

Crenna P, Inverno M, Frigo C, Palmieri R, Fedrizzi E (1992) Pathophysiological profile of gait in children with cerebral palsy. Med Sport Sci 36: 186–198

Fante F, Mojonia A (1992) Il ginoccio flesso spastico. Saggi, XVIII (1): 79–84

Fantini ML, Poccianti P, Landi N, Leonetti R (1982) Motor function in cerebral palsied children: hypotheses, rehabilitation procedures and outcomes. Development, handicap, rehabilitation practice and theory. Excepta Medica 902

Ferrari A, Lodesani M, Muzzini A (1993) La natura del difetto nella paralisi cerebrale infantile. Paralisi Cerebrale Infantile storia naturale ed orientamenti riabilitativi. Edizioni del Cerro, Pisa

Ferrari A, Lodesani M, Muzzini A (1993) Schede illustrative delle forme piu frequenti di paralisi cerebrale infantile in Paralisi cerebrale infantile: storia naturale ed orientamenti riabilitativi. Edizioni del Cerro, Pisa, S. 44–70

Gage JR (1990) Surgical treatment of knee dysfunction in cerebral palsy. Clin Orthopaed Rel Res 253: 45–54

Ingrosse G, Pisano G, Ferro C, Cuomo F (1992) Lussazione acquisita dell'anca da paralisi cerebrale infantile. Minerva Ortop Traumatol 43: 523–532

Interventi chirurgico ortopedici nelle paralisi cerebrali infantili. Proceedings, Bosisio Parini, 8. 7. 1991. Rivista Saggi Numero speciale anno 18 No. 1, 1992

Keenan MAE, Kozin SH, Berlet AC (1993) Manual of orthopaedic surgery for spasticity. Raven, New York

Lee H, Goh JCH, Bose K (1992) Value of gait analysis in the assessment of surgery in cerebral palsy. Arch Phys Med Rehabil 73: 642–646

Lovell, Winters (1990) Pediatric orthopedics. Morrissey, Philadelphia

Majoni A, Favaretto E (1992) Considerazioni sulle deformit del piede nelle P.C.I. di tipo spastico. Saggi, XVIII (1): 89–98

Milani-Comparetti A (1982) La riabilitazione del bambino handicappato nella medicina della salute. Prospettive Pediatria 48: 301–305

Novello A, Pellegria A (1984) Gli interventi chirurgico-ortopedici agli arti inferiori in soggetti affetti da paralisi cerebrale infantile. Saggi, X (2): 11–58

Novello A (1992) Considerazioni sulla chirurgia e ortopedica dell'anca nel bambino con spasticità. Saggi, XVIII (1): 49–64

Oppenheim WL (1990) Selective posterior rhizotomy for spastic cerebral palsy. Clin Orthopaed Rel Res 253: 20–29

Ounpuu S, Muik E, Davis RB III, Gage JR, De Luca PA (1993a) Rectus femoris surgery in children with cerebral palsy. Part I. The effect of rectus femoris transfer location on knee motion. J Paediatr Orthop 13: 325–330

Ounpuu S, Muik E, Davis RB III, Gage JR, De Luca PA (1993b) Rectus femoris surgery in children with cerebral palsy. Part II. A comparison between the effect of transfer and release of the distal rectus femoris on knee motion. J Paediatr Orthop 13: 331–335

Park TS, Owen JH (1992) Surgical management of spastic diplegia in cerebral palsy. N Engl J Med 326 11: 745–749

Pellegri A, Novello A (1987) Il trattamento riabilitativo chirurgico dell'anca sublussate in casi di disabilità motoria 400–404. Proceedings, XV. Congresso Nazionale SIMFER

Poccianti F (1982) La chirurgia delle paralisi cerebrali: semeiotica, indicazioni, tecniche. Prospettive in pediatria 48: 329–341

Poccianti F (1987) La chirurgia ortopedica nelle paralisi cerebrali: Orientamenti attuali. Proceedings, XV. Congresso Nazionale SIMFER. S 380–393

Romanini L, Sabbadini G (1984) Le indicazioni della chirurgia ortopedica delle paralisi cerebrali infantili. Il pensiero scientifico editore, Ghedini

Romanini L, Villani C, Amorese V (1985) La trasposizione del tibiale posteriore nella correzione del piede equino-varo da paralisi cerebrale infantile. Chirurgia del piede 9 1: 7–15

Samilson RL (1975) Orthopaedic aspects of cerebral palsy. Heinemann, London

Vaughn CL, Berman B, Peacock WJ (1991) Cerebral palsy and rhizotomy: a 3 year follow-up evolution with gait analysis. J Neurosurg 74: 178–184

Anhang: Zur Semiotik der funktionellen orthopädischen Chirurgie

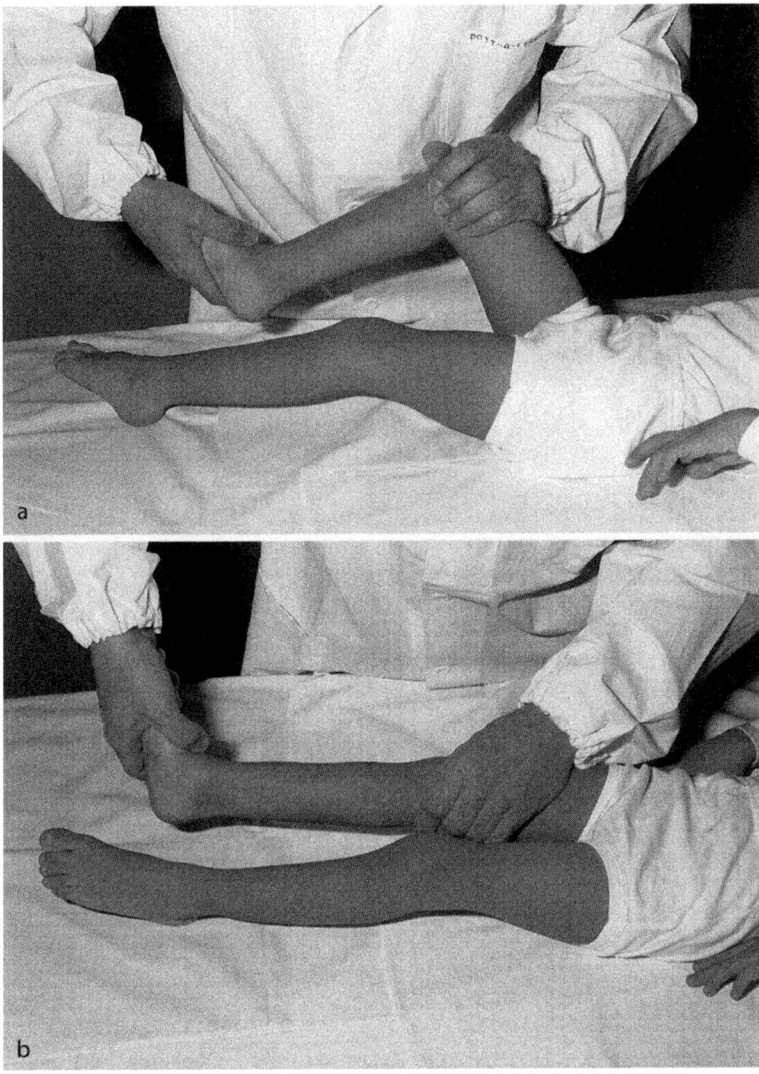

Abb. 17.1 a, b. Untersuchungsgriff von Silfverskjold. **a** Die Retraktion des M. soleus untersucht man, indem man den Fuß bei gebeugtem Knie dorsalflektiert. **b** Wenn während der Kniestreckung mit dorsalflektiertem Fuß die Plantarflexion des Fußes zunimmt, ist die Retraktion durch den M. gastrocnemius bedingt; eine abnormale Dehnungsreaktion des M. triceps surae kann zu einer verfälschten Positivität der Bewertung führen

358 17 Funktionelle orthopädische Chirurgie und ihre Indikationen

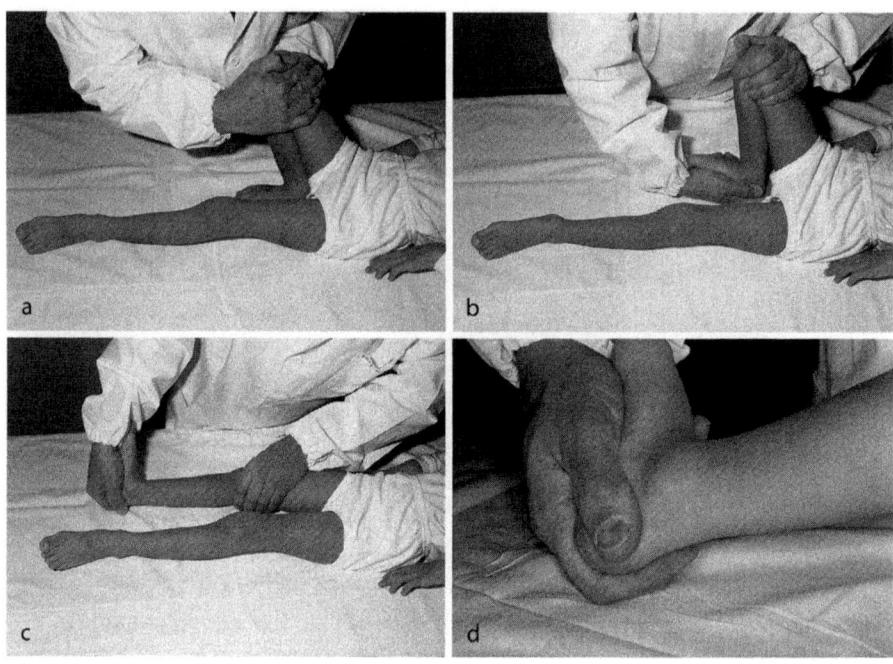

Abb. 17.2 a–d. Griff zur Untersuchung des M. triceps surae mit Inhibition.
a Position der unteren Extremität mit maximal gebeugtem Knie, der Fuß liegt auf der Unterlage. Die Dorsalflexion des Fußes wird langsam gesteigert, indem man das Knie durch eine Hüftstreckung über den Fuß vorverlagert. Die Retraktion des M. soleus wird vom Hochheben des Calcaneus von der Unterlage angezeigt (1. Phase). **b–d** Man hält den Fuß auf der Handfläche in der maximal erreichten Dorsalflexion, mit den Fingern fixiert man gut den Calcaneus, um das Abweichen in Varus- oder Valgusstellung zu vermeiden und streckt dann progressiv das Knie; der Druck, den die Fußspitze auf unser Handgelenk (oder Unterarm) ausübt, zeigt die Retraktion des M. gastrocnemius an; um die Inhibition des M. triceps surae zu erleichtern, kann das Kind langsam durch die halbgeöffneten Lippen blasen; es kann manchmal günstig sein, die erreichte Gelenkstellung für einige Sekunden zu halten, bevor man die Bewertung durchführt; die Luxation des Calcaneus in Varisierung und vor allem in Valgisierung lassen eine Dorsalflexion des Vorfußes trotz des Vorhandenseins einer Retraktion des M. triceps surae zu (versteckter Spitzfuß); mit diesem Griff können wir auch die Retraktion des M. flexor hallucis longus und des M. flexor digitorum longus überprüfen

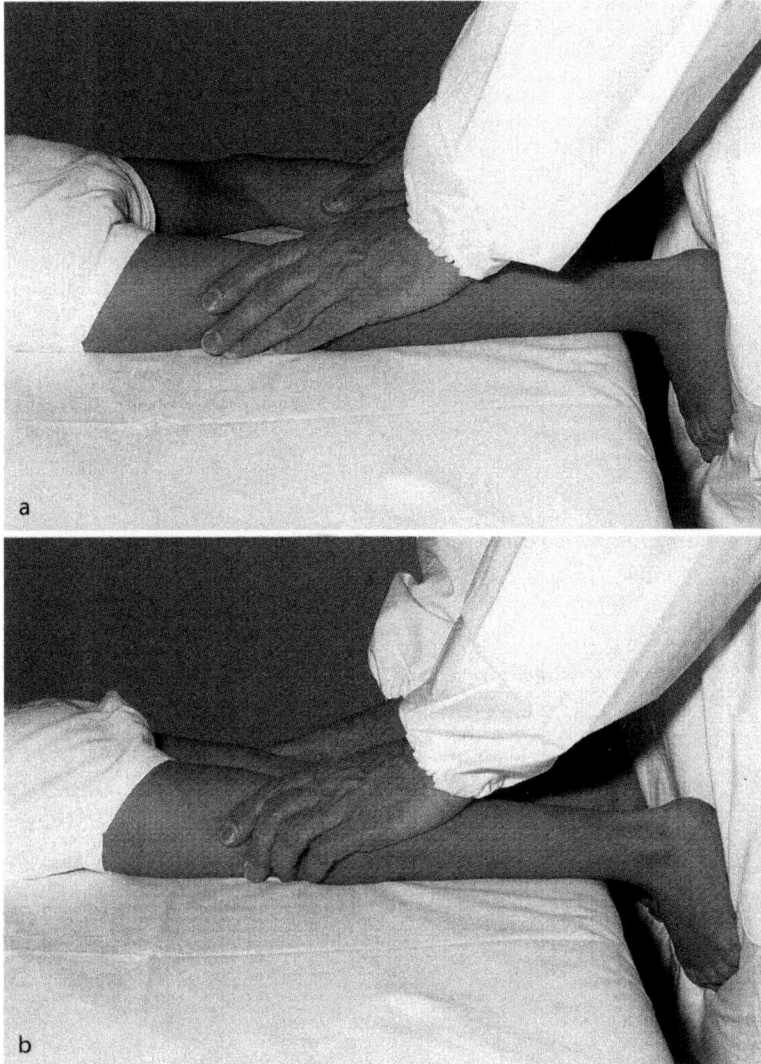

Abb. 17.3 a, b. Griff zur Untersuchung des M. gastrocnemius mit Inhibition. a Der Patient liegt in Bauchlage mit gestreckten Knien, die Füße hängen über dem Bettrand; mit der Hand fixiert der Untersucher das Knie in einer neutralen Rotation, während er langsam mit dem eigenen Oberschenkel den Fuß des Patienten in Dorsalflexion drückt, b die Stellung des Calcaneus und die Rotation des Unterschenkels in bezug auf das Knie sind gut zu beobachten. Mit der Handfläche kann man außerdem eine eventuelle Abwehrkontraktion des M. gastrocnemius erkennen. Der Griff kann sowohl einseitig als auch beitseitig ausgeführt werden

360   17 Funktionelle orthopädische Chirurgie und ihre Indikationen

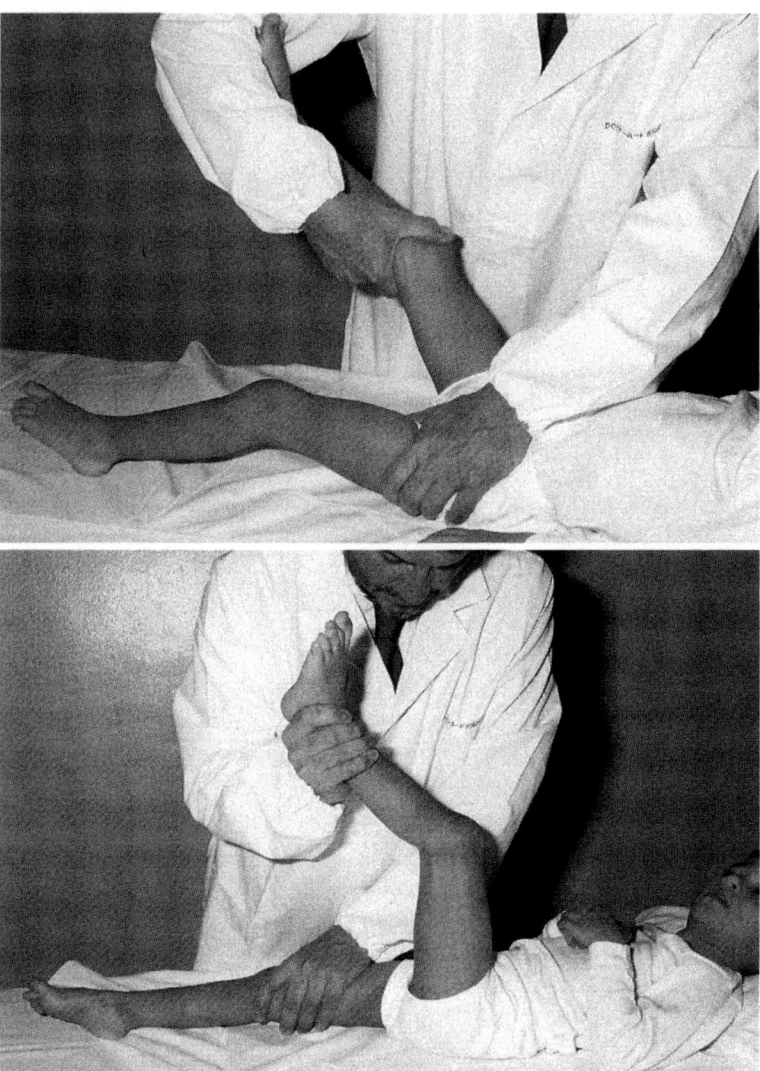

Abb. 17.4. (*oben*) Griff von Lasegue. Mit der prüfenden Hand erzeugt der Untersucher eine Flexion des Oberschenkels auf das Becken bei gestrecktem Knie und dorsalflektiertem Fuß, während er mit der anderen Hand das Becken auf der Gegenseite fixiert. Der Griff zeigt die Retraktion der ischiokruralen Muskulatur (M. semitendinosus, M. semimembranosus, M. gracilis, M. biceps femoris), die man auch durch Abtastung spüren kann

Abb. 17.5. (*unten*) Griff von Holt. Der Oberschenkel wird im rechten Winkel zum Becken gebeugt und das Knie in maximaler Streckung gehalten: Man bewertet den Winkel, der von der idealen Verlängerung der vorderen Fläche des Oberschenkels und der vorderen Fläche des Unterschenkels gebildet wird. Je größer der Winkel ist, desto stärker ist die Retraktion der ischiokruralen Muskulatur

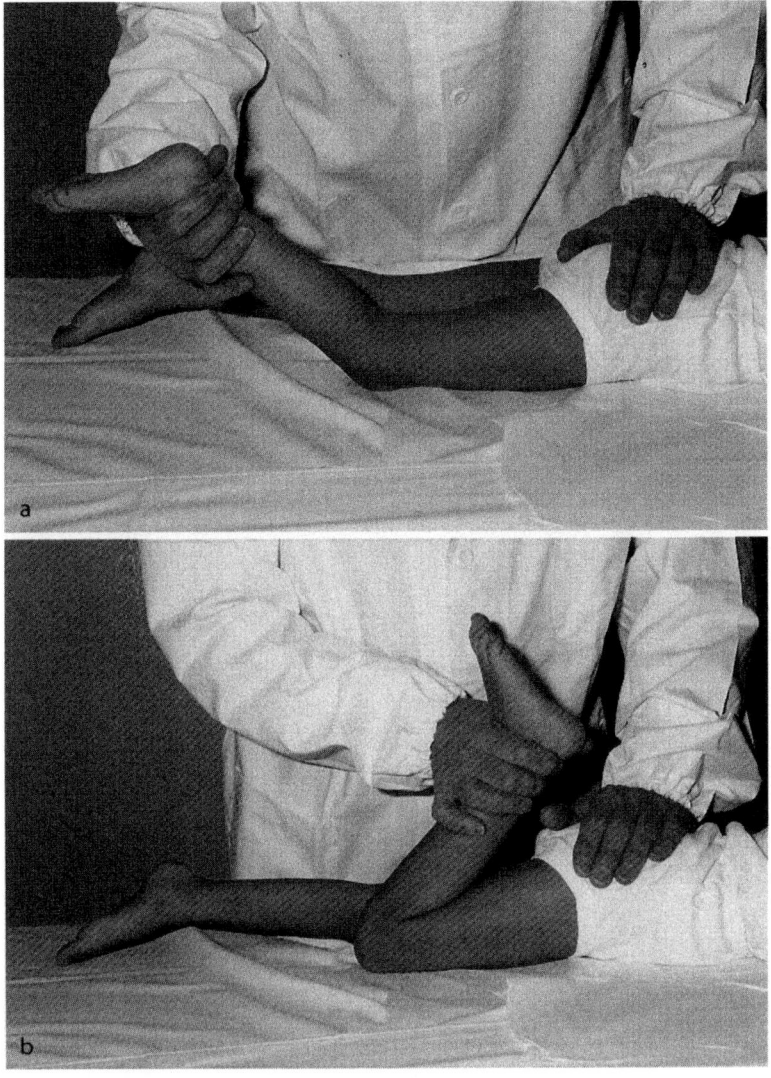

Abb. 17.6 a, b. Griff von Ely. Man überprüft die Retraktion des M. rectus femoris. Die rechte Hand des Untersuchers beugt den Unterschenkel auf den Oberschenkel, während die linke Hand das Hochheben der Beckenhälfte prüft, das proportional zur Verkürzung des Muskels steht

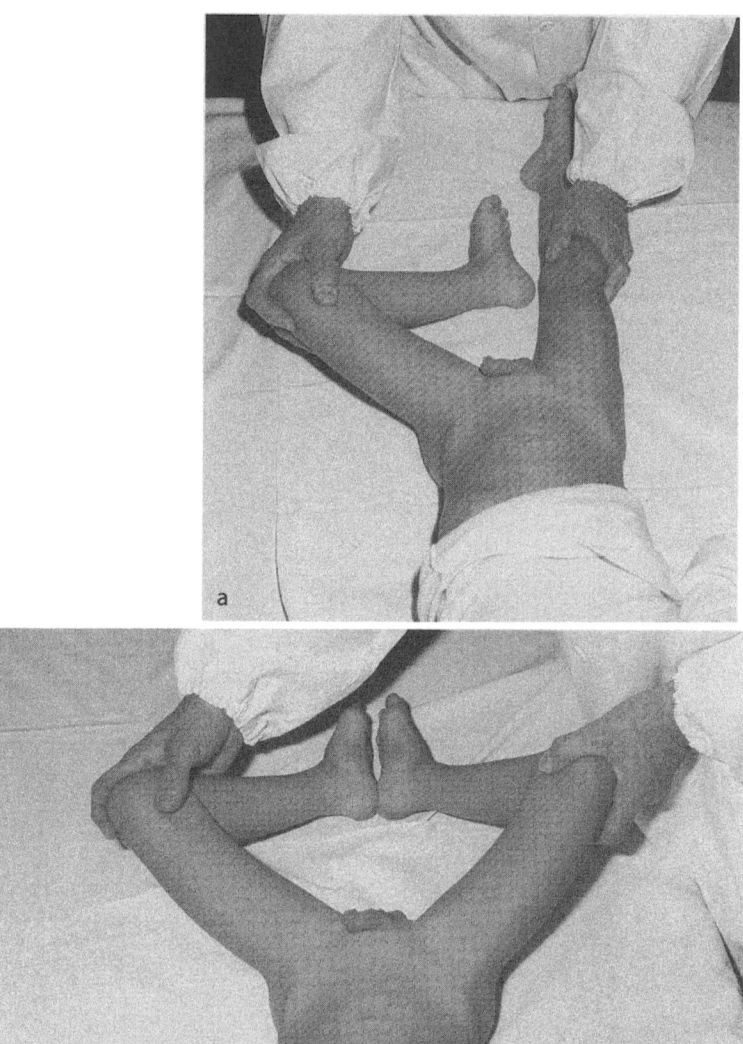

Abb. 17.7 a, b. Griff für den M. adductor longus. **a** Einseitig: Die rechte Hand des Untersuchers erzeugt die Abduktion des Oberschenkels bei gebeugtem Knie, während die linke Hand die gegenüberliegende Extremität fixiert. **b** Beidseitig: Bei zusammengelegten Fußsohlen abduziert der Untersucher beide Oberschenkel; neben dem absoluten Wert der erreichten Abduktion muß man auch die relative Abduktion jedes Oberschenkels in bezug auf die Sagittalebene des Rumpfes prüfen, die ideal in der vertikalen Linie durch den Nabel verläuft

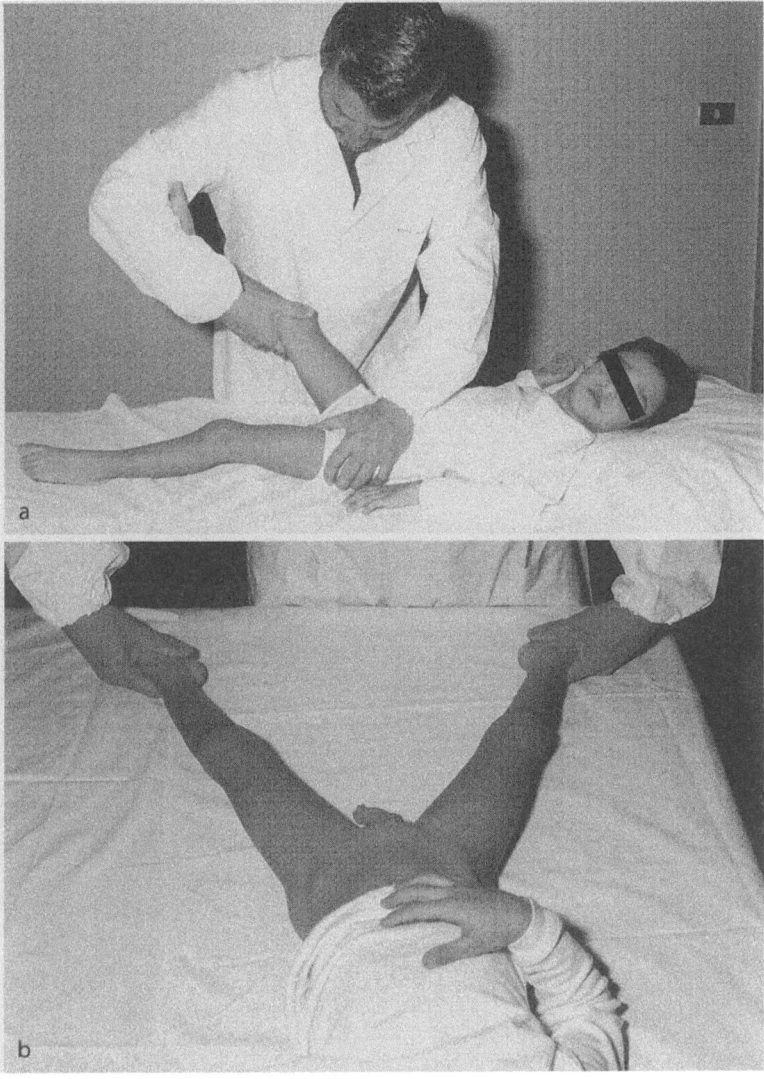

Abb. 17.8 a, b. Griff für den M. gracilis. **a** Einseitig: Mit der rechten Hand erzeugt der Untersucher die Abduktion der unteren Extremität bei gestrecktem Knie und leichter Außenrotation; man prüft durch Palpation mit dem Zeigefinger die Spannung des M. gracilis, während die linke Hand die gegenüberliegende Beckenhälfte fixiert. **b** Beidseitig: Der Untersucher bringt beide gestreckte und leicht außenrotierte untere Extremitäten in Abduktion und prüft sowohl den Grad der absoluten Abduktion als auch die relative Abduktion jeder Extremität in bezug auf die Ideallinie durch den Nabel

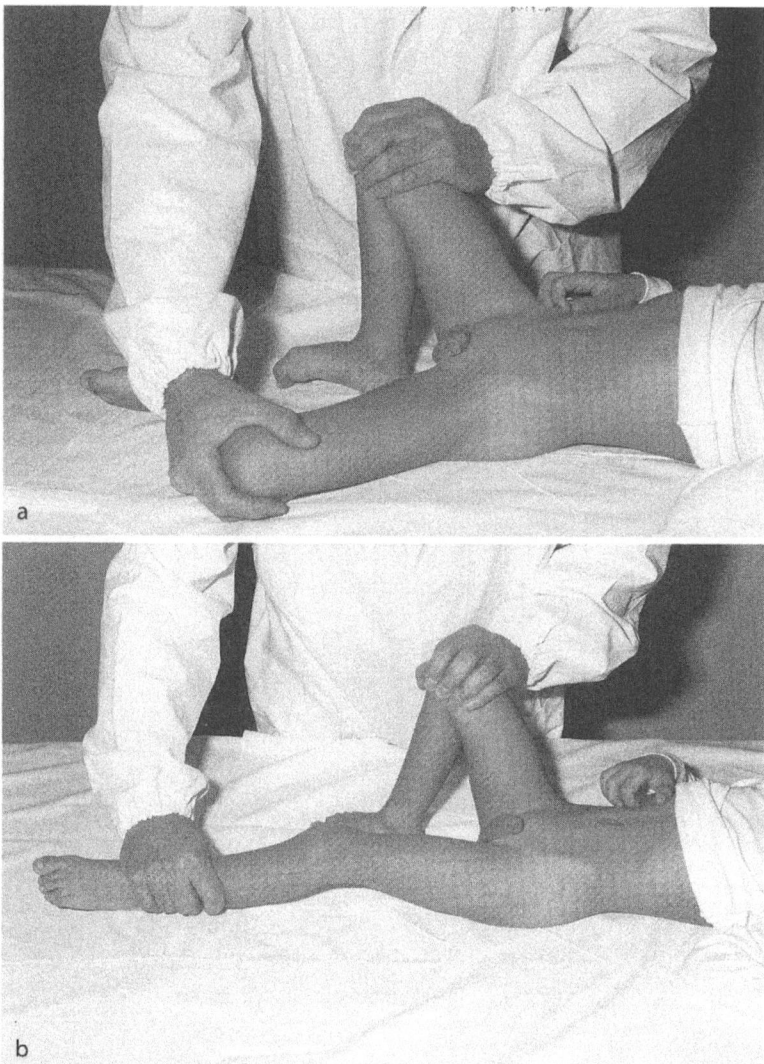

Abb. 17.9 a, b. Griff von Phelps Backer. **a** Die linke Hand des Untersuchers fixiert die rechte untere Extremität in Hüft- und Kniebeugung, der Fuß setzt auf der Unterlage auf (Position von Thomas); **b** die rechte Hand bewirkt die Abduktion des linken Oberschenkels mit gebeugtem und außenrotiertem Knie und streckt dann das Knie mit unverändert gehaltener Außenrotation des Oberschenkels; wenn der M. gracilis verkürzt ist, bewirkt die Streckung des Knies die Adduktion des Oberschenkels

Anhang: Zur Semiotik der funktionellen orthopädischen Chirurgie 365

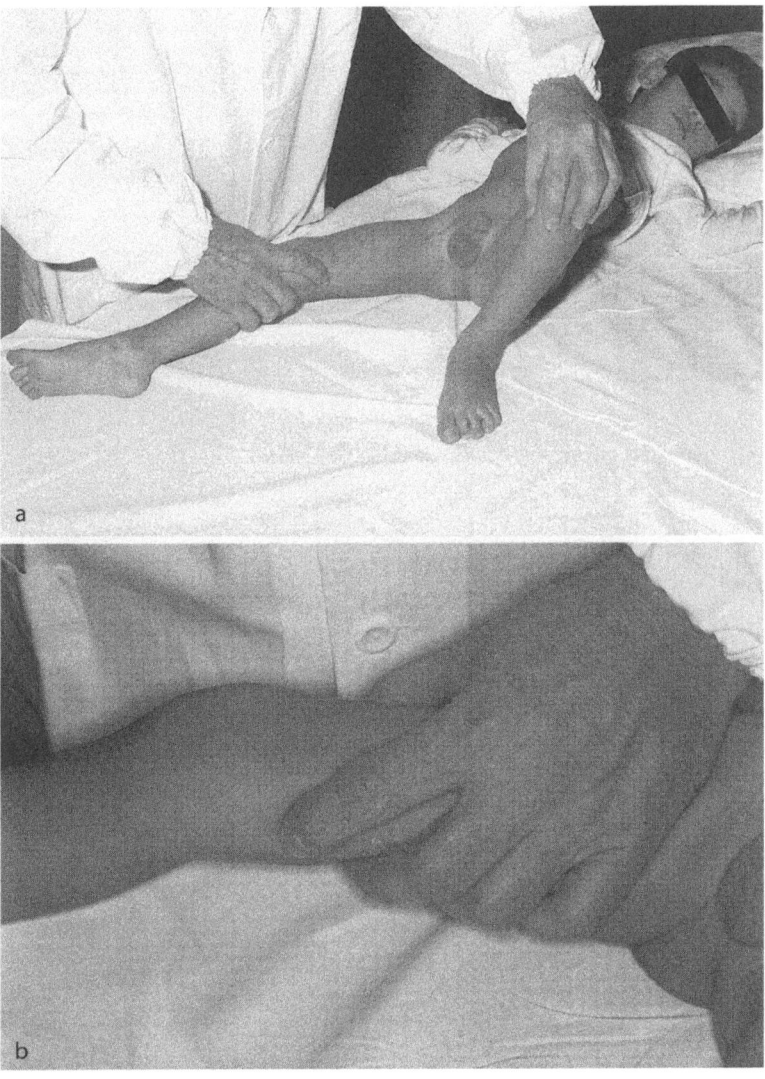

Abb. 17.10 a, b. Der Muskel kann direkt auf der medialen Oberfläche des Schenkels mit dem Zeigefinger ertastet werden

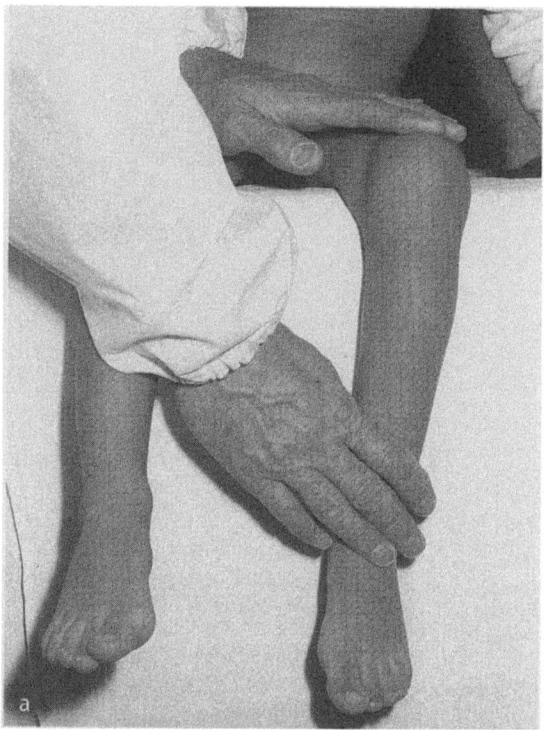
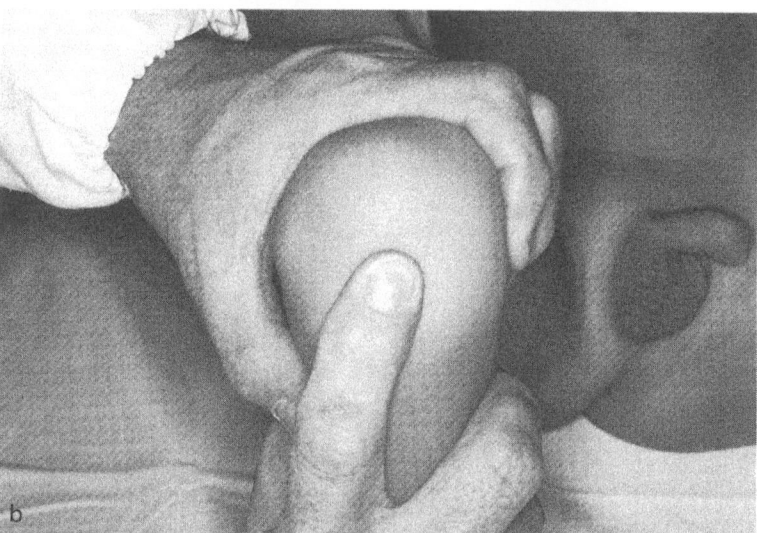

Abb. 17.11 a, b. Griff für die nach oben verschobene Patella. **a** Der Patient sitzt mit dem Knie in Beugung von 90°. **b** Die Hand des Untersuchers überprüft die Stellung der Patella an dem distalen Ende des Oberschenkels. Das Patellaband zeigt sich, wenn die Patella nach oben verschoben ist, unmittelbar beim Ertasten entspannt

Anhang: Zur Semiotik der funktionellen orthopädischen Chirurgie 367

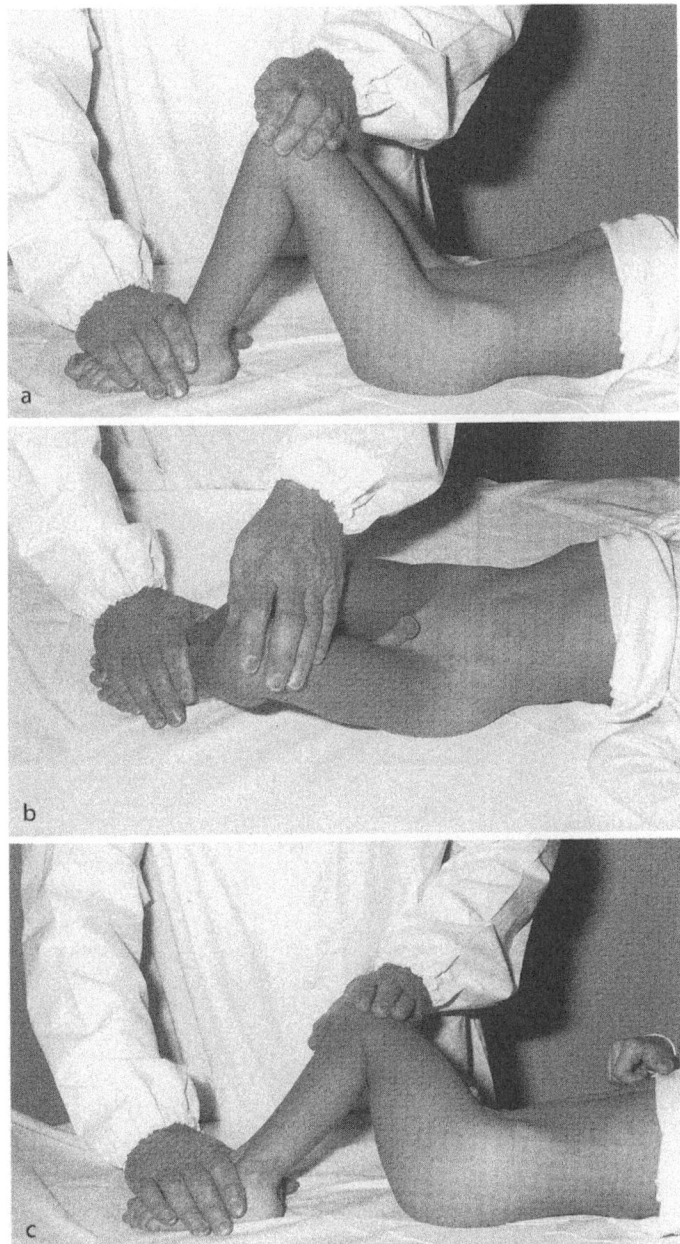

Abb. 17.12 a–c. Griff für den M. tensor fasciae latae in Rückenlage. Die unteren Extremitäten sind symmetrisch an Hüfte und Knie gebeugt, die Füße liegen adduziert auf der Unterlage auf; mit einer Hand fixiert der Untersucher die Füße, während er mit der anderen beide Knie faßt und zugleich die Beine erst auf die eine Seite, dann auf die andere neigt; man bewertet die Stellung, die das in Bewegungsrichtung liegende Knie erreicht

368   17 Funktionelle orthopädische Chirurgie und ihre Indikationen

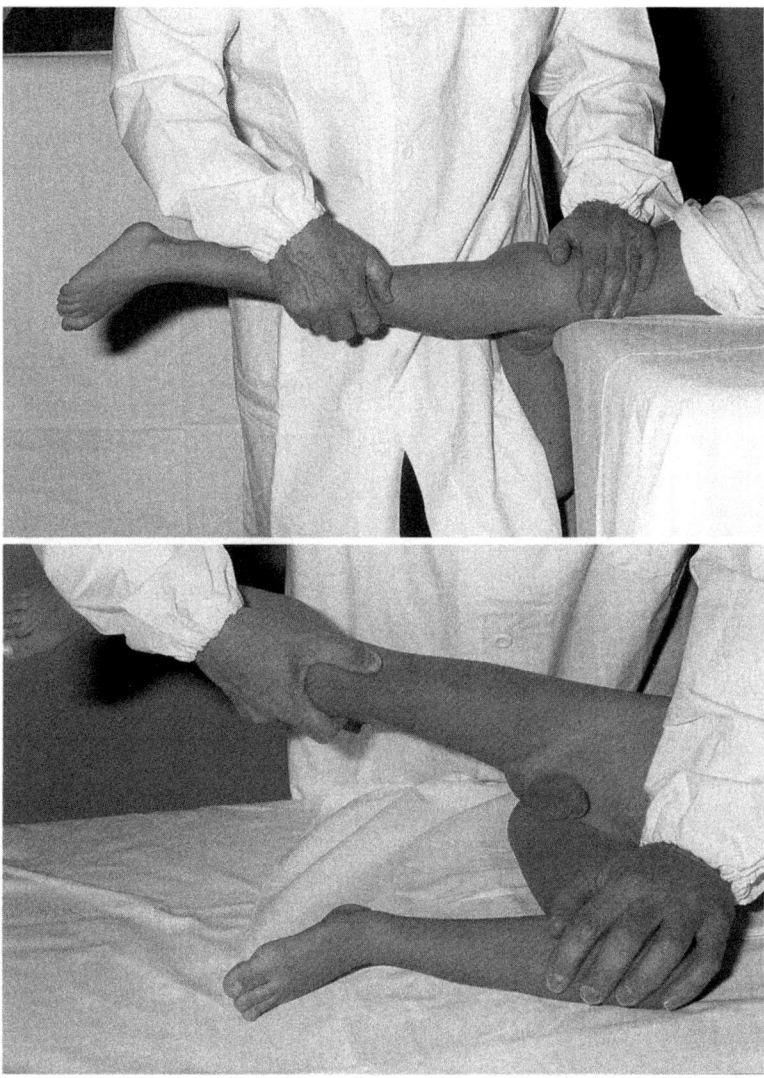

Abb. 17.13. (*oben*) Griff für den M. tensor fasciae latae in Bauchlage. Der Untersucher fixiert den linken Oberschenkel des Kindes mit dem eigenen Körper gegen den Bettrand (Oberschenkel in 90° Beugung, Knie frei) und stabilisiert mit der linken Hand die rechte Beckenhälfte; mit der rechten Hand faßt er das rechte Knie und bringt den Oberschenkel in Streckung und Adduktion, indem er das Knie in Streckung und leichter Außenrotation hält; die Retraktion des M. tensor fasciae latae bewirkt vor allem eine Einschränkung der Adduktion; mit dem Daumen ertastet man das ileotibiale Band oberhalb des lateralen Condylus femoris

Abb. 17.14. (*unten*) Griff von Ober. Der Patient liegt in Seitlage, die aufliegende Extremität ist in Hüfte und Knie für eine bessere Stabilisierung des Beckens gebeugt; man untersucht die obenliegende Extremität in Streckung und leichter Außenrotation; die Einschränkung in der Adduktion des Oberschenkels wird in bezug auf die Unterlage bewertet, d. h. wenn der M. tensor fasciae latae retrahiert ist, bleibt der Oberschenkel gehoben; für eine genauere Bewertung muß auch die Beckenneigung auf der Frontalebene und ein eventueller Valgismus des Knies beobachtet werden

Anhang: Zur Semiotik der funktionellen orthopädischen Chirurgie 369

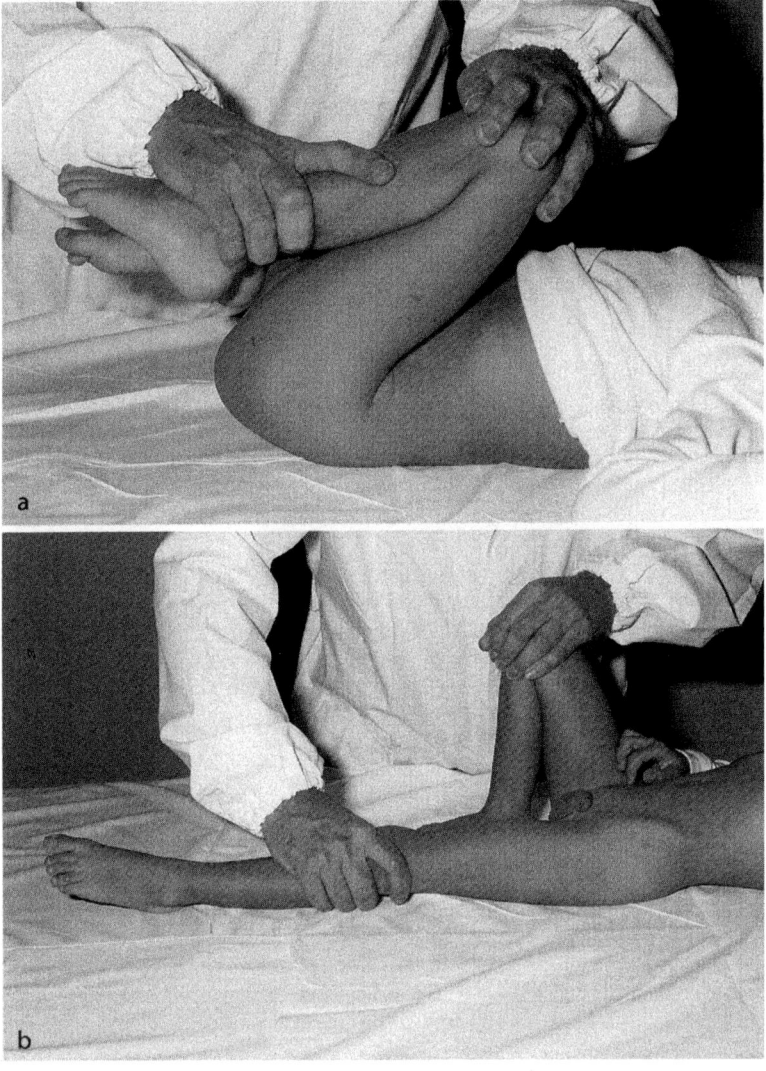

Abb. 17.15 a, b. Griff von Thomas für den M. iliopsoas. a Die unteren Extremitäten werden gleichzeitig symmetrisch zum Bauch gebeugt und adduziert, um die Lumballordose aufzuheben. b Dann wird ein Bein mit auf der Unterlage liegendem Fuß gebeugt, während man das zu untersuchende Bein an Hüfte und Knie in Streckung bringt. Bei einer Retraktion des M. iliopsoas bleibt das Knie von der Unterlage abgehoben

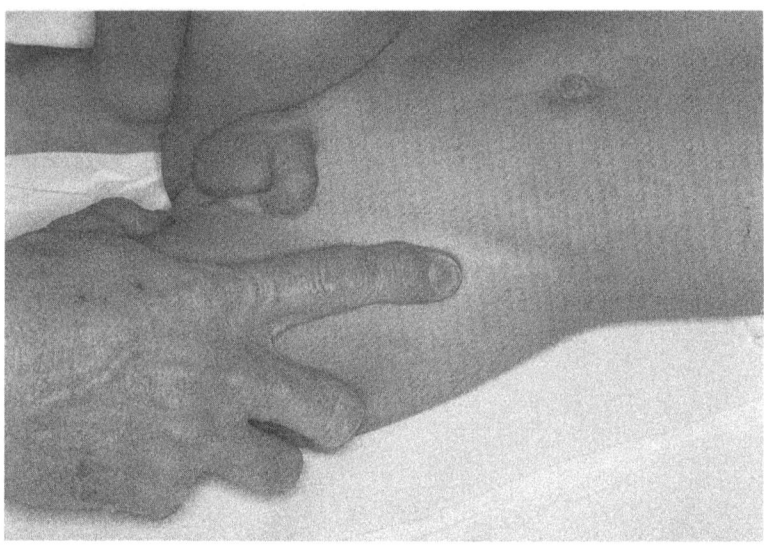

Abb. 17.16. Griff für M. rectus femoris, M. sartorius und M. tensor fasciae latae. Analoges Vorgehen wie beim Griff von Thomas; man bringt aber das Knie der zu untersuchenden Extremität in Beugung und prüft durch Palpation die Spannung der spinofemoralen Muskeln an der Spina iliaca anterior superior

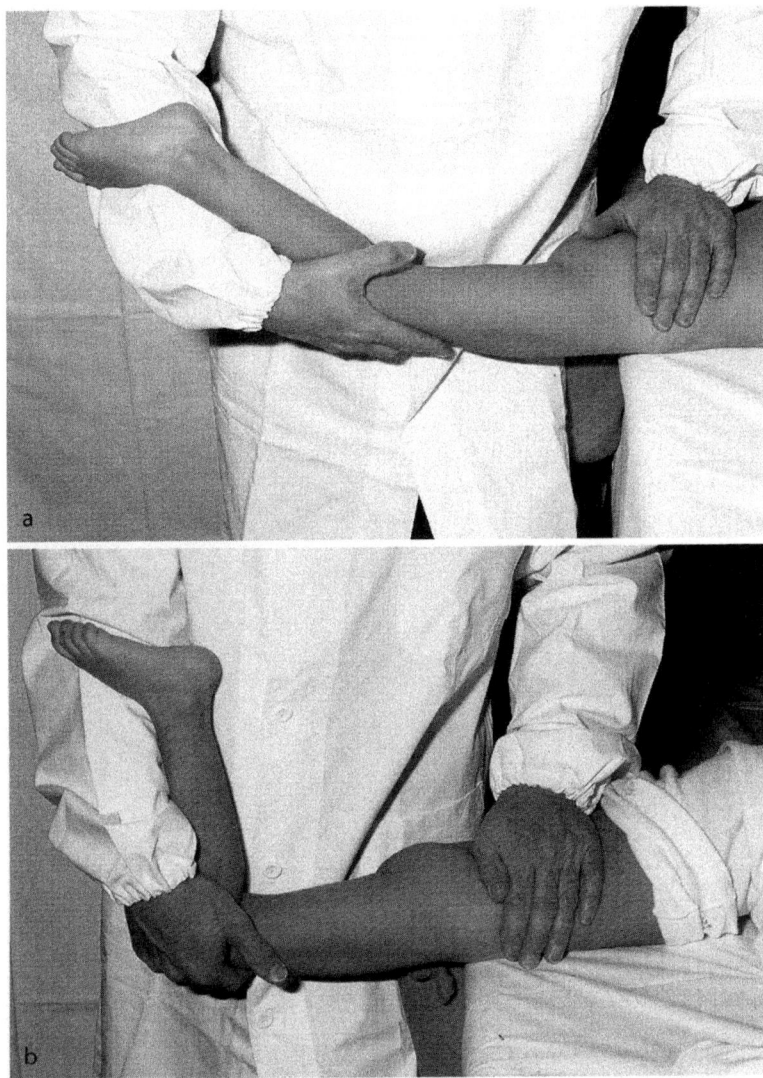

Abb. 17.17 a, b. Griff von Staheli. **a** Der Patient liegt in Bauchlage mit überhängenden Beinen auf dem Bett. Der Untersucher fixiert mit seiner linken Hüfte den linken Oberschenkel des Kindes gegen den Bettrand und läßt das Knie frei. Mit der linken Hand fixiert er die rechte Beckenhälfte, während er mit der rechten Hand das rechte Knie des Kindes faßt und den Oberschenkel in neutraler Position, d. h. Adduktion, Abduktion und Rotation, in Streckung bringt; hiermit überprüft er die Retraktion des M. iliopsoas. **b** In derselben Position, aber mit Kniebeugung von 90° kann er die Retraktion des M. rectus femoris bewerten; wenn der Muskel retrahiert ist, erweist sich die Hüftstreckung bei gebeugtem Knie als geringer als bei gestrecktem Knie

372 17 Funktionelle orthopädische Chirurgie und ihre Indikationen

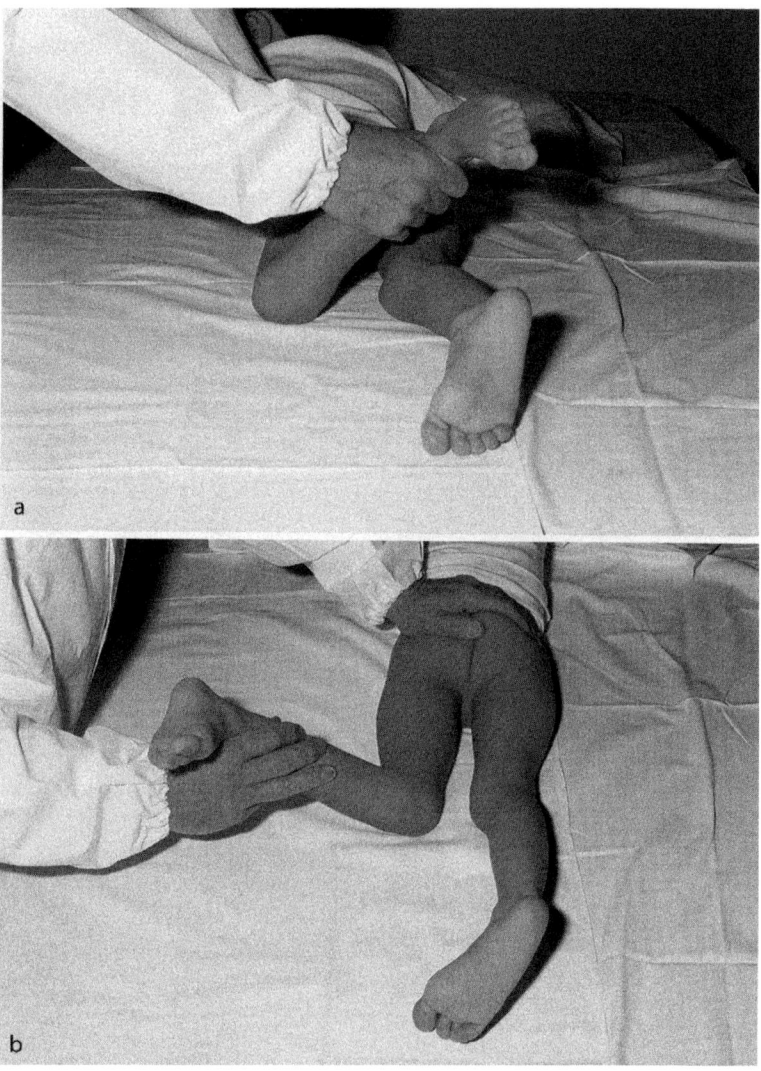

Abb. 17.18 a, b. Griff für die Innen- und Außenrotation. a Der Patient liegt in Bauchlage mit den unteren Extremitäten in Streckung und Adduktion; der Untersucher fixiert mit der linken Hand das Becken und beugt mit der rechten den Unterschenkel auf 90°; durch die Drehung des Unterschenkels zur gegenüberliegenden Extremität prüft er die Außenrotation. b Durch die Drehung nach außen wird die Innenrotation geprüft; der Gelenkausschlag der Hüfte muß mit dem der anderen Seite verglichen werden

Anhang: Zur Semiotik der funktionellen orthopädischen Chirurgie 373

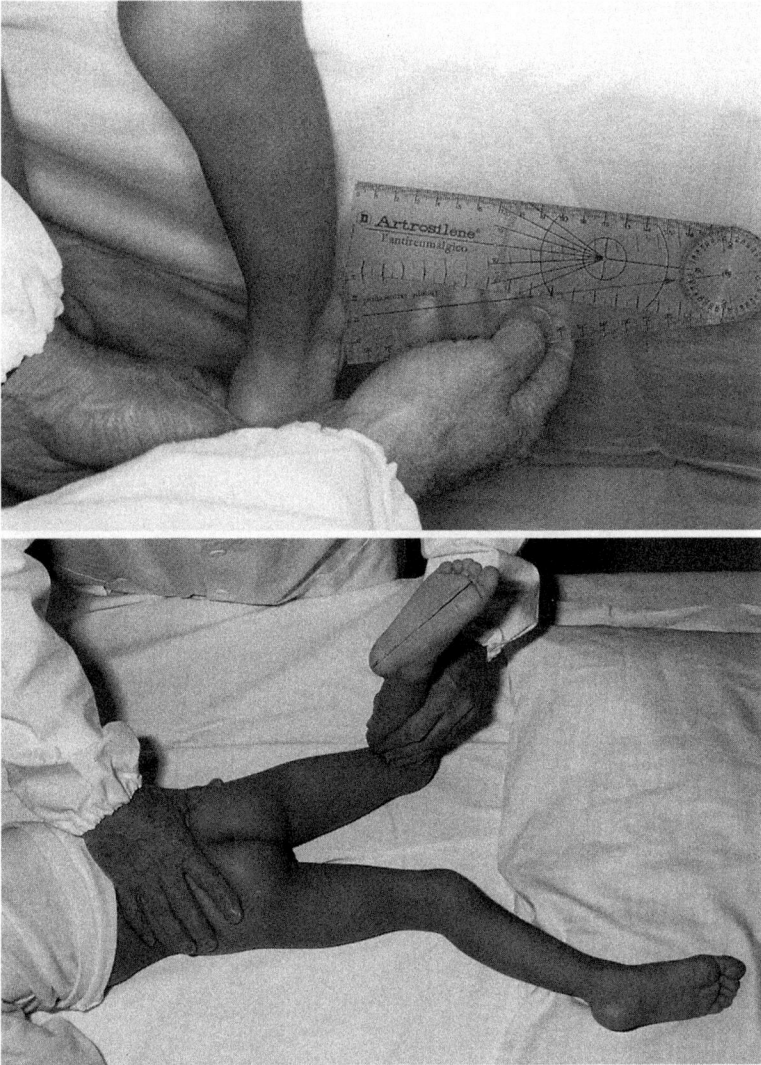

Abb. 17.19. (*oben*) Goniometrische Bewertung der Tibia-Torsion. Der Patient sitzt mit adduzierten Oberschenkeln; die Knie sind genau über dem Bettrand auf 90° gebeugt und die Rotation der Hüfte ist neutral; der feste Arm des Goniometers wird an die Frontalebene (dargestellt vom Bettrand) gelegt, während der bewegliche Arm je nach der Achse, die durch die Malleolen verläuft, ausgerichtet wird; der entsprechende Winkel drückt die Torsion der Tibia aus

Abb. 17.20. (*unten*) Messung des Winkels zwischen Fuß und Unterschenkel. Der Patient liegt in Bauchlage, das Knie auf 90° gebeugt; die Linie, die von der Mitte der Ferse zur zweiten Zehe verläuft, bildet die Längsachse des Fußes; der Winkel Fuß-Unterschenkel wird von der Längsachse des Fußes und der Verlängerung der Mittellinie der rückwärtigen Fläche des Oberschenkels gebildet

374 17 Funktionelle orthopädische Chirurgie und ihre Indikationen

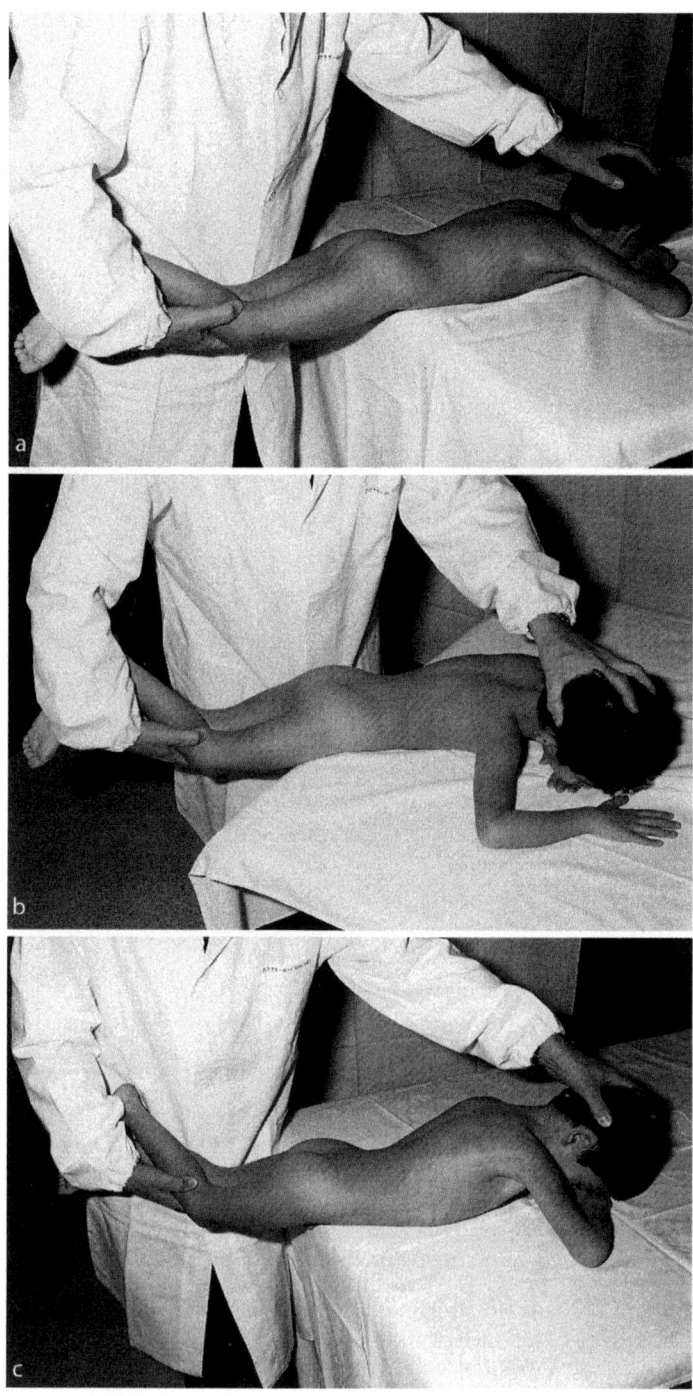

Anhang: Zur Semiotik der funktionellen orthopädischen Chirurgie 375

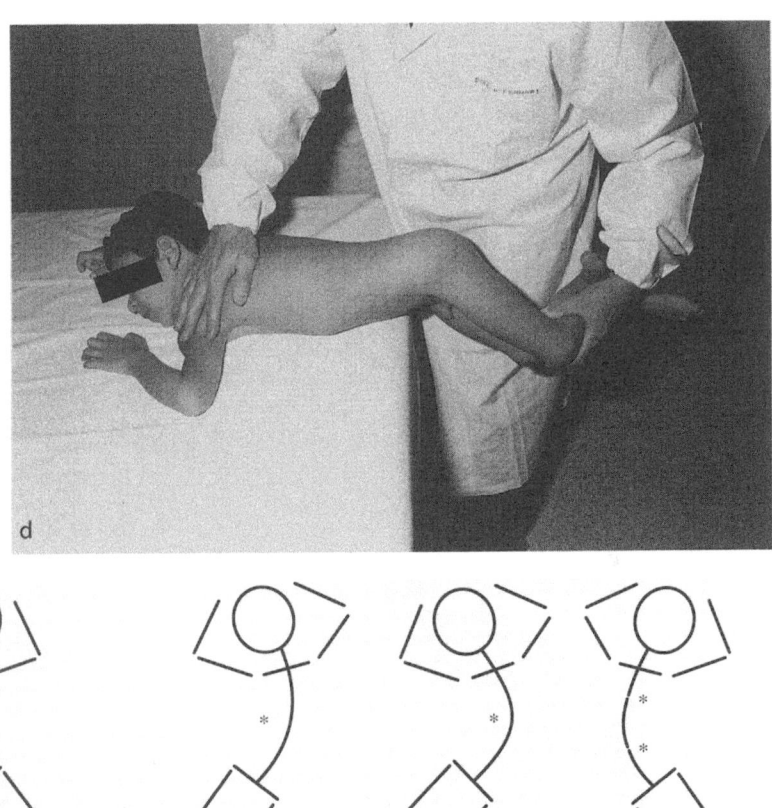

Abb. 17.21 a–h. Bewertung der Rumpfsymmetrie (horizontales Bending). **a** Ausgangsstellung: Bauchlage mit überhängenden unteren Extremitäten, der Kopf in symmetrischer Stellung, die Hände liegen seitlich des Kopfes. **b–d** Mit der linken Hand fixiert der Untersucher den Nacken, während er mit der rechten beide untere Extremitäten hält und sie zuerst nach rechts, dann nach links neigt; daraufhin werden sie im Uhrzeiger- und Gegenuhrzeigersinn sowohl nach rechts als auch nach links gedreht. **e–h** Man bewertet die Beweglichkeit der Wirbelsäule, den Ausschlag der Seitneigung in beide Richtungen und die Symmetrie des Rotationspunktes der Kreissegmente rechts und links der Wirbelsäule, in denen die Seitneigung maximal ist; normalerweise beschreibt die Wirbelsäule 2 harmonische Kreissegmente nach rechts und nach links, deren Rotationspunkte symmetrisch sind; im Fall einer Skoliose sind die Rotationspunkte asymmetrisch und es ist möglich, daß die Wirbelsäule bei der Seitneigung zur konvexen Seite 2 oder 3 verschiedene Kreissegmente beschreibt, d. h. mehr als einen Rotationspunkt hat

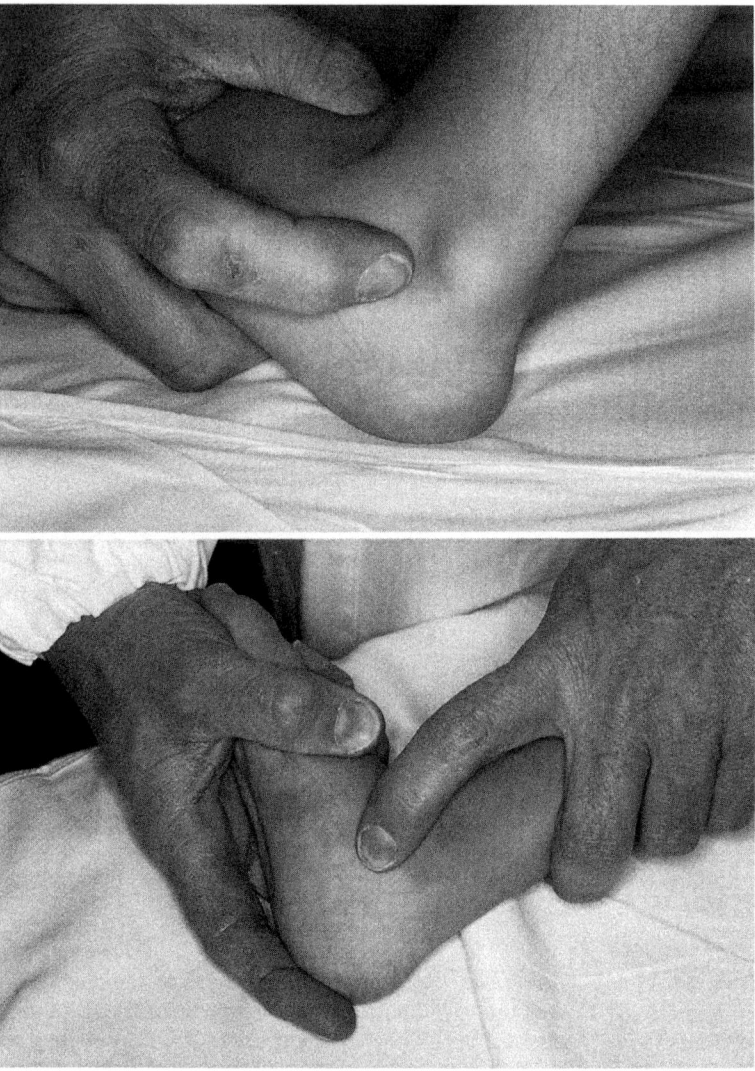

Abb. 17.22. (*oben*) Bewertung der Retraktion des M. peroneus longus; man bringt den Fuß in Supination und bewertet die Sehne des M. peroneus longus durch Palpation knapp vor und unterhalb des Malleolus lateralis; bei starker Retraktion neigt die Sehne dazu, bis über den Malleolus lateralis hochzusteigen, und verwandelt damit den Muskel vom Plantorflexor zum Dorsalflexor

Abb. 17.23. (*unten*) Bewertung der Retraktion des M. tibialis posterior; man bringt den Fuß in Pronation und bewertet die Sehne des M. tibialis posterior knapp vor und unterhalb des Malleolus medialis; bei starker Retraktion steigt die Sehne bis über den Malleolus medialis hoch und der Muskel wird zum Dorsalflexor

Anhang: Zur Semiotik der funktionellen orthopädischen Chirurgie 377

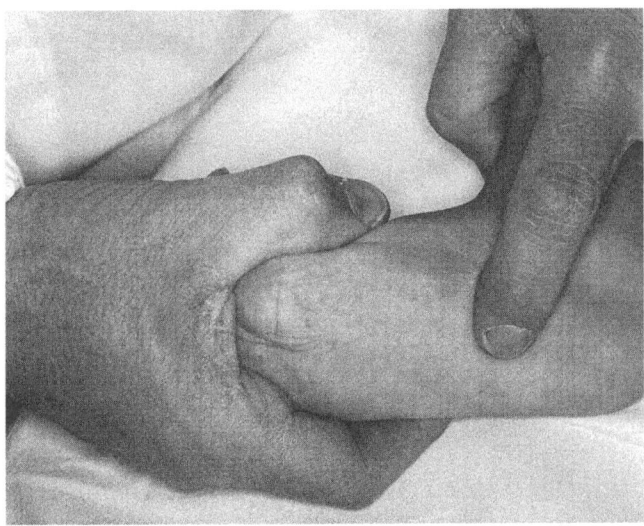

Abb. 17.24. Bewertung der Retraktion der Plantarfaszie und des M. flexor hallucis longus; der Fuß ist in Dorsalflexion mit ausgerichtetem Calcaneus; die Plantarfaszie wird knapp vor dem Calcaneus ertastet; um die Retraktion des M. flexor hallucis longus zu bewerten und von der Plantarfaszie zu unterscheiden, muß man die große Zehe in Dorsalfexion bringen

18 Postoperative Behandlung

Adriano Ferrari, Annarosa Maoret, Luisa Montanari,
Antonella Ovi, Maddalena Romel, Giuliana Bossi

18.1
Präoperative Phase

18.1.1
Informationen an die Familie

Die Planung und Vorbereitung des chirurgischen Eingriffs stellt eine ausgesprochen sensible Phase für den weiteren Verlauf der Rehabilitation dar. Bereits bei der Diagnose einer Zerebralparese wird die funktionelle orthopädische Chirurgie in das gesamte Behandlungsprogramm mit eingeschlossen. Sie wird nicht so sehr als ein unausweichlicher Weg, sondern als hilfreiches Mittel im Dienst der Physiotherapie angesehen, um dem Kind sonst unmöglich erreichbare Behandlungserfolge zugänglich zu machen.

In der Regel lernen die Eltern die operative Maßnahme im positiven Licht zu sehen und hoffen, daß sie zu einer schnellen und wesentlichen Veränderung des klinischen Zustandsbildes führt. Es kann jedoch auch zu Mißverständnissen und unrealistischen Erwartungen kommen, zum Beispiel der Hoffnung, daß eine Beseitigung von Retraktionen und Mißbildungen auch auf die Ursache der Lähmung selbst Einfluß nehmen kann. Die *Korrektur* einer Mißbildung kann unter Umständen bewußt oder unbewußt für Eltern (und manchmal auch für Therapeuten) eine vereinfachte Auseinandersetzung mit der Erkrankung, mitunter sogar eine Vermeidung der Realität darstellen, wenn das Verständnis der IZP als zu komplex, schwierig oder bedrohlich erlebt wird. Die selektive Beschäftigung mit der Mißbildung stellt dann einen psychologischen Schutz dar, da man das „Problem" anatomisch bzw. morphologisch abgrenzen kann und dadurch hofft, es lösen zu können.

Der chirurgische Eingriff beim Kind mit IZP kann mit einer „magischen Reise" verglichen werden: einer Reise, bei der die Familie weit weg von ihrer Heimatstadt ist und die eine physische und psychische Trennung mit sich bringt (Einlieferung und Narkose); einer „magischen" Reise, da das Kind von der Reise zutiefst verändert zurückkehren wird (Metamorphose). Noch heute wird in sog. wenig entwickelten Kulturen der Übergang von der Jugend zum Erwachsenenalter mit einer Reise bekräftigt, einer Reise, bei der jeder Jugendliche durch das selbständige Fortgehen seinen Mut, seine Geschicklichkeit und Selbständigkeit beweisen muß, bevor er in den Kreis der Erwachsenen aufgenommen wird. In sog. höher entwickelten Kulturen gibt es ähnliche magische Reisen, die eine Veränderung einleiten (z. B. die Hochzeitsreise), oder Reisen auf der Suche nach Antworten auf eigene existentielle Fragen (z. B. nach Asien oder Afrika). Damit die gewünschte Veränderung stattfinden kann, darf es weder Reisebegleiter noch direkte Zeugen der besonderen Erlebnisse und Erfahrungen geben. Der Operationssaal mit seinem Eintrittsverbot kann analog zu einer solchen geheimnisvollen Reise gesehen werden. Die Gipshülsen vervollständigen das Bild, sie erscheinen wie ein Seidenkokon, der darauf wartet, zum Schmetterling zu werden.

▶ **Je schwieriger sich die Vorbereitungen zum chirurgischen Eingriff gestalten (lange Wartelisten, Unannehmlichkeiten bei der Einlieferung, finanzieller Aufwand), umso mehr nährt sich in der Familie die *Erwartung einer tiefgreifenden Veränderung*.**

Es ist daher ausgesprochen wichtig, in den Monaten vor dem Eingriff die Eltern in angemessener Weise über diesen Schritt aufzuklären, indem man ihnen begreiflich macht, worin der Eingriff besteht, was sich gegenüber der jetzigen Situation des Kindes verändert und was unverändert bleiben wird.

Um den *Realitätsbezug* der Eltern zu *fördern*, sollte man sie auf sehr konkrete Aspekte ansprechen, wie z. B. mit folgenden Fragen:
- „Wie habt ihr die postoperative Betreuung organisiert?"
- „Wie werdet ihr das Kind zur Schule transportieren?"
- „Wo werdet ihr es hinsetzen, wenn es Gipse trägt?"
- „Wie werdet ihr das Problem der Toilette lösen?"

Manche Eltern benötigen 3 Monate zur Neuorientierung, andere hingegen glauben, daß sich alle Probleme in den 3 Tagen Krankenhausaufenthalt lösen werden. Den Eltern sollten von Beginn der Krankenhauseinlieferung an bestimmte pflegerische Aufgaben anvertraut werden, und man sollte sie über die Art des operativen Eingriffes und die postoperativen Veränderungen aufklären, speziell über die Zeit, in der Gipse getragen werden müssen. Man vermeidet damit, daß die Eltern bis zum Tag der Gipsabnahme mit „angehaltenem Atem" leben und das Kind zu einer unbeweglichen Wartezeit verdammen.

Vor allem der Umgang mit dem Schmerz und den vorübergehenden Befindlichkeitsstörungen des Kindes darf sie nicht unvorbereitet treffen; es sollten Fragen wie die folgenden angesprochen werden:
- Bis zu welchem Punkt ist es normal, daß ein Kind leidet?
- Für wie lange Zeit und wie hoch darf ein Kind fiebern?
- An welchen Arzt soll man sich bei Bedarf wenden (an den Vertrauensarzt, an den Rehabilitationsarzt, an den Chirurgen?).
- Zu welchem Zeitpunkt soll das Kind im Rehabilitationsdienst wieder vorgestellt oder eine frühzeitige Gipsabnahme verlangt werden?

Zu Hause sind es schließlich die Eltern, die auf ein eventuelles Auftreten von Fieber, verdächtigen Schmerzen, Flecken auf dem Gips, Abschürfungen und Dekubiti, Zustandsveränderungen des operierten Segmentes oder auf Anomalien der Haltung des Kindes achten müssen.

18.1.2
Psychologische Vorbereitung des Kindes zur Vermeidung von Ablehnung und Regression

Bei operativen Eingriffen, die eine Deformität aufhalten oder korrigieren bzw. Schmerzen vorbeugen sollen, ist es in der Regel ausreichend, dem Kind eine verständliche Erklärung zu geben, und es mit adäquater Betreuung zu unterstützen.

Bei Eingriffen, die die lokomotorische Fähigkeit wesentlich verändern, sollte vorher abgeklärt werden, ob das Kind ausreichend motiviert ist, die neuen Bewegungsmöglichkeiten zu nutzen. Sie sollten ihm durch Vorzeigen verständlich erläutert werden, so daß ihm der Verlauf der chirurgischen Behandlung und die erreichbaren Ergebnisse klar werden. Auch sollte man vor allem die verschiedenen zeitlichen Phasen der Veränderung erwähnen, damit das Kind nicht unrealistische Erwartungen entwickelt oder ungerechtfertigte Ängste aussteht.

18.1.3
Planung des Eingriffs

Die Planung wird vom gesamten Rehabilitationsteam vorgenommen: zum einen wegen der fachspezifischen Kenntnisse (Ärzte, Therapeuten, Psychologen, Orthopädietechniker) und zum anderen wegen der Notwendigkeit, daß die Entscheidungen und Ausführungen exakt aufeinander abgestimmt sein müssen; einschließlich der postoperativen Kontrolluntersuchungen. Beispielsweise sollte man bei der Festsetzung des Operationstermins auch Ereignisse der kommenden Monate berücksichtigen (Geburt eines Geschwisterchens, Familienferien, Schulbeginn, Abwesenheit des Personals usw.).

Ferner sollte die Familie darauf hingewiesen werden, daß die intraoperative Beurteilung (die gemeinsam vom Rehabilitationsarzt, vom Therapeuten und von operierenden Chirurgen erstellt wird) unter Narkosebedingungen zu einem anderen Ergebnis führen könnte, als die beim wachen Kind, so daß sich eine wesentliche *Änderung der ursprünglichen Operationsplanung* ergeben könnte. Die Änderungen werden sich vor allem auf folgende Aspekte auswirken:
- die Gipslänge,
- ihre Verwendungsdauer,
- die Notwendigkeit von Seriengipsen (man verwendet sie, um graduell eine vollständige Gelenkstreckung ohne Gefährdung von Gefäßen und Nerven wiederzuerlangen),
- die Belastungsindikation und
- die Wahl der Hilfsmittel.

Hilfsmittel. Im Hinblick auf den Eingriff muß man neben den zu korrigierenden Deformitäten auch die Belastungsfähigkeit der oberen Extremitäten, die Rumpfstabilität und die vom Kind benutzte Fixationsart (für die geeignete Hilfsmittelwahl) überprüfen, und das Kind am besten schon vorher in ihrem Gebrauch anleiten: Wenn sich der Patient im distalen Bereich fixiert, bevorzugt man einen Rollator. Wenn er sich im proximalen Bereich fixiert, genügen Stöcke.

Besonderes Augenmerk muß auf das Transporthilfsmittel des operierten Kindes gerichtet werden. Nicht alle Kinder besitzen bereits einen Rollstuhl oder einen, der an die neu einzunehmende Haltung angepaßt werden kann. Der Kauf eines neuen Rollstuhls oder die Anpassung des vorhandenen kann notwendig werden, damit dieser für den Tag des Eingriffs bereit steht. In manchen Fällen kann die Wiederbenutzung eines bereits abgelegten Hilfsmittels (wie der Stehtisch) erforderlich sein. Daher sollte auch seine Funktionstüchtigkeit überprüft werden.

Wenn Belastung kontraindiziert ist, so muß das Kind auf eine Alternative vorbereitet werden. Nach der Gipsentfernung werden neue orthopädische Schuhe oder Schienen erforderlich sein. Es ist deshalb wichtig, daß die orthopädische Werkstatt frisch operierten Kindern eine sofortige Versorgung ermöglicht.

Vorbereitende Maßnahmen. Der Therapeut muß unmittelbar vor dem Krankenhausaufenthalt seine Aufmerksamkeit auf der vorbereitende Pflege der Haut widmen, vor allem dann, wenn sie wenig elastisch ist und größere Hautdehnungen vorgesehen sind. Ferner sollte er eine Muskelkräftigung durchführen, speziell der Abschnitte, die eine stellvertretende Aufgabe übernehmen müssen, und bei besonderen Narkoseproblemen auch eine atemtherapeutische Behandlung miteinbeziehen.

Anamnese. Die Therapeuten der orthopädischen Abteilung müssen folgende Anamnesebefunde erheben:
- Haltungsgewohnheiten, vor allem beim Einschlafen;
- Art der Ernährung (Verpackung und Art der Verabreichung), um zu vermeiden, daß das Kind während des Krankenhausaufenthaltes das Essen verweigert;
- Art des Trostes, bevorzugte Spiele und Spielsachen, andere Interessen, (Gesprächsstoff, Lektüre, Musik, Fernsehen);
- Grad der Selbständigkeit bei der Sphinkterkontrolle und der persönliche Pflege (um nicht eine gefährliche Regression auszulösen);
- Mitarbeit und Art der verwendeten Interaktion während der Physiotherapie;
- Ängste und Abwehrhaltung;
- Reaktion auf vorhergehende Krankenhausaufenthalte;
- Compliance der Familie.

18.2
Operative Phase

Es ist vorteilhaft, wenn der Therapeut das Kind in den Operationssaal begleiten kann und bei der Einschlafphase bzw. der erneuten Beurteilung unter Narkose anwesend ist. Die Anwesenheit des Therapeuten hat nicht nur psychologische Gründe (das Kind fühlt sich nicht verlassen und die Familie fühlt sich betreut), sondern erfolgt auch, um dem Orthopäden (der meistens den Patienten nicht so intensiv kennt) wertvolle technische Informationen bei der Beurteilung der Deformitäten zu geben und abzuwägen, ob der Patient aus dem geplanten Eingriff Vorteile ziehen kann. Nach Operationsende wendet sich häufig die Familie an den Therapeuten, um Zuspruch und vertrauliche Informationen über den Verlauf der Operation, das Verhalten des Kindes und die Leistung des Arztes zu erhalten.

18.2.1
Betreuung unmittelbar nach dem chirurgischen Eingriff

Beim Erwachen und in den ersten Stunden nach dem Eingriff ist es wichtig, die Reaktionen des Kindes auf die Totalanästhesie zu beobachten und auf folgende Symptome zu achten:
- Erbrechen,
- Stumpfheit und Halluzinationen,
- Hyperthermie und vasomotorische Probleme,
- Harnretention und Darmlähmung,
- epileptische Anfälle (auf die angemessene Gabe von Antiepileptika achten),
- Atembeschwerden,
- starke Schmerzen.

Schmerzen. Die am häufigsten durchgeführten Eingriffe beim Kind mit IZP rufen nicht sehr starke Schmerzen hervor. Ein anhaltender akuter Schmerz in den Stunden nach dem Eingriff kann von einem zu engen Gips herrühren. Ein stumpfer Schmerz, der in den nachfolgenden Tagen auftritt, kann auf das Auftreten eines Decubitus hinweisen und erfordert zur Abklärung eine Fensterung des Gipses. Ein wandernder Schmerz hingegen kann Ausdruck des kindlichen Mißbehagens sein.

Gipsöffnung. Wenn keine strenge Kontraindikation vorliegt, können die Gipse frühzeitig geöffnet und als Gipsschienen benutzt werden, indem sie in der weiteren Zeit der Immobilisierung mit halbelastischen Binden befestigt werden.

Bei den Kindern mit Dystonie sollte man die Dauer der Immobilisierung und das Ausmaß der immobilisierten Segmente auf ein Minimum beschränken, damit sie sich dem Auftreten von Hyperkinesien nicht widersetzen.

Weite Gipse. Zu weite Gipse können vor allem entlang der Ränder, an Knochenvorsprüngen und an Belastungsstellen das Auftreten eines Dekubitus begünstigen, während zu enge Gipse oft zu Zirkulationsstörungen führen (ödematöse, unbewegliche, kalte und dunkle Zehen).

Übermäßige Auspolsterung des Gipses. Bei einer übermäßigen Auspolsterung des Gipses kann das Kind im Inneren sein Bein hochziehen, indem es den Fuß plantarflektiert, so daß die herausstehenden

Zehen zum Teil innerhalb des Gipses verschwinden. Es ist jedoch nicht mehr imstande, bei gestrecktem Knie die umgekehrte Bewegung in Dorsalflexion durchzuführen.

Lange Gipse. Bei langen Gipsen muß man die Oberschenkelrückseite wegen der Dekubitusgefahr, die durch den Druck und die erosive Wirkung von Schweiß und Urin auftreten kann, gut überwachen.

Muskelblutungen. Als ausgesprochen wichtig erweist sich die Kontrolle von Muskelblutungen bei nicht durch Gipse ruhiggestellten Wunden (z. B. die Adduktoren) und das gute Funktionieren von Drainagen. Im Fall von Blutungen ist die Anwendung von Eis und Kompressionsverbänden hilfreich. Sollten auf dem Gips Flecken auftreten, ist eine sofortige Abklärung der darunterliegenden Bereiche notwendig.

Atemprobleme. Bei anhaltenden Atemproblemen muß das Kind eine geeignete Lagerung für die bronchiale Drainage einnehmen, eventuell ergänzt durch eine Atemgymnastik.

Lagerung. Besondere Aufmerksamkeit erfordert die richtige Lagerung des Kindes im Bett. Dafür werden Kissen, zusammengerollte Unterlagen, Sandsäcke und Verbände benutzt, um folgende Probleme zu vermeiden:
- verkürzende Narbenbildung, die den chirurgischen Eingriff zum Teil aufhebt;
- Einschränkung der aktiven Beweglichkeit des Kindes in unerwünschten Bereichen;
- Vergrößerung der Perzeptionsstörungen;
- Übermäßiger Schmerz und Unbehagen des Kindes;
- Auftreten von Dekubitus durch längere Belastung gleicher Körperstellen;
- Auftreten eines Immobilitätssyndroms.

In Rückenlage ist vor allem bei langen Oberschenkel-, Unterschenkel-, und Fußgipsen die Entlastung der Fersen wichtig. Für einige Kinder eignet sich die Bauchlage – mit den Füßen außerhalb des Bettes – besser als die Rückenlage, z. B. können bei Diplegie-Patienten vom Typ „ich falle, ich falle" in Rückenlage sehr schmerzhafte Flexionsspasmen auftreten.

18.2.2
Physiotherapeutische Behandlung mit Gips

Zuerst sollte man feststellen, ob die Gipse für die Belastung geeignet sind (Belastungsfläche der Fußsohle, Gipshöhe in der Leiste und Kniehöhle, relative Beinlänge usw.). Dann sollte man den Patienten mit einem geeigneten Gipsschuh mit rutschfester Sohle ausstatten.

Die physiotherapeutische Behandlung im Gips ist vor allem für Körperbereiche wichtig, die nicht dem chirurgischen Eingriff unterzogen wurden: z. B. die Hüfte im Fall eines Eingriffs an Adduktoren, Ischiokruralen oder Achillessehne. Dabei strebt man ein *Auslösen von selektiven Bewegungen* an.

Aufrechter Stand. Bei einem Eingriff an den Weichteilen muß der aufrechte Stand bereits am ersten postoperativen Tag erfolgen. Man greift auf analgetische und anxiolytische Medikamente zurück, um Schmerz und Angst zu vermindern. Diese Vorgehensweise ist für die Bewegung des Kindes und eine schnelle Erholung vom Operationsstress besonders hilfreich. Es ist vorteilhaft, wenn beim erstmaligen Aufstehen Arzt und Therapeut anwesend sind, um die Reaktion des Kindes genauer beurteilen zu können (Antwort auf den Schmerz, Gleichgewichtsprobleme usw.).

Trägt das Kind lange Gipse, muß die Belastung der unteren Extremitäten am Anfang vermindert werden, indem sich das Kind vorn in einer geeigneten Höhe abstützen und so die Hüften graduell strecken kann oder indem es an den Armen unterstützt wird. Auf jeden Fall muß man, wenn das Kind aufsteht, auch seine Gipse halten.

Bei kurzen Gipsen kann sich das Kind hingegen helfen, indem es schrittweise von der sitzenden Position zum aufrechten Stand kommt. In der Regel sind die Gipse eine wichtige Hilfe für das Kind, da sie ihm eine größere Stabilität bei der Stützreaktion geben, die Ausführung erleichtern (es vermindern sich die aktiven Gelenkabschnitte), die Motorik (Gewicht und Widerstand) und die Wahrnehmung fazilitieren (körperliche Einschränkung).

Vorübungen zum Gehtraining. Bevor man mit dem Gehen beginnt, braucht es oft vorher eine 1- bis 2wöchige Anpassungszeit, in der der Patient den aufrechten Stand, die gesamte posturale Haltung (vor allem die Hüftextension), das Gleichgewicht, die Gewichtsverlagerung und schließlich eine simulierte Schrittfolge einüben kann. Dazu sollte ein geeignetes Setting vorbereitet werden (Abgrenzung des Raums, Schaffung von Abstützflächen, Verwendung von Rasterspiegeln usw.).

Gegebenenfalls muß auch der Stehtisch wieder eingeführt werden, wobei man wegen der Druckstellengefahr besonders auf die Gipse achten muß.

Um das Kind im Sitzen transportieren zu können, muß auf die vorher vorbereiteten Hilfsmittel (Rollstuhl usw.) zurückgegriffen werden.

▶ Es ist unerläßlich, die Eltern in diese Maßnahmen miteinzubeziehen (Übergabe der Strategien).

18.2.3
Gipsentfernung

▶ Entgegen der üblichen Vorstellung ist es wesentlich schwieriger, das Kind mit IZP an die Zeit *ohne* Gipse zu gewöhnen als umgekehrt.

Bei der Entfernung wird der Gips der Länge nach schalenförmig geöffnet (auf der Rückseite des Gipses), um so eine graduelle Entwöhnung zu ermöglichen. In der Regel soll der Gips tagsüber noch für 1 bis 2 Wochen, nachts für 2 bis 3 Wochen getragen werden. Nachdem die Auspolsterung erneuert, die Wunden überprüft, die Gliedmaße gewaschen und massiert wurden, wird die Gipsschale wieder angelegt und mittels elastischer Binden fixiert. Tagsüber kann die Zeitdauer ohne Gipschale schrittweise gesteigert werden. Dabei muß man aber darauf achten, daß das Kind mit freien Beinen (vor allem im Kniebereich) nicht forcierte Gelenkbewegungen ausführt, die entzündliche schmerzhafte Reaktionen auslösen können. Der Gebrauch der Gipsschalen schränkt den Schmerz ein und vermindert die Gefahr anhaltender Spasmen und Kontrakturen. Bei Weiterbestehen der Schmerzen ist es günstig, die Gipsschalen länger zu verwenden oder sie durch einen leichten Verband (Watte und halbelastische Binden) zu ersetzen.

Mit den Gipsschalen kann man analog den Gipsen die Übungen im aufrechten Stand und Gang fortsetzen.

18.3
Postoperative Phase

Die physiotherapeutische Behandlung nach Gipsentfernung beinhaltet:
- Massage von distal nach proximal;
- Narbenbehandlung mit geeigneten Salben, um Verklebungen zu vermeiden;
- Lymphdrainage bei Ödemen;

- entlastende Lagerungen;
- aktive, assistierte Gelenkmobilisierungen, später auch passive.

Mobilisierungen im Wasser. Wir erachten es als sehr vorteilhaft, die ersten Mobilisierungen im warmen Wasser auszuführen, damit die immobilisierten Segmente schneller reaktiviert werden, und um Beugekontrakturen zu vermeiden. Nach 10–15 Minuten der Entspannung fordert man das Kind auf, sich soviel wie möglich aktiv zu bewegen: indem man es bei nicht allein durchführbaren Bewegungen unterstützt und diese zunehmend durch passive Mobilisierung oder durch langsame graduelle Steigerung der gewünschten Gelenkbeweglichkeit vervollständigt. Die warmen Bäder müssen für mindestens 8 Wochen 1- bis 2mal täglich wiederholt werden. Die Ausführung kann nach den ersten Tagen den Eltern anvertraut werden. Bei dystonen Patienten sollte man die warmen Bäder auf einen weiteren Zeitraum von 2 bis 3 Wochen ausdehnen, um den Circulus vitiosus „Schmerz – Kontraktur – Schmerz" zu vermeiden.

Gehübungen. Nach den ersten Wochen kann man von dem Kind aktive Segmentbewegungen gegen einen leichten Widerstand erwarten und damit beginnen, es schrittweise ohne Gipsschalen, ohne weiche Verbände oder verstärkte Stoffhülsen aufzustellen.

Zu Beginn sollte allmählich eine korrekte aufrechte Haltung angestrebt werden mit besonderem Augenmerk auf Hüftstreckung und Fersenbelastung. In der Folge werden mit dem Kind Gleichgewichtsübungen im Stand durchgeführt (statische Gleichgewichtsreaktionen). Es muß lernen, seinen Körperschwerpunkt um die Unterstützungsfläche auszupendeln, zuerst mit parallelen Füßen, dann in Schrittstellung.

Um das Gehen wieder aufnehmen zu können, muß das Kind mit geeignetem Schuhwerk oder den vorgesehenen Schienen ausgestattet werden. In der Anfangsphase sollte man auf einen festen Halt (wie den Gehbarren) zurückgreifen und erst allmählich bewegliche Gehhilfen (wie den anterioren und posterioren Rollator, Vierpunktstöcke und Stöcke) verwenden. Die physiotherapeutische Behandlung soll zwar spezifisch auf den erfolgten Eingriff ausgerichtet sein, muß aber auch die Sensomotorik berücksichtigen: Hier sollte das Kind lernen, seine Segmente wahrzunehmen und alle Afferenzen auf optimale Art zu nutzen, um die Selektivität der motorischen Handlung zu kontrollieren (Pellegri 1992).

Vier bis 6 Wochen nach Wiederaufnahme des Gehens kann man beurteilen, ob Korrekturen der Einlagen, der Schuhe oder der Schienen notwendig sind.

Nach der 3. bis 4. Woche werden die Gipsschalen durch maßgefertigte Nachtschienen aus Acrylharz ersetzt, wobei hier die notwendige Zeit für ihre Anfertigung (u.a. Gipsabdruck des operierten Teilabschnitts) zu berücksichtigen ist. Sollten keine Nachtschienen notwendig sein, muß besonders auf die richtige Lagerung des Patienten geachtet werden. Hier können Metallbögen von Nutzen sein, die das Gewicht der Bettdecke abnehmen.

Schmerzen. Bei der Wiederaufnahme der Belastung kann der Schmerz ein spezifisches Problem darstellen. Er kann beim Fuß Bereiche betreffen, die vorher nicht belastet wurden, wie z. B. den Calcaneus. Die dünne Haut und das Fehlen von Schwielen erfordern ein überlegtes Vorgehen bei Stand- und Gangübungen. Im Fall einer Knochenentnahme oder bei Verwendung von Fixationsmaterial kann der Knochenschmerz (Periostschmerz) über lange Zeit anhalten, was unter Umständen die Verschreibung von entzündungshemmenden Mitteln und physikalischen Kuren rechtfertigt. Der durch die Gelenkunbeweglichkeit hervorgerufene Schmerz kann rasch behoben werden, vorausgesetzt, es treten keine Abwehrspasmen oder Gelenkergüsse auf. Die Belastungsangst, die durch das plötzliche Nachgeben des operierten Segmentes aufgrund der Unfähigkeit einer selektiven Kontraktion des verlängerten Muskels hervorgerufen wird, muß außer auf physischer auch auf emotionaler Ebene behandelt werden.

Übergabe des Patienten an den ambulanten regionalen Dienst
Der Patient muß bei seiner Entlassung aus dem Krankenhaus ein Begleitschreiben mit folgenden genauen Daten erhalten:
- Untersuchungsergebnisse in Narkose,
- durchgeführte chirurgische Korrektur,
- klinischer Verlauf,
- Verhalten des Kindes und der Familie im Krankenhaus,
- empfohlene Physiotherapie in der unmittelbaren postoperativen Phase und nach der Gipsentfernung,
- durchgeführte technische Abklärungen (Visiten, Röntgenbilder usw.).

Vor allem sind eine vertrauensvolle Zusammenarbeit und Übergabe wichtig, um einer möglichen Depressivität der Eltern vorzubeugen, die häufig der Krankenhausentlassung folgt.

18.4
Komplikationen

Es können die in der Orthopädie allgemein üblichen Komplikationen auftreten wie:
- vorzeitiger Narbenbruch mit Heilung der chirurgischen Wunde ad secundam;
- Hämatome aufgrund innerer Blutungen mit eventueller sekundärer Eiterbildung;
- Infektionen, vor allem im Inguinalbereich;
- Dekubiti aufgrund von Druckstellen des Gipses;
- transitorische periphere Lähmungen aufgrund übermäßiger Dehnung der Nervenfaszikel;
- umschriebene Parästhesien und Anästhesien.

Die Behandlung erfolgt gemäß der üblichen Vorgehensweise.

Eine gesonderte Erwähnung verdienen die psychologischen Komplikationen, wie:
- das Wiederauftreten von Bettnässen,
- Alpträume,
- reaktive Anorexie,
- Anosognosie,
- Ablehnung des Stehens und Gehens,
- Depressionen,
- Gleichgültigkeit gegenüber dem Schmerz.

Letztere kommt zum Glück selten vor und ist immer Ausdruck von größtem psychischen Leiden des Patienten.

Literaturverzeichnis

Pellegri A (1992) Orthopädische Eingriffe bei der IZP. S AGGJ Sonderausgabe 18, 1

19 Orthesenversorgung

Adriano Ferrari

19.1 Allgemeine Aspekte der Orthesenanwendung

▶ In der Rehabilitation bezeichnen wir mit „*Orthese*" einen orthopädischen Schutz, der direkt am Körper des Patienten angepaßt wird, wenn ein Organ, ein Apparat, eine Struktur oder ein System mangelhaft oder unzureichend ist und unterstützt, überwacht oder korrigiert werden muß (Boccardi u. Lissoni 1976).

Die Definition von Boccardi und Lissoni unterscheidet die *Orthese*, die „um etwas" liegt, von der *Prothese*, die „anstelle von etwas" angelegt wird, d. h. als Ersatz eines Organs, eines Segments, einer Struktur oder eines Apparates (die durch Agenesie, Mißbildung oder Amputation fehlen).

BEISPIEL: Das Korsett ist eine Orthese, das künstliche Bein eine Prothese.

Sowohl Orthesen als auch Prothesen sind äußerst eng mit dem Körper des Patienten oder zumindest mit einigen seiner Körperteile verbunden; man könnte sie also als *personalisierten Körperschutz* definieren.
Das Konzept der *Prothese* weist auf einen *stabilen Zustand* hin: Der Zweck, zu dem sie angepaßt wird, ändert sich im Laufe der Zeit nicht, da die Behinderung gleich bleibt.
Im Gegensatz dazu weist das Konzept der *Orthese* auf einen *wandelbaren Zustand* hin: Sie kann im Verlauf der Rehabilitation angepaßt, verändert, ersetzt oder aufgegeben werden, je nach Weiterentwicklung der Störung, Verschlechterung oder Verbesserung der klinischen Zeichen, Körperwachstum, Änderung des Gebrauchsmusters des Patienten, angestrebtem Ziel, verwirklichten Veränderungen und erreichten Resultaten.

▶ Als „*Hilfsmittel*" bezeichnen wir alle technischen Mittel oder Arbeitslösungen, mit denen wir versuchen, die Behinderung in bezug auf spezifische funktionelle Aktivitäten, die der Patient in einem bestimmten Kontext für ganz bestimmte Zwecke erreichen soll, zu erleichtern.

Hilfsmittel bleiben gewissermaßen „außerhalb" der Person und können als „unpersönliche" Therapiehilfen betrachtet werden, auch wenn sie zur positiven Interaktion zwischen Individuum und Umwelt auf bestimmte Weise angepaßt werden müssen. Der Rollstuhl, das Stehbrett und der Computer sind Beispiele für Hilfsmittel. Wir können in den Hilfsmitteln eine *Schnittstelle* sehen zwischen der Motivation des Patienten zu einer bestimmten Handlung, seiner Behinderung und der Umgebung, in der er wirken will. In diesem Sinn muß das Hilfsmittel spezifische Eigenschaften haben: Ein Rollstuhl für Innenräume ist sicher anders konstruiert als einer für den Außenbereich und wieder anders als ein Rollstuhl, mit dem Hindernisse (wie z. B. Stufen) überwunden werden müssen.

Im Unterschied zu Orthesen und Prothesen, die immer individuell angefertigt werden, müssen Hilfsmittel oft von Gesunden und Behinderten geteilt werden, d. h. daß ihnen ihr Zweck, ihre Anwendungsräume oder ihre Gebrauchsart oft notgedrungen gemeinsam sind. Die wenigsten Familien könnten sich ein angepaßtes Bad oder eine Treppe nur für den Behinderten leisten.

▶ **Eine Orthese stellt für Kinder mit Behinderungen einen Gegenstand der äußeren Wirklichkeit dar, der als Kompensation für ein körperliches Defizit (d. h. weder kognitiv noch interpersonell) der inneren Wirklichkeit des Kindes angeboten wird.**

Der Gegenstand muß von der äußeren Welt in die innere Welt des Kindes übertragen werden, es ist eine Erweiterung des Selbst, durch die sich das Körperschema des Patienten ausdehnen muß, bis es die Orthese miteinschließt (Levi 1982). Die Orthese ist nicht „einfach" ein Gegenstand zur Kompensation eines Körperteils, sondern wird erst funktionell, wenn das Kind imstande ist, sie zu akzeptieren, zu integrieren, zu verinnerlichen, sie mental abzubilden und zu identifizieren. Das eigene „Ich" muß sich ausdehnen, bis es diesen Gegenstand einschließt, der ein ergänzender Teil des Selbst werden muß, auf den man nicht mehr verzichten kann. Es handelt sich somit um eine wahre Veränderung der Identität.

Auch die Annahme oder Ablehnung der Orthesen werden verständlicher, wenn man bedenkt, daß sie nicht „nur" ein orthopädischer Schutz für ein fehlerhaftes Organ sind. Die Orthese ist vielmehr ein Gegenstand der Außenwelt, der in die Gesamtidentität des Individuums integriert werden muß, da er in sie eindringt und sie modifiziert. In der Auseinandersetzung kann es zur Annahme oder Ablehnung der Orthesen kommen, ganz unabhängig davon, ob diese geeignet und wirksam sind.

▶ Neben der *biomechanischen* und *kinesiologischen* Bewertung der Orthesen muß also immer eine *psychologische Bewertung* durchgeführt werden, da die Orthesen in erster Linie die Annahme und das Einverständnis von seiten des Patienten brauchen, um auch die erwünschte Wirkung zu erreichen. Diese Annahme ist nicht selten das größte „technische" Hindernis.

19.1.1
Bedeutung der Orthese für den Behinderten

Wir können besser verstehen, warum eine Orthese vom Patienten angenommen oder verweigert wird, wenn wir uns überlegen, was sie im negativen und positiven Sinn für den Behinderten bedeutet.

Orthese als Stigma
Die Orthese unterstreicht den Defekt und bezeugt den Unterschied zum normalen Kind, sie trägt zur Formung des Bildes bei, das die „anderen" sich vom Behinderten machen.

BEISPIEL: Bei einem Jugendlichen, der ein Milwaukeekorsett tragen muß, besteht kein Zweifel, daß das Korsett in den Augen der anderen das Vorhandensein der Skoliose deutlicher sichtbar macht.

Die Orthese wird zum Element, das den Unterschied, das Defizit, das Stigma der Verschiedenheit anzeigt, unterstreicht und bezeugt. Nicht zufällig wählen viele Behindertenvereine, manche wissenschaftliche Gesellschaften und Rehabilitationszentren als Symbol eine Orthese, eine Prothese oder andere Hilfsmittel.
Jedesmal, wenn ein Patient erwacht und am Fußende seines Bettes die Orthesen sieht, nimmt er schmerzhaft seine Behinderung wahr. Er entdeckt sein Defizit, seine Unfähigkeit und seine Unangepaßtheit wieder und wird an den Unterschied erinnert, der ihn von den ande-

ren trennt. Die Orthese wird unvermeidlich zum Stigma seiner Behinderung. Kinder, die ihre Orthesen nicht wollen, ziehen sie nicht an und verstecken sie oder verlangen von den Eltern, daß sie entfernt und weggeworfen werden, nicht nur im symbolischen Sinn, sondern wirklich. Eine solche Verbissenheit und Wut gegen einen einfachen Gegenstand kann man nur damit erklären, daß eben dieser Gegenstand zur Verkörperung der berechtigten Ablehnung jeder Einschränkung, jedes Defizits und jeder Unfähigkeit wird, die zum „Anders-Sein" führen. Ein Behinderter ist im Schlaf und im Traum nicht anders als jeder andere und braucht keine Orthesen.

Orthese als Externalisierung des Defekts
Die Orthese führt für den Patienten zur Externalisierung des Defekts und verleitet ihn zur Annahme, daß die Verantwortung für seine Verschiedenheit nicht ihm als Person zuzuschreiben sei, sondern dem betreffenden Segment, Organ oder dem unfähigen Bewegungsapparat. Ihnen sind Schuld und Verantwortung für sein vermindertes Selbstwertgefühl anzulasten. Ohne die defekte Hand, den Fuß, die Hüfte oder Wirbelsäule wäre das Leben viel schöner und unendlich glücklicher. Die Orthese löst ein dissoziiertes Verhalten aus zwischen dem eigenen Wunsch nach Freiheit und Leichtigkeit und der Fessel, die ihn an seine Behinderung bindet. Der Gedanke, es reiche aus, sich der Orthesen zu entledigen, um auch dem Handikap zu entfliehen, liegt nahe und ist verständlich. Es erscheint besser, *nicht zu wissen*, als zu *„erkennen"*, d. h. die Wirklichkeit mühsam und schmerzhaft zu verarbeiten. Wenn die Orthese die Form und die Funktion des Körpers verändern kann, muß sich der Betroffene notgedrungen auch mit seiner Dysmorphophobie auseinandersetzen, d. h. mit der Tatsache, anders zu werden als man zu sein glaubt und wünscht. Das Selbstbild und dementsprechend auch das Körperschema, das jeder in sich aufbaut, folgen nicht den Regeln der Objektivität und Universalität. Auch sind sie nicht an räumliche und zeitliche Koordinaten gebunden. Sogar das verformteste Individuum fühlt sich in seinem Innersten gerade und erlebt jeden Versuch einer Korrektur als Verstümmelung seines Gesamtbildes. Es gibt keinen Ausweg aus dem Gefühl, verformt zu werden, und aus dem Bewußtsein, daß die eigene Deformität unabwendbar ist.

Orthese als Einschränkung der gesunden Anteile
Durch die Orthese werden die aktiven und „gesunden" Anteile des Patienten eingeschränkt, geschwächt, unterdrückt und erstickt, auch wenn ihr Zweck die Übertragung von Bewegung und Geschicklichkeit

auf die passiven und fehlerhaften Teile ist. Um das Gesamtdefizit zu verringern, sieht man sich oft gezwungen, einige Restressourcen des Patienten zu opfern. Es ist nicht immer möglich, eine ausgewogene Vermittlung zwischen dem, was fehlt, und dem, was geblieben ist, zu finden. So erscheinen viele Zweifel und Vorbehalte von Therapeuten hinsichtlich der Anwendung von Orthesen als berechtigt, wenn sie meinen, daß eine Orthese (d. h. eine Kompensation) den Abbau eines Defizits verhindern oder dieses sogar erschweren kann. Manchmal nimmt man dem Patienten damit jeglichen Ansporn, sich in einer bestimmten Bewegungsleistung anzustrengen, und untergräbt sein Vertrauen in eine Besserung. Das heißt noch lange nicht, daß man alles verbessern und jedesmal von vorne beginnen kann; der Therapeut muß sich darüber im klaren sein, welche Aufholmöglichkeit der Patient hat und welches die geeignetsten therapeutischen Mittel sind.

Orthese als negative Prognose
Die Orthese macht dem Patienten bewußt, daß sich seine Behinderung auch negativ entwickeln (d. h. verschlechtern) und die gesunden Anteile bedrohen kann.

BEISPIEL: Eine statische Orthese zur Vorbeugung sekundärer Deformitäten (Nachtschienen, Lagerungsschalen usw.) ist in einem solchen Fall nicht nur ein Beleg für die gegenwärtige Behinderung, sondern auch Vorbote der zukünftigen Behinderung und eventuell sogar einer lebensbedrohenden Entwicklung (z. B. progressive Skoliose und Atmungsinsuffizienz). Zur Wirklichkeit einer leidvollen Gegenwart gesellt sich auch noch das Bewußtsein einer unvermeidlich schlechteren Zukunft, wie sie die Orthesen voraussagen. Mit vollem Recht verteidigen die Patienten ihre eigenen Phantasien und ihre Vorstellungen von ihrer Zukunft.

Natürlich gibt es auch zahlreiche positive Aspekte, die für eine Anwendung von Orthesen sprechen:

Orthese als Unterstützung der Funktionalität
In erster Linie erlauben die Orthesen die Entwicklung einer Funktion, den Wiederaufbau einer Kompetenz und die Erhaltung einer Fähigkeit, die sonst nicht möglich wären. Sie ersetzen, was fehlt und geben dem Patienten damit die Möglichkeit, Restressourcen zu nutzen. Die Behinderung ist nicht nur eine Folge dessen, was für immer verloren bleibt, sondern auch dessen, was potentiell heil und gesund ist, aber nicht für funktionelle Aufgaben eingesetzt werden kann. Die Orthesen

als solche schaffen oder ersetzen keine Funktion, machen es aber möglich, daß der Patient sie erreichen kann, wenn er die nötigen Ressourcen und den Willen dazu hat. Die Voraussetzung jedes ehrlichen therapeutischen Vertrags ist die Bewertung der Restressourcen, auch jener, die der Patient vergessen oder nie entdeckt hat, und der Versuch, sie mit seinen objektiven Ansprüchen und Wünschen in Einklang zu bringen. Die Annahme der Orthese bedeutet für die gesamte Person eine Verpflichtung, sich in bezug auf betroffene Segmente, Apparate, Systeme, auf Aufgaben, Pläne und Zielsetzungen zu aktivieren und die eigene Identität bzw. das Selbstbildnis entsprechend zu verändern.

Orthese als Minderung der „Behinderung"
Die Veränderung der ganzen Person durch die Orthese kann auch positiv bewertet werden. Die Orthese unterstreicht zwar den Mangel, aber die verbesserten Fähigkeiten verbergen und schwächen ihn ab; wir könnten dies als erste anerkannte Verdienst der Orthesen bezeichnen: verbergen, undeutlich machen, tarnen und unsichtbar machen (wenn auch nicht auslöschen). Der Preis dafür kann eine Einschränkung der Bewegungsfreiheit sein. Hauptsache ist, daß Wirksamkeit und Geschicklichkeit nicht beeinträchtigt werden.

Ein unsichtbarer Defekt bleibt ein Defekt, ist aber für das Kind und seine Familie, narzißtisch gesehen, weniger schmerzhaft. Die Behinderung ändert sich nicht, aber die Person als solche fühlt sich besser akzeptiert, weniger „behindert". Daraus erklärt sich das Bemühen der Eltern und Patienten, die Orthesen so ästhetisch wie möglich zu gestalten, was eigentlich für die Techniker nebensächlich und überflüssig ist. Genauso wie die Kleider nicht nur ein Schutz für unseren Körper sind, sondern ein Teil unserer Innenwelt, den wir den anderen offenbaren wollen, zeigen die Orthesen den Teil des Defizits, den der Behinderte der Gemeinschaft bloßlegen will. In den Ländern mit humanistischer Tradition werden fast immer maßgefertigte individuelle Orthesen, die man unter den Kleidern trägt, vorgezogen. Vorgefertigte Orthesen trägt man meist über den Kleidern. Das Selbstbild, das man den anderen bewußt bietet und das positiv zurückgegeben wird, trägt maßgeblich dazu bei, daß der Behinderte in seiner Gemeinschaft aufgenommen und integriert wird. Es kann jedoch auch manchmal vorkommen, daß ein Defekt und die entsprechende Orthese aggresiv dazu genutzt werden, andere zu beschuldigen, beispielsweise wenn Kriegs- oder Arbeitsinvaliden den Wunsch haben, die ganze Welt für die erlittenen Ungerechtigkeiten büßen zu lassen.

Orthese als Vergrößerung der Wahlfreiheit
Ein dritter positiver Aspekt ist die Tatsache, daß die Orthesen den Defekt abgrenzen und dem Patienten die Möglichkeit geben, eigene positive Anteile zu finden und hervorzuheben. Er entdeckt neue Ressourcen und fühlt sich nicht mehr vollkommen von der Behinderung überwältigt und abhängig. Durch die größtmögliche Verbesserung der Funktion verbessern die Orthesen auch die Selbsteinschätzung des Patienten und die Vorstellung, die die anderen sich von ihm bilden und ihm positiv rückmelden.

▶ Wenn die *Orthese* Leistungen erlaubt, die in anderer Weise nicht erreicht werden könnten, verändern sie nicht nur das objektive Ausmaß der Behinderung, sondern auch die subjektive Vorstellung von der eigenen Behinderung.

Schon das reine Bewußtsein, daß man durch den Einsatz der Orthese etwas ausführen kann, wenn man es will, wird Ausdruck einer vergrößerten Wahlfreiheit, einer Entscheidungsmöglichkeit, die wiederum unweigerlich zu einer verstärkten Selbstachtung führt. Die *Möglichkeit* zu entscheiden und zu wählen ist grundsätzlich wichtiger als die Entscheidung selbst.

Orthese als Motivator
Der letzte positive Aspekt der Orthesenanwendung ist die Verbesserung der Ausdauer, der Leistung, der Initiative und des Selbstvertrauens. Jeder, der im Bereich der Rehabilitation arbeitet, weiß, wie wichtig Initiative und Ausdauer für das Erreichen des Behandlungsziels sind. Mitarbeit, aktive Teilnahme, Wille und Entschlossenheit, sich zu ändern, sind grundlegend. Eine Rehabilitation kann nicht erfolgen, wenn im Patienten der Wille zu handeln und zu lernen fehlt. Aktionsbereitschaft entsteht nicht aus der Beherrschung der Mittel. Es ist im Gegenteil das Interesse an einem bestimmten *Zweck*, das uns die richtigen *Mittel* suchen und verfeinern läßt. Für den tatenfreudigen, interessierten Behinderten bedeutet der Aufbau einer Funktion eine Verbesserung der Interaktion mit seiner Umwelt; zugleich wird das Defizit vermindert und das Handikap besiegt.

19.1.2
Bedeutung der Orthese für den Therapeuten

Nicht nur die Einstellung des Patienten zu seiner Orthese ist bedeutsam, auch die Beziehung des Therapeuten zur Orthese ist eine

Überlegung wert: Im allgemeinen sind Orthesen bei den Therapeuten nicht sehr beliebt. Ihre Anwendung wird von Resignation begleitet, als ob dies ein offensichtlicher Mißerfolg einer vorzugsweise ausschließlich krankengymnastischen Behandlung wäre. Diese Denkweise gehört einer Auffassung von Rehabilitation an, die wir so schnell wie möglich überwinden sollten. Bei einer Zerebralparese (ganz gleich welcher Natur) scheint die *herkömmliche* Aufgabe der Therapie darin zu bestehen, fehlerhafte oder gestörte Bewegungen durch Bewegungen und Haltungen aus dem Repertoire der Normalität zu ersetzen. Es sieht so aus, als ob der Therapeut seine Mittel aus der Beobachtung von Bewegungsformen und -sequenzen der normalen Entwicklung schöpfen und sie dem kranken Kind verabreichen könnte.

▶ Der *Slogan der herkömmlichen Therapie* lautet: „das Übel aus dem Individuum löschen", d. h. alles austauschen, was nicht normal ist.

Es wäre natürlich die Ideallösung, wenn es möglich wäre, alles Falsche wegzunehmen und dann durch das Richtige zu ersetzen.

Das Problem ist in Wirklichkeit weitaus komplexer, da es einerseits unmöglich ist, gestörtes Verhalten auszulöschen, und andererseits äußerst schwierig (wenn nicht unmöglich), Normalität zu lehren: welche Normalität?
- Die reale und individuell spezifische Normalität;
- die statistische Normalität, die zu allgemein und unpersönlich ist;
- die ideale Normalität, die abstrakt und unerreichbar perfekt ist oder
- die vorgestellte Normalität, die das Ergebnis der Phantasie einzelner ist und nach Belieben in die Vorstellung vieler übertragen wurde?

Wir glauben, es ist viel *wirklichkeitsnaher*, von der Therapie zu verlangen, das behinderte Kind in der Überwindung der Probleme zu leiten, die das Wachstum nach und nach stellt. Wir müssen ihm zur Seite stehen, wenn es Anpassungslösungen finden muß, die den Mechanismen und den Abläufen der pathologischen Entwicklung eigen sind.

▶ Dem *Slogan unseres Therapieansatzes* entsprechend, „die Person in ihrem Anderssein in der Selbstentfaltung fördern", wollen wir keine Nachahmung einer unmöglichen Normalität aufzwingen.

Das Gehirn des behinderten Kindes lernt, Strategien zu verändern, Aufgaben zu übertragen, Funktionen umzuändern. Es lernt, die Behinderung zu gebrauchen, genauso wie es das normale Gehirn lernt, seine Normalität zu gebrauchen.

Neben der genauen Kenntnis der Normalität braucht der Therapeut ebenso eine vertiefte Kenntnis des Krankheitsbildes und dessen spontaner Entwicklung. Er muß die Fehler und die Kompensationsstrategien erkennen, die unlösbaren Knoten und die Anpassungslösungen, die veränderbaren Verhaltensweisen und die unvermeidlichen Fehler. Vor allem aber ist es die Kohärenz der Funktionsplanung, die es ihm ermöglicht, das Verhalten des Kindes bei bestimmten Leistungsforderungen vorauszusehen.

In der moderneren und objektiveren Anschauung der Rehabilitation finden Orthesen und Hilfsmittel ihren adäquaten Platz, vorausgesetzt, daß die Mechanismen und Abläufe respektiert werden, die das geschädigte Gehirn zur Verwirklichung einer bestimmten Absicht durch eine bestimmte Funktion in einem bestimmten Kontext auslöst. Durch die Orthesen erzielt man manchmal Ergebnisse, die der Therapeut anders nicht erreichen könnte. Sie sind also ein Instrument mehr in seinen Händen und durchaus vereinbar mit der Entwicklung der Anpassungsfunktionen, die er seinem Patienten vermitteln will. Die Orthesen allein funktionieren nicht, aber sie werden in dem Ausmaß nützlich, in dem der Therapeut sie in sein Programm zu integrieren weiß. Sie sind keine Alternative zur Physiotherapie, aber ebenso ist auch die Physiotherapie keine Alternative zu manchen Orthesen. Auf keinen Fall bedeutet die Anwendung von Orthesen einen therapeutischen Mißerfolg; wichtig ist, daß der Therapeut für jede Orthese das richtige Vorbereitungs- und Gebrauchsprotokoll ausarbeitet und durchführt.

19.1.3
Bedeutung der Orthese für den Orthopädietechniker

Durch die veränderte Auffassung der Orthese haben sich auch die Aufgaben des Orthopädietechnikers geändert. In der Vergangenheit genügte es, daß sich die Orthese dem anatomischen Segment anpaßte. Heute verlangen wir, daß sie an den Handlungsablauf, innerhalb dessen das Segment gebraucht wird, angepaßt ist und an den Therapieplan, den der Therapeut zur Erreichung bestimmter Fähigkeiten aufgestellt hat. Durch diese Zielsetzung, d. h. die Aneignung und Verbesserung von Funktionen, entfällt auch die Besorgnis, daß Orthesen die Muskeltrophik verschlechtern, das Knochenwachstum verlangsamen oder den Wiederherstellungsprozeß beeinträchtigen könnten.

Wozu nützt eine Orthese und für welche *Aufgaben* können wir sie einsetzen?

Verbesserung der Bewegungsformen
Als erstes verlangen wir vom Orthopädietechniker, daß die Orthese die Form des geschädigten Segments oder Apparates verbessert und so gut wie möglich den Defekt verbirgt. Wenn die Lähmung eine Störung der Haltung und der Bewegung ist, ist das erste therapeutische Ziel, etwas zu schaffen, das die Lähmung zwar nicht auslöschen kann, sie aber weniger sichtbar machen sollte. Hier sollte beachtet werden, daß Form nicht Funktion bedeutet, und die Form zu verbessern nicht immer bedeutet, die Funktion zu verbessern (d. h. zu bereichern, wirksamer zu gestalten oder anzupassen). Manchmal erreicht man genau das Gegenteil, wenn die Form der Ausdruck einer bestimmten Organisationsweise der Funktion ist, die von einem Gehirn erzeugt wird, das keine bessere Wahl hat. Praktisch gesehen heißt das, je weiter man sich von der pathologischen Form der Bewegung entfernt und der normalen Form nähert, desto größer ist die Veränderung, die der Funktion abverlangt wird, und desto unwahrscheinlicher ist es, daß der Patient sie auch durchführen kann.

BEISPIEL: Die schwerstgelähmten Hände mancher Patienten mit Hemiplegie können zwar in ihrer *Form* verbessert werden, aber auf Kosten einer Verschlechterung der ohnehin spärlichen *Funktionalität*.

Würde man eine ideale Schiene bauen, in der der Patient sich ausschließlich mit normalen Bewegungsmustern bewegen könnte, wären die meisten Patienten höchstwahrscheinlich zur vollkommenen Unbeweglichkeit verurteilt. Einer ausschließlich im Hinblick auf die *Form* anstatt auf die Funktion angepaßten Orthese käme nur eine ästhetische Bedeutung zu, die allein keine Orthese rechtfertigt. Erst wenn die Orthese eine befriedigende *Verbesserung der Funktion* gebracht hat, kann sie auch im Hinblick auf die Form besser gestaltet werden.

Bewegung bedeutet Botschaft und Kommunikation, und durch die Art, in der wir uns bewegen, teilen wir Aufmerksamkeit oder Gleichgültigkeit mit, Bereitschaft oder Unbehagen, Freude oder Ablehnung. Die Verbesserung der Bewegungsform bedeutet für den Behinderten in diesem Sinn die Möglichkeit, sich durch ausdruckskräftigere Botschaften mitzuteilen, die dem entsprechen, was er den anderen wirklich mitteilen will, und die von den anderen leichter entschlüsselt und verstanden werden. Je gestörter die Bewegung ist, desto unverständlicher und widersprüchlicher sind die Botschaften des Patienten und desto geringer ist unsere Bereitschaft, sie zu empfangen und zu entschlüsseln. Es ist oft schwierig, die Absichten des Behinderten aus seinen impliziten und expliziten Botschaften zu erkennen, die manchmal das genaue Gegenteil auszudrücken scheinen. Mit der Verbesserung der Bewegungsform innerhalb einer Funktion unterstützen wir in einem gewissen Sinn die Wiederaufnahme des Dialogs zwischen dem Körper des Individuums und seiner Umgebung.

Einschränkung des Defizits
Eine weitere Aufgabe der Orthesen könnte die Einschränkung des Defizits sein. Viele Lähmungen kommen durch eine mangelhafte Muskelaktivität zum Ausdruck, die durch die Anwendung der Orthesen eingeschränkt, kompensiert oder korrigiert werden kann.

BEISPIEL: Ein Beispiel dafür ist der Spitzfuß in der Hebephase bei manchen Patienten mit *Diplegie*, die nicht im richtigen Augenblick und im richtigen Ausmaß die Dorsalflexoren des Fußes aktivieren können und deshalb mit der Fußspitze auftreten, d. h. das Schrittmuster umkehren.

Die Orthese kann die fehlende Muskelkraft, die falsche Bewegungsrichtung oder den zu großen Gelenkausschlag kompensieren. Manchen Patienten gelingt die Ausführung bestimmter Bewegungen nur mit den Orthesen, die den Bewegungsablauf leiten. Bei einer schwachen Stützreaktion erlauben Orthesen eine bedeutende Verringerung der Anstrengung. Nicht selten ist die Gehleistung je nach der Länge des zurückgelegten Weges verschieden. Wenn keine zufriedenstellende Ausdauer, Sicherheit und Geschwindigkeit erreicht werden, bleibt das Gehen eine virtuelle Leistung, die den Rollstuhl nicht ersetzen kann. Eine Orthese, die die Ermüdbarkeit verringert, eine größere Kontinuierlichkeit der Leistung und Stabilität der Bewegungsausführung bringt und durch die gleichzeitige Kontrolle über das Stehen und Gehen andere Aktivitäten erleichtert (wie Greifen oder Manipulieren), muß auf jeden Fall beibehalten werden, auch wenn der Patient für kurze Zeit und kurze Strecken ohne Orthesen stehen und gehen könnte.

Ausgleich eines Ungleichgewichts
Die dritte Aufgabe der Orthese sehen wir im Ausgleich eines dynamischen Ungleichgewichts oder einer statischen muskulären Dysbalance. Gemeint sind hier vor allem die dynamischen Orthesen und die statischen winkelverstellbaren Orthesen für die schrittweise Korrektur der

Gelenkdeformitäten. Die dynamischen Orthesen können durch die Eigenschaften des Baumaterials echte Zusatzkräfte bieten, mit denen die muskuläre Dysbalance kompensiert wird: z. B. die Unterschenkel-Fußfeder oder ein Handsplint mit elastischem Zug. Durch den Ortheseneinsatz soll vermieden werden, daß die Fehler des „Fahrers" (ZNS) zu unabwendbaren Veränderungen des „Wagens" (Bewegungsapparat) werden, die ihrerseits wieder die Geschicklichkeit und die Lernfähigkeit des „Fahrers" beeinflußen.

Die Anwendung von Orthesen zur Bekämpfung der statischen Muskeldysbalance (z. B. Nachtschienen für den Spitzfuß) ist manchmal jeoch auch kontraindiziert.

BEISPIEL: Wenn der *Spitzfuß* von der Kontraktur des Gastrognemius verursacht ist, wird sich bei zu kurzen Schienen das Knie beugen. Bei zu langen Schienen besteht die Gefahr der Subluxation der Hüfte, wenn zugleich eine Spannung der Ischiokruralen vorhanden ist.

Häufig verlagert die Korrektur eines Ungleichgewichts oder einer Dysbalance durch Orthesen die Muskelspannung auf andere Gelenkebenen, die sie nicht immer ohne Schaden ausgleichen können. Hier sollte auch das Verhalten des Patienten genau beobachtet werden: Anstatt sich von den Schienen modellieren zu lassen, kann er ihrer Kraft widerstehen und mit einem verbissenen Gegendruck die Dysbalance, die wir bekämpfen wollen, sogar noch verstärken; das Ergebnis ist das Gegenteil des Erhofften. Der Mechanismus, der zur Kontraktur führt, ist ein perzeptiv-motorischer Regelkreis, der sich sowohl durch motorische Komponenten verschlechtern kann (Kontraktion gegen Widerstand) als auch durch perzeptive Komponenten (abnorme Reaktion auf Dehnung). Bei Kindern mit einer Myelomeningozele ist die Wirkung der Orthese ausschließlich eine motorische Fazilitation, bei Kindern mit IZP ist das nicht der Fall.

Kompensation eines Defizits
Häufig kann der Patient ein bestimmtes Defizit nur mit einer Orthese kompensieren. Die Physiotherapie hat hier 3 Grundziele:
- das Defizit zu bekämpfen, soweit es möglich ist;
- es zu kompensieren, wenn das erste Ziel nicht erreicht werden kann;
- zuletzt alles daran zu setzen, daß die gefundenen Kompensationen nicht im Laufe der Zeit verlorengehen.

Das Bekämpfen des Defizits und die Entwicklung der Kompensation sind 2 einander entgegengesetzte Eingriffe.

Kompensieren bedeutet, dem Patienten beizubringen, alle Situationen zu vermeiden, die zum Gebrauch von Fehlantworten führen, und gerade durch den immer spärlicheren Gebrauch wird diese Fehlantwort noch mangelhafter. Da Kompensationen nie ohne Nebenwirkungen sind, muß ein Großteil unserer Behandlung diesem Problem gewidmet werden. Es muß uns klar bewußt sein, daß sich durch die Kompensation eines Defizits nie „Normalität" entwickelt, sondern eine „Anpassung an die Behinderung" erfolgt, die eine bestimmte Leistung den Ansprüchen der Außenwelt angemessener macht.

▶ Die *Orthesen* stellen das ideale Mittel zur Entwicklung der Kompensation mit den minimalsten negativen Folgen dar.

Da die Kompensationsfunktionen immer in Aktivität ablaufen, sprechen wir von dynamischen Orthesen, die als Verlängerung der therapeutischen Übung angesehen werden können. Sie leiten den Patienten dahin, eine Strategie eher als eine andere zu gebrauchen.

Vorbeugen von sekundären Deformitäten
Die nächste Aufgabe der Orthese ist die Vorbeugung sekundärer Deformitäten. Bei einer Zerebralparese kommen zum Primärschaden sehr bald schon sekundäre und tertiäre Schäden hinzu, die oft schwerer sind als der Urschaden.

BEISPIEL: Die *Hüftluxation* kann bei der IZP ein Primärschaden sein, während die *Skoliose* als Folge der Beckenschrägstellung einen sehr erschwerenden Sekundärschaden darstellt.

Wir können die Orthese zum Aufhalten des Primärschadens verwenden und zur Vermeidung der fortschreitenden Sekundärschäden, die die häufigste Ursache des Kompensationsverlusts sind.

Veränderte Organisation der Beweglichkeit
Gelenkdeformitäten können durch Orthesen aufgehalten und bekämpft werden. Wir ziehen es vor, daß die Gegenwirkung auf die Deformität nicht durch einen direkten Konflikt zwischen Orthese und Gelenk geleistet wird, sondern versuchen, durch die Orthese eine andere Organisation der Bewegungsabläufe zu bewirken. Die Wiederherstellung des gefährdeten Gelenks kann nicht durch das Angebot einer „Lähmung" in entgegengesetzter Richtung stattfinden. Es würde sich bestenfalls um eine ästhetische Verbesserung handeln, aber nie um eine funktionelle Verbesserung. Die Deformitäten sind das Ergebnis

eines Bewegungsmangels. Die beste Art, sie zu bekämpfen, ist sicher, Bewegung in einer optimalen Form zuzulassen, da wir ja nicht von korrekter Bewegung sprechen können. Die von den Orthesen bedingte Stellung darf der Deformität nicht genau entgegengesetzt sein, sondern muß dem Ausdruck der funktionellen Leistung angeglichen werden. Die verbessernde Wirkung kann während der Aktivität (z. B. durch Schuhe oder Einlagen) und in Ruhe (z. B. durch Spreizhosen oder Schalen) erreicht werden. In diesem Fall wird die formende Wirkung vom schnellen Wachstum begünstigt.

Auswahl und Führung von Bewegungen
Mit Orthesen können Bewegungen ausgewählt und geführt werden. Dies bedeutet eine wichtige Hilfeleistung sowohl beim Patienten mit zentraler Lähmung, der genau damit große Schwierigkeiten hat, als auch beim Patienten mit peripherer Lähmung, der eine starke Instabilität der Gelenke aufweist. Die Orthesen sind notwendigerweise dynamisch und in den meisten Fällen mit polyzentrischen Gelenken versehen, die zur Verkleinerung der Freiheitsgrade, zur Wahl der Bewegungsrichtung und zur Einschränkung des Gelenkausschlages benutzt werden können. In seltenen Fällen können auch bei einer zentralen Lähmung Orthesen mit reziproken Gelenken eingesetzt werden, die mechanisch die Gelenkbewegungen einer Extremität mit den reziproken Bewegungen der anderen Extremität koordinieren und synchronisieren.

Vereinfachung der Leistungen
Orthesen vereinfachen die Bewegungsleistungen und erlauben dem Patienten die gleichzeitige Kontrolle über verschiedene Bewegungsebenen. Bei schwer behinderten Patienten ist die Einschränkung der Bewegungsebenen und die Auswahl der möglichen aktiven Bewegungen der einfachste und sicherste Weg zum Erreichen der Haltungskontrolle und der Fortbewegung. Dies ist auch der Sinn der provisorischen Schienen aus Stoff, Karton oder thermoplastischem Material, der Knöchelschienen, der halbsteifen Bandagen, der funktionellen Gipse usw. Ihre Anwendung ist streng mit der therapeutischen Übung und der Fazilitation des Therapeuten verbunden. Die Gelenke, auf die man mit der Vereinfachung einwirkt, sind meist das Knie und der Fuß (oberes Sprunggelenk und Mittelfußzehen). Der Zweck der Vereinfachung ist auf die Gesamtorganisation der motorischen Funktion gerichtet und darf nicht nur auf das Gelenk beschränkt werden: je geringer die Anzahl der aktiven Gelenkebenen, je kleiner ihr Freiheitsgrad und der zugelassene Bewegungsausschlag ist, desto einfacher ist

für den Patienten die Organisation des Stehens und Gehens. So wäre der „optimale" fazilitierende Zustand für das Erlernen des Stehens und Gehens eine Verwandlung der unteren Extremitäten in ein System mit einem einzigen Freiheitsgrad (d. h. wenn wir nur das Hüftgelenk freilassen). Das wäre der Behandlungszustand im Gips in der postoperativen Behandlung der Diplegien und der Tetraparesen. Der Therapeut kann an der Kontrolle des Hüftgelenks arbeiten in einem Moment, wo die volle Aufmerksamkeit des Kindes auf dieses eine (einzig freie) Gelenk gerichtet ist. Nicht selten gelingen dem Patienten mit den Gipsen Leistungen, die er dann mit „befreiten" Beinen nicht mehr zustande bringt, da das System wieder komplexer wird und dies die gleichzeitige Kontrolle über eine größere Anzahl von Bewegungskombinationen notwendig macht.

▶ Man könnte das Gegenteil denken, aber je höher und blockierter die *Schienen* sind, desto leichter lernt der Patient sich zu bewegen.

Der Preis der Vereinfachung ist die *geringere Anpassungsfähigkeit*. Der Patient kann sich in diesem Zustand nicht den Bodenveränderungen anpassen, kann keine Hindernisse überwinden, Stufen steigen, sich hinsetzen oder aufstehen usw.

Die Gesamtanpassung steht im direkten Verhältnis zur Anzahl der eigenen Kombinationen und im indirekten Verhältnis zu der simultanen Kontrolle. Je mehr Geschicklichkeit der Patient erreicht, desto mehr Vielfalt können wir seinem System zurückgeben, indem wir nach und nach die Einstellung der Orthesengelenke verändern und freimachen. Um den tieferen therapeutischen Sinn der Orthesenanwendung in diesem Bereich zu verstehen, müssen wir uns daran erinnern, daß die *Spastizität* vom Patienten selbst *als Vereinfachungsstrategie* verwendet wird. Durch die Orthese kann die Strategie geschwächt werden, wobei der Patient an Anpassungsfähigkeit und Ausdauer gewinnt.

Ersatz für mangelnde Leistung

In besonderen Situationen kann die Orthese als vollkommener Ersatz für eine mangelnde Leistung vorgeschlagen werden. Es handelt sich dabei um die Haltungssysteme, insbesondere die Sitzkorsetts. Sie werden bei schwer hypoposturalen Patienten angewandt, die keine adäquate Stützreaktion zeigen, die sie zur Kontrolle der Umwelt und zur Manipulation brauchen. Die Ersatzkraft des Sitzkorsetts muß dem Grad der funktionellen, vertikalen Antigravität des Patienten komplementär sein und die Haltung bestmöglich unterstützen. Auch die Knöchelschienen zur Kompensation der unzureichenden Stützreaktion des Trizeps surae und der Fußmuskulatur können hier aufgeführt werden.

Auffangen der servomotorischen Hyperkinesien
Eine zusätzliche Aufgabe der Orthesen kann als eine Erweiterung des Vereinfachungskonzepts verstanden werden, und zwar das Auffangen der servomotorischen Hyperkinesien der Patienten mit Dyskinesien.

▶ Die *Servomotoren* sind pathologische Bewegungen ohne Zweck (Hyperkinesien), die es jedoch ermöglichen, nachfolgende zielgerichtete Bewegungen auszuführen.

Servomotoren stellen eine Strategie dar, die die Segmente, die eine zweckbedingte Bewegung ausführen sollen, von den Hyperkinesien befreit und diese in Richtung der Extremitäten (meist Hand, Fuß oder Mund) ableitet. Der Patient kann wählen, auf welche Extremitäten er die Servomotoren ableitet, kann sie aber nicht unterdrücken. Durch die Veränderung der Ausgangshaltung wechseln auch die Ziele der Servomotoren, weshalb sie auch nur eine geringe Deformationswirkung auf die Gelenke haben. Der Patient schickt strategisch die Hyperkinesien zu einer Stelle, die unwichtig ist für den geplanten Bewegungsablauf (unwichtig sowohl was die Bewegung als auch die Wahrnehmung und die Emotion betrifft), und läßt dann der Welle von Servomotoren schnell die zweckgerichteten Bewegungen mit den freigemachten Segmenten folgen. Ohne diese Strategie würden die unwillkürlichen Hyperkinesen die willentliche Bewegung überlagern und sie so stören oder verzerren. Im allgemeinen richten und konzentrieren sich die Servomotoren gegen einen Widerstand, an dem sie dann erlöschen. Es kann ein innerer Widerstand (wie z. B. die Kokontraktion) oder ein äußerer Widerstand sein, womit wir zur Bedeutung der Orthesen kommen. Wir verwenden meist spiralförmige, genügend verformbare Orthesen um den Knöchel oder das Handgelenk einer oder mehrerer Extremitäten. Der Widerstand gegen die Verformung ist der Schlüsselpunkt ihrer Wirkung: Wenn die Orthese zu schwach ist, kann sie die Servomotoren nicht aufnehmen. Wenn sie zu steif ist, bewirkt sie eine Rekrutierung und daher neue Wellen von Servomotoren, was dem Patienten die Ausführung und die Kontrolle der willentlichen Bewegung weiter erschwert.

BEISPIEL: Der *Gurt*, der den Fuß einer jugendlichen Patientin mit Athetose an den Rollstuhl fesselt und ihr erlaubt, verständlich zu sprechen, stellt eine Orthese dar. Die Patientin schickt ihre Servomotoren zu dem Gurt hin und entfernt sie von der Zunge, die, von den

Hyperkinesien befreit, verständliche Laute formen kann. Der Vorteil der Strategie muß im Verhalten der Zunge gesehen werden und nicht im Verhalten des Fußes, obwohl es möglich ist, daß auch dieser sich bessert.

Die Beziehung zwischen dem Ansatzpunkt der Orthese und der Bewegungsorganisation ist sehr komplex. Beim Patienten mit Dyskinesien ist es oft gut möglich, die Orthese an einer Ebene anzusetzen, die scheinbar weit entfernt ist von der, die wir verbessern wollen, denn durch die Orthese bewirken wir eine neue Formulierung des gesamten motorischen Programms, die alle Bewegungsebenen miteinbezieht. Es klingt vielleicht paradox, aber um die Zweckmäßigkeit einer spiralförmigen Knöchelorthese zu prüfen, müssen wir beim dyskinetischen Patienten beobachten lernen, wie sich die Hände, der Mund usw. verhalten.

Wahrnehmungsfazilitation
Die letzte Aufgabe der Orthese kann in einer Wahrnehmungsfazilitation bestehen. Kinder mit einer Zerebralparese können manchmal nicht barfuß laufen, da der Boden z. B. als zu kalt, zu warm, zu glatt oder zu rauh empfunden wird. Es handelt sich dabei um eine taktile, thermische, propriozeptive, kinästhetische oder barästhetische Intoleranz. Manchmal genügen Strümpfe, die aber keine motorische Fazilitation zu einer Änderung des Zustands leisten. Man erkennt diese Kinder daran, daß sie (auch wenn sie größer sind) an der Fußsohle eine sehr dünne, weiche, meist schweißfeuchte Haut haben, die immer zart und empfindlich bleibt und eher reißt bzw. nie eine Hornschicht bildet. Schuhe und noch mehr Einlagen können hier dramatische Auswirkungen auf die Leistungen der Kinder beim Stehen und Gehen haben:
- eine Verbesserung, wenn sie weich und umschließend sind (Auffangen);
- eine Verschlechterung, wenn sie steif und reizstark sind (Korrektur).

Auf jeden Fall wirken die Orthesen auch über den Kanal der Wahrnehmung, sie liefern Zusatzinformationen und vermindern die schlecht tolerierten Gefühle. Sie geben dem Patienten ein Sicherheitsgefühl, ohne das er größere Schwierigkeiten in der Organisation seiner Bewegungsabläufe hätte. Auch wenn die Orthesen primär für die Bewegung gedacht sind, bleiben sie nicht ohne Einfluß auf die Wahrnehmung. Sie bilden einen Schutz und verringern damit den Einsatz anderer Abwehrformen wie die Erhöhung der Spastizität (die zweite Haut des „Cado-cado"-Kindes). Als perzeptive Orthesen wirken auch ganz einfache Dinge, wie Kleider oder weiche Bandagen (manche Kinder mit Diplegie sind angezogen weniger steif als nackt), vor allem in Situationen, wo der Körper des Kindes fern vom Körper des Therapeuten im umliegenden Raum kontrolliert werden muß.

BEISPIEL: Ein klassisches Beispiel bietet uns das Verhalten mancher Patienten mit *Diplegie* nach der Abnahme von langen Gipsen. Anstatt die wiedergefundene Freiheit zu genießen, fühlen sie mit Schrecken die plötzlich freien Beine, besonders wenn sie nackt sind.
Die Gipse sind wie eine Rüstung, ein Gitter, ein Schutzpanzer, der den Patienten umgibt und sich stabil anfühlt, ein System der indirekten Kontrolle des Körpers und der Umgebung, eine angenehme und versichernde Information. Deshalb muß die Entwöhnung der Gipse bei Diplegikern mit besonderer Vorsicht geschehen. Wenn Orthesen eine Fazilitation der Wahrnehmung darstellen, können natürlich auch Orthesen, die vom biomechanischen Standpunkt aus „falsch" sind, entsprechend funktionieren.

19.2
Kriterien für die Auswahl der Orthesen

Nach den Betrachtungen über die allgemeinen Aspekte der Orthesenanwendung im Bereich der IZP geht es nun um die Kriterien für die Auswahl der Orthesen. Unabhängig vom jeweiligen Segment und Orthesentyp und vom Zweck, den man erreichen will, müssen bei der Auswahl der Orthese 4 Anforderungen berücksichtigt werden:
- Anforderungen des Bewegungssegments,
- Anforderungen des Bewegungsapparates,
- Anforderungen des Bewegungssystems,
- Anforderungen der Bewegungsfunktion.

19.2.1
Anforderungen des Segments

Die Orthese muß sich dem Segment anpassen (und nicht umgekehrt) und für den gesuchten Zweck geeignet sein. Ist unser Ziel
- die Stabilisation, muß sie ausreichend schwer sein;
- die Orthese mit dem Segment hochzuheben, muß sie ausreichend leicht sein;
- die Orthese durch Nutzung der Trägheit zu bewegen, muß sie so ausgewogen wie möglich sein;

19.2 Kriterien für die Auswahl der Orthesen

- die Beseitigung von Problemen der Hyperästhesie und der Trophik, muß sie gut modelliert und ausreichend komfortabel sein;
- die Beseitigung von Ausgleichs- oder Gleichgewichtsproblemen, muß sie ausreichend nachgiebig und anpaßbar sein.

Außerdem sollte sie leicht an- und auszuziehen sein, leicht zu säubern, ästhetisch anzusehen und sich einfach verbergen lassen.

▶ Ein *Ortheseneinsatz*, der einzig und allein auf ein bestimmte Segment ausgerichtet ist, ist unvermeidlich zum Scheitern verurteilt, da bei der IZP die Möglichkeit der Veränderung eines Bewegungsmusters in direktem Verhältnis zur Anzahl der Bewegungsebenen steht, die gleichzeitig erreicht werden bzw. zum inneren Zusammenhang, der diese Ebenen innerhalb des bewerteten Musters miteinander verbindet.

Wir müssen über die Sichtweise des Segments hinausgehen und die Anforderungen des Apparates, des Systems und der Funktion berücksichtigen.

BEISPIEL: Der Fuß, der Unterschenkel und der Oberschenkel sind festgelegte *Segmente* und Teile des „Apparates untere Extremität", der zusammen mit anderen *Apparaten* am „System Gehen" beteiligt ist, das seinerseits wieder mit anderen *Systemen* (Wahrnehmung, Kognition usw.) am Aufbau der „*Funktion Fortbewegung*" mitwirkt.

19.2.2
Anforderungen des Apparates

Während die Anforderungen des *Segments* zu einer Orthesenanfertigung in der idealen Stellung (die offene Hand) oder in der Mittelstellung (oberes Sprunggelenk auf 90°) oder in anatomischer Stellung (die sog. „gute Stellung") führen würden, verlangen die Anforderungen des *Apparates* eine Überprüfung der Gesamtstellung des Patienten, da eine auf das Segment beschränkte Sicht die gefundenen Kompensationen nicht berücksichtigt.

BEISPIEL: Der *Spitzfuß* ist unzweifelhaft eine segmentäre Deformität, erhält aber eine andere Bedeutung je nachdem, ob auf der Ebene des Apparates ein nicht lösbares gebeugtes Knie- oder Hüftgelenk vorhanden ist oder nicht.

Welche der 3 Bewegungsebenen hat nun den stärksten Einfluß auf das Bewegungsmuster des Patienten? Auf der Ebene des Apparates ist es immer das Gelenk, das am wenigsten korrigierbar und am unstabilsten ist bzw. die schwächste und am schwersten erreichbare Bewegung, die reziprok die Stellung der anderen Segmente bestimmt. Das Ausmaß der Korrektur soll sich also nicht nur am entsprechenden Gelenk orientieren, sondern ist abhängig von der Ebene, die am wenigsten bzw. am schwierigsten zu verändern ist und in den meisten Fällen innerhalb des gesamten Bewegungsmusters dominiert. Diesem Problem begegnen wir vor allem bei den *Nachtschienen*. Der Einsatz einer kurzen Schiene zur Verhinderung der Plantarflexion des Fußes kann zum einen das Auftreten einer Beugung am Knie beschleunigen aufgrund der doppelgelenkigen Rolle des Gastrognemius. Es kann zum anderen auch eine Beugedeformität der Zehen bewirken, wenn die Länge des Flexor digitorum oder des Flexor hallucis mangelhaft ist. Ähnlich kann eine lange Schiene zwar die Streckung des Knies erreichen und erhalten, gleichzeitig aber die Luxation der Hüfte (nach posterior) begünstigen, wenn wir die Spannung der Ischiokruralen (vor allem der inneren) unterschätzen.

Noch wichtiger als die Analyse des Segments ist die des Apparates, da wir nur damit die Priorität, das Ausmaß und die Logik der von den Orthesen verlangten Korrektur festlegen können.

19.2.3
Anforderungen des Systems

Das System besteht aus der Summe der Apparate, die bei der Ausführung derselben Handlung mitwirken. Der Apparat „untere Extremität" der einen Seite trägt zusammen mit dem der anderen Seite und mit anderen Apparaten (wie z. B. Rumpf, obere Extremität) zum System „Gehen" bei, und nimmt dabei verschiedene Rollen und Aufgaben an. Anders formuliert trägt in einer Gangphase die eine untere Extremität das Körpergewicht, während sich die andere im Raum fortbewegt, und in der folgenden Phase ist es genau umgekehrt.

BEISPIEL: Ein *verkürztes Bein* kann z. B. in der Hebephase des Gehens von Vorteil sein, während es in der Standphase dem kontralateralen Schrittbein Probleme bereitet, wenn seine Verkürzung nicht anders kompensiert werden kann (Verstärkung der Beugung in Hüfte und Knie).

Wenn eine ungenügende Stützreaktion uns zwingen würde, die Knie in Streckung zu blockieren, müßten wir uns überlegen, wie wir das Bein in der Standphase verlängern können, während sich das andere zum Schritt heben soll, das sich ja nicht durch die Beugung des Knies und der Hüfte verkürzen kann. Als mögliche Lösungen können genannt werden:
- die Plantarflexion des Fußes in Belastung,
- die Seitneigung des Rumpfes zum Standbein,
- die Schenkelabduktion des Schrittbeins,
- das Heben des Beckens auf der Schrittseite usw.

Es sind Lösungen, die einzeln angewandt werden oder im Zusammenhang mit der gesamten Organisation der betreffenden klinischen Form.

19.2.4
Anforderungen der Funktion

Zuletzt muß jedes System mit den anderen Systemen verglichen werden, um die Verwirklichung der *Funktionen* zu verstehen. Das Gehen, verstanden als Schrittsequenz, ist ein Teil der Funktion „Fortbewegung", zu deren Verwirklichung die Integrität anderer Systeme notwendig ist (wie Gleichgewicht, Abwehr, Aufmerksamkeit, Orientierung, Wahrnehmung bis zu kognitiven und interpersonellen Aspekten). Die Lösung, die der Patient für sein Gehen findet, berücksichtigt sowohl das spezifische Bewegungsmuster als auch alle anderen Systeme, die bei dieser Funktion mitwirken. Es kann manchmal vorkommen, daß ein Schaden der anderen Systeme das Erreichen des Gehens trotz befriedigender motorischer Fähigkeiten verhindert. Wenn das Gehen nicht eine ausreichende Einfachheit, Zuverlässigkeit, Ausdauer und Sicherheit erreicht, kann es sicher nicht mit anderen Systemen der Fortbewegung (wie dem Rollstuhl) in Konkurrenz treten.

Für die klinische Praxis würde das bedeuten: Bevor wir entscheiden, mit Physiotherapie und Orthesen eine unbefriedigende motorische Leistung zu korrigieren, sollten wir uns fragen, bis zu welchem Punkt der Patient imstande ist, eine bessere alternative Leistung zu organisieren.

▶ Die *Orthese* kann wohl eine *Funktion* unterstützen, sie aber nicht ersetzen, wenn von seiten des Patienten Interesse und Motivation, Absicht und Entschlußfähigkeit, Lernfähigkeit, Veränderbarkeit und Wahlfreiheit fehlen.

Die Orthese muß eine aktive Erweiterung der Ressourcen des Patienten und sollte keinen passiven „Behälter" seiner Unfähigkeiten und Mängel darstellen.

In den letzten Jahren hat sich infolge neuer und anderer Interpretationskriterien der IZP eine Auffassung entwickelt, nach der es möglich ist, Orthesen nach festen, standardisierten Modalitäten anzubieten: gleich für alle Patienten, aber immer mit einem differenzierten therapeutischen Verlauf für jeden einzelnen. Die Orthesen sind ein Instrument in den Händen derer, die sich mit Rehabilitation befassen, genau wie die Physiotherapie und die funktionelle orthopädische Chirurgie. Es gibt keine vorgeformten universellen Kriterien und keine absoluten Indikationen für ihre Anwendung, man muß von Fall zu Fall bestimmen, wie man sie anwenden will, wann man sie in den therapeutischen Plan einfügt und wie man die erreichten Resultate bewertet. Für jeden Patienten müssen wir einen individuellen Verlauf planen, der außer den neurologischen und biomechanischen Aspekten auch die Ansprüche der Person, die Anforderungen der Umwelt und die Anpassungsstrategien des ZNS berücksichtigt.

Literaturverzeichnis

Bianchi C, Ferrari A Un nuovo modello di ortesi dinamiche ad appoggio anteriore. Europa Medicophysica 22/4: 245–258

Boccardi S, Lissoni A (1976) Cinesiologia. Universo, Rom

Ferrari A (1982) Attualità nel trattamento rieducativo delle malattie neuromuscolari infantili. Gior Neuropsichiatria dell'età Evolutiva, 2: 133–138

Ferrari A (1983) Malattie neuromuscolari: appunti di clinica e riabilitazione. Ghedini, Mailand

Ferrari A (1983) Ortesi ed ausili nelle lesioni spinali di moto. Tagung „Giornata della Riabilitazione in Tetra-Paraplegia". Terme di Salsomaggiore, S. 71–73

Ferrari A (1983) Modalità di impiego delle ortesi nelle malattie neuromuscolari. L'Agenda 33: 22–23, L'Agenda 34: 15–17, L'Agenda 35: 22–23, L'Agenda 36: 38–39

Ferrari A (1985) Malattie neuromuscolari: risvolti psicologici nella accettazione dei presidi ortopedici. Saggi, anno XI suppl. Editrice La Nostra Famiglia, S. 67–70

Ferrari A, Boccardi S, Licari V (1985) La stazione eretta ed il cammino nella spina bifida. In: Basaglia N, Mazzini N (Hrsg) Rieducazione funzionale del cammino. Liviana, S. 167–201

Ferrari A, Lodesani M., Frigo C (1985) La stazione eretta ed il cammino nella distrofia muscolare progressiva di Duchenne. In: Basaglia N, Mazzini N (Hrsg) Rieducazione funzionale del cammino. Liviana, S. 133–165

Ferrari A (1986) Il trattamento ortesico della scoliosi nelle distrofie muscolari progressive. L'Agenda 48: 22–23

Ferrari A (1987) Paralisi Cerebrale Infantile: presupposti per l'organizzazione delle conoscenze. Gior Ital Med Riab 2 (1) 6–52: 6–7

Ferrari A (1987) Paralisi Cerebrale Infantile: presupposti per la formulazione del progetto terapeutico. Gior Ital Med Riab 2 (1) 6–52: 42–52

Ferrari A (1987) L'assistenza ortesica nella spina bifida. Tagung: 15. Kongr. SIMFER „La riabilitazione in età infantile". S 317–331

Ferrari A (1988) Riabilitare: quali strumenti? Medical and social rehabilitation of the disabled in the Third World countries with emphasis to the rehabilitation of the leprosy patient. Associazione Ital. „Amici di Raul Follerau" 17–23

Ferrari A (1988) Paralisi Cerebrale Infantile: problemi manifesti e problemi nascosti. Gior Ital Med Riab 2/3: 166–171

Ferrari A (1989) Trattamento delle lesioni neuromotorie dell'infanzia: le questione aperte. In: Bottos M, Brazelton B, Ferrari A, Della Barba B, Zacchello F (Hrsg) Neurolesioni infantili: diagnosi e trattamento precoci. Liviana, S 143–155

Ferrari A (1990) Spina bifida: trattamento riabilitativo. In: Sequele e problematiche del bambino e dell'adolescente con spina bifida. CEDIV

Ferrari A (1990) Presupposti per il trattamento rieducativo nelle sindromi spastiche della paralisi cerebrale infantile. Europa Medicophysica 26/4: 173–187

Ferrari A (1990) Interpretative dimensions of infantile cerebral paralysis. In: Papini M, Pasqinelli A, Gidoni EA (Hrsg) Development, Handicap, Rehabilitation: Practice and Theory. Excerpta Medica International Congress Series 902: 193–204

Ferrari A (1991) La rieducazione e la ttorizzazione nelle amiotrofie spinali. Riv Ital Ortop Traumatol Ped 7/2: 263–267

Ferrari A (1992) Analisi clinica e progetto terapeutico. „Tecniche ortopediche verso il 2000".Tagung, 10. Kongr. F.I.O.T.O., Bologna, S 77–83

Ferrari A, Lodesani M (1992) Considerazioni sull'impiego delle ortesi. Gior Ital Med Riab 6: 298–302

Ferrari A, Cioni, G (1993) Paralisi Cerebrali infantili: storia naturale e orientamenti riabilitativi. Edizioni del Cerro

Ferrari A (1995) Paralisi Cerebrale Infantile: viaggio intorno al problema della classificazione. Gior Neuropsichiatria Età Evolutiva 15/3: 191–205

Levi G (1982) Incorporazione e interiorizzione delle protesi nella riabilitazione in età evolutiva. I CARE 7/2

Nora M, Ferrari A (1993) Indicazioni all'uso delle ortesi nelle malattie neuromuscolari. Rivista Ital Neuroscienze 2: 25–30

Sabbadini G, Pierro MM, Ferrari A (1982) La riabilitazione in età evolutiva. Bulzoni, Rom

20 Orthesenindikationen der klinischen Hauptformen

Adriano Ferrari, Manuela Lodesani, Simonetta Muzzini

20.1 Einführung

Bei der IZP führt das geschädigte ZNS zu einer pathologischen Motorik, die zunehmend die Spannung und die Länge der Muskeln, den Gelenkausschlag zur Ausführung der einzelnen Bewegungen und die rheologischen Eigenschaften des Muskel-Knochen-Apparates verändert. Da die Entwicklung des Anpassungsverhaltens (d. h. der Person-Umwelt-Anpassung) über die Organisation des ZNS erfolgt, benötigt das ZNS für eine „optimale" Anpassung auch „optimale" Bedingungen in der Peripherie (z. B. afferente Informationen der Sinnesorgane, afferente Bewegungsmöglichkeiten der Extremitäten). Sind, wie bei der IZP, diese notwendigen Voraussetzungen nicht gegeben, so kann es dazu kommen, daß sich das ZNS nicht seinen potentiell verfügbaren Möglichkeiten entsprechend entwickeln wird. Durch die ständige Wechselwirkung zwischen ZNS und Peripherie kommt es dann im Laufe der individuellen Entwicklung zu den sich gegenseitig beeinflussenden Störungen, die wir bei der IZP vorfinden.

Die Orthesen fügen sich in diese reziproke Wechselwirkung zwischen ZNS und Bewegungsapparat ein. Sie sind imstande, nicht nur als Instrumente der *peripheren*, sondern vor allem der *zentralen Fazilitation* die Arbeitsweise des ZNS zu beeinflußen.

Durch Gelenkeinschränkung können die Orthesen die ungenügende, überschießende, verzerrte oder falsche Bewegung verstärken, ersetzen, verhindern oder aufhalten.

Ziele der Orthesenanwendung
In der IZP hat die *Orthesenanwendung* verschiedene *Ziele*:
- Aufhalten eines Defizits (z. B. die verminderte Stützreaktion der hypoposturalen Formen und die chirurgische Überkorrektur der Achillessehne);

- einer muskulären Dysbalance entgegenwirken (z. B. dynamischer Spitzfuß aus einer Kokontraktion oder durch gesteigerte Reaktion auf Dehnung);
- Vereinfachung einer Handlung, in der die gleichzeitige Kontrolle über mehrere Ebenen der Bewegung schwierig ist;
- Verminderung der antigravitären Reaktion in Extension;
- Aufnehmen von Hyperkinesie.

Voraussetzungen bei der Orthesenwahl
Bei der Wahl der Orthese müssen folgende Aspekte im Vorfeld geklärt werden:
- die klinische Form; wir benutzen die Klassifikation, die von unserer Gruppe ausgearbeitet wurde (s. Kap. 5);
- der mögliche Entwicklungsverlauf der Zerebralparese (spontane Entwicklung);
- das vorwiegende Problem, das die statischen oder dynamischen antigravitären Muster beeinflußt;
- die bestmögliche Orthesenlösung mit der geringsten Einschränkung des Nutzens.

Ziele der Inhibitionsgipse
In der Geschichte der IZP gingen dem Gebrauch der Orthesen die *Inhibitionsgipse* voraus, denen man eine 3 fache Aufgabe zuschrieb:
- die Spastizität in einem bestimmten Bereich zu inhibieren, meist im oberen Sprunggelenk;
- die Deformität aufzuhalten oder ihr entgegenzuwirken;
- die antigravitäre Reaktion zu unterstützen.

Längsschnittbeobachtungen haben gezeigt, daß der Gips keine stabile Lösung darstellen konnte. Er konnte zwar für die Zeit, in der er getragen wurde, eine bedeutende Inhibition oder Unterstützung bieten, sein Vorteil war jedoch zeitlich begrenzt und konnte in keinem Fall das Fortschreiten der Deformitäten verhindern.

▶ Der Gebrauch der *funktionellen Gipse* ist zeitlich beschränkt und hat einen ausschließlich inhibitorischen Effekt in besonderen Phasen der Entwicklung der Lokomotion (z. B. zu Beginn des Gehen- und Stehenlernens) und muß dann durch Orthesen ersetzt werden.

20.2
Orthesen bei Tetraplegie mit vertikaler Antigravität

20.2.1
Statische Schienen

Vor allem bei Tetraplegiepatienten mit vertikaler Antigravität ist die Anwendung von Orthesen mit statischer Funktion angebracht, um dem Kind das Einhalten der Entwicklungsstufen (Appuntamenti) zu ermöglichen (s. Abb. 20.1 und 20.2).

Rumpf-Oberschenkel-Unterschenkel-Fußschienen oder *Oberschenkel-Fußschienen* können eine Alternative zu den herkömmlichen statischen Apparaten sein, die nur sehr geringe Veränderungsmöglichkeiten zulassen und von den kleinen Patienten oft als wahre Gefängnisse empfunden werden.

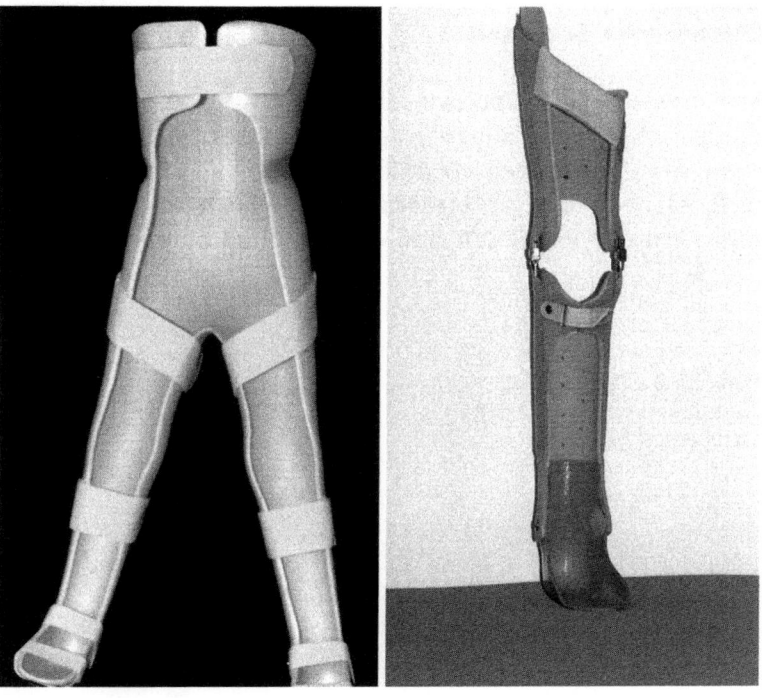

Abb. 20.1. (*links*) Schienen mit statischer Funktion, Rumpf-Oberschenkel-Unterschenkel-Fußschiene (Centro Ortopedico Emiliano Reggio Emilia)

Abb. 20.2. (*rechts*) Schienen mit statischer Funktion, Oberschenkel-Fußschiene (Centro Ortopedico Emiliano)

Die Verwendung einer hohen Schiene ermöglicht eine aufrechte Haltung und Bewegungsfreiheit der oberen Extremitäten für Manipulationsaufgaben; vorausgesetzt, daß die Position so abgegrenzt und geschützt wie möglich ist und dem Kind Sicherheit vermittelt.

Wir schlagen Oberschenkel-Unterschenkel-Fußschienen oder Rumpf-Oberschenkel-Unterschenkel-Fußschienen vor, die am oberen Sprunggelenk je nach Längenwachstum zur Verlängerung verstellbar sind und am Knie ein Bügel- oder Fallscharnier haben, damit dem Patienten das Sitzen ermöglicht wird. Die hohen Schienen mit statischer Funktion haben gleichzeitig auch einen vereinfachenden Effekt, da das Kind weniger Gelenkebenen kontrollieren muß. Man benutzt sie für die aufrechte Haltung des Patienten, wenn seine Stützreaktion schnell erschöpfbar ist und die Aufrechte nicht lange genug gehalten werden kann.

Wir ziehen diese Orthesen dem *Stehbrett* vor, da sie dem Kind eine bessere Körperintegration und eine differenzierte kognitive Abbildung seiner Segmente vermitteln.

20.2.2
Dynamische Schienen

Die *dynamische Abduktionsschiene* (s. Abb. 20.3) wird nach der Adduktorentenotomie angewendet oder in der Phase, die der Strukturierung der Adduktorenretraktion vorausgeht, wenn die Adduktoreninterferenz von den antigravitären Aufgaben ausgelöst wird und das Einhalten der Vertikalen und das Gangbild behindert.

Abb. 20.3. Dynamische Abduktionsschiene (Centro Ortopedico Emiliano)

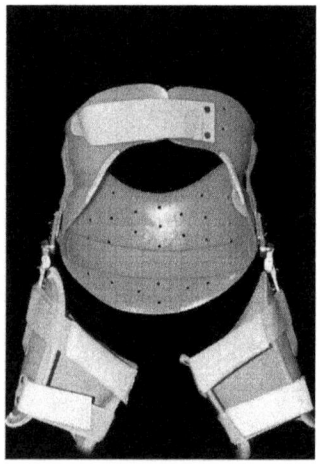

Die Schiene (in der Hüfte frei für Flexion und Extension bzw. gesperrt für Adduktion) stabilisiert das Becken und gestattet eine Abduktion, die ausreichend für die Erhaltung eines ausgewogenen statischen Gleichgewichts ist. In den Formen mit hypoposturaler Komponente kann die dynamische Abduktionsschiene eine Verminderung der Stützreaktion bewirken und damit das Auslösen der Anpassungsspastizität innerhalb des antigravitären Musters in Extension-Adduktion verhindern. Hier verwenden wir die dynamische Abduktionsschiene zusammen mit vorgefertigten oder maßgeschneiderten *Unterschenkel-Fußschienen*, die das obere Sprunggelenk auf Sagittal- und Frontalebene stabilisieren und die Beugetendenz der Knie sowie die Valgopronation der Füße begrenzen (s. Abb. 20.4).

Stabilisierung der Sitzhaltung. Die dynamische Abduktionsschiene kann auch zur Stabilisierung der Sitzhaltung eingesetzt werden: Sie fazilitiert die Rumpfkontrolle, die ausgewogene Gewichtsverteilung auf Beine und Oberschenkel sowie die Achseneinstellung der unteren Extremitäten. Man begünstigt die Haltung mit Aufrichtung anstatt der Kyphose, was auch die Funktion der Telerezeptoren (Sehen, Gehör) und das Gesamtverhalten in bezug auf die Umwelt deutlich verbessert. Hier kann auf die Erfahrung schwedischer Autoren (Knutson u. Clark 1991) hingewiesen werden, die auch bei nicht gehenden Kindern die dynamischen Abduktionsschienen zur reinen Stabilisation der Sitzhaltung empfehlen.

Unterstützung der Gehfähigkeit. Mit der dynamischen Abduktionsschiene können Versuche gemacht werden, bei vorwiegend hypopost-

Abb. 20.4. Unterschenkel-Fußschiene (Centro Ortopedico Emiliano)

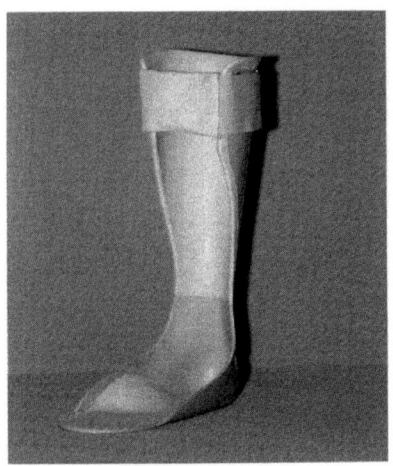

uralen Kindern das Gehen zu erhalten. Die Schiene verbessert die Stabilität der Einbeinbelastung und verringert die Interferenz der Innenrotation-Adduktion der unteren Extremitäten.

Größeren Schwierigkeiten begegnen wir bei Kindern, bei denen die Spastizität überwiegt, da es schwierig ist, das vorherrschende Muster in Flexion-Adduktion mit den Zwangseinschränkungen der Orthesen in Übereinstimmung zu bringen.

20.3
Orthesen bei Diplegie

In der Klassifikation von Ferrari et al. (s. Kap. 5) haben wir folgende *gemeinsame Eigenschaften* der Diplegieformen konstatiert:
- Schwierigkeiten, die Aktionsgeneratoren zu kontrollieren;
- Schwierigkeiten, den Bewegungsfluß zu unterbrechen, um die Bewegung zu segmentieren und zu isolieren;
- Schwierigkeiten, die oberen und unteren Extremitäten zu koordinieren;
- Schwierigkeiten, Richtung und Geschwindigkeit des Gehens zu ändern.

Die Eigenschaften kommen in unterschiedlicher Ausprägung je nach Form der Diplegie zum Ausdruck. Sie bedingen die funktionelle Entwicklung und die spezifischen Anpassungsfähigkeiten. Neben den genannten Schwierigkeiten haben auch das Vorhandensein von hypoposturalen Elementen und Wahrnehmungsstörungen Einfluß auf die Entwicklungsmöglichkeiten.

Manche diplegische Kinder sind nicht in der Lage, antigravitäre Muskelarbeit zu leisten, um eine stabile Sitzhaltung, ein ausgeglichenes, sicheres und dauerhaftes Stehen oder ein längeres Gehen ohne Ermüdung zu erreichen. Sie neigen dazu, langsam die antigravitäre Haltung zu verlieren, nur kurze Strecken zu gehen und frühzeitig zu ermüden; sie kontrahieren maximal, aber nur kurzfristig und funktionell wenig effektiv.

Andere Kinder zeigen typische Schwierigkeiten im Bereich der Wahrnehmung, Emotion und Intention. Es sind Kinder, die:
- Angst haben, auf einem Hocker ohne Lehne zu sitzen oder allein und frei mitten im Raum zu stehen;
- nur gehen, wenn jemand mit ihnen geht;
- emotional von Unsicherheit, Unbehagen, Angst und dem Bedürfnis nach einem Hilfs-Ich beherrscht sind.

Die Probleme können vor allem die Formen der Diplegie verstärken, bei denen die Patienten Stützen für die oberen Extremitäten brauchen. Die Anwendung der Orthesen hat hier den Vorteil des äußeren

Schutzes, der den Zugang zum antigravitären Verhalten fazilitiert, es weniger mühsam und leichter kontrollierbar macht.

Patienten mit Formen der Diplegie, die ohne Armstützen gehen können, wenden häufig Beschleunigungsstrategien an, was eigentlich eine Kontraindikation für Orthesen wäre: Tatsächlich stellen die Orthesen in einigen Phasen der Entwicklung (die ersten Schritte, Übergang vom Gehen mit Stützen zum freien Gehen) eine gezielte Wahl dar.

Ortheseindikationen
Bei Kindern mit Diplegien werden (im Unterschied zu den Tetraplegieformen) die Orthesen vorwiegend dynamisch genutzt. Sie können eingesetzt werden:
- zur Reduzierung der Bewegungsebenen, die gleichzeitig kontrolliert werden müssen;
- zur Fazilitation der Kontrolle über die freien Gelenke;
- zur Wahrnehmungsfazilitation (bei Wahrnehmungsstörungen);
- zur Korrektur oder Kompensation eines relativen Defizits (Orthese für den Spitzfuß der Hebephase);
- zur Vergrößerung der Ausdauer und Verringerung der Ermüdbarkeit;
- zum Aufhalten von Deformitäten des Fußes und um zu vermeiden, daß sie sich auf das Knie übertragen.

Auf dem Niveau der Gelenke der unteren Extremitäten können folgende Muster durch Orthesen beeinflußt werden:
- dynamische Adduktoreninterferenz (dynamische Abduktionsschiene);
- gebeugte Knie oder Genu recurvatum (Knöchelschienen, Schuhe, Knieschiene);
- Fuß in Valgopronation oder Varosupination (Schuhe, Knöchelschienen).

▶ Die Orthesen werden nach dem *Kriterium der minimal notwendigen Einschränkung* für das zu erzielende Resultat gewählt.

20.3.1
Dynamische Schienen

Wie bei den Tetraparesen kann auch hier in der Phase des Gehenlernens die Adduktoreninterferenz geschwächt werden, die das Vorbewegen des Rumpfes verhindert, die Standbasis verkleinert und die Länge des vorderen Schritts einschränkt. Die *dynamische Abduktionsschiene* kann entweder nach der Adduktorentenotomie oder vorher eingesetzt werden, wenn sich noch keine Muskel-Sehnen-Retraktion entwickelt hat. Die dynamische Abduktionsschiene läßt eine dynamische und stabile Fazilitation der Abduktion zu.

20.3.2
Oberschenkel-Unterschenkel-Fußschienen

Die *Oberschenkel-Unterschenkel-Fußschiene* umschließt das obere Sprunggelenk und das Knie (s. Abb. 20.5). Sie kann am Knie beweglich, frei oder mit vorderem bzw. hinterem Bügel versehen sein und auch am oberen Sprunggelenk Bewegungsfreiheit zulassen.

Hypoposturalität. Wir verwenden sie vor allem bei den hypoposturalen Formen, wenn es sich entweder um ein statisches Bewegungsmuster mit der Tendenz zur Kniebeugung handelt, oder um ein dynamisches Muster mit Flexion-Adduktion der Oberschenkel, Flexion-Valgusstellung der Knie und Valgopronation der Füße.

Kniedeformität. Die Schienen wurden auch eingesetzt, wenn neben dem zentralen Problem eine Deformität in Varus- oder Valgusstellung der Knie vorhanden ist (das Kniegelenk der Schiene muß frei sein).

Abb. 20.5. Oberschenkel-Unterschenkel-Fußschiene (Centro Ortopedico Emiliano)

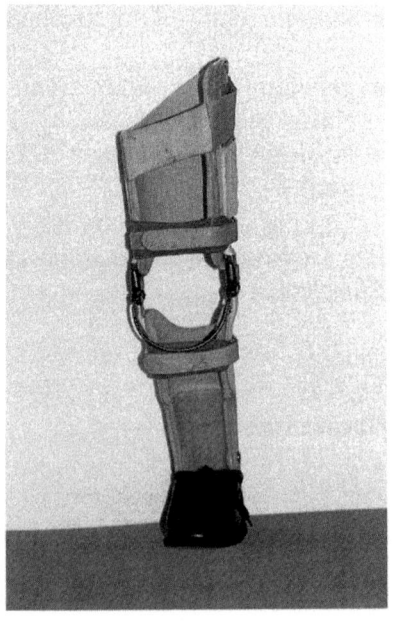

Hier ist es vorteilhaft, wenn die Schiene schon sehr früh, d. h. schon bei der Vorbereitung des Stehens und Gehens, angelegt wird.

Gesteigerte Dehnungsreaktion. Eine weitere Indikation besteht in den Fällen, die nach einer Operation der sekundären Deformitäten eine gesteigerte Dehnungsreaktion zulasten der Beugemuskulatur der Knie und des M. triceps surae zeigen. Hier übernehmen die Orthesen die Rolle der Inhibition und Vereinfachung durch die Verminderung der Gelenkebenen, die der Bewegung zur Verfügung stehen. Sie bewirken sozusagen eine „Zähmung" der Spastizität. Am häufigsten läßt sich das bei diplegischen Kindern beobachten, die sehr lange und schnell krabbeln und daher Beugekontrakturen entwickeln, bevor sie überhaupt in die Vertikale kommen, d. h. zum aufrechten Stehen.

Unzureichende Stützreaktion. In manchen Fällen wird die Orthese erst nach dem Erreichen der Fähigkeit zum Stehen und Gehen eingesetzt, wenn sich deutlich eine unzureichende Stützreaktion zeigt.

Korrektur der Kniebeugung. Wir raten zu ihrem Einsatz auch nach der chirurgischen Korrektur von Kniekontrakturen, wenn die Rekrutierung des M. triceps surae und des M. quadriceps sehr schwach ist. Im allgemeinen sieht man bei den Kindern den Patellahochstand, eine hypotrophe Wade (die Sehne kann verlängert sein oder nicht) und eine dünne Achillessehne.

20.3.3
Unterschenkel-Fußschienen

Die vorgefertigten Schienen aus Polypropylen oder Nylon, bekannt als *AFO (ankle foot orthoses)*, wurden um das Jahr 1960 eingeführt, aber ihre Anwendung im Bereich der IZP begann erst im Laufe der 70er Jahre in den angelsächsischen Ländern (s. Abb. 20.6). Zweck war die Ausrichtung des Sprungbeins und die Inhibition der Spastizität, Ziele, die man vorher mit den *Inhibitionsgipsen* erreichen wollte.

Die amerikanischen Autoren Butler und Nene (1991) und Hylton (1989) geben folgende Indikationen für AFOs an (s. Abb. 20.7 und 20.8):
- Fußdeformitäten vorbeugen,
- einen geeigneten Halt für die artikuläre und mechanische Ausrichtung schaffen,
- einen angepaßten Gelenkausschlag erreichen durch das Einhalten der Plantarflexion bei einem Spitzfuß oder der Dorsalflexion des

Abb. 20.6. Unterschenkel-Fußschienen (AFO; Centro Ortopedico Emiliano)

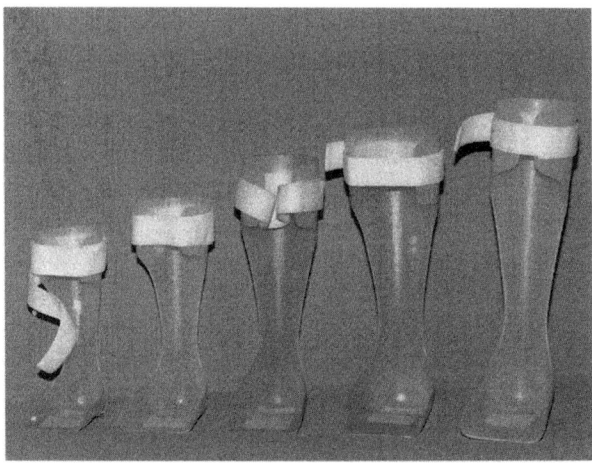

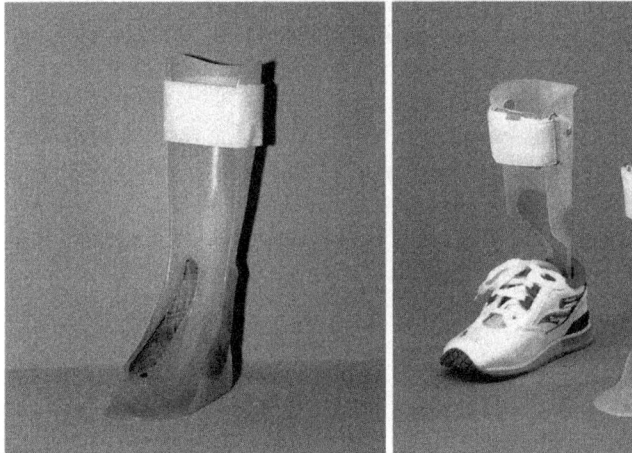

Abb. 20.7. (*links*) Unterschenkel-Fußorthese (Centro Ortopedico Emiliano)
Abb. 20.8. (*rechts*) Unterschenkel-Fußorthese mit Schuh (Werkstätte Rizzoli Bologna)

oberen Sprunggelenks beim Gehen im Beugemuster (das sog. „pattern in crouch gait").
Neben der AFO sind auch gegliederte Orthesen ausprobiert worden mit dem Ziel,
- die Haltung und das Gangmuster zu verbessern durch eine verstärkte statische Stabilität des Standbeins und eine Unterstützung der Aufsetzsequenz „Ferse-Spitze";
- es dem Patienten und dem Therapeuten zu ermöglichen, die Aufmerksamkeit nur auf die Kontrolle von Hüft- und Kniegelenk zu

konzentrieren, da das obere Sprunggelenk von der Orthese kontrolliert wird.
Die AFOs werden für folgende statische und dynamische Bewegungsmuster empfohlen:
- das Genu recurvatum in der Belastungsphase und
- das Gehen mit gebeugtem Knie und dorsalgebeugtem Fuß.

Butler und Nene (1991) und Hylton (1989) definieren detailliert die Gangschemata, differenzieren aber nicht in ausreichendem Maße zwischen den klinischen Formen der IZP, bei denen sie vorkommen.

Wir sind der Meinung, daß die Orthesen verschiedene Aufgaben übernehmen können, die nicht allein mit der Wirkung am Segment beschreibbar sind, sondern darüber hinaus mit den Auswirkungen auf die Gesamtorganisation der Funktion. Wir unterscheiden daher Orthesen:
- des Kontrasts,
- der Einhaltung,
- der Vereinfachung,
- der Fazilitation.

In unserer Gruppe haben wir verschiedene Arten von *Unterschenkelschienen* verwendet, die im folgenden kurz beschrieben werden.

20.3.4
Vorgefertigte Unterschenkel-Fußschienen

Es handelt sich um *vorgefertigte* oder *maßangefertigte Schienen*, die an das Segment des Patienten angepaßt werden. Ihr Einsatz kann sich in der Anfangsphase des Stehens und Gehens als nützlich erweisen, um:
- der Tendenz des Belastungsspitzfußes *entgegenzuwirken*;
- die Tendenz zur Valgopronation *aufzuhalten*, die häufig auftritt, wenn der Spitzfuß nachgibt;
- den Druck ins Recurvatum zu *kompensieren*, das in der vollen Belastungsphase erscheint.

Zugleich können die Orthesen auch die Rolle der *Vereinfachung* übernehmen, da sie den Gelenkausschlag im oberen Sprunggelenk einschränken: das ist besonders bei den IZP-Formen von Vorteil, in denen die Muskelrekrutierung in Bein und Fuß sehr stark ist (z. B. bei den distalen Diplegien).

Bei den Formen mit Wahrnehmungsstörungen übernehmen die Orthesen durch die Einschränkung des oberen Sprunggelenks die Rolle einer echten *Fazilitation*. In einigen Fällen erlauben sie ein Gehen ohne Armstützen.

Die Unterschenkel-Fußschiene verbessert die Stabilität, Ausdauer und Stützreaktion und vermindert damit die Anstrengung und Erschöpfbarkeit.

20.3.5
Steife Unterschenkel-Fußschienen nach Gipsabdruck

Die Orthesen können aus Polypropylen, Extruse oder Polyäthylen hergestellt sein. Sie sind im oberen Sprunggelenk steif und haben einen freien Vorfuß (s. Abb. 20.9).

Wir verwenden sie bei den IZP-Formen mit:
- einem bedeutenden Belastungsspitzfuß, der mit den vorgefertigten Schienen nicht kontrolliert werden kann;
- Wahrnehmungsstörungen;
- notwendigem Einsatz von Armstützen (speziell bei Diplegien);
- einem Gangschema mit gebeugten Knien.

Das Gangschema mit gebeugten Knien ist bei den hypoposturalen Formen eine Folge der primitiven Insuffizienz des M. triceps surae, in den anderen Fällen eine Folge sekundärer Trizepsinsuffizienz nach einer chirurgischen Überverlängerung der Achillessehne. Der Zustand kann schon 4 bis 5 Monate nach der Gipsabnahme oder später durch das Längenwachstum auftreten.

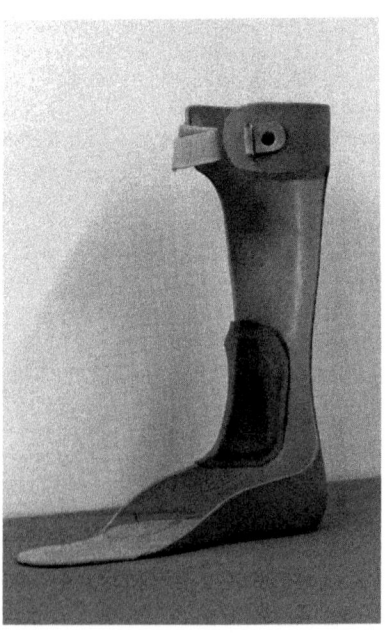

Abb. 20.9. Steife Unterschenkel-Fußschiene nach Gipsabdruck (Centro Ortopedico Emiliano)

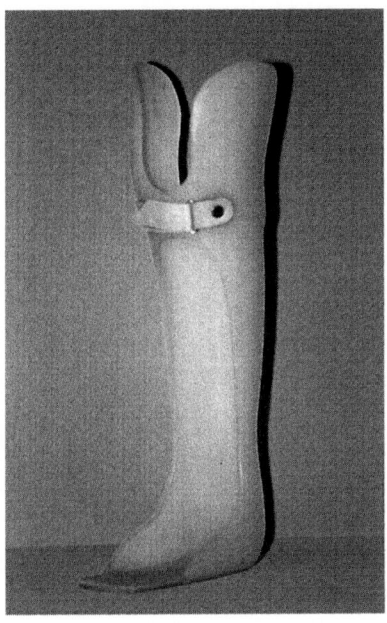

Abb. 20.10. Steife Unterschenkel-Fußschiene nach Gipsabdruck, seitlich verlängert bis über die Kondülen (Centro Ortopedico Emiliano)

Die Insuffizienz des M. triceps surae und die fortschreitende Tendenz zur Kniebeugung stellen Risikofaktoren für die Entwicklung einer Beugemuskelkontraktur der Knie dar, der man durch eine frühzeitige Schienenversorgung nach dem chirurgischen Eingriff vorbeugen kann.

Außerdem haben die Schienen die Aufgabe, die Deformität des Fußes in Valgopronation aufzuhalten.

Wenn die Knie stark in Valgusposition gedrückt werden (frontale Instabilität), kann die Schiene seitlich bis über die Kondülen, (aber vorne unter der Patella endend) verlängert werden (s. Abb. 20.10).

20.3.6
Bewegliche Unterschenkel-Fußschienen nach Gipsabdruck

Im Unterschied zu den vorhergehenden Schienen lassen die *beweglichen Unterschenkel-Fußschienen* am oberen Sprunggelenk durch eine Überlappung der Materialien sowohl die Längeneinstellung je nach Wachstum als auch die Einstellung der Winkelöffnung im oberen Sprunggelenk zu (s. Abb. 20.11). Die Winkeleinstellung ist wichtig, da nur mit dem genauen Gelenkausschlag eine ausgewogene statische Ausrichtung erhalten werden kann, in der weder die Dorsalflexion nachgibt, der Spitzfuß zu stark belastet wird, noch das Knie ins Re-

Abb. 20.11. Bewegliche Unterschenkelfußschiene nach Gipsabdruck (Centro Ortopedico Emiliano)

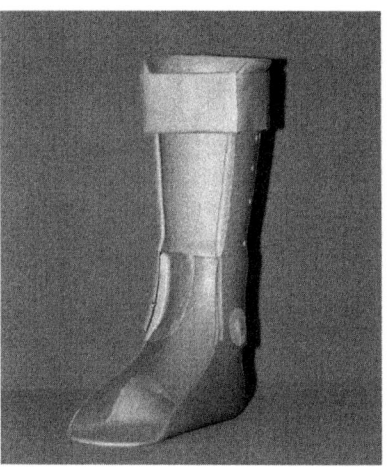

curvatum drücken kann. Das Ergebnis ist ein flüssiges und ausgeglichenes Gangschema.

Diese Überlegungen führen in der Praxis jedoch zu manchen Problemen, da es sich als äußerst schwierig erwiesen hat, den günstigsten Gelenkausschlag auszuwählen. Zu große Gelenkfreiheit hat oft die Kontrolle erschwert, anstatt das Muster zu verbessern.

20.3.7
Knöchelschienen in doppelter Spirale

Man fertigt die Knöchelschienen aus Polypropylen oder Extruse auf Gipsabdruck (s. Abb. 20.12). Sie bieten ein gutes Einhalten der Deformitäten in Valgopronation oder Varosupination und kompensieren gleichzeitig den Spitzfuß in der Hebephase.

Abb. 20.12. Knöchelschiene in doppelter Spirale (Centro Ortopedico Emiliano)

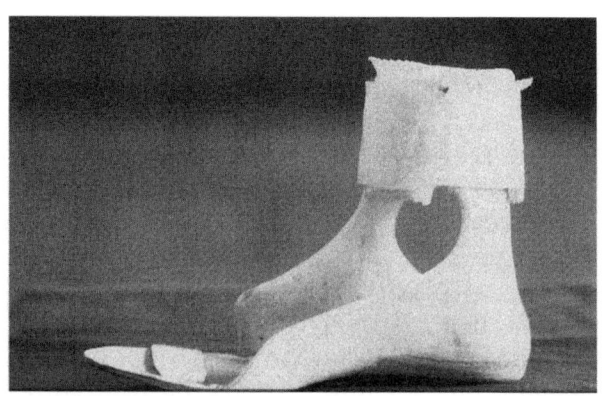

Man kann sie leicht im Innern der Schuhe verstecken, was natürlich ästhetische Vorteile hat und die Annahme durch den Patienten und die Eltern deutlich erleichtert.

20.3.8
Die großen Apparate

Die großen Apparate (s. Abb. 20.13) werden als Extremwahl bei Kindern verwendet, die schon mit Unterstützung gehen bzw. besonders stark dazu motiviert sind, jedoch gleichzeitig eine ausgeprägte Beckeninstabilität bei Einbeinbelastung und deutliche Adduktoreninterferenz mit Innenrotation aufweisen. Ein anderer Einsatz ist bei Patienten gegeben, die große Schwierigkeiten in der Kontrolle der reziproken Bewegungen der Oberschenkel und eine ausgeprägte Hypoposturalität haben, die mit einfacheren Schienen nicht zu kompensieren ist. Ihre Anwendung ist meist auf das therapeutische Setting beschränkt.

Abb. 20.13. Großer Apparat
(Centro Ortopedico Emiliano)

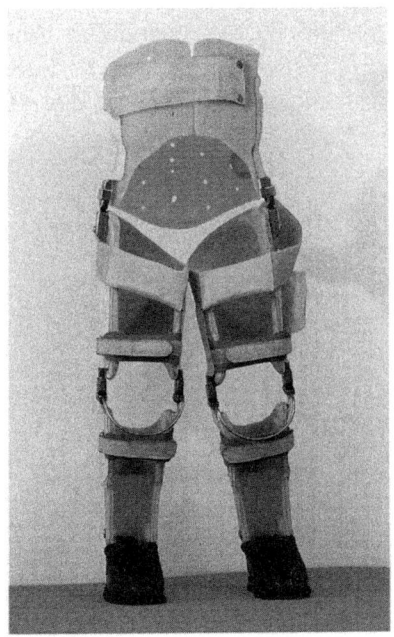

20.4
Orthesen bei Hemiplegie

Die Hauptprobleme der Hemiplegie, die mit Orthesen gelöst werden können, betreffen den Fuß und das Knie. Am *Fuß* können folgende Probleme beobachtet werden:
- Spitzfuß:
  □ funktionell,
  □ während der Belastung,
  □ während der Anhebung des Fußes,
  □ beim Abstoß;
- Valgopronation;
- Varosupination.

Am *Knie* beobachten wir:
- Kniebeugung;
- Genu recurvatum.

Beim Spitzfuß muß vor allem die Beinverkürzung beachtet werden. Der Spitzfuß kann eine Kompensation der Verkürzung des plegischen Beins sein: er zeigt sich dann in der vollen Belastungsphase mehr als bei der Kontaktnahme oder in der Hebephase.

Spitzfuß der Hebephase. Der Spitzfuß der Hebephase kann das Vorbringen des Beins und das Überschreiten der Vertikalen verhindern (s. Abb. 20.14). Hier kann eine maßgefertigte leichte Orthese aus Polypropylen über die ganze Fußsohle verwendet werden, deren Aufgabe nur die Unterstützung des Gewichts des Fußsegmentes ist. Sie kann

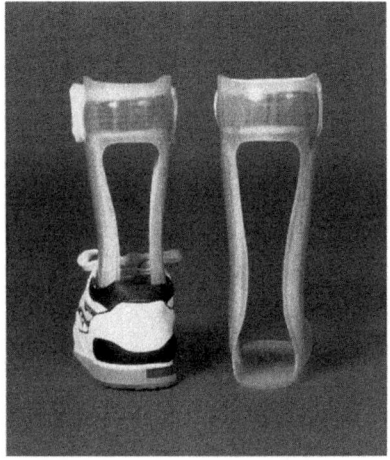

Abb. 20.14. Orthese bei Hemiplegie, zur Verbesserung des Spitzfußes der Hebephase (Werkstätte Rizzoli Bologna)

eventuell auch die Tendenz zur Valgopronation bei Belastung einschränken.

Belastungsspitzfuß. Beim Belastungsspitzfuß (wenn der Längenunterschied nicht mehr als 1 cm beträgt), müssen die Orthesen steifer, weniger flexibel und am Unterschenkel höher sein, aber den Vorfuß für die Stoßphase freilassen.

Wenn eine abnorme Reaktion auf die Dehnung zu beobachten ist, kann es nützlich sein, in der Orthese ein hinteres Fenster auszuschneiden, um nicht Druck auf den Muskelbauch des M. trizeps auszuüben, was ihn aktivieren könnte (s. Abb. 20.15).

Bei kleinen Kindern genügt eine leichte Schiene aus Polypropylen zur Verhinderung des Belastungsspitzfußes in den ersten Phasen des Gehenlernens.

Stoßspitzfuß. Der Stoßspitzfuß wird meist nicht korrigiert, da er funktionell von Nutzen ist.

Valgopronation. Die Valgopronation kann mit gut umschließenden Einlagen kontrolliert werden. Ist sie mit einem Spitzfuß verbunden, wird die korrigierende Einlage in die Orthese integriert.

Varosupination. Die Varosupination ist eine Folge der überwiegenden Kraft des M. tibialis posterior ohne Retraktion. Man kann ihr durch Doppelspiral-Orthesen entgegenwirken, die aus leichtem Material

Abb. 20.15. Orthese bei Hemiplegie, zur Verbesserung des Belastungsspitzfußes (Centro Ortopedico Emiliano)

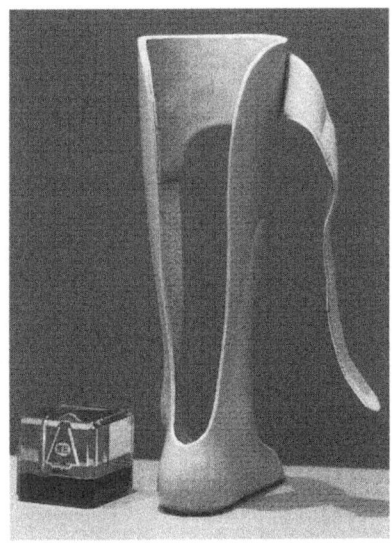

Abb. 20.16. Orthese bei der Hemiplegie, zur Verbesserung der Varosupination (Centro Ortopedico Emiliano)

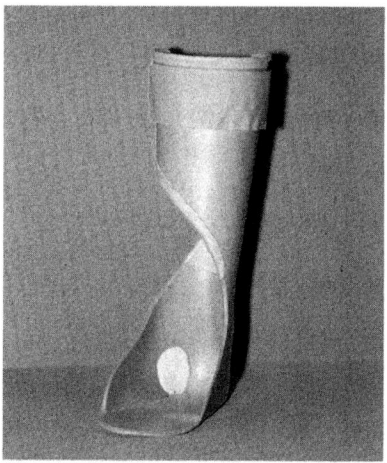

(Extruse) angefertigt sind und außer der Varosupination des Vorfußes auch die Varusstellung des Rückfußes und den Spitzfuß der Hebephase korrigieren (s. Abb. 20.16).

Bei den Hemidystonien werden auch hohe Orthesen in einfacher Spirale verwendet, in denen die dorthin geleiteten Hyperkinesien erlöschen, so daß auch die Synkinesien der oberen Extremität schwächer werden.

Kniebeugehaltung. Bei der *Kniebeugehaltung* muß zuerst geprüft werden, ob sie von einer Retraktion des M. triceps surae abhängig ist. Wenn dies der Fall ist, löst sich das Problem der Kniebeugung mit der Korrektur des Spitzfußes (abhängig von der Komponente des M. soleus und M. gastrocnemius im M. triceps).

Genu recurvatum. Das *Genu recurvatum* ist zum Großteil an eine anfängliche Spannung des M. triceps gebunden, die sich in der vollen Belastungsphase mit einer Überbelastung des Knies löst und es überstreckt. In manchen Fällen ist es ein Teil des Gesamtmusters, vor allem bei den angeborenen Hemiplegien. Wenn das Genu recurvatum mit einem Spitzfuß der Hebephase verbunden ist, kann man eine kurze Orthese verwenden, eventuell zusammen mit der Absatzerhöhung am Schuh.

Literaturverzeichnis

Berruti MS, Mancini M (1993) Stabilizzatore dinamico dell'anca. TOI 21: 18–25
Bobath B, Bobath K (1976) Lo sviluppo motorio nei diversi tipi di paralisi cerebrale. Gia Ghedini, Mailand

Butler PB, Nene AV (1991) The biomechanics of fixed ankle foot orthoses and their potential in the management of cerebral palsied children. Physiotherapy 77: 81–88

Butler PB, Thompson NT, Major RE (1992) Improvement in walking performance of children with cerebral palsy: preliminar results. Dev Med Child Neur 34: 567–576

Ferrari A, Lodesani M, Muzzini S (1993) Schede illustrative delle forme piu frequenti di paralisi cerebrale infantile. Paralisi cerebrale infantile – Storia naturale e orientamenti riabilitative. Edizioni del Cerro, S 49–72

Gage J (1991) Gait analysis in cerebral palsy. McKlein

Grenier A (1974) Mini appareil correcteur de marche. Cahier du cercle de documentation et d'information, no. 59

Hylton NM (1989) Postural and functional impact of dynamic AFOs and Fos in a pediatric population. J Prosth Orth 2 (1): 40–53

Knutson LM, Clark DE (1991) Orthotic devices for ambulation in children with cerebral palsy and myelomeningocele. Physical Therapy 71 (12): 947–960

Kurtz LA, Sculls A (1993) Rehabilitation for developmental disabilities. Ped Cl North Am 40 (3): 629–643

Myhr U, Von Wendt L (1991) Improvement of functional sitting position for children with cerebral palsy. Dev Med Child Neur 33: 246–256

Myhr U, Von Wendt L (1993) Influence of different sitting position and abduction orthoses on leg muscle activity in children with cerebral palsy. Dev Med Child Neur 35: 870–880

Sachverzeichnis

A

AACP (Amerikanische Akademie für Zerebralparesen) 5
Absicht/Absichtlichkeiten, Klassifikationsbewertung 46, 49, 68
- Berücksichtigung von Wahrnehmung und Absicht in der Rehabilitation 69, 70
- Verhältnis Wahrnhemung und Absicht 70
absichtsvolles Handeln, angepaßte Beobachtungstechniken 200
Abwehr, Intentionslähmung als Möglichkeit 61
„acuity-cards"-Technik, Sehschärfenuntersuchung 152–154
- Anwendung 154
- Sehschwelle 153
Aggressivität und Klageverhalten 310
Agnosie 54, 162, 185
- angeborene visuelle 185
- klinische Symptome 162
- Rindenblindheit 185
- Simultanagnosie, Definition 192
Amyotrophie, spinale 3
Anamnese 383
Aneignung 31, 34, 57, 58, 270
- Definition 57
- Strategie 34
- Therapiefortschritte 57
- als Therapieziel 31
- Zeitpunkt 34
Aneignungsfähigkeit 270
Anpassung, kognitive 173
Anpassungsfähigkeit an die Umwelt 39, 42

Anpassungsfunktionen, Entwicklung 170–172, 177–181
- Diplegie-Patienten 180, 181
- dynamische Organsiation der Unterfunktionen 175
- Einfluß der visuellen Störungen 177
- Fortbewegung, Anpassungsreaktion 177
- moduläre Strukturen 171
- Module und Funktionen 171, 172
- Projektionen der oberen Extremität 172, 173
- – bei der Geburt 172
- – beim Ergreifen eines Gegenstandes (kognitive Anpassung) 173
Antigravität, horizontale, Tetraparese 81
apostural Form, IZP 73–75
- Abwehrmuster in Bewegung 75
- typische Haltung in Rückenlage 74
„appuntamenti"
- Entwicklungsphase 251
- Treffpunkte 24, 28, 29
Apraxie 52, 54, 178, 179
- okulomotorische 178
- Typ *Cogan* 179
Area (Gehirnareale) 265–267
- Area 4 265
- Area 5 266
- Area 6 266
- Area 7 266
Arthrodese, talokalkaneare 343
Asphyxie, neonatale 132–135
- Hypokinesie-Phase 133
- „poor repertoire" 136, 137
- Termingeborene 135
- Übergang „writhing-fidgety" 134

atakische Formen, IZP 11
Athetose/athetotische oder athetoide
  Bewegungen, Dyskinesie 111-113
- Pseudoathetose 112, 113
- Spasmen, athetotische 113
- Tanz, athetotischer 113
athetotische Form, IZP 12
Athrophie 279
Atmung 75, 80
- akinetische Tetraparese,
  Atmungsstörung 80
ATNR, Dyskinesie 122
- ATNR rechts vs. ATNR links 122
Aufnahmestörung, motorische 53
Aufrichtungsmechanismen,
  Dyskinesie 119
Augenerkrankungen, IZP
  (siehe auch Sehschärfe) 52-54, 80,
  81, 157, 178-182, 162
- Augenbewegungsstörungen 157
- Augendyspraxie (siehe Dyspra-
  xie) 52-54, 178-182
- Augenmotorikstörung, akinetische
  Tetraparese 80, 81
- klinische Symptome 162
Ausdrucksfähigkeit, sprachliche 233
Auseinandersetzung, Bereitschaft
  zur 236
„avoiding", Dyskinesie 120

B

Baclophen 274
Balint-Syndrom 181, 182, 190
- angeborenes Syndrom 181
- Augendyspraxie 181
- CCTV 190
ballistische Bewegungen,
  Dyskinesie 109, 110
Bauanweisung 41
Befunderhebung für den Einsatz der
  funktionellen orthopädischen
  Chirurgie 330-337
- Analyse des Bewegungs-
  apparates 332, 333
- Funktionsanalyse 334, 335
- Segmentanalyse 330
- Segmenttherapie 332
- Systemanalyse 333

Behandlungsteam, Beziehungs-
  aspekte 236, 237
Beobachtungstechniken,
  angepaßte 200, 201
- absichtsvolles Handeln 201
- Laut- und Gestenimitation 206
- Motivation 202, 203
- motorische Fähigkeiten 200
Betreuung 58, 316, 317
- Unterschiede zwischen Therapie und
  Betreuung 316
Beugemuster, Dyskinesie 122
Bewegung (siehe auch Motorik) 64, 130
- generalisierte
  (siehe "general movements" 130-138
- sakkadierte 173, 182, 183
- - und Augendyspraxie 183
Bewegungsapparat 272, 325-330, 332
- Befunderhebung, Analyse 332
- Störungen 272
- - Kontraktion 272
- - Retraktion 272
- - spastizitätsbedingte Veränderungen
  (siehe dort) 325-330
Bewegungsgebrauch 50
Bewegungsinhibition, Dyskinesie 117
Bewegungsrepertoir 41, 49-51
- Analyse der Bewegungsmuster 49
- Benutzung 50
- tyrannische Bewegungsmuster 50
- vorhandene 49
- und seine Nutzung 41
Bewegungsstörung, IZP 18-20
- Bewegungsart 19
- Bewegungsziele 19
- zeitliche Dimension 19
Bewegungsverzicht 31
Bewertungskriterien der funktionellen
  Entwicklung 33-44
- Definition 33
- Entwicklungsskalen 34
- Krankheitsbild,
  Vernachlässigung 36
- neurologische 33
- - Muskeltonus 33
- - Reflexologie 33
- Qualität der Lösungsstrategie,
  Vernachlässigung 35
- Therapiebewertung 43
- Veränderungsbewertung 40

Beziehungsaspekte in der Familie und in der Behandlung 231–238, 304, 305, 315, 316
- Anpassungsleistungen 235
- beim Behandlungsteam 236, 237
- Bereitschaft zur Auseinandersetzung 236
- Beziehungsansatz 233
- Beziehungskomplexität 237
- bei der Diagnosemitteilung 304, 305
- bei den Eltern 234
- beim Kind 231–233
- in der Familie 233
- physische Folgen der Erkrankung 232
- bei der Prognosemitteilung 315, 316
- Streitobjekt 236
- Trauerarbeit 235
- Verteidigungslösungen 237
bildgebende Verfahren 128, 129
Blick- und Sehfunktion 174, 175
- bei der Geburt 174
- im 3. Lebensmonat 175
Blickdyspraxie 191
Blicklähmungen 167, 168
- internukleare Paresen 168
- periphere Blickparesen 167
- supranukleäre Blickparesen 167
- zentrale Blickparesen 167
Blindheit 155, 164, 184, 190–194
- kortikale 155
- Rindenblindheit, angeborene 184, 185, 190–194
- – und angeborene visuelle Agnosie 185
- – Rehabilitation von Sehschwäche und Rindenblindheit 190–194
- zentrale 155, 164
Böses, symbolischer Wert 233
Botulinus-Toxin 274, 326
Brechungsfehler (siehe auch Sehschärfe) 164

C

„Cado-cado"-Kind 76, 77
CCTV 190

- *Balint*-Syndrom 190
- Einsatz bei Kindern im Schul- und Vorschulalter 190
Chirurgie (*siehe auch* Orthopädie) 330–337
- Diplegie (*siehe dort*) 344–350
- Dyskinesie (*siehe dort*) 353, 354
- Hemiplegie (*siehe dort*) 351–353
- operative Phase 383–387
- präoperative Phase 379–383
- postoperative Behandlung, IZP 387–390
- Tetraplegie (*siehe dort*) 339–344
choreatische Bewegungen, Dyskinesie 110, 111
Cioni, empirische Befunde 139
Cohen 25
Colby, J. 4
„counseling" 304
„cramped-synchronized" GMs 136, 137, 143
Crother, B. 4, 5

D

Dantrolen 274
Definition, IZP 6, 15
Deformität 330, 331, 333, 339–341, 343, 403
- akinetische Tetraparese 80
- Definition 333
- Fußdeformitäten 343, 348
- Hüftdeformitäten (*siehe dort*) 339–341
- Kniedeformitäten 343, 346–348
- obere Gliedmaßen 343
- Orthesen, Vorbeugen von sekundären Deformitäten 403
Denkprozesse, Organisationsstufe 198
„developmental disability", IZP 169
Diagnostik, IZP 36–38, 127, 128, 209, 304, 305, 309
- Beziehungsaspekte bei der Diagnosemitteilung 304, 305
- bildgebende Verfahren 127, 128
- kognitive Entwicklung, Diagnostik und Rehabilitation 209, 210
- funktionelle Untersuchung 38
- instrumentelle Untersuchung 38

- motoskopische Untersuchung 36, 37
- qualitative Untersuchung 37
- Reaktionen auf die Diagnosemitteilung 309
- Sehschärfe (*siehe dort*) 150-153
- Untersuchung spezifischer Funktionen 37
- Verständnis der Diagnose 306

Diplegie, IZP 10, 63, 89-102, 180, 181, 344-350, 420-429
- Anpassungsfunktionen, Diplegiepatienten 180, 181
- chirurgische Indikationen 344-350
- Defintion 344
- "Enger-Rock"-Gang (*siehe dort*) 89, 93-96
- Formen 89-102
- - hypoposturale Formen 349
- Fußdeformitäten 91, 348-350
- - Plattfuß 349
- - Schaukelfuß 350
- - Spitzfußstellung 91, 348, 349
- Genu recurvatum 99, 101
- Gleichgewichtsreaktion 91
- Hüftdeformitäten 345
- Luxation 345
- Orthesen 420-429
- - dynamische Schienen 421
- - die großen Apparate 429
- - Indikationen 421
- - Knöchelschienen in doppelter Spirale 428
- - Oberschenkel-Unterschenkel-Fußschienen (*siehe dort*) 422, 423
- - Unterschenkel-Fußschienen (*siehe dort*) 423-426
- plastische 10
- propulsive Form 89, 90, 92, 93
- Retraktionen 95
- Rizotomie 350
- „Seiltänzer" (*siehe dort*) 89, 96-99, 348
- Veränderung durch chirurgische Eingriffe 92, 99
- „Verwegene" (*siehe dort*) 90, 100-102
- Wahrnehmung 92

Dispraxie 50

Dysgnosie (entziffern) 68
Dyskinesie 55, 108-122, 254
- Athetose (*siehe dort*) 111-113
- Aufrichtungsmechanismen 119
- ballistische Bewegungen 109, 110
- Beckenfehlstellung 353
- chirurgische Indiaktionen 353, 354
- choreatische Bewegungen 110, 111
- Definition 108
- dystonische Bewegungen (*siehe auch* Dystonie) 113, 114
- Fixationsschwankungen 119, 120
- Hyperkinesie (*siehe dort*) 11, 108, 109, 114-116, 406
- Instabilität des Fehlverhaltens 118
- Klassifikation 114
- Konflikte der dyskinetischen Formen 120-122
- - ATNR rechts vs. ATNR links 122
- - „reaching", vs. "avoiding" 120
- - Reaktion des Greifens vs. Reaktion des Loslassens 120, 121
- - Streckmuster vs. Beugemuster 122
- - Stützreaktion vs. Fluchtreaktion 121
- Parasitbewegungen 108
- Pseudoathese 112, 113
- Unfähigkeit
- - zur Bewegungsinhibition 117
- - zur Symmetrisierung 118, 119
- Wahrnehmungsprobleme 122
- Windstoßphänomen 354

Dyspraxie der Augen 52-54, 105, 178-183, 191
- angeborene 178, 179
- *Balint*-Syndrom 181, 182, 190
- Blickdyspraxie 191
- Definition 52
- Diplegie-Patienten, Anpassungsfunktionen 180, 181
- Hemiplegie 105
- Hyperfixation 38, 179, 183
- IZP und Augendyspraxie 179
- Klassifikationsbewertung 52, 53
- konstruktive 179
- und Lähmung (*siehe auch dort*) 54
- Leukomalazie, periventrikuläre 180
- sakkadierte Bewegungen 183
- verbale 179

- Voraussetzungen 52
- im Zusammenhang mit der IZP 53
dystone Form, IZP 11
Dystonie/dystonische
 Bewegungen 113, 114
- Hemiplegie mit Dystonie 107
- Hyperkinesien, dystonische 114
- Spasmus, dystonischer 74

E

elektrophysiologische Techniken,
 Sehschärfenuntersuchung 150, 151
- evozierte Potentiale
 (*siehe dort*) 150, 151
Eltern 51, 234–236, 256
- Beziehungsaspekte 234
- - Elternarbeit 236
- Übergabe
- - der Instrumente an die
 Eltern 256
- - der Strategien an Eltern und
 Erzieher 51
emotionaler Austausch 250, 256
Emotionsregulierung 288
„Enger-Rock"-Gang, Diplegie 89,
 93–96
- Deformitäten, charakteristische 95
- mit orthopädischen Armstützen 94,
 95
- ohne orthopädischen
 Armstützen 95, 96
- Schrittphasen 94
- Veränderung durch chirurgische
 Eingriffe 92
Entwicklung 24, 30, 33–44, 169, 170,
 197–211, 260, 261, 268, 294
- Behandlung der IZP 260, 261
- - als Entwicklung der
 Lähmung 261
- - als Lähmung der Entwick-
 lung 260
- Bewertungskriterien der
 funktionellen Entwicklung 33–44
- Definition 263
- „developmental disability", IZP 169,
 170
- kognitive Entwicklung in den ersten
 Lebensjahren 197–211

- Lähmung als Entwicklung 24
- Lähmung als Entwicklungs-
 prozeß 30
- motorische 68
- natürliche 268
- Skalen der Entwicklung 34, 35
- Spiel und Entwicklung 294
Entwicklungsphase
 (appuntamento) 251
Entwicklungsrückstand 218
- globaler 218
- kognitiver 218
- partieller 218
Epilepsie 105, 221
- Hemiplegie 105
- Seite und Sitz der Läsion 221
- Sprachstörungen 221
Erkennen und Benennen, Fehlen
 von 185
Ernährung 75
Erwachsener als "Prothese„ 39
Erzieher, Übergabe der Strategien an
 Eltern und Erzieher 51
Erziehungsmodell 318
Ethanol 274, 326
evozierte Potentiale 150, 151, 214
- Definition 150
- Sehschärfenuntersuchung 150, 151

F

Familie, Beziehungsaspekte in der
 Familie und in der Behand-
 lung 231–238
- bei den Eltern 234
- beim Kind 231–233
- bei der Mutter 234, 235
Fazilitation 251, 407, 415
- periphere 415
- Wahrnehmungsfazilitation 407
- zentrale 415
Ferrari
- empirische Befunde 139
- Klassifikation, IZP 13
Fetalismus 310
„fidgety"-GMs 132
Fixationsschwankungen,
 Dyskinesie 119
Fluchtreaktion, Dyskinesie 120

Forderungen, explizite und
    implizite 249
Forschung, medizinische, nach dem
    2. Weltkrieg 5
Fortbewegung, Anpassungs-
    reaktion 177
Fortschritt und Aneignung 31, 58,
    270
– Fähigkeiten 58
– als Therapieziele 31
FPL-Technik,
    Sehschärfenuntersuchung 152
Freud, S. 4
Funktion 37–40
– alternative Funktionen 39
– Definition 39
– Zusammenhang mit Umwelt und
    sozialem Umfeld 40
funktionelle Untersuchung 37, 38
– spezifische Funktionen 37, 38
Fürsorge, Überfürsorglichkeit 311
Fußdeformitäten 91, 348–351
– Diplegie 91, 348–350
– Hemiplegie 351
– Tetraplegie 343

G

Geburtstagskrisen 309
Gehirn
– Area (*siehe dort*) 265, 266
– Hemisphären (*siehe dort*) 214–216
– Hirnrinde 265
– kindliches, neurale und funktionelle
    Organisationsweise 213
– Perietallappen 266
– Zonen (*siehe dort*) 267
Gehtraining 386
„general movements" (GMs) 130–138
– Asphyxie, neonatale 132–135
– Bewertungsbogen 130, 131
– „cramped-synchronized" 136, 137,
    143
– Definition 130
– „fidgety"-GMs 132
– Formen 138
– Hypokinesie-Phase 133
– Leukomalazie, periventrikuläre 133
– Methode 132

– neurologisches Follow-up 138
– normale GMs 130
– pathologische GMs 132
– „poor repertoire" 136–138
– qualitative
– – Beobachtung 130
– – Bewertung 132, 133
– Untergruppen 135
– „writhing-fidgety" 134
Genu recurvatum
    (*siehe auch* Kniedeformitäten) 99,
    101, 351, 432
– Diplegie 99, 101
– – „Seiltänzer"-Form 99
– – „Verwegene"-Form 101
– Hemiplegie 351
– Orthese 432
Geschicklichkeit 270
Geschmackssinn 75
Gestenimitation 206
Gidoni 36
Gipsöffnung 384
Gipsotomie 330
Gleichgewichtsreaktion, Diplegie 91
GMs (siehe
    „general movements") 130–138
Greifreflex, Dyskinesie 120, 121

H

Haltung 25, 49, 56
Handlung 52, 53
– Handlungsplan 53
– Lähmung, ein Problem des Han-
    delns 69
– Organisationsstörung 52
– passiv-Handlungen 58
– re-aktiv-Handlungen 58
Hemianopsie 169
Hemiplegie, IZP 10, 59, 102–107, 216,
    219–227, 268, 333, 351–353, 430–432
– Alter der Läsion 219
– angeborene 216
– – Follow-up der kognitiven
    Fähigkeiten 227
– – Langzeitfolgen angeborener
    Läsionen 226
– Ätiologie der Läsion 220
– Befunderhebung 333

Sachverzeichnis 441

- Behandlungsbeispiel 59
- chirurgische Indikationen 351-353
- doppelte 102, 103
- Dyspraxie (*siehe dort*) 105
- Einflußfaktoren 219, 220
- Entwicklungsrückstand
  (*siehe dort*) 218
- Epilepsie 105
- Formen 103-107
- - angeborene Form 103-105
- - Hemiplegie mit Dystonie 107
- - infantile postpartale oder
    erworbene Form 106, 107
- - perinatale Form 105
- Fußdeformitäten 351-353
- - Parasitbewegungen, Spitzfuß 352
- - Valgopronationsstellung
    des Fußes 353
- - varosupinierter Fuß 353
- Hüftdeformitäten 351
- Kapselretraktion 352
- Kniedeformitäten 351
- Lernfähigkeit 222
- neuropsychologische Störungen
  (*Übersicht*) 222
- nichtsprachliche Störungen 224
- Orthesen 430-432
- - Belastungsspitzfuß 431
- - Genu recurvatum 432
- - Knie-Beugehaltung 432
- - Spitzfuß der Hebephase 430
- - Stoßspitzfuß 431
- - Valgopronation 431
- - Varosupination 431
- spastische 10
- sprachliche Störungen 224
- therapeutische Übung 268
- Zeitraum zwischen Läsionsauftritt
  und Untersuchung 225
Hemisphärenspezialisierung 214-216
- angeborene vs. erworbene 216
- funktionelle Reife 226
- Ontogenese 214
Hilfsmittel 271, 392
- Definition 392
- therapeutische Übung 271
Hirnrinde 265
historischer Abriß, IZP 3-14
Hören 75
Hörstörungen, IZP 162

Hüftdeformitäten 339-341, 345, 351
- aposturale Formen 339
- Diplegie 345
- Dyskinesie 353
- Hemiplegie 351
- Luxation 339-342, 345
- - anteriore 339
- - laterale 340
- - manifeste 342
- - posteriore 340
- Tetraplegie 339-342
Hunger-Sättigungsgefühl-
  Rhythmen 75
Hyperfixation 38, 179, 183
Hyperkinesie 11, 108, 109, 114-116,
  406
- Arten 109
- athetoide 111
- dystonische 114
- GMs, Hypokinesie-Phase 133
- Orthesen, Auffangen der servomoto-
  rischen Hyperkinesien 406
- Parasitbewegungen 115
- Servomotoren 115-117
- spontane Bewegungen 115
- überlagerte Bewegungen 115
hypoposturale Form, IZP 76-78
- Cado-cado-Kind 76, 77
- Tirati-su-Kind 77, 78

I

„Ich-falle-ich-falle"-Problematik 48,
  63, 76, 77
- „Cado-cado"-Kind 76, 77
Identität 232
Individualisierung/Individualisierungs-
  prozeß 75, 314
infantil
- Definition 24
- Zerebralparese, infantile (*siehe* IZP)
Informationen, propriozeptive 67
Inhibition 251
Inhibitionsgipse 416
Instrumente 241, 242
- Übergabe an die Eltern 256
- Untersuchung, instrumentelle 38
Intelligenzstadien, sensomotorische
  nach *Uzgiris* 203

Intensität 60
Intentionslähmung 61, 63
- als Möglichkeit der Abwehr 61
Intentionsparese 22
Interaktion 39, 245, 252-254
- Rollenverteilung 245
- mit der Umwelt 39
- verbale und nonverbale
  Kommunikation 253
Interesse und Lernen 252
Interferenzphänomene, Reflexe als 34
IZP (infantile Zerebralparese)
- Beziehungsaspekte in der Familie
  und in der Behandlung 231-238
- Definition 6, 15
- Diagnostik (*siehe dort*) 36-38, 127, 128
- Einteilung der häufigsten Formen
  (*siehe* Störungsformen) 15-32, 74-123
- - Bewegungsstörung
    (*siehe dort*) 18-20
- - Diplegie (*siehe dort*) 10, 63, 89-102, 344-350
- - dyskinetische Formen (*siehe auch* Dyskinesie) 55, 108-122, 254
- - Hemiplegie (*siehe dort*) 10, 63, 89-102, 103-107, 216, 219-227, 268, 333, 351-353
- - Tetrapareseformen
    (*siehe dort*) 78-89
- - Wahrnehmungsstörung
    (*siehe dort*) 20-22
- Entwicklung
- - funktionelle, Bewertungskriterien
    (*siehe auch* Entwicklung) 33-44
- - kognitive, in den ersten
    Lebensjahren 197-211
- „general movements" (*siehe dort*) 130-138
- historischer Abriß 3-14
- Klassifikationsbewertung/-problem
  (*siehe dort*) 45-72
- Klassifikationsmodelle 6-9
- klinische Symptome (Übersicht) 162, 163
- Motorik (*siehe dort*) 25, 41, 46, 49, 53, 55, 59, 68, 127-145
- - Spontanmotorik
    (*siehe dort*) 127-145

- neuropsychologische
  Störungen 213-230
- okulomotorische Störungen
  (*siehe dort*) 161-188
- operative Phase 383-387
- Orthesenindikation der klinischen
  Hauptformen (*siehe dort*) 415-433
- Orthesenversorgung
  (*siehe dort*) 391-413
- orthopädische und chirurgische
  Indikationen 322 ff.
- Perspektivenwandel 7
- postoperative Behandlung
  (*siehe dort*) 387-390
- präoperative Phase 379-383
- Rehabilitation von Sehschwäche
  und Rindenblindheit in der
  IZP 189-194
- „setting" in der
  Rehabilitation 241-257
- Spiel, Spielzeug und Spielerfahrung
  in der Rehabilitation
  (*siehe dort*) 285-301
- Syndrome, klinische 9-13
- therapeutische
  Verantwortung 303-318
- Therapie (*siehe dort*) 27, 28, 240 ff., 259 ff.
- Übung, therapeutische 259 ff.
- visuelle Störungen (*siehe dort*) 148-159

K

Kalibration, perzeptive (Eichung) 65
Katarakt, angeborene 165
Kernspintomographie, Sehschärfenuntersuchung 156, 158
Kind
- Beziehungsaspekte 231-233
- Kind in seiner Gesamtheit 238
- Mißbrauch der Kindheit 314
- schwach motivierte Kinder 254
- Symbiose zwischen Mutter und
  Kind 235
- Syndrom des zerbrechlichen Kindes 234
- verführerische Kinder 254
Klageverhalten 310

Klassifikation, Definition 45
Klassifikationsbewertung/
 -problem 45–72
– Absicht (*siehe dort*) 46, 49, 68, 69
– Dysgnosie (entziffern) 68
– Dyspraxie (*siehe dort*) 52, 53
– Auswikrungen auf die
 Rehabilitationsbehandlung 48
– Kritik an derzeit gebräuchlichen
 Klassifikationen 45, 46
– motorischer Gesichtspunkt
 (*siehe* Motorik) 49–55
– perzeptive Kalibration (Eichung) 65
– Verarbeitungsfehler 48
– Wahrnehmung
 (*siehe auch dort*) 46, 60–67
– Zugang, innerer und äußerer 51, 52
Klassifikationsmodelle, IZP 6–13
– alternative 13
klinische Symptome,
 IZP (*Übersicht*) 162, 163
Kniedeformitäten 343, 346–348, 351
– Diplegie 346–348
– Hemiplegie 351
– Tetraplegie 343
Knöchelschienen in doppelter Spirale
 (*siehe auch* Orthesen) 428
kognitiv
– Anpassung, kognitive 173
– Entwicklung, kognitive 156,
 197–211
– – Diagnostik und
 Rehabilitation 209, 210
– – Hemiplegie 227
– – in den ersten
 Lebensjahren 197–211
– – Sehschärfe 156
– Entwicklungsrückstand,
 kognitiver 218
– Schwierigkeit, kognitive 39
Kollagenveränderungen 279
Kolobom 165
Kommunikation
– Bewertung, Kommunikations-
 fähigkeit 216
– verbale und nonverbale 253
Kompetenz, übertragbare 255
konstruktive Grundhaltung 68
– Neugierde und konstruktive Grund-
 haltung 68

Kontraktion 111, 272, 325
– athetoide 111
Kontraktionsbehandlung 274, 275
– Kokontraktion 275
Kontraktur 325
Krankheitsbild, Vernachlässigung 36

L

Lähmung 16, 19–26, 29, 30, 41, 48,
 53, 54, 61, 69, 70, 273
– Art der Lähmung 25
– Behandlung 20, 273
– Dyspraxie und Lähmung 54
– der Entwicklung 24
– als Entwicklungsprozeß 30
– Intentionslähmung
 (*siehe dort*) 61, 63
– Klassifikationsbewertung,
 Verarbeitungsfehler 48
– ein Problem des Handelns 69
– Rehabilitation und Lähmung 29
– Schädigungs- und
 Lähmungszeichen 26
– spastische 53
– versteckte 70
– willentliche 41
– zentrale 53
Läsion 26
Laut- und Gestenimitation 206
Lebensgeschichte des Kindes 304
Lernen
– Aneignungsfähigkeit 270
– angenehmes 288
– Definition 263
– Fortschritt 270
– Geschicklichkeit 270
– motorisches 55, 56, 69
– – Behandlungsbeispiel
 Hemiplegie 59
– Schwimmenlernen 269
– soziales 288
Lernfähigkeit 55, 56, 222, 224, 269
– Interesse und Lernen 252
– Tests 224
– therapeutische Übung 269
Lernstörungen, IZP,
 klinische Symptome 163
Lesemodelle (*Schema*) 171

Leukomalazie 9, 10, 133, 136, 137, 180
- "cramped-synchronized" GMs 136, 137
- periventrikuläre 9, 10, 133, 180
- - Dyspraxie 180
- zystische 137
Little, J. 3, 4
Loslaßreflex, Dyskinesie 121

M

"mach-du-es"-Problematik 47
Macula 172, 176
- Funktion 176
- Reizung 172
Medikamente mit lokaler Wirkung 274
Mehrfachstörungen, IZP 163, 164
Meilensteine 34
Milani-Comparetti
- Klassifikation, IZP 13
- Muster 42
- Prognosestellung 36
Motivation 39, 46, 49, 68, 69, 200, 244, 254, 294, 397
- Absichtlichkeit 69
- angepaßte Beobachtungstechniken 200
- Definition 69
- Ort als Motivator 244
- Orthese als Motivator 397
- schwach motivierte Kinder 254
- Spiel und Entwicklung 294
Motorik/motorisch
 (*siehe auch* Bewegung) 25, 41, 46, 49, 53, 55, 59, 68, 127–145, 156, 162
- abnorme Motorik des Neugeborenen 139
- Armut an motorischen Antworten 41
- Aufnahmestörung, motorische 53
- Beobachtungstechniken, angepaßte, motorische Fähigkeiten 200
- empirische Befunde 139
- Entwicklung, motorische 68
- "general movements" (*siehe dort*) 130–138

- Klassifikationsbewertung, motorischer Gesichtspunkt 49
- Lernen, motorisches (*siehe dort*) 55, 59
- motorische Korrelate des Gehirnschadens 126 ff.
- neuromotorische Störungen 162
- Reichtum an motorischen Antworten 41
- Sehschärfe, motorische Entwicklung 156
- Spontanmotorik (*siehe dort*) 127–145
- Verteilung der motorischen und posturalen Hauptkriterien 140
- Wahrnehmung und Absicht 46, 49
- Willkürmotorik 25, 49
- zentrale Störungen, IZP 162
motoskopische Untersuchung 36
Muskelbehandlung (*siehe auch* Retraktionsbehandlung) 279–282
- Athrophie 279
- Kollagenveränderungen 279
- Muskelflexibilität 281
- "stiffness" (*siehe dort*) 276–278
- "stretching" (*siehe dort*) 281, 282
- Ziele der Muskeldehnung 280
Muskeldistrophie 3
Muskeltonus, Entwicklungsbewertung 33
Muskeltransfer 273
muskuläres Problem, IZP 17, 18
- Kontraktion 17
- Kraft 17, 18
- Muskeltonus 18
Mütter
- Beziehungsaspekte 234, 235
- Symbiose zwischen Mutter und Kind 235

N

Nahrungsaufnahmestörung, akinetische Tetraparese 80
Nervus opticus (*siehe* Optikus)
Neugierde und konstruktive Grundhaltung 68
neuromotorische Störungen, IZP 162
Neuronen 267

neuroopthalmologische
  Rehabilitation 193
Neuropsychologie, IZP 169, 170,
  213–230
– klinische 213
– Konzepte,
  neuropsychologische 169, 170
– Störungen,
  neuropsychologische 213–230
Normalität 27, 260
Nystagmus 11, 38, 151, 156, 168, 169
– optokinetischer 151
– spontaner 156

O

Oberschenkel-Unterschenkel-
  Fußschienen 422
– Hypoposturalität 422
– Kniedeformität 422
Objektpermanenz 199, 204, 206
okulomotorische und visuelle
  Störungen, IZP
  (siehe Sehschärfe) 161–188
Ontogenese 213, 214
– der Hemisphärenspezialisierung
  (siehe auch dort) 214
– des Verhaltens 213
operative Phase 383–387
– Atemprobleme 385
– Betreuung unmittelbar nach dem
  chirurgischen Eingriff 384
– Gipsentfernen 387
– Gipsöffnung 384
– Lagerung 385
– Muskelblutungen 385
– Schmerzen 384
Optikusatrophie 166, 185
Organisationsstörung 52
– der Handlung 52
Organisationssysteme,
  funktionelle 37
Orthesen/Orthesenversorgung,
  IZP 391–413
– Anforderungen
– – des Apparates 409
– – der Funktion 411
– – des Segments 408
– – des Systems 410

– Auffangen der servomotorischen
  Hyperkinesien 406
– Ausgleich des Untergewichts 401
– Auswahl und Führung von
  Bewegungen 404
– Bedeutung der Orthese
– – für den Behinderten 393
– – für den Orthopädie-
  techniker 399
– – für den Therapeuten 397
– biomechanische Bewertung 393
– Diplegie (siehe dort) 420–429
– Einschränkung des Defizits 401
– Einschränkung der gesunden
  Anteile 394
– Ersatz für mangelnde
  Leistung 405
– Externalisierung des Defekts 394
– Hemiplegie (siehe dort) 430–432
– Hilfsmittel, Definition 392
– Indikation der klinischen
  Hauptformen 415–433
– kinesiologische Bewertung 393
– Kompensation eines Defizits 402
– Kriterien für die Auswahl 408
– Minderung der Behinderung 396
– Motivator 397
– negative Prognose 395
– Oberschenkel-Unterschenkel-
  Fußschienen 422
– Stigma 393
– Tetraplegie (siehe dort) 417–420
– Unterschenkel-Fußschienen
  (siehe dort) 423–426
– Unterstützung der
  Funktionalität 395
– Veränderte Organisation der
  Beweglichkeit 403
– Verbesserung der
  Bewegungsformen 400
– Vereinfachung der Leistungen 404
– Vergrößerung der Wahlfreiheit 396
– Voraussetzungen bei der
  Orthesenwahl 416
– Vorbeugen von sekundären
  Deformitäten 403
– Wahrnehmungsfazilitation 407
– Ziele
– – der Inhibitionsgipse 416
– – der Orthesenanwendung 415

Orthopädie, IZP
  (*siehe auch* Chirurgie) 322 ff.
- Arthrodese, talokalkaneare 343
- Befunderhebung
  (*siehe dort*) 330-337
- Beurteilung des Operationsergebnisses 327
- funktionelle orthopädische Chirurgie
  bei bestimmten IZP-Formen 338
- Fußdeformitäten 343
- Hüftdeformitäten
  (*siehe dort*) 339-341, 345, 346
- Kniedeformitäten (*siehe dort*) 343,
  346-348
- obere Gliedmaßen, Deformitäten 343
- operative Phase 383-387
- präoperative Phase 379-383
- postoperative Behandlung,
  IZP 387-390
- spastizitätsbedingte Veränderungen
  des Bewegungsapparates 325-330
- Windstoßphänomen 332, 341
Osler, W., Sir 4

P

Parasitbewegungen 108
- Hyperkinesie 115
Parese, Definition 23
Patellahochstand 96, 347, 423
Perietallappen 266
Phenol 274, 326
Phleps, W. 5
Physiotherapie (*siehe auch*
  Rehabilitation) 50, 51, 63, 240 ff., 386
- Grundlagen und
  Voraussetzungen 240 ff.
- physiotherapeutische Behandlung
  mit Gips 386
- Ziel 51
Piaget, Spielkategorien 293
Plastizität 23, 24, 218, 219
Plattfuß, Diplegie 349
Plazenta-Modell 318
PL-Technik,
  Sehschärfenuntersuchung 152
Poliomyelitis 3
„poor repertoire" GMs 136-138

postoperative Behandlung,
  IZP 387-390
- Gehübungen 388
- Komplikationen 390
- Mobilisieren im Wasser 388
- physiotherapeutische Behandlung
  mit Gips 386
- - aufrechter Stand 386
- - Vorübung zum Gehtraining 386
- Schmerzen 389
- Übergabe des Patienten an den
  ambulanten regionalen Dienst 389
Potentiale, evozierte (*siehe dort*) 50
präoperative Phase 379-383
- Anamnese 383
- Hilfsmittel 382
- Informationen an die Familie 379
- Planung des Eingriffs 381
- psychologische Vorbereitung des
  Kindes zur Vermeidung von
  Ablehnung und Regression 381
- vorbereitende Maßnahmen 383
- Wartelisten 380
Prothese 391
Pseudoathetose 112, 113
Pseudo-*Moro*-Reaktion,
  Tetraparese 81
psychische Störung, IZP 22
psychologische
- Aspekte, IZP 196 ff.
- Operationsvorbereitung des Kindes
  zur Vermeidung von Ablehnung und
  Regression 381

Q

qualitative Untersuchung 37

R

„reaching„ Dyskinesie 120
Reflexologie 33, 34
- Entwicklungsbewertung 33
- Reflexe als Interferenz-
  phänomene 34
Rehabilitation 26-29, 48, 240 ff.
- Berücksichtigung von Wahrnehmung
  und Absicht 69, 70

– und Funktion 29
– Klassifikation, Auswirkungen auf die Rehabilitationsbehandlung 48
– kognitive Entwicklung 209, 210
– und Lähmung 29
– und Läsion 26
– neuroopthalmologische 193
– Physiotherapie (*siehe auch dort*) 50, 51, 63, 240 ff.
– Planung des Rehabilitationsprogramms 198
– von Sehschwäche und Rindenblindheit in der IZP 189–194
– „setting" in der Rehabilitation (*siehe dort*) 241–257
– Spiel und Rehabilitation 295, 296
– und Struktur 27
– Therapeut 254, 255
– – Unterstützung 255
– Ziel der Rehabilitation 252
Reorganisation angeborener Zielbewegungen 172
Retinopathie 165
Retraktion 95, 272, 326
– Diplegie 95
– fibröse Kontraktur 326
Retraktionsbehandlung (*siehe auch* Muskelbehandlung) 275, 279
– Eigenschaft der Hysterese 276
– „stiffness" (*siehe dort*) 276–278
– tissotrophische Eigenschaft 276
– viskös-plastische Eigenschaft 275
Retraktur 326, 327
Rezidiv 328
Rhythmen, autonome 75
Rizotomie, Diplegie 350
Rollenverteilung 245
Rollstuhl 40

S

Schädigung
– Schädigungs- und Lähmungszeichen 26
– Semiotik 38
Schaukelfuß, Diplegie 350
Schlaf-Wach-Rhythmen 75

Schmerzen 384, 389
– intraoperativ 384
– postoperativ 389
Schuldgefühle 312
Schwerkraftkompetenz 74
Schwimmenlernen 269
Schwimmkompetenz 74
Schwindelgefühl 62
Sehbahn 149
Sehrinde 149
Sehschärfe/Sehstörungen 149–159, 164
– Apraxie, okulomotorische 178
– Augenbewegungsstörungen 157
– Dyspraxie, angeborene (*siehe auch dort*) 178–181
– Bewertung 155
– Blick- und Sehfunktion bei der Geburt 174
– Blickparesen, supranukleäre (*siehe* Blicklähmungen) 167, 168
– Blindheit (*siehe dort*) 155, 164, 184, 185
– Brechungsfehler 164
– Definiton 149
– Entwicklung, kognitive und motorische 156
– häufigste Sehstörungen 164
– Hemianopsie 169
– Hyperfixation 38, 179, 183
– Katarakt, angeborene 165
– Kernspintomographie 156, 158
– Kolobom 165
– Macula (*siehe dort*) 172, 176
– Nystagmus (*siehe dort*) 11, 38, 151, 156, 168, 169
– Optikusatrophie 166, 185
– periphere Hürden, Sehstörungen 162
– Rehabilitation
– – neuroopthalmologische 193
– – von Sehschwäche und Rindenblindheit 190–194
– Retinopathie 165
– Strabismus 156, 166
– Untersuchungen 150–152
– – elektrophysiologische Techniken (*siehe dort*) 150, 151
– – Verhaltenstechniken (*siehe dort*) 151–154
– Verminderung 149–159

- visuelle Unaufmerksamkeit 192
- Zielbewegungen, angeborene, Reorganisation 172
„Seiltänzer", Diplegie 89, 96–99
- Genu recurvatum 99
- mit orthopädischen Armstützen 97, 98
- ohne orthopädischen Armstützen 98, 99
- Veränderung durch chirurgische Eingriffe 99
- Wahrnehmungsstörungen 100
Selbst 232
Selbstorganisation, Wahlfreiheit 261
Selbstregulation 28
Selbstvertrauen 256
Selbstvorwürfe 312
Semiotik der Schädigung 38
Servomotoren, Hyperkinesie 115–117, 406
„setting" in der Rehabilitation 241–257
- emotionale Aspekte 256
- explizite und implizite Forderungen 249
- Hausbehandlung 248
- Instrumente 241, 242
- - Übergabe an die Eltern 256
- Interaktion 253, 254
- Interesse und Lernen 252
- Ort 243, 244
- - als Motivator 244
- - als privilegierter Raum 243
- - Übertragung auf andere Orte 246
- - als Verfahrer der Therapiekonzepte 244
- Person 241
- Rollenverteilung 245
- Therapeut 254
- Therapieangebot 250
- Therapietransfer 250
- Therapievoraussetzungen 242
- Wahl der Mittel (Materialien) 247, 248
- - Spielmaterial 247, 248
- - Transitionsobjekte 247, 248
- Ziele 242, 252
- Zugang, äußerer und innerer 255
Sinnesorgane, periphere Störungen, IZP 162

Skalen
- Ordinalskalen von *Uzgiris-Hunt* 199, 200, 208
- Wechsler-Skala 222, 224
soziales Umfeld 40
Spasmus 74, 113
- athetotische Spasmen 113
- dystonischer 74
spastizitätsbedingte Veränderungen des Bewegungsapparates 325–330
- Gipsotomie 330
- intermuskuläre Phänomene 328–330
- intramuskuläre Phänomene 325–328
- vom Muskel zum Gelenk und Knochen 329, 330
Spastizitätsbehandlung 274
Spiel, Spielzeug und Spielerfahrung in der Rehabilitation 247, 248, 285–301
- Arten des Spiels 289, 290
- Austauschen des Spielobjekts 248
- Autosphäre 291
- Definition „Spiel" 285
- Erforschen 287
- Funktionen des Spiels 287–289
- Kategorien des Spiels 290, 291
- - nach *Piaget* 293
- körperbezogenes Spiel 291
- - in der Behandlung 291
- - bei behinderten Kindern 291
- - Körper des Therapeuten 292
- Makrosphäre 293
- Mikrosphäre 292
- Motivation 294
- Regelspiele 294
- sensomotorisch integrierte Spiele 292
- Spiel und Arbeit 286
- Spiel und Entwicklung 294
- Spiel und Kunst 286
- Spiel und Rehabilitation 295, 296
- Spiel und Therapie 286, 287
- Spiele ohne besondere Spielstruktur oder Übungsbeispiele 293
- Spielfähigkeit 295
- Spielregel 295, 296
- - Regeln für die Anregung zum Spiel 297

– – Regeln für ein gutes Spiel 296
– Spielzeug 298, 299
– – Arten 298
– – didaktisches 300
– – gutes 300
– symbolische Spiele 294
– Therapie durch das Spiel 299
– Toleranz 292
– Üben 287
– Verhalten des Kleinkindes, aktives 289
– Wahl der Mittel (Materialien) 247, 248
Spitzfuß (*siehe auch* Fußdeformitäten) 91, 332, 333, 351, 352
– Diplegie 91, 348
– Hemiplegie 351, 352
– Tetraplegie 332, 333
Spontanmotorik (*siehe auch* Motorik) 127–145
– Beurteilung 128, 129
– „general movements" (*siehe dort*) 130–138
– und Hirnschädigung in den ersten Lebenswochen, Zusammenhänge 127–145
– isolierte Bewegungen 129
– qualitative Bewertung 142
– „startles" (*siehe dort*) 129
– „streches" 129
Sprache, IZP
– Ausdrucksfähigkeit, sprachliche 233
– Epilepsie, Sprachstörungen 221
– klinische Symptome 163
– Tests 224
Sprachentwicklung 206, 217
„startles" 81, 129
– Tetraparese, "startle„-Reaktion 81
„stiffness" 276–278
– dynamische 278
– Einflußfaktoren 278
– statische 278
Stoffel 4
Störungsformen, IZP 15–32, 53
– aposturale Form 73–75
– Ausführungsstörung 54
– Bewegungsstörung (*siehe dort*) 18–20

– Diplegie (*siehe dort*) 10, 63, 89–102, 344–350
– dyskinetische Formen (*siehe auch* Dyskinesie) 55, 108–122, 254
– Einteilung der häufigsten Formen 74–123
– Hemiplegie (*siehe dort*) 10, 63, 89–102, 103–107, 216, 219–227, 268, 333, 351–353
– hypoposturale Form (*siehe dort*) 76–78
– kognitive Störung 54
– muskuläres Problem (*siehe dort*) 17, 18
– neuropsychologische Störungen 213–230
– psychische Störung 22
– strukturelle Störung 39
– Tetrapareseformen (*siehe dort*) 78–89
– Wahrnehmungsstörung (*siehe dort*) 20–22
Strabismus 156, 166
Strategie
– Aneignungsstrategie 34
– Übergabe der Strategien an Eltern und Erzieher 51
– Vernachlässigung der Qualität der Lösungsstrategie 35
Streckmuster, Dyskinesie 122
Streitobjekt, Beziehungsaspekte 236
„stretching" 129, 281
– Patientenvorbereitung 281
– Verlängerungsübungen 282
Stützreaktion, Dyskinesie 121
Symmetrisierung, Dyskinesie 118, 119
Symptome, klinische, IZP (*Übersicht*) 162, 163

T

Tanz, athetotischer 113
Tetraparese 9, 78–89
– akinetische 78–81
– – Atmungsstörung 80, 81
– – Augenmotorikstörung 81
– – Deformitäten 80
– – Nahrungsaufnahmestörung 80

– – in Rückenlage 80
– – im Sitzen 79
– – Symptome 79
– Formen 78–89
– geschickte Tetraparese 88, 89
– – Haltungsmerkmale 88
– mit horizontaler
  Antigravität 81–83
– – Aktivitätsformen 82
– – in Bauchlage 82
– – in Rückenlage 81, 82
– – im Sitzen 83
– – in vertikaler Haltung 83
– – Vertikalisation 83
– spastische 9
– mit subkortikalen
  Automatismen 83, 84
– – beim Gehen 84
– – Haltungsmerkmale 84
– – im Stehen 84
– mit vertikaler Antigravität 85–87
– – allgmeine Merkmale 85
– – in Bauchlage 86
– – beim Gehen 87
– – in Rückenlage 85
– – im Sitzen 86
– – beim Stehen 87
Tetraplegie
– chirurgische Indikationen
  (*siehe auch* Hüfte) 339–344
– – apostural-akinetische 341, 344
– – Arthrodese, talokalkaneare 343
– – dyskinetische 340
– – Fußdeformitäten 343
– – horizontale
  Antigravität 340, 344
– – Hüftdeformitäten
  (*siehe dort*) 339–341
– – Kniedeformitäten 343
– – Luxation (*siehe* Hüfte) 339–342
– – obere Gliedmaßen,
  Deformitäten 343
– – vertikale Antigravität 341, 342
– – Windstoßphänomen 332, 341
– Orthesen bei Tetraplegie 417–
– – dynamische Schienen 418
– – Stabilisierung der
  Sitzhaltung 419
– – statische Schienen 417

– – Unterstützung
  der Gehfähigkeit 419
Therapeut 254, 255
– der Rehabiliation vs. Rehabilitation
  des Therapeuten 254
– Unterstützung des
  Therapeuten 255
– Verantwortung, therapeutische
  (*siehe dort*) 303–318
Therapie, IZP 27 ff., 240 ff., 259 ff.,
  379–390
– Behandlungsmethoden,
  Konsequenzen 271
– Behandlungsverständnis 62, 63
– Bewertung 43
– Beziehungsaspekte in der Familie
  und in der Behandlung 231–238
– Defintion 251
– Einschränkung der „großen Therapeuten" 51
– Forderungen, explizite und implizite 249
– postoperative Behandlung 379–390
– Rehabilitation (*siehe dort*) 26–29,
  240 ff.
– „setting" in der Rehabilitation
  (*siehe dort*) 241–257
– Spiel, Spielzeug und Spielerfahrung
  in der Rehabilitation (*siehe
  dort*) 247, 248, 285–301
– Struktur vs. Funktion 28
– Therapieangebot 250
– Therapieerfolge 40
– Therapietransfer 250
– Übung, therapeutische 259 ff.
– Unterschiede zwischen Therapie und
  Betreuung 316
– Videoaufzeichnungen 42
– Zielsetzung, therapeutische 27, 31
– – Aneignung und Fortschritt als
  Therapieziele 31
– – Anpassungsfähigkeit an die Umwelt 42
– – funktioneller Fortschritt 42
„Tirati-su"-Kind 77, 78
Tizanidin 274
Transitionsobjekte 247
Trennungs- und
  Individualisierungsprozeß 314

U

Überfürsorglichkeit 311
Übergabe der Strategien an Eltern und Erzieher 51
Übung, therapeutische 259 ff.
- Aneignung 270
- Behandlung der IZP 260, 261, 273
- - als Entwicklung der Lähmung 261
- - als Lähmung der Entwicklung 260
- - Kontraktionsbehandlung 274, 275
- - Lähmungsbehandlung 273
- - Retraktionsbehandlung (*siehe auch* Muskelbehandlung) 275, 279
- - Spastizitätsbehandlung 274
- Bewegungsapparat, Störungen (*siehe dort*) 272
- Definition 259
- Forschung 270
- Geschicklichkeit 270
- Hilfsmittel 271
- Konsequenzen der gewählten Behandlungsmethoden 271
- Normalität 260
- Probleme der Aktionsplanung 259
- Probleme der Ausführung 259
- Probleme und Störungen des ZNS 260
- „stiffness" (*siehe dort*) 276–278
- therapeutische Regeln 268
Umwelt 39, 40
- Interaktion mit 39
- Rolle der Umwelt 40
- und soziales Umfeld 40
Untergewicht, Ausgleich durch Orthese 401
Unterschenkel-Fußschienen 423–428
- bewegliche Unterschenkel-Fußschienen nach Gipsabdruck 426–428
- steife Unterschenkel-Fußschienen nach Gipsabdruck 426
- vorgefertigte 425
Untersuchung (*siehe* Diagnostik)
Uzgiris, sensomotorische Intelligenzstadien 203
Uzgiris-Hunt, Ordinalskalen 199, 200, 208

V

Verändern, Definition 262
Veränderungsbewertung 40
Verantwortung, therapeutische 303–318
- Aggressivität und Klageverhalten 310
- Beziehungsaspekte
- - bei der Diagnosemitteilung 304, 305
- - bei der Prognosemitteilung 315, 316
- Erziehungsmodell 318
- Fetalismus 310
- Geburtstagskrisen 309
- Mißbrauch der Kindheit 314
- Plazenta-Modell 318
- Reaktionen auf die Diagnosemitteilung 309
- Rehabilitationsverlauf 303
- Schuldgefühle 312
- Selbstvorwürfe 312
- Trennungs- und Individualisierungsprozeß 314
- Überfürsorglichkeit 311
- Unterschiede zwischen Therapie und Betreuung 316
- Versagensängste 311–313
- Verständnis der Diagnose 306
Verarbeitungsfehler, Klassifikationsbewertung 48
Verhalten 213, 289
- des Kleinkindes, aktives 289
- Ontogenese 213
Verhaltenstechniken, Sehschärfenuntersuchung 151–154
- „acuity-cards"-Technik 152–154
- FPL-Technik 152
- Nystagmus, optokinetischer 151, 152
- PL-Technik 152
Verlauf, natürlicher 30
Versagensängste 311–313
- Schuldgefühle 312
- Selbstvorwürfe 312
Verteidigungslösungen, Beziehungsaspekte 237
Verteidigungssystem 233
„Verwegene", Diplegie 90, 100–102
- Genu recurvatum 101

- obere Extremität 102
- proximale Form 100
- untere Extremität 102
Videoaufzeichnungen 42, 143
visuelle Funktionsstörungen 148–159, 161–188
- Verminderung der Sehschärfe (*siehe* Sehschärfe) 149–159, 165
- und okulomotorische Störungen der IZP (*siehe* okulomotorische Störungen) 161–188
visuelles Erforschen 177

W

Wahlfreiheit des Patienten 50, 57, 261
- der Selbstorganisation 261
Wahrnehmung 92, 100, 122, 162
- Diplegie 92, 100
- Dyskinesie 122
- klinische Symptome 162
- räumliche 207
Wahrnehmungsanalyse, IZP 30
Wahrnehmungsaspekte, Klassifikationsbewertung 46, 60–65
- Aufmerksamkeit 60
- Berücksichtigung von Wahrnehmung und Absicht in der Rehabilitation 69, 70
- Intensität 60
- Verhältnis Wahrnehmung und Absicht 70
Wahrnehmungsfazilitation, Orthesen 407
Wahrnehmungsintoleranz 64
Wahrnehmungsorgane 65
Wahrnehmungsrivalität 67
Wahrnehmungsselektion 67
Wahrnehmungsstörung, IZP 20–22
- Fehlen von Erkennen und Benennen 185
- Interdependenz von Wahrnehmung und Bewegung 20, 21

Wahrnehmungstoleranz 21, 47, 50, 61
Wahrnehmungsübereinstimmung 65, 66
Wahrnehmungsunterdrückung 66
Wahrnehmungswettstreit 66
Wahrnehmungszustimmung 62
Wassermobilisation 388
Wechsler-Skala 222, 224
„wenn-ich-will-dann-kann-ich"-Kinder 70
Willkürmotorik 25, 49, 56
Windstoßphänomen 80, 332, 341, 354
- Dyskinesie 354
- Tetraparese, akinetische 80
- Tetraplegie 332, 341
Wissensentwicklung 207
„writhing-fidgety", GMs 134

Z

Zeichen, Schädigungs- und Lähmungszeichen 26
zentrale Störungen, IZP 162
zerebral, Definition 23
Zerebralparese, infantile (*siehe* IZP)
„zieh-dich-hoch"-Problematik 48, 61, 63, 77, 78
- Tirati-su-Kind 77, 78
Zielbewegungen, angeborene, Reorganisation 172
ZNS 16, 260
- Probleme und Störungen, therapeutische Übung 260
- Reifung und Entwicklung 16
- Störungsformen 16
Zonen des Gehirns 267
- ventrale intraparietale 267
- vordere intraparietale 267
Zugang 50, 51, 255
- äußerer 51, 255
- innerer 50, 51, 255
Zysten, proenzephalische 10

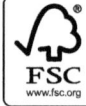

MIX
Papier aus verantwortungsvollen Quellen
Paper from responsible sources
FSC® C105338

If you have any concerns about our products,
you can contact us on
ProductSafety@springernature.com

In case Publisher is established outside the EU,
the EU authorized representative is:
**Springer Nature Customer Service Center GmbH
Europaplatz 3, 69115 Heidelberg, Germany**

Printed by Libri Plureos GmbH
in Hamburg, Germany